M. H. WEHR ■ **Praktische Arrhythmiediagnostik und -therapie**

Michael H. Wehr

Praktische Arrhythmiediagnostik und -therapie

Ein Leitfaden für Studenten und Ärzte in Klinik und Praxis

Mit 219 Abbildungen und 49 Tabellen

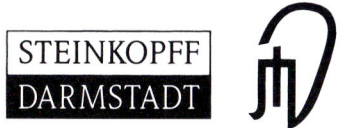

Prof. Dr. med. MICHAEL H. WEHR
Chefarzt der Klinik für Kardiologie und Angiologie
Augusta-Kranken-Anstalt
Bergstraße 26, 44791 Bochum

ISBN 3-7985-1279-5 Steinkopff Verlag Darmstadt

Die Deutsche Bibliothek – CIP-Einheitsaufnahme
Ein Titelsatz für diese Publikation
ist bei der Deutschen Bibliothek erhältlich.

Dieses Werk ist urheberrechtlich geschützt. Die dadurch begründeten Rechte, insbesondere die der Übersetzung, des Nachdrucks, des Vortrags, der Entnahme von Abbildungen und Tabellen, der Funksendung, der Mikroverfilmung oder der Vervielfältigung auf anderen Wegen und der Speicherung in Datenverarbeitungsanlagen, bleiben, auch bei nur auszugsweiser Verwertung, vorbehalten. Eine Vervielfältigung dieses Werkes oder von Teilen dieses Werkes ist auch im Einzelfall nur in den Grenzen der gesetzlichen Bestimmungen des Urheberrechtsgesetzes der Bundesrepublik Deutschland vom 9. September 1965 in der jeweils geltenden Fassung zulässig. Sie ist grundsätzlich vergütungspflichtig. Zuwiderhandlungen unterliegen den Strafbestimmungen des Urheberrechtsgesetzes.

Steinkopff Verlag Darmstadt
ein Unternehmen der BertelsmannSpringer Science+Business Media GmbH

© Steinkopff Verlag Darmstadt 2001
  Printed in Germany

Die Wiedergabe von Gebrauchsnamen, Handelsnamen, Warenbezeichnungen usw. in diesem Werk berechtigt auch ohne besondere Kennzeichnung nicht zu der Annahme, daß solche Namen im Sinne der Warenzeichen- und Markenschutz-Gesetzgebung als frei zu betrachten wären und daher von jedermann benutzt werden dürften.

Produkthaftung: Für Angaben über Dosierungsanweisungen und Applikationsformen kann vom Verlag keine Gewähr übernommen werden. Derartige Angaben müssen vom jeweiligen Anwender im Einzelfall anhand anderer Literaturstellen auf ihre Richtigkeit überprüft werden.

Umschlaggestaltung: Erich Kirchner, Heidelberg
Herstellung: Klemens Schwind
Satz: K+V Fotosatz GmbH, Beerfelden

SPIN 10759512   85/7231-5 4 3 2 1 0 – Gedruckt auf säurefreiem Papier

MEINEN LEHRERN

H. KAFFARNIK   G. A. MARTINI   A. HARDEWIG
H. J. J. WELLENS   W. HAGER

Vorwort

„Das Leben beginnt mit dem ersten Herzschlag und geht mit dem letzten zu Ende"
(Aristoteles)

Das vorliegende Buch basiert auf Erfahrungen aus einer mehrjährigen Unterrichtstätigkeit auf dem Gebiet der Elektrokardiographie, stimuliert durch einen von der Deutschen Forschungsgemeinschaft unterstützten Aufenthalt im Akademischen Krankenhaus in Maastricht/Niederlande bei Prof. Dr. H. J. J. Wellens und Prof. Dr. P. Brugada, auf den auch einige Abbildungen zurückgehen.

Es versucht neben der Vermittlung altbekannter elektrokardiographischer Fakten (auch auf kinderkardiologischem Gebiet) die neuen, in den letzten 30 Jahren mittels neuer Techniken erarbeiteten Ergebnisse rhythmologischer Forschung darzustellen und in der Synthese von alt und neu das Verständnis für kardiale Arrhythmien zu erleichtern.

Vorläufer war der in zwei Auflagen (1988, 1994) im Gustav Fischer Verlag erschienene und weit verbreitete Band „Praktische Elektrokardiografie und Elektrophysiologie des Herzens", der jetzt durch relevante moderne Therapieoptionen als Resultat jüngerer kardiologischer Forschungsergebnisse erweitert wurde.

Zu großem Dank bin ich Herrn Prof. Dr. A. A. Schmaltz für den kinderkardiologischen Beitrag, Herrn Axel Dupke, Zentrales Fotolaboratorium des Klinikum Lahnberge der Philipps-Universität Marburg, für die ausgezeichneten graphischen Arbeiten und Frau I. Scharein, Fotolabor der Medizinischen Klinik und Poliklinik der Universität (GHS) Essen, für die hervorragenden Fotoarbeiten verpflichtet.

Ich hoffe, dass das Buch bei Studierenden und Kollegen aus Klinik und Praxis eine gerne angenommene Hilfe auf dem Gebiet der kardialen Rhythmologie sein wird.

Bochum, im Frühjahr 2001 MICHAEL H. WEHR

Inhaltsverzeichnis

- **1 Einleitung** 1
- **2 Anatomische Grundlagen** 3
  - 2.1 Das spezialisierte Erregungsleitungssystem 3
  - 2.2 Das vegetative (autonome) Nervensystem des Herzens 7
- **3 Elektrophysiologische Grundlagen** 9
  - 3.1 Das Membranpotenzial 9
  - 3.2 Das Aktionspotenzial 10
  - 3.3 Die elektrische Refraktärzeit 14
  - 3.4 Die elektrische Leitfähigkeit 16
  - 3.5 Die elektrische Erregungsausbreitung 16
  - 3.6 Der Einfluss des vegetativen Nervensystems 17
- **4 Diagnostische Grundlagen** 19
  - 4.1 Das Elektrokardiogramm 19
  - 4.2 Auswertung des Elektrokardiogramms 27
  - 4.2.1 Der Rhythmus 27
  - 4.2.2 Die Herzfrequenz 29
  - 4.2.3 Der Lagetyp 30
  - 4.2.4 Die Zeitenanalyse 34
  - 4.2.5 Die Formanalyse 36
  - 4.2.6 Der Rechtsschenkelblock 39
  - 4.2.7 Der Linksschenkelblock 43
  - 4.2.8 Der bifaszikuläre Block 47
  - 4.2.9 Vergrößerung der Herzkammern 49
  - 4.2.10 Myokardiale(r) Ischämie/Infarkt 56
  - 4.2.11 Akuter Myokardinfarkt und neu aufgetretene Schenkelblockierung 69
  - 4.2.12 Der ST-T-Komplex 70
  - 4.2.13 Die T-Welle 73
  - 4.2.14 Elektrolytstörungen 73

4.3	Das Langzeitelektrokardiogramm	77
4.4	Das Belastungselektrokardiogramm	79
4.5	Das Summationselektrokardiogramm	83
4.6	Intrakardiale EKG-Diagnostik	86
4.6.1	Programmierte elektrische Stimulation	87
4.6.2	Elektrophysiologische Untersuchung	92
4.7	Neue nichtinvasive diagnostische Verfahren	92
4.7.1	Herzfrequenzvariabilität	92
4.7.2	Baroreflexsensitivität	94
4.8	Arrhythmiemechanismen	97

5 Therapeutische Grundlagen — 101

5.1	Pharmakotherapie	102
5.1.1	Klassifizierung der Antiarrhythmika	103
5.1.2	Digitalis	119
5.2	Elektrische Therapie	121
5.2.1	Antibradykarde Schrittmacherstimulation	121
5.2.2	Überwachung von Patienten mit permanentem Herzschrittmacher	126
5.2.3	Neue Indikationen zur permanenten Schrittmacherstimulation	132
5.2.4	Implantierbarer Cardioverter-Defibrillator (ICD)	135
5.2.5	Hochfrequenzkatheterablation	140
5.3	Chirurgische Therapie	143

6 Diagnostik und Therapie von Herzrhythmusstörungen — 145

6.1	Normaler Sinusrhythmus	145
6.2	Bradykarde Herzrhythmusstörungen	147
6.2.1	Sinusbradykardie	148
6.2.2	Sinusknotenstillstand	149
6.2.3	Sinuatriale Blockierungen	149
6.2.4	AV-Leitungsstörungen	150
6.2.5	Absolute Kammerarrhythmie bei Vorhofflimmern/-flattern	159
6.2.6	AV-Dissoziation	159
6.2.7	Therapie bradykarder Herzrhythmusstörungen	161
6.2.8	Morgagni-Adams-Stokes-Syndrom (MAS-Syndrom)	161
6.2.9	Sinusknotensyndrom	163
6.2.10	Karotissinussyndrom	167
6.2.11	Schrittmachersyndrom	167
6.3	Tachykarde Herzrhythmusstörungen	168
6.3.1	Sinustachykardie	168
6.3.2	Vorhofflattern	169
6.3.3	Vorhofflimmern	175

6.3.4	Vorhoftachykardie	186
6.3.5	AV-Knoten-Reentry-Tachykardie (AVNT)	188
6.3.6	AV-junktionale-Reentry-Tachykardie (AVJT)	193
6.3.7	Tachykardien bei speziellen Syndromen	204
6.3.8	Ventrikuläre Tachykardie	223
6.3.9	Extrasystolie	235
6.4	Therapie von Herzrhythmusstörungen in der akuten Infarktphase	243
6.5	Plötzlicher Herztod	245
6.5.1	Medikamentöse Primärprävention des plötzlichen Herztodes	247
6.5.2	Sekundärprophylaxe des plötzlichen Herztodes	253
6.5.3	Praktisches Vorgehen bei Hochrisikopatienten	255
6.6	Das EKG bei Digitalisintoxikation	256
6.7	Das EKG bei einer akute Lungenembolie	261

7 EKG im Kindes- und Jugendalter
A. A. Schmaltz ... 263

7.1	Zeit- und Amplitudennormalwerte	263
7.2	Hypertrophiekriterien	263
7.3	EKG bei Herzfehlern	266
7.4	Langzeit-EKG	268

8 Literaturverzeichnis ... 269

Anhang ... 293

Anhang 1	294
Anhang 2	296
Anhang 3	297
Anhang 4	298
Anhang 5	299
Anhang 6	301

Sachverzeichnis ... 303

KAPITEL 1 Einleitung

Die Diagnostik, Therapie und prognostische Beurteilung kardialer Arrhythmien stellt auch heute noch gelegentlich ein schwieriges Problem dar. Im diagnostischen Bereich erfuhr die klassische Elektrokardiographie in den letzten Jahren eine Erweiterung durch die 24-Stunden-Langzeitelektrokardiographie (Holter-Monitoring), die programmierte elektrische Stimulation des Herzens (1967 in die klinische Kardiologie eingeführt) und die Signalmittlungstechnik hochfrequenter kardialer, von der Körperoberfläche abgeleiteter Potenziale. Im therapeutischen Bereich stehen heute neben neuen Antiarrhythmika, die antitachykarden Schrittmachersysteme (inklusive der implantierbaren Cardioverter/Defibrillatoren), die antiarrhythmische Herzchirurgie und die Ablation des His-Bündels, akzessorischer atrioventrikulärer Bahnen und arrhythmogener Foci in beiden Herzkammern zur Verfügung.

Die Kenntnis des Mechanismus der zu behandelnden Arrhythmie ist von entscheidender Bedeutung für den einzuschlagenden therapeutischen Weg, der sich immer an der klinischen Symptomatik und an der prognostischen Bedeutung der Herzrhythmusstörung orientieren muss.

KAPITEL 2 Anatomische Grundlagen

2.1 Das spezialisierte Erregungsleitungssystem

Alle Zellen des Herzmuskels haben die Fähigkeit, einen elektrischen Impuls an die benachbarte Zelle weiterzugeben (*Eigenschaft der elektrischen Leitungsfähigkeit*). In einigen Zellen ist diese Fähigkeit besonders hoch entwickelt (spezialisierte Zellen). Die Spezialisierung drückt sich einmal in der Fähigkeit aus, den elektrischen Impuls sehr schnell weiterzuleiten, zum anderen haben einige dieser spezialisierten Zellen die Fähigkeit, den elektrischen Impuls zu bilden (*Eigenschaft der Automatizität*). Alle so spezialisierten Herzmuskelzellen sind in so genannten Knoten oder Bahnen angeordnet, welche als *spezialisiertes Erregungsleitungssystem* des Herzens bezeichnet werden [10]. Die spezialisierten Zellen verfügen in besonderem Maße über Glykogenreserven und über Enzyme für die anaerobe Glykolyse. Ihre kontraktile Potenz ist dagegen geringer ausgebildet.

Das spezialisierte Erregungsleitungssystem besteht aus:
- Sinusknoten,
- Atrioventrikularknoten (AV-Knoten),
- His-Bündel,
- rechter Tawara-Schenkel,
- linker Tawara-Schenkel mit anterior-superiorem Faszikel und posterior-inferiorem Faszikel,
- Purkinje-Fasernetz (Aufteilung des rechten Tawara-Schenkels und der linken Tawara-Faszikel im Arbeitsmyokard).

Der Sinusknoten ist beim Erwachsenen eine 10–20 mm lange, etwa 5 mm breite und 1 mm dicke, spindelförmige Struktur. Sie liegt subepikardial in der Gegend der Einmündung der oberen Hohlvene in den rechten Vorhof nahe der Basis des rechten Herzohres und besteht aus verschiedenen Zelltypen: die P-Zellen bilden das so genannte *primäre Schrittmacherzentrum* des Herzens und sind von den mehr peripherer gelegenen A-Zellen umgeben (Abb. 2.1) [174].

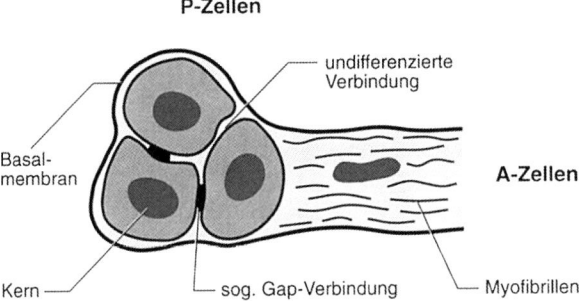

Abb. 2.1. Zellen des Sinusknoten

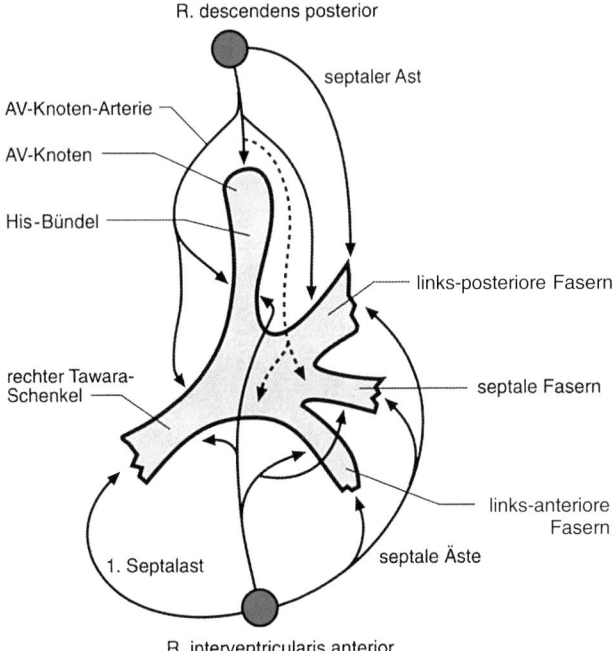

Abb. 2.2. Gefäßversorgung des spezialisierten Erregungsleitungssystem

Der Sinusknoten besitzt eine zentral gelegene, ihn versorgende Arterie, die *Sinusknotenarterie*. Diese entspringt in 65–70% aus der rechten Koronararterie (proximale 1–3 cm), in 30–35% aus dem Ramus circumflexus der linken Koronararterie und nur selten direkt aus der Aorta (Abb. 2.2) [229].

Das Vorhofmyokard zwischen Sinusknoten und AV-Knoten soll nach Untersuchungen von Aschoff und Mönckeberg und neueren Arbeiten von Lev und Bharati keine präformierten, aus spezialisertem Leitungsgewebe beste-

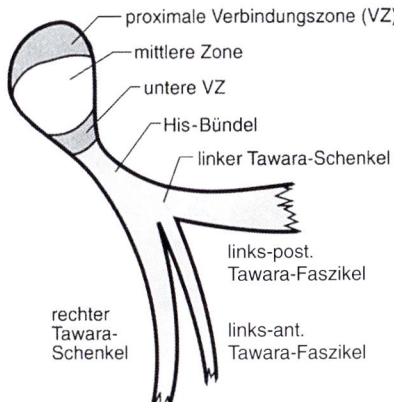

Abb. 2.3. Funktionelle Aufteilung des AV-Knotens und des His-Bündels

henden Strukturen (Internodalbündel) besitzen. Es kann jedoch als gesichert angesehen werden, dass die Leitung der elektrischen Impulse vom Sinusknoten zum AV-Knoten über Präferenzwege geschieht. Diese werden durch die besondere geometrische Anordnung der Muskelfasern des Vorhof-Arbeitsmyokards geformt [10, 14, 76, 219].

■ **Der AV-Knoten** ist eine circa 1 mm×3 mm×6 mm große Struktur. Sie liegt subendokardial auf der rechten Seite des am weitesten kaudal sich befindenden Teils des Vorhofseptums, oberhalb des Ansatzes des septalen Trikuspidalsegels und besteht aus einem lockeren Netz von spezialisierten Muskelfasern [229].

Funktionell können im AV-Knoten 3 Anteile unterschieden werden (Abb. 2.3).
■ proximale Verbindungszone zum Vorhof,
■ mittlere Zone (der eigentliche AV-Knoten),
■ distale Verbindungszone zum His-Bündel.

Die beiden Verbindungszonen (vor allem die proximale) zeichnen sich elektrophysiologisch im Vergleich zur mittleren Zone durch ihre Fähigkeit zu einer eigenen (automatischen) Erregungsbildung aus und fungieren daher als *sekundäres Schrittmacherzentrum* des Herzens mit einer Eigenfrequenz von 40–50/min.

Der AV-Knoten wird von der AV-Knotenarterie versorgt, die in 90% der Fälle aus der rechten Koronararterie und in 10% der Fälle aus dem Ramus circumflexus der linken Koronararterie entspringt (Abb. 2.2). Ein thrombotischer Verschluss der rechten Koronararterie als Ursache eines Herzhinterwandinfarktes ist daher häufig mit einer AV-Knoten-Leitungsstörung verbunden.

■ **Das His-Bündel.** Die distale Verbindungszone des AV-Knotens geht in das His-Bündel über, das circa 10–20 mm lang ist, unmittelbar subendokardial über die rechte Seite der pars membranacea des Kammerseptums läuft und aus parallel angeordneten spezialisierten Muskelfasern besteht, welche von kollagenem Bindegewebe umgeben sind [181].

AV-Knoten und His-Bündel bilden normalerweise die einzige muskuläre Verbindung zwischen den Vorhöfen und Kammern. Bei manchen Menschen sind jedoch noch weitere angeborene muskuläre Verbindungsfasern zwischen den Vorhöfen und Kammern (Kent-Bündel) oder zwischen distalem AV-Knoten und rechter Herzkammer (Maheim-Bündel) vorhanden, die manchmal Anlass zu tachykarden Herzrhythmusstörungen geben können (siehe Kapitel Supraventrikuläre Tachykardien).

Die Tawara-Schenkel. Das His-Bündel zweigt sich in einen linken und einen rechten Tawara-Schenkel auf [411].

Der rechte Tawara-Schenkel verläuft dicht subendokardial und daher leicht verletzlich (z.B. bei Herzkathetermanipulationen) auf der rechten Kammerseptumseite und teilt sich ungefähr an der Basis des vorderen Papillarmuskels an der Spitze des rechten Ventrikels in weitere Äste auf.

Der linke Tawara-Schenkel kreuzt zur linken Seite des Kammerseptums (nahe des hinteren Aortenklappensegels) und gibt im Gegensatz zum rechten Tawara-Schenkel sofort eine große Zahl von Ästen ab, die sich in 2 Hauptstrahlen (Faszikel) anordnen:

Der anterior-superiore Faszikel ist der wichtigere, denn er versorgt den anterior-superioren (größeren) Anteil des linken Ventrikels. Eine elektrische Leitungsverzögerung oder ein Leitungsblock in diesem Faszikel zeigt sich im EKG an einem überdrehten Linkslagetyp des QRS-Hauptvektors, auch als links-anteriorer Hemiblock bezeichnet.

Der posterior-inferiore Faszikel versorgt die posterior-inferioren Anteile des linken Ventrikels. Eine elektrische Leitungsverzögerung oder ein Leitungsblock in diesem Faszikel zeigt sich im EKG an einer überdrehten Rechtslage des QRS-Hauptvektors, auch als links-posteriorer Hemiblock bezeichnet.

Beide Faszikel versorgen jeweils einen Papillarmuskel. Von Bedeutung ist, dass der links-anteriore Faszikel relativ lang und dünn, der links-posteriore Faszikel relativ kurz und dick ist. Ferner besitzt der links-anteriore Faszikel nur eine Gefäßversorgung (R. interventricularis ant.), während der links-posteriore Faszikel von zwei Koronararterien (R. interventricularis ant. und R. circumflexus) versorgt wird. Alle diese Faktoren tragen ebenso wie die größere Nähe zur Aortenklappe dazu bei, dass der links-anteriore Faszikel leichter verletzbar ist. Ein links-anteriorer Hemiblock im EKG ist daher viel häufiger anzutreffen, als ein links-posteriorer Hemiblock. Die Fasern des rechten Tawara-Schenkels und der linken Tawara-Faszikel bilden im Arbeitsmyokard der beiden Ventrikel das *Purkinje-Fasernetz*.

2.2 Das vegetative (autonome) Nervensystem des Herzens

Das Herz wird sowohl von parasympathischen als auch von sympathischen Nervenfasern versorgt. Äste des rechten und linken N. vagus besorgen die parasympathische Innervation, wobei der rechte N. vagus den Sinusknoten, der linke N. vagus den AV-Knoten versorgt. Das sympathische Nervensystem versorgt mit seinen Ästen beide Vorhöfe und beide Herzkammern.

KAPITEL 3 Elektrophysiologische Grundlagen

3.1 Das Membranpotenzial

Zwischen dem Inneren einer erregbaren Nervenfaser oder Muskelfaser (Muskelzelle) und ihrer Umgebung besteht in Ruhe eine Potenzialdifferenz von −70 bis −80 mV, wobei sich das Zellinnere negativ zum Zelläußeren verhält (Abb. 3.1).

Verantwortlich für die Potenzialdifferenz ist die Nervenzell- oder Muskelfasermembran. Man spricht daher von dem Ruhe-Membranpotenzial.

Die Aufrechterhaltung dieses Membranpotenzials ist an energieliefernde, sauerstoffverbrauchende Prozesse gebunden, deren Aufgabe es zunächst ist, einen Konzentrationsunterschied zu beiden Seiten der Membran hinsichtlich der Natrium- und Kaliumionen aufzubauen. Man spricht von sogenannten Natrium-Kalium-Pumpen, die sich in der Membran befinden, und die im ATP-ADP-Zyklus pro Spaltung einer Phosphatbindung mittels eines Trägermoleküls (Membran-ATP-ase) drei Natriumionen aus der Zelle heraus und gleichzeitig zwei Kaliumionen in die Zelle hinein schaffen.

Durch die Arbeit der Pumpen ist die Kaliumkonzentration im Zellinneren mehrfach höher als außen (ca. 150 mM). Ebenso ist die Natriumkonzentration außen mehrfach höher als im Zellinneren (ca. 140 mM). Eine bedeutsame Potenzialdifferenz zwischen innen und außen wird jedoch durch die Arbeit der Pumpen nicht erreicht. Diese entwickelt sich erst dadurch, dass die Permeabilität der Membran für Kaliumionen circa 25 mal so groß ist, wie für Natriumionen (*Semipermeabilität der Zellmembran*). Aufgrund dieses Permeabilitätsunterschiedes werden immer mehr Kalium-

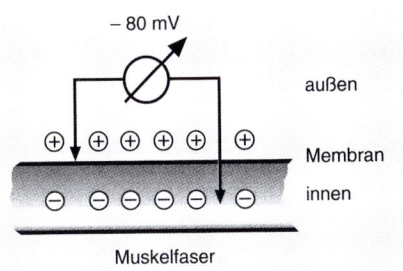

Abb. 3.1. Ruhe-Membranpotenzial einer Herzmuskelfaser

ionen ihrem Diffusionsgefälle folgend von innen nach außen diffundieren, als Natriumionen von außen nach innen, sodass sich außen immer relativ mehr positive Ladung, innen konsekutiv relativ mehr negative Ladung befindet. Einem vollständigen Konzentrationsausgleich von Kaliumionen zwischen innen und außen wirkt die elektrostatische Anziehungskraft der sich im Zellinnern befindlichen Anionen (Chlor, Phosphat) entgegen. Das Membranpotenzial resultiert somit aus zwei entgegengesetzten Kräften, dem Diffusionsbestreben der Kaliumionen von innen nach außen und der Anziehungskraft von negativgeladenen Ionen im Zellinnern, welche die Kaliumionen elektrostatisch „festhalten". Der Gleichgewichtszustand wird durch die Nernst-Gleichung

$$E_k = \frac{RT}{F} \ln \frac{[K]_2}{[K]_1}$$

wiedergegeben. (T = Temperatur, R = Gaskonstante, F = Faraday-Konstante, $[K]_2$ und $[K]_1$ = endgültige Kaliumkonzentrationen im extrazellulären und intrazellulären Raum, E_k = Gleichgewichtspotenzial für Kalium). Man kann auch von einem elektrochemischen oder *Kaliumentmischungspotenzial* sprechen. Die Kalziumionenkonzentration ist ähnlich der Natriumionenkonzentration extrazellulär hoch (ca. 2 mM) und intrazellulär niedrig (ca. 200 nM) [267].

> Im Ruhezustand ist die Herzmuskelfaser außen positiv und innen negativ geladen (Ruhe-Membranpotenzial).

3.2 Das Aktionspotenzial

Wird das Ruhe-Membranpotenzial (z. B. –80 mV) einer Herzmuskelfaser (Herzmuskelzelle) durch irgendeine Einwirkung (elektrisch oder mechanisch) auf z. B. –50 mV gesenkt (die Herzmuskelfaser wird depolarisiert), so erfolgt beim Überschreiten dieses sogenannten *Schwellenpotenzials* innerhalb von weniger als 0,1 ms eine weitere explosionsartige Senkung des Membranpotenzials bis auf ein Maximum von +30 mV (= „overshoot"), wodurch das Membranpotenzial kurzzeitig umgekehrt (innen: positiv, außen: negativ) wird (= *Phase 0 des Aktionspotenzials*). Es folgt eine kurze schnelle Phase der Repolarisation in Richtung auf das 0-Potenzial (= *Phase 1 des Aktionspotenzials*), dem sich eine Plateau-Phase nahe dem 0-Potenzial (= *Phase 2 des Aktionspotenzials*) anschließt. Beendet wird die Repolarisation durch die schnelle Phase der Repolarisation (= *Phase 3 des Aktionspotenzials*), welche das Ruhe-Membranpotenzial wiederherstellt. Die sich nach Erreichen des Ruhe-Membranpotenzials anschließende Phase wird als *Phase 4 des Aktionspotenzials* bezeichnet. Diese gesamte Sequenz von Potenzialänderungen von Beginn der Depolarisation bis zum Ende der Repolarisation wird als das *Aktionspotenzial der Zelle* bezeichnet (Abb. 3.2).

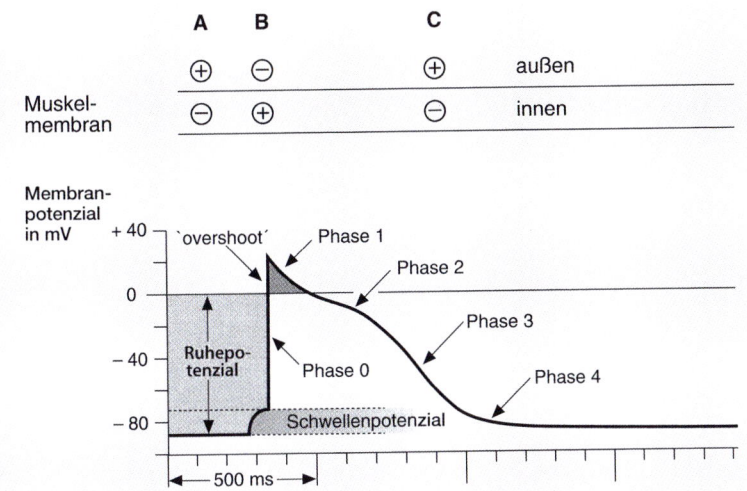

Abb. 3.2. Aktionspotenzial einer Herzmuskelfaser. Während des Aktionspotenzials (bei B) kehrt sich das Membranpotenzial kurzzeitig um (außen: negativ, innen: positiv)

> Während eines Aktionspotenzials ist die Muskelfaser außen negativ und innen positiv geladen. Ein Aktionspotenzial führt bei einer Muskelfaser des Arbeitsmyokards zu einer Kontraktion, bei einer Nervenfaser und bei einer Faser des spezialisierten Erregungsleitungssystems des Herzens zu einer Fortleitung des Aktionspotenzials und damit zum Fortschreiten der elektrischen Erregung.

Während sich eine Muskelfaser des Arbeitsmyokard nur kontrahiert, wenn ihr Ruhe-Membranpotenzial durch ein sie erreichendes Aktionspotenenzial über ihr Schwellenpotenzial hinaus depolarisiert wird, sind die spezialisierten Muskelfasern des Erregungsleitungssystems in der Lage, selbständig Aktionspotenziale zu bilden und fortzuleiten (*Schrittmacherzellen*). Nur unter pathologischen Bedingungen (Hypoxie, Digitalisintoxikation) können auch Muskelfasern des Arbeitsmyokards zu Schrittmacherzellen werden. Bei den Schrittmacherzellen zeichnet sich die Phase 4 des Aktionspotenzials dadurch aus, dass das Ruhe-Membranpotenzial rhythmisch spontan bis zum Schwellenpotenzial abnimmt, wodurch ein neues fortgeleitetes Aktionspotenzial ausgelöst wird (*Spontane Phase 4-Depolarisation der Schrittmacher-Zellen*).

Je schneller diese diastolische Depolarisation geschieht, das heißt, je steiler der Verlauf des Aktionspotenzial in der Phase 4, desto höher ist die Frequenz der gebildeten Aktionspotenziale der Schrittmacherzelle. Je weiter peripher die Schrittmacherzellen im spezialisierten Erregungsleitungssystem liegen, desto geringer ist die Frequenz der von ihnen gebildeten Aktionspotenziale. So depolarisieren sich die Zellen des Sinusknoten mit einer Frequenz von 60–100/min, die des AV-Knotens mit einer Frequenz

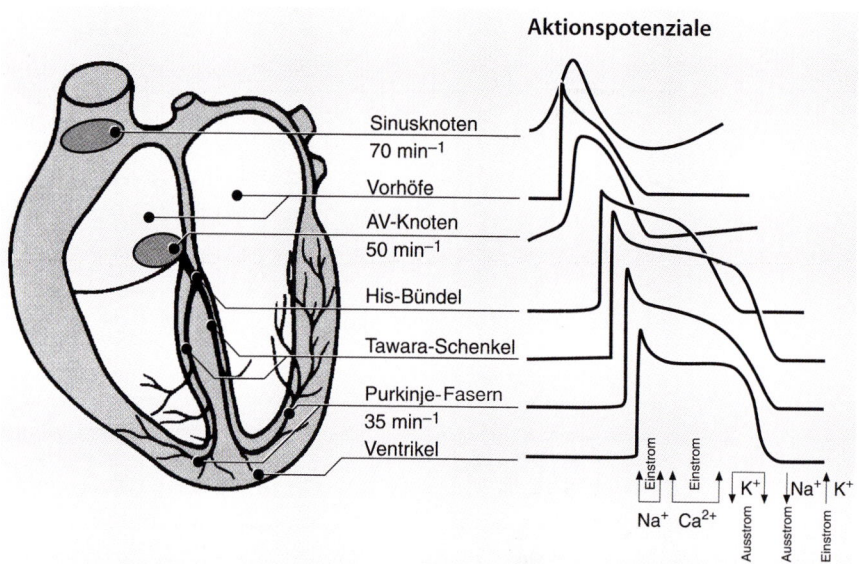

Abb. 3.3. Die Lokalisation im spezialisierten Erregungsleitungssystem bestimmt die Morphologie des Aktionspotenzials. Unten sind vereinfacht die transmembranösen Ionenströme aufgezeichnet, welche das Aktionspotenzial verursachen

von 40–60/min und die Purkinje-Zellen mit einer Frequenz von 30–40/min. Auch die Morphologie und Dauer der von den verschiedenen Schrittmacherzentren abgeleiteten Aktionspontenziale ist unterschiedlich (Abb. 3.3).

> Die Fasern (Zellen) des spezialisierten Erregungsleitungssystems sind zur selbständigen Bildung von Aktionspotenzialen fähig (Schrittmacher-Zellen). Die Frequenz ihrer spontanen Entladung nimmt in folgender Reihenfolge ab, die Dauer der gebildeten Aktionspotenziale zu: Sinusknoten, AV-Knoten, His-Purkinje-System, Ventrikel.

Dem Aktionspotenzial liegen unterschiedliche einwärts und auswärts gerichtete Ionenströme durch so genannte in der Zellmembran befindliche Kanäle zugrunde. Diese Kanäle sind große, über die Zellmembran reichende Glykoproteine, die unter bestimmten Bedingungen Poren bilden und Ionen schnell die Zellmembran passieren lassen. Die Kanäle sind für bestimmte Ionen spezifisch; wird ein Kanal durch Veränderungen des Membranpotenzials aktiviert, öffnet er sich (Porenbildung) bis er durch ein weiteres Signal inaktiviert wird. Der Zeitraum bis zur erneuten Öffnung wird durch die Erholungszeitkonstante beschrieben und ist meist abhängig vom Membranpotenzial.

Natriumkanäle sind eine Gruppe hochmolekularer Proteine (die α-Einheit besteht aus über 2000 Aminosäuren) mit verschiedenen Untereinheiten. Im Mittelpunkt der Depolarisation steht der vom Schwellenpotenzial

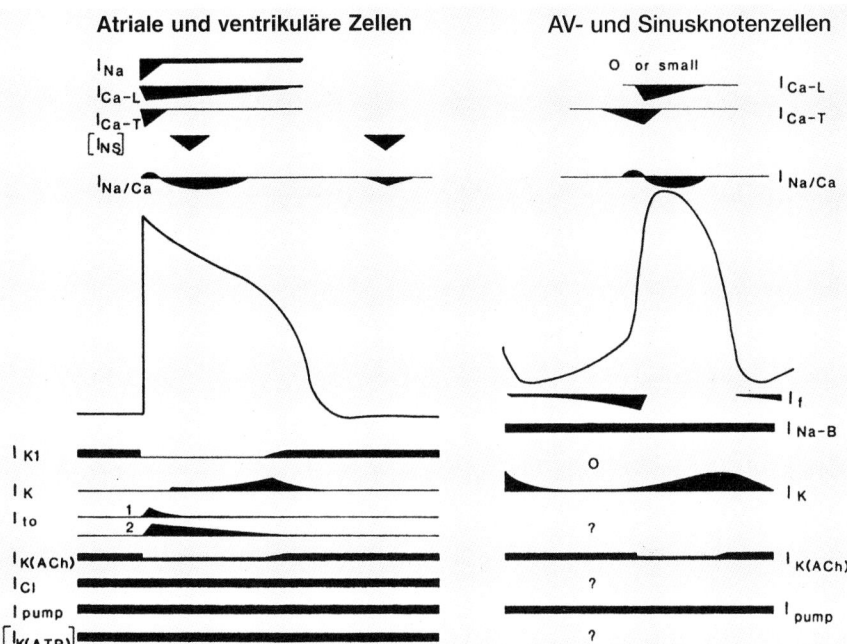

Abb. 3.4. Moderne Vorstellung von Kanälen und Ionenströme, die am Ruhe-Membran-Potenzial und am Aktionspotenzial beteiligt sind. Der zeitliche Verlauf eines Aktionspotenzials aus Vorhof oder Ventrikel ist links, aus dem Sinus- und AV-Knoten rechts dargestellt. Oben und unten sind die beteiligten Kanäle und Pumpen und ihre Funktion im zeitlichen Verlauf dargestellt. Erklärungen im Text.
I_{Na}: Natriumeinwärtsstrom; I_{Ca-L}: Kalziumeinwärtsstrom; I_{Ca-T}: Kalziumeinwärtsstrom; [I_{NS}]: Natriumeinwärtsstrom aktiviert durch Ca-Freisetzung aus dem sarkoplasmatischen Retikulum bei Ca-Überladung und beteiligt an späten Nachdepolarisationen; $I_{Na/Ca}$: Natrium-Kalzium-Austauscher (1 Ca^{++} für 3 Na^+); I_{K1}: Kaliumauswärtsstrom („inward rectifier"); I_K: Kaliumauswärtsstrom („delayed rectifier"); I_{to}: Kaliumauswärtsstrom (siehe Text); $I_{K(Ach)}$: Kaliumauswärtsstrom (siehe Text); $I_{K(ATP)}$: Kaliumauswärtsstrom (siehe Text); I_{Cl}: kleiner Chloreinwärtsstrom, der die Repolarisation unterstützt; I_{Pump}: Na-K-Pumpe (3 Na^+ raus, 2 K^+ rein, produziert einen kleinen konstanten Auswärtsstrom)

abhängige schnelle, einwärts gerichtete Natriumstrom I_{Na}. Diese Natriumkanäle sind selten oder fehlen sogar in den Zellen des Sinusknotens und des AV-Knotens. I_{Na-B} ist ein Natriumhintergrundstrom durch spannungsunabhängige Kanäle in den Zellen des Sinusknotens. Er wird durch den zu Beginn der Phase 4 des Aktionspotenzials auftretenden Kaliumauswärtsstrom I_K abgeschaltet. Ist dieser zu schwach, trägt der I_{Na-B} zur Schrittmacherfunktion des Sinusknotens bei.

Kalziumkanäle repräsentieren auch die Familie von Proteinen mit multiplen Untereinheiten. Am Herzen kennt man heute wenigstens zwei Typen von Kalziumkanälen: der L-Typ (I_{Ca-L}) wird blockiert durch die Kalziumantagonisten Verapamil, Diltiazem und Nifedipin sowie seine Dihydropyridin-Analoga und findet sich in allen kardialen Geweben. Der T-Typ (I_{Ca-T}) wurde in Schrittmachergeweben identifiziert.

I_{Ca-L} ist ein einwärts gerichteter Kalziumstrom, der für die Depolarisation und Impulspropagierung in den Zellen des Sinus- und AV-Knotens verantwortlich ist. Er findet sich auch in Geweben des Vorhofs, des His-Purkinje-Systems und der Kammern, wo er zur Plateauphase des Aktionspotenzials beiträgt und die Kalziumfreisetzung aus dem sarkoplasmatischen Retikulum triggert (wichtig für die elektromechanische Kopplung).

I_{Ca-T} ist ein anderer einwärts gerichteter Kalziumstrom, der vermutlich zur späten Phase-4-Depolarisation von Sinusknoten und His-Purkinje-Zellen beiträgt. Im Kammermyokard fehlt er fast vollständig.

Kaliumkanäle bewerkstelligen verschiedene, bisher nur funktionell definierte Kaliumauswärtsströme.

I_{K-1} hält das Ruhe-Membranpotenzial von Vorhof-, AV-Knoten-, His-Purkinje- und Kammerzellen auf der Höhe des Kaliumgleichgewichtspotenzials. Dieser Strom auch „inward rectifier" genannt, wird während der Depolarisation abgeschaltet. Er findet sich nicht im Sinusknoten.

I_K ist ein spannungsabhängiger Kaliumauswärtsstrom mit langsamer Kinetik („delayed rectifier"). Er wird langsam während der Aktionspotenzialplateauphase angeschaltet und ist hauptverantwortlich für die Repolarisation. Nach Abschluss der Repolarisation wird er langsam abgeschaltet, trägt jedoch noch zur Phase-4-Depolarisation von Sinusknotenzellen bei. Vermutlich existieren mehrere pharmakologisch unterschiedliche I_K-Kanäle, die durch Neurotransmitter unterschiedlich moduliert werden können.

I_{to} ist ein nur kurze Zeit fließender, spannungs- oder kalziumaktivierter Kaliumauswärtsstrom kurz nach Beginn der Depolarisation. Er findet sich nur in subepikardialen Geweben und kann eine wichtige Rolle bei der Modifizierung der Aktionspotenzialdauer und der Heterogenität der Repolarisation spielen.

$I_{K(ACH)}$ ist ein acetylcholinabhängiger Kaliumauswärtsstrom, der von dem Muskarinrezeptor M_2 durch Regulation über das G-Protein aktiviert wird. Er spielt in Sinus- und AV-Knoten eine wichtige Rolle, wo er eine substantielle Hyperpolarisierung produziert sowie im Vorhofmyokard, wo er eine deutliche Beschleunigung der Repolarisation bewirkt.

$I_{K(ATP)}$ ist ein in allen kardialen Geweben außer dem Sinusknoten vorhandener Kaliumauswärtsstrom, der von einem metabolisch regulierten Kanal abhängig ist. Letzterer wird durch ATP blockiert, durch Hypoxie aktiviert und kann dadurch zur hypoxieinduzierten Verkürzung des Aktionspotenzials beitragen.

3.3 Die elektrische Refraktärzeit

Nachdem eine Muskelfaser (Muskelzelle) des spezialisierten Erregungsleitungssystem oder des Arbeitsmyokards durch ein Aktionspotenzial elektrisch aktiviert wurde, ist sie für die Zeit der sogenannten *absoluten Refraktärzeit* (*ARZ*) nicht in der Lage, auf ein zweites Aktionspotenzial zu

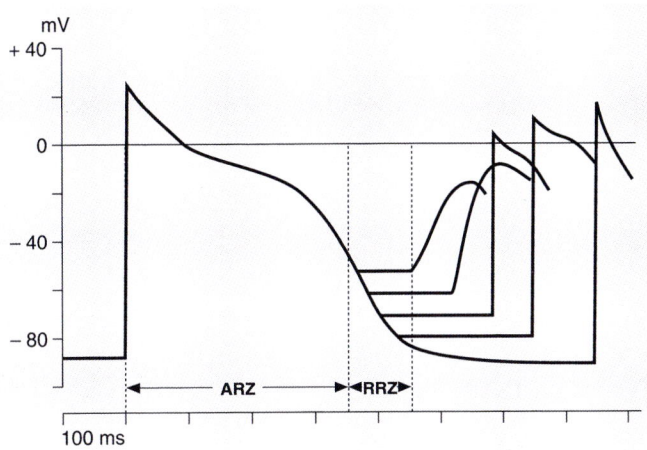

Abb. 3.5. Absolute (ARZ) und relative Refraktärzeit (RRZ) einer Herzmuskelfaser nach [361] Erklärungen im Text

reagieren. Das heißt, entweder ein Aktionspotenzial weiterzuleiten oder sich zu kontrahieren. Es schließt sich dann bis kurz vor Ende der kompletten Repolarisation (Phase 3) die Periode der *relativen Refraktärzeit* (*RRZ*) an, in der nur ein stärkerer Reiz als sonst notwendig ein weiteres Aktionspotenzial auslösen oder eine Kontraktion bewirken kann. Nachdem das Ende der kompletten Repolarisation erreicht ist, ist die Muskelfaser wieder voll erregbar (Abb. 3.5).

Die in der RRZ abgelösten Aktionspotenziale haben in der Regel eine niedrigere Anstiegssteilheit (Phase 0) und eine geringere Amplitude („overshoot"). Sie haben Ähnlichkeit mit den Aktionspotenzialen des Sinusknotens und des AV-Knotens und sollen durch einen langsamen Kalziumeinstrom in die Zelle entstehen („slow response action potentials").

Die Dauer der Refraktärzeit einer Zelle hängt von der Dauer ihres Aktionspotenzials ab: je länger das Aktionspotenzial dauert, desto länger ist seine Refraktärzeit. Die Vorhofmyokardzellen mit dem kürzesten Aktionspotenzial besitzen die kürzeste, die Purkinje-Zellen die längste Refraktärzeit (klinische Bedeutung: Vorhofflimmern ist häufiger als Kammerflimmern).

Die Dauer der Refraktärzeit hängt ferner von der Frequenz der Aktionspotenziale (Herzfrequenz) ab: je höher die Frequenz, desto kürzer ist die Refraktärzeit und umgekehrt.

> Die Refraktärzeit einer Muskelfaser (Muskelzelle) hängt von der Dauer ihres Aktionspotenzials und damit von ihrer Lokalisation im Herzmuskel sowie von der Herzfrequenz ab.

3.4 Die elektrische Leitfähigkeit

Jede Herzmuskelfaser (Zelle) hat die Fähigkeit, ihr Aktionspotenzial an die Nachbarfaser weiterzugeben (Fähigkeit der elektrischen Impulsleitung). Normalerweise aktivieren die Zellen mit der höheren Entladungsfrequenz von Aktionspotenzialen (im Sinusknoten) die mehr distal gelegenen Zellen mit der niedrigeren Entladungsfrequenz. Eine Rückwärtsleitung der Aktionspotenziale wird durch die Refraktärzeit der schon aktivierten proximalen Zellen unmöglich gemacht. So stellen die Zellen des Sinusknoten mit der höchsten Entladungsfrequenz von Aktionspotenzialen den normalen Schrittmacher des Herzens dar. Die weiter distal gelegenen Zellen werden von proximal depolarisiert, bevor sie selbst spontan depolarisieren. Nimmt die Sinusknotenfrequenz ab, können sie als Ersatzschrittmacher (so genannte Sekundär- oder Tertiärzentren) in Funktion treten.

> Unter pathologischen Bedingungen (Hypoxie, Digitalisintoxikation) kann jede Myokardzelle ihre Entladungsfrequenz von Aktionspotenzialen erhöhen und zum Schrittmacherzentrum werden.

Die leitungsverzögernde Wirkung des AV-Knotens wird durch sein Aktionspotenzial erklärt, das dem o. a. kalziumabhängigen „slow response action potential" ähnelt.

Die elektrische Leitungsgeschwindigkeit variiert zwischen 0,2 m/s (AV-Knoten) und 2–5 m/s (Tawara-Schenkel und His-Purkinje-System). Sie hängt von der Höhe des Membranpotenzials ab: je niedriger das Membranpotenzial, desto geringer ist die elektrische Leitungsgeschwindigkeit.

3.5 Die elektrische Erregungsausbreitung

Der elektrische Impuls (Aktionspotenzial) wird normalerweise im Sinusknoten gebildet, breitet sich dann radiär in beiden Vorhöfen bis zum AV-Ring, der aus schlecht leitendem Bindegewebe besteht, aus und tritt dann in den AV-Knoten ein. Aufgrund struktureller und physiologischer Besonderheiten findet hier eine Leitungsverzögerung von 0,1–0,2 s statt. Durch diese Verzögerung können sich die Vorhöfe kontrahieren, bevor die Ventrikel elektrisch aktiviert werden und ebenfalls kontrahieren. Nachdem der AV-Knoten und das His-Bündel durchquert sind, verbreitet sich der elektrische Impuls rasch (2–5 m/s) durch die Tawara-Schenkel und das Purkinje-Netz im Arbeitsmyokard der Ventrikel. Innerhalb der Ventrikel werden zunächst Anteile des linken Kammerseptums über Fasern des links-anterioren und links-posterioren Faszikels aktiviert, anschließend das rechte Kammerseptum. Innerhalb des Arbeitsmyokards geschieht die elektrische Aktivierung von innen (subendokardial) nach außen (epikardial).

> Die elektrische Aktivierung des Kammerseptums geschieht von linksventrikulären zu rechtsventrikulären Anteilen (Q-Zacke im EKG), die elektrische Aktivierung des Arbeitsmyokards der Ventrikel von subendokardial nach epikardial.

3.6 Der Einfluss des vegetativen Nervensystems

Die Vorhöfe mit Sinusknoten und AV-Knoten werden von zahlreichen vagalen (cholinergen) und sympathischen (adrenergen) Nervenfasern versorgt, während die Ventrikel hauptsächlich von sympathischen Nervenfasern versorgt werden.

Eine Erhöhung des Vagotonus inhibiert den Sinusknoten, verkürzt die Vorhof-Refraktärzeit, verlängert die Refraktärzeit des AV-Knotens und die AV-Überleitungszeit.

Eine Erhöhung des Sympathikotonus erhöht die Entladungsfrequenz der Schrittmacherzellen sowie die elektrische Leitungsgeschwindigkeit und verkürzt die Refraktärzeit aller Herzmuskelzellen.

> Der Vagotonus ist erhöht bei Schmerzen (z. B. bei der Venenpunktion) und nach Gabe von Morphium. Er kann erhöht werden durch die Carotissinus-Massage und den Valsalva-Pressversuch. Der Sympathikotonus ist bei körperlicher und seelischer Anstrengung erhöht.

Kapitel 4 Diagnostische Grundlagen

4.1 Das Elektrokardiogramm

Entsprechend der anatomischen Anordnung und Funktion des spezialisierten Erregungsleitungssystems des Herzens wird das Herz von seiner Basis in Richtung auf seine Spitze hin elektrisch erregt. Zu Beginn der Erregung verhält sich also die Außenfläche der Herzbasis negativ zur Außenfläche der Herzspitze. Das Herz ist zu einem *elektrischen Dipol* mit einem positiven Pol an der Herzspitze und einem negativen Pol an der Herzbasis geworden. Dieser elektrische Dipol ist von einem *elektrischen Feld* umgeben, welches durch seine von Pol zu Pol ziehenden elektrischen *Feldlinien* und die senkrecht dazu verlaufenden *Isopotenziallinien* charakterisiert ist (Abb. 4.1). Die direkte Verbindungslinie zwischen den elektrischen Polen (Verbindungslinie der Punkte mit der größten Potenzialdifferenz) wird als die *elektrische Achse* oder als *elektrischer Vektor* bezeichnet. Der elektrische Vektor ist charakterisiert durch seine Länge oder Größe (= Höhe der Potenzialdifferenz) und durch seine Richtung von – nach +, d. h. vom Ort der Erregung (Herzbasis) zum noch unerregten Myokard (Herzspitze).

Die Summe aller während der elektrischen Erregung aller Herzanteile gebildeten Einzelvektoren wird *Integralvektor* genannt (Abb. 4.2). Dieser Integralvektor verändert seine Größe und Richtung entsprechend dem zeitlichen Ablauf der elektrischen Erregung des Herzens. Verbindet man die Pfeilspitzen des sich ändernden Integralvektors, erhält man die *Vektorschleife*.

Der Integralvektor als Ausdruck einer zwischen erregtem und unerregtem Myokard bestehenden Potenzialdifferenz bedingt das Fließen eines elektrischen Stromes. Die negative Ladung (= Elektronen) bewegt sich auf die positive Ladung (= Ort des Elektronenmangels) zu, um einen Potenzialausgleich herbeizuführen. Die elektrischen Stromlinien kennzeichnen den Fluss des elektrischen Stroms, der letztendlich für die Ausbreitung der elektrischen Erregung von der Herzbasis zur Herzspitze verantwortlich ist.

Die senkrecht zu den elektrischen Stromlinien verlaufenden Isopotenziallinien verbinden Orte mit gleichem elektrischen Potenzial. Sie machen es möglich, dass die im Herzen entstehenden Potenzialdifferenzen und damit der Integralvektor von der Körperoberfläche mit entsprechenden Geräten (Elektrokardiographen) abgeleitet werden können.

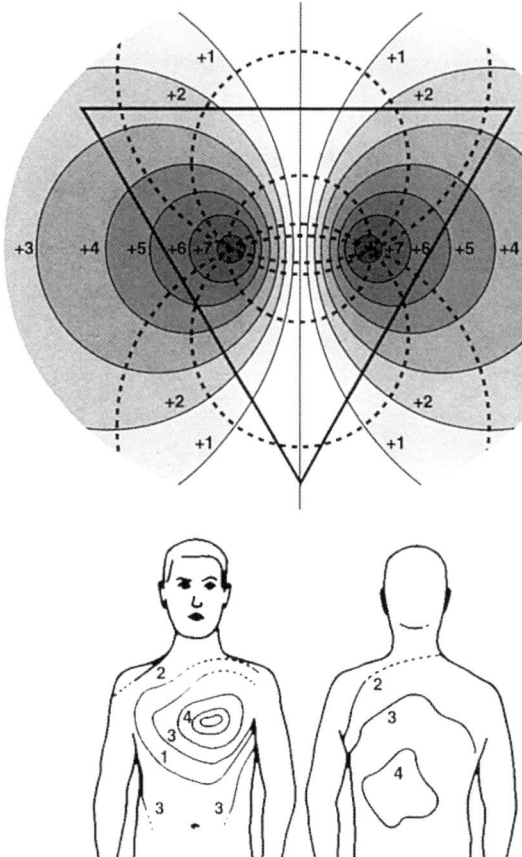

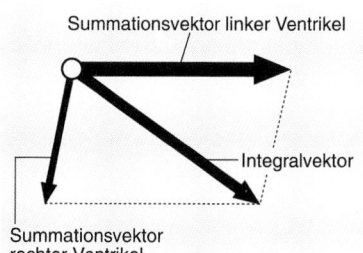

Abb. 4.1. Das elektrische Feld des Herzens, das durch Feldlinien (von Pol zu Pol) und Isopotenziallinien (senkrecht zu den Feldlinien verlaufend) charakterisiert ist. Letztere machen es möglich, Potenzialdifferenzen von der Körperoberfläche abzuleiten (modifiziert nach Lullies und Trincker [267])

Abb. 4.2. Integralvektor als Resultante zweier Summationsvektoren

Die äußere Ableitung des sich im Herzen verändernden Integralvektors mittels eines Elektrokardiographen ergibt das Elektrokardiogramm (EKG) (Abb. 4.3, 4.4).

Die Bedingungen der äußeren Ableitung werden dabei standardisiert vorgegeben (Abb. 4.5):

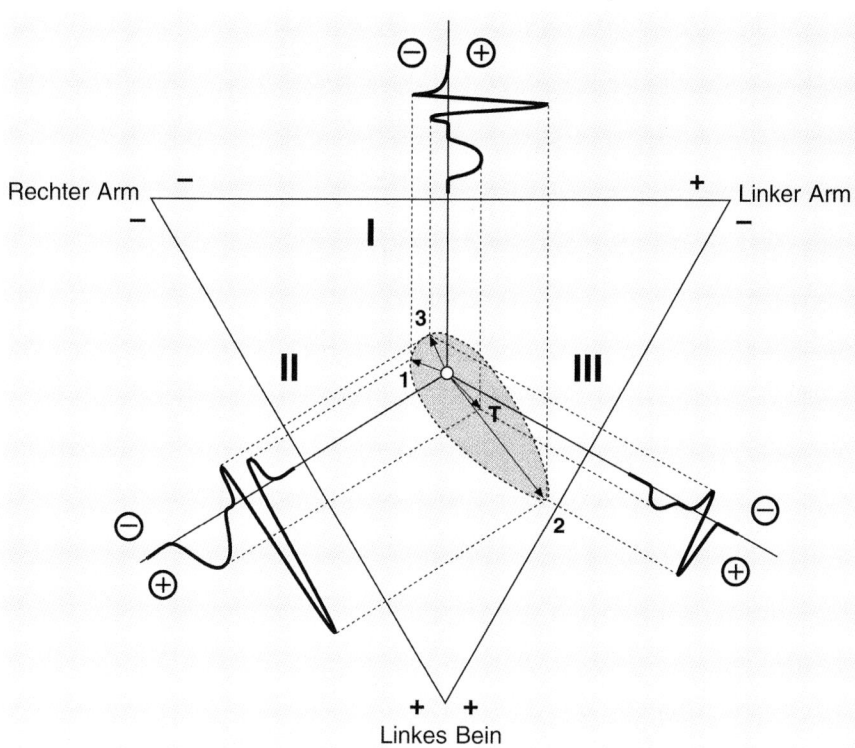

Abb. 4.3. Die zeitliche Veränderung des Integralvektors ergibt die Vektorschleife, deren Projektion auf die vorgegebenen, gepolten Ableitgeraden, die das Einthoven-Dreieck bilden, die Extremitäten-Ableitungen nach Einthoven (I, II, III) ergeben

Frontalebene:
Einthoven-Ableitungen: I, II, III
Goldberger-Ableitungen: aVR, aVL, aVF

Horizontalebene:
Wilson-Ableitungen: V_1, V_2, V_3, V_4, V_5, V_6
(Brustwandableitungen)

Bei den Einthoven-Ableitungen handelt es sich um bipolare Extremitäten-Ableitungen (beide Ableitungen sind different) zwischen
rechtem Arm und linkem Arm = Ableitung I,
rechtem Arm und linkem Bein = Ableitung II,
linkem Arm und linkem Bein = Ableitung III.

Bei den Goldberger-Ableitungen handelt es sich um unipolare Extremitäten-Ableitungen zwischen
rechtem Arm (aVR),
linkem Arm (aVL),
linkem Bein (aVF)

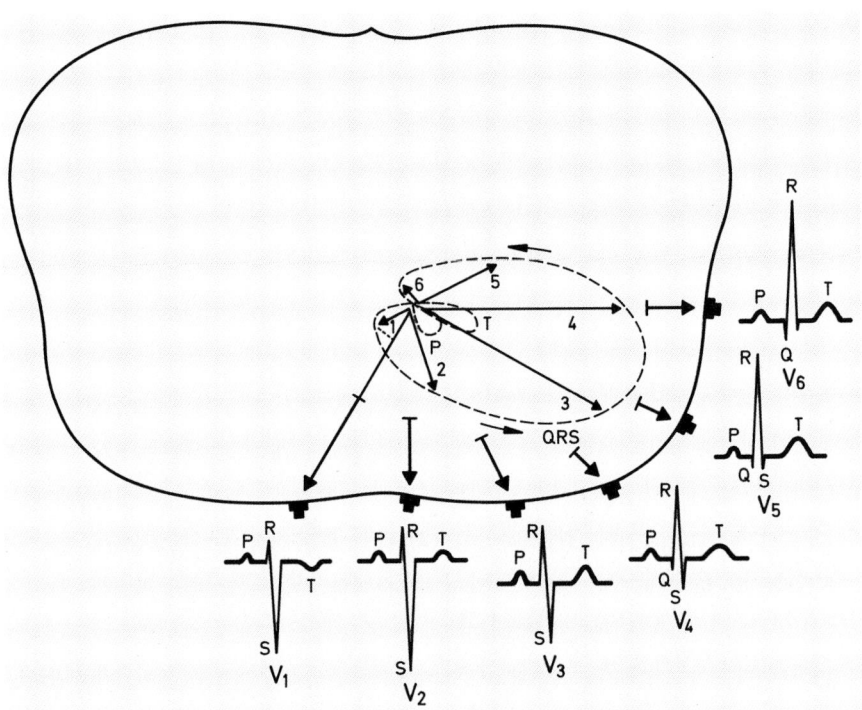

Abb. 4.4. Zeitlicher Ablauf der Vektorschleife in der Horizontalebene und Ableitung mittels der unipolaren Brustwandableitungen nach Wilson

und jeweils einer indifferenten 0-Elektrode, welche jeweils aus den beiden komplementären Goldberger-Ableitungen zusammen mit einem hochohmigen Widerstand (5000 Ohm) gebildet wird. Durch dieses Verfahren lassen sich höhere Ausschläge am Messgerät erzielen (av = „augmented voltage" = vergrößerte Spannung (Voltstärke)).

Die unipolaren Brustwandableitungen erfassen Potenzialdifferenzen in der Horizontalebene. Die indifferente Elektrode (0-Elektrode) wird durch Zusammenschluss der 3 Extremitätenableitungen über einen hochohmigen Widerstand gebildet. Die differenten Elektroden V_1–V_6 werden an standardisierten Stellen über dem linken Präcordium angebracht.

Die früher häufig verwandten *bipolaren Brustwandableitungen nach Nehb* bieten gegenüber den 12 Standardableitungen meist keinen Vorteil.

Die Elektrokardiographen, die aus abgewandelten Kathodenstrahloszillographen bestehen, sind so gepolt, dass in der Frontalebene (bipolare Ableitungen I, II, III) eine Übereinstimmung der Richtung des Integralvektors mit der außen vorgegebenen Ableitrichtung einen positiven Ausschlag (nach oben) ergibt. Hat der Integralvektor eine der Ableitrichtung entgegengesetzte Richtung, gibt es einen negativen Ausschlag (nach unten) am Elektrokardiographen (Abb. 4.6).

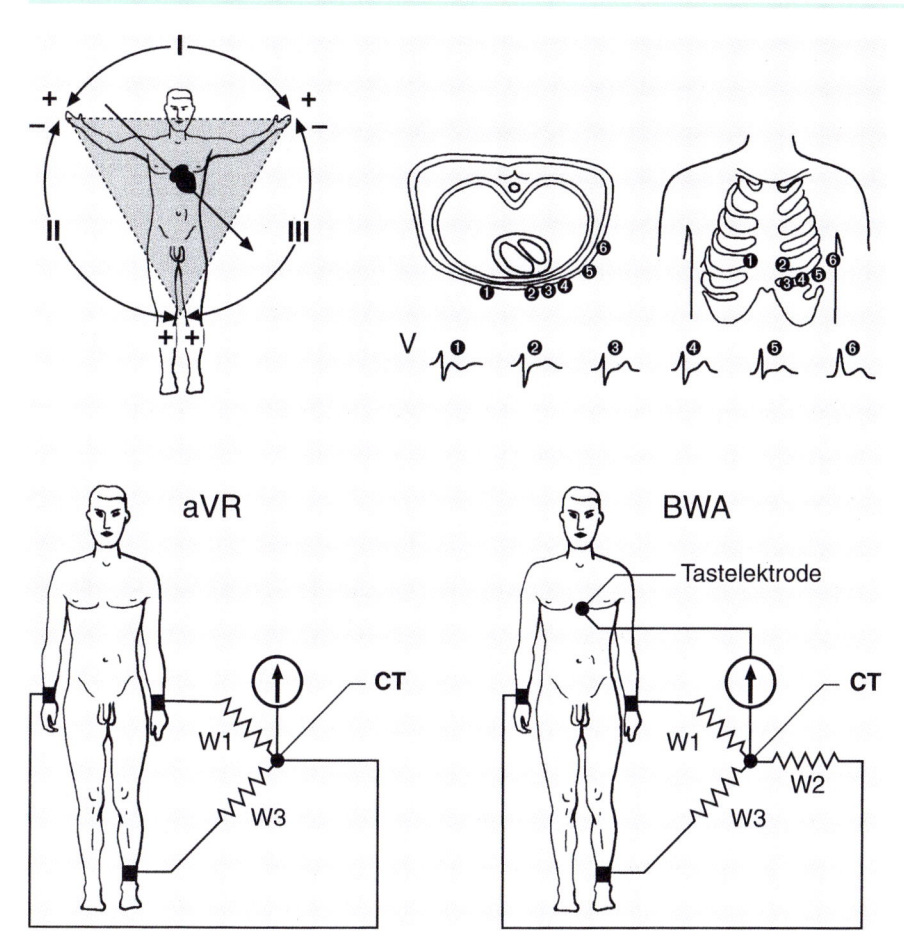

Abb. 4.5. Standardisierte EKG-Ableitungen nach Einthoven (oben links), nach Goldberger (unten links) und nach Wilson (rechts) (modifiziert nach Lullies und Trincker [267]) (CT = Central terminal)

In der Horizontalebene (unipolare Brustwandableitungen) ergibt das Zulaufen des Integralvektors auf eine Ableitelektrode einen positiven, das Weglaufen von der Ableitelektrode einen negativen Ausschlag.

Die rechtspräkordialen Ableitungen. Aufgrund ihrer Positionierung auf der Brustwand geben die Ableitungen V_2 bis V_6 primäre Informationen über die Aktivierung und Repolarisation der vorderen und seitlichen Anteile des linken Ventrikels. V_1 gibt Informationen über das interventrikuläre Septum und die oberen Anteile des rechten Ventrikels.

Die erweiterten unipolaren rechtspräkordialen Ableitungen V_3R, V_4R, V_5R und V_6R (Abb. 4.7) haben eine wichtige Bedeutung bei der Diagnose einer rechtsventrikulären Mitbeteiligung bei Patienten mit inferior-posterioren Myokardinfarkten (siehe dort). Ferner spricht eine qS-Konfiguration

	Depolarisation und Repolarisation	E_{ep}	E_{en}	E_{mp}
Ruhepotenzial	E_{en} ⊣ ⊢ Ruhe ⊢ E_{ep}, E_{mp}	–	–	–
Partielle Depolarisation	Richtung der Depolarisation →	⌐	⌐	⌐
Fortschreitende Depolarisation		⌐	⌐	⌐
Komplette Depolarisation	Aktivierung	⋀	⋁	⋁
Partielle Repolarisation	Richtung der Repolarisation ←	⋀⌣	⋁	⋁⌢
Fortschreitende Repolarisation		⋀⌣	⋁	⋁⌢
Ruhepotenzial		⋀⌣	⋁⌣	⋁⌢

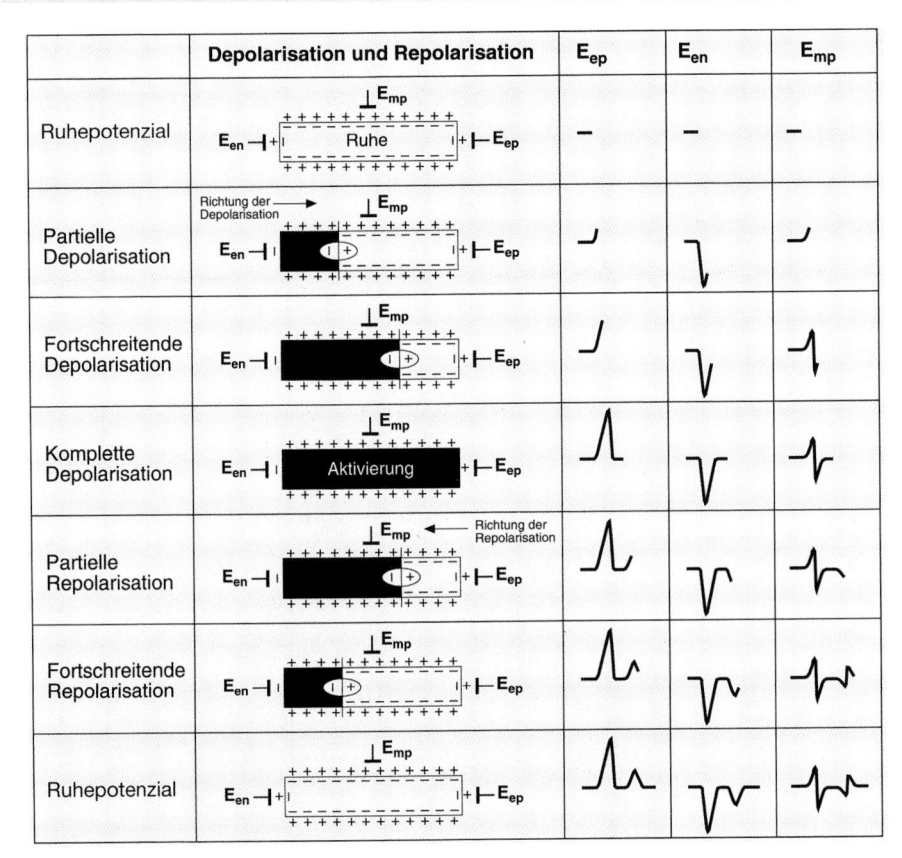

Abb. 4.6. Unipolare Elektrogramme, endokardial (E_{en}) und epikardial (E_{ep}) während der Depolarisation und Repolarisation einer Herzmuskelfaser abgeleitet. Die Ableitung von der Mitte (E_{mp}) zeigt die Differenz zwischen E_{en} und E_{ep} nach der Vektortheorie. Die Ableitungen von E_{en} und E_{ep} mittels zweier bipolarer Elektroden würden dasselbe Elektrogramm wie E_{mp} liefern, d.h., bipolare Elektrogramme (z.B. von den Extremitäten-Ableitungen) sind die Summe aus 2 unipolaren Elektrogrammen (modifiziert nach Barker [19])

(vgl. Abb. 4.21) in den Ableitungen V_3R bis V_5R für eine Erkrankung des rechten Herzens [7].
Ableitpunkte:
V_3R: zwischen V_1 und V_4R
V_4R: rechte Medioclavicularlinie im 5. ICR
V_5R: rechte anteriore Axillarlinie in Höhe von V_4R
V_6R: rechte mittlere Axillarlinie in Höhe von V_4R

Formanalytisch besteht das Elektrokardiogramm aus (Abb. 4.8):

P-Welle:
Zeit der elektrischen Erregungsausbreitung in beiden Vorhöfen (0,05–0,10 s)

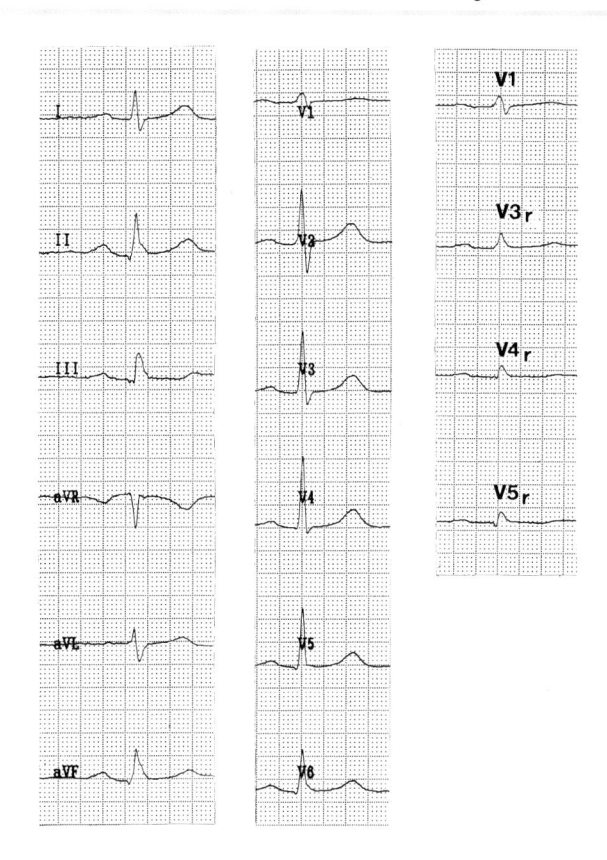

Abb. 4.7. Normales 12-Kanal-Elektrokardiogramm mit den rechtspräkordialen Ableitungen V3$_r$, V4$_r$, V5$_r$

PQ-Dauer:
Zeit der elektrischen Erregungsausbreitung in beiden Vorhöfen und im AV-Knoten (0,12–0,20 s)

PQ-Strecke:
Elektrische Leitungszeit im AV-Knoten bis zur Septumaktivierung (Q-Zacke = 1. negativer Ausschlag des QRS-Komplex)

QRS-Komplex:
Elektrische Erregung der Kammern (R-Zacke = Kammerhauptvektor) (0,08–0,11 s)

ST-T-Komplex:
ST-Strecke und T-Welle: Erregungsrückbildung (Repolarisation) in den Kammern

QT-Dauer:
Elektrische Erregungsausbreitung und Rückbildung in den Kammern (frequenzabhängig)

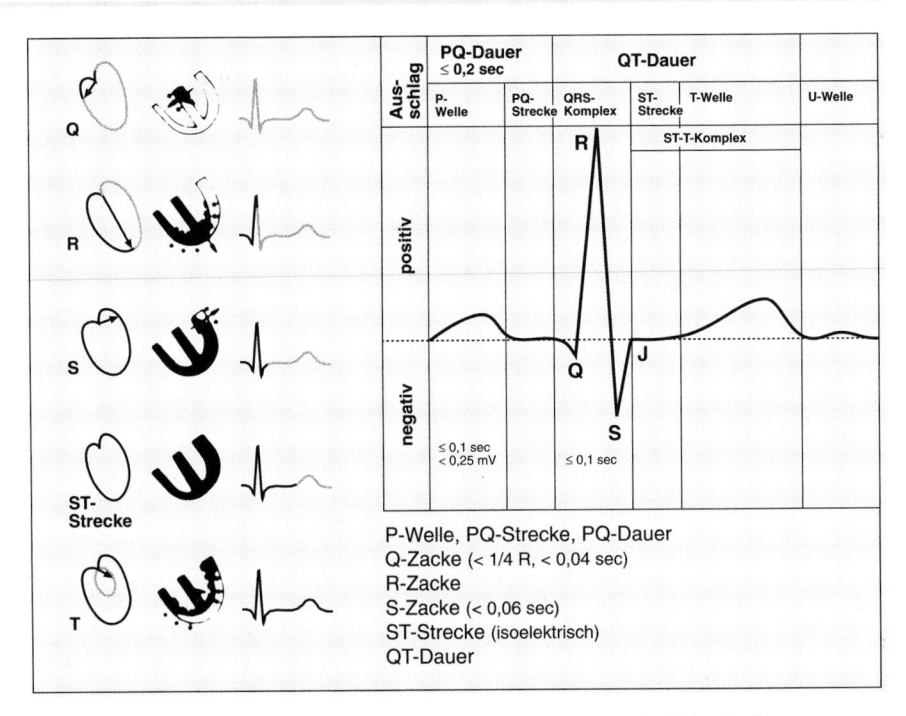

Abb. 4.8. Formanalyse und Definitionen der verschiedenen Abschnitte des Elektrokardiogramms

QT-Dispersion:
Unter der QT-Dispersion versteht man die Differenz zwischen maximalem und minimalem im Oberflächen-EKG gemessenen QT-Intervall. Sie gilt als Maß für regionale Unterschiede der Dauer der Kammerrepolarisation. Eine fehlende Standardisierung der Messmethodik, die Schwierigkeit der exakten Bestimmung des Endes der T-Welle, die Diskrepanz zwischen manueller und maschineller Messung, Schwächen bei der Reproduzierbarkeit der Daten und die Tatsache, dass heute fast nur retrospektive Studien vorliegen, schränken die klinische Bedeutung der QT-Dispersion z.B. als Risikoparameter für maligne ventrikuläre Tachyarrhythmien und den plötzlichen Herztod stark ein. Orientierend kann eine QT-Dispersion ≥65 ms als „pathologisch" angesehen und in einen Zusammenhang mit einer strukturellen Herzerkrankung und malignen Herzrhythmusstörungen gebracht werden [156, 257, 296].

U-Welle:
Neuere Untersuchungen bringen die U-Welle im EKG in Zusammenhang mit der elektrischen Aktivität sogenannter M-Zellen. Das sind subepikardial gelegene („midmyocardial"), zirka 30% der Zellmasse der linksventrikulären Wand ausmachende Zellen mit besonderen, sie von anderen Myokardzellen unterscheidenden elektrophysiologischen Charakteristika (längere Aktionspotenzialdauer, größere Anstiegssteilheit des Aktionspotenzials

V_{max}, größere Empfindlichkeit auf Frequenzänderungen). Veränderungen ihres Repolarisationsverhaltens führen zu QTU-Veränderungen im EKG [11, 120].

4.2 Auswertung des Elektrokardiogramms

Die Analyse des Elektrokardiogramms konzentriert sich auf:
- supraventrikuläre Aktivität (P-Welle, PQ-Strecke, PQ-Dauer),
- ventrikuläre Aktivität (QRS-Komplex, QT-Dauer),
- Korrelation zwischen supraventrikulärer und ventrikulärer Aktivität (1:1, 2:1, 3:1 etc.).

Die Auswertung geschieht in standardisierter Weise nach:
- Rhythmus
- Herzfrequenz
- Lagetyp (Richtung des QRS-Hauptvektors in der Frontalebene)
- Zeiten-Vermessung
- Formanalyse
- Beurteilung in Verbindung mit anamnestischen und klinischen Daten und eventuellen früheren EKGs (Verlauf!).

Die Abbildung 4.7 zeigt das normale EKG eines gesunden 35-jährigen Mannes.

4.2.1 Der Rhythmus

Die Depolarisation des Sinusknotens ist aus dem Oberflächen-EKG nicht ersichtlich. Sie kann nur indirekt aus der Vorhofdepolarisation mit der P-Welle geschlossen werden, welche Folge der Sinusknotendepolarisation ist.

Ein *Sinusrhythmus* liegt definitionsgemäß dann vor, wenn die folgenden Bedingungen erfüllt sind:
- Es sind P-Wellen vorhanden, die regelmäßig von einem QRS-Komplex gefolgt werden. Ausnahme hier ist der AV-Block zweiten und dritten Grades bei Sinusrhythmus, bei denen eine periodische oder permanente Unterbrechung des P-QRS-Verhältnisses von 1:1 vorliegt (siehe bei AV-Blockierungen).
- Die P-Welle hat den größten positiven Ausschlag in Ableitung II, da der Vorhofvektor zum Zeitpunkt der elektrischen Erregungsausbreitung vom Sinusknoten zum AV-Knoten annähernd parallel zur Ableitung II verläuft.

Kapitel 4 Diagnostische Grundlagen

> Sind in Ableitung II keine positiven P-Wellen vorhanden, liegt kein Sinusrhythmus vor. Die Bestimmung des Rhythmus im EKG erfolgt in Ableitung II aus der Analyse der P-Welle (Abb. 4.9).

Die Abbildung 4.10 zeigt 2 voneinander unabhängige Vorhofrhythmen (P-Wellen) bei einem Patienten nach Herztransplantation (HTx), bei der Teile des rechten Empfängervorhofes mit dem Sinusknoten im Thorax belassen werden und das neue Herz mit partiellem rechten Vorhof (mit „neuem" Sinusknoten) an den Empfängervorhof angenäht wird. Die auf die Kammern übergeleiteten P-Wellen stammen von dem transplantierten Vorhof, die nicht übergeleiteten P-Wellen (*) vom Empfängervorhof können infolge der Naht nicht auf die transplantierten Kammern übergeleitet werden. 2 voneinander unabhängige Rhythmen werden auch als *Parasystolie* bezeichnet.

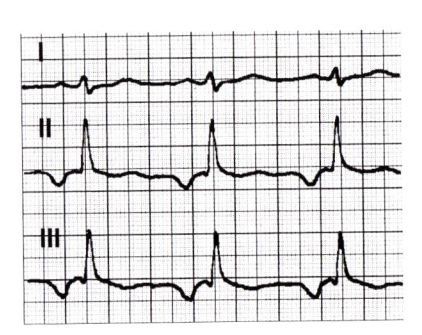

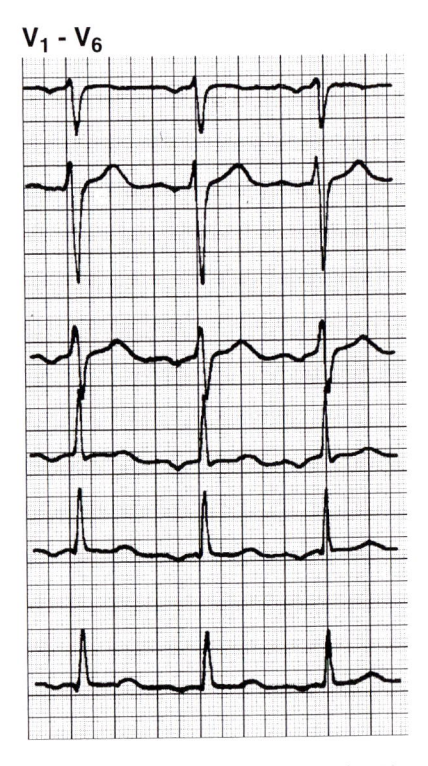

Abb. 4.9. AV-Knotenrhythmus mit relativ schneller Frequenz (70/min). Negative P-Wellen in den Ableitungen II und III sind Folge einer retrograden Vorhoferregung von proximalen AV-Knotenanteilen aus. Diesem Befund kommt keinerlei pathologische Bedeutung zu. (Einthoven- und Wilson-Ableitungen, 50 mm/s)

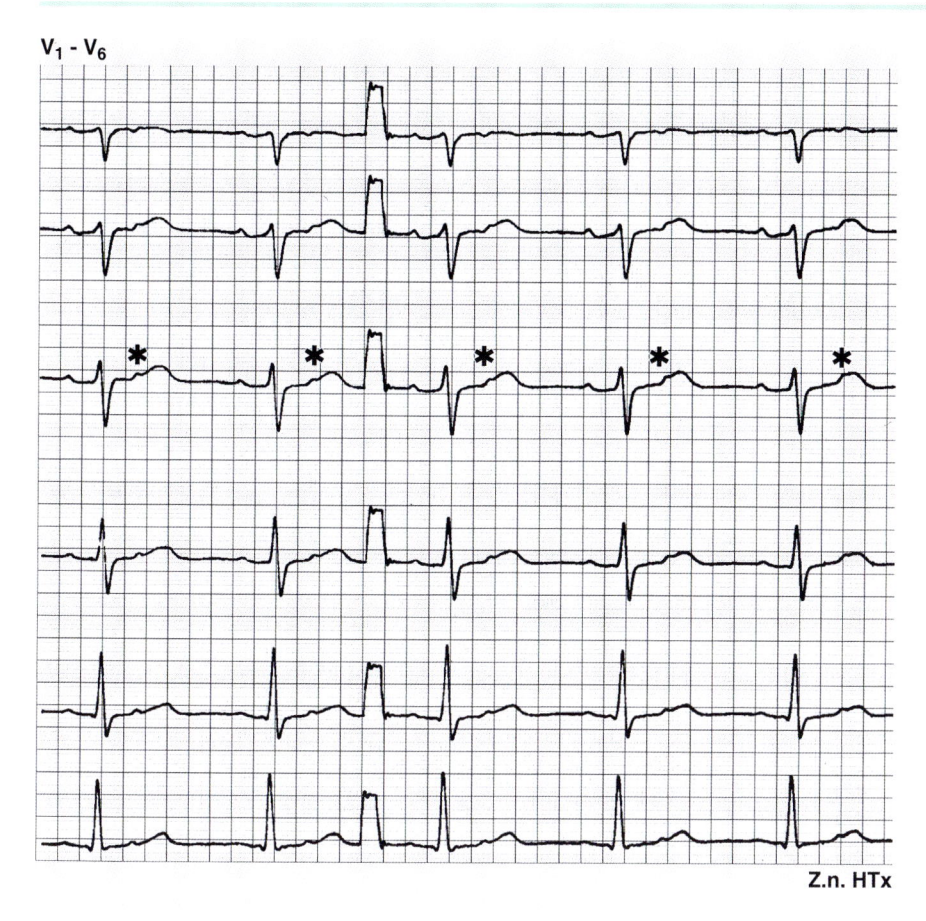

Abb. 4.10. Brustwandableitungen von einem Patienten nach orthotoper Herztransplantation (HTx). Erklärungen im Text

4.2.2 Die Herzfrequenz

Die Herzfrequenz wird aus dem EKG gewöhnlich mit Hilfe eines EKG-Lineals durch Anlegen der normierten Schablone an die R-Zacken und Abzählen von 2 oder 3 RR-Intervallen ermittelt (siehe auch Gebrauchsanweisung der einzelnen Modelle). Ist kein EKG-Lineal zur Hand, misst man den RR-Abstand in mm und rechnet diesen auf einen Papiervorschub von 100 mm/s (=Wert x) um. Die Herzfrequenz pro Minute errechnet sich jetzt aus:

HF = 6000 : Wert x

wobei der Wert 6000 der Papiervorschub in Millimeter pro Minute ist.

> Eine Bradykardie liegt definitionsgemäß bei einer Herzfrequenz von <60/min, eine Tachykardie bei einer Herzfrequenz von >100/min vor (Normfrequenz: 60–100/min).

4.2.3 Der Lagetyp

Unter dem Lagetyp des Herzens versteht man die Lage des QRS-Hauptvektors in der Frontalebene (Abb. 4.11). Seine Bestimmung erfolgt somit nur aus den bipolaren Extremitätenableitungen I, II, III, welche das Einthoven-Dreieck bilden. Die Kombination mit dem Cabrera-Kreis, der in der Abb. 4.12 dargestellt ist, lässt die Bestimmung des Winkels Alpha wie folgt zu:

- Es werden zunächst die QRS-Amplituden (= R-Zacken minus Q-Zacken minus S-Zacken in mm) in zwei beliebigen Einthoven-Ableitungen bestimmt und die Werte (entweder positiv oder negativ) auf den entsprechenden Dreiecksseiten abgetragen.
- Dann werden die Lote auf den Abtragstellen errichtet und der Schnittpunkt beider Lote bestimmt.
- Der Schnittpunkt der Lote wird mit dem Dreiecksmittelpunkt verbunden.
- Die Verlängerung dieser Verbindungslinie bis zum Cabrera-Kreis zeigt den Winkel Alpha mit der Horizontalen an.

Die Achse der P-Welle und T-Welle kann in derselben Weise bestimmt werden.

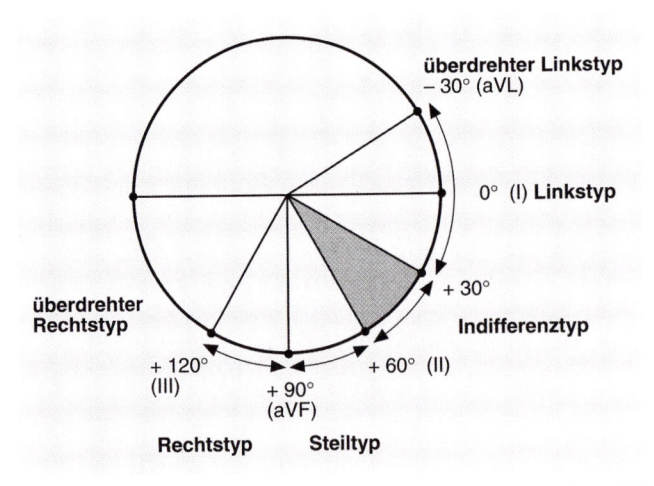

Abb. 4.11. Cabrera-Kreis zur Bestimmung der Lage der elektrischen QRS-Achse in der Frontalebene (Einthoven-Ableitungen)

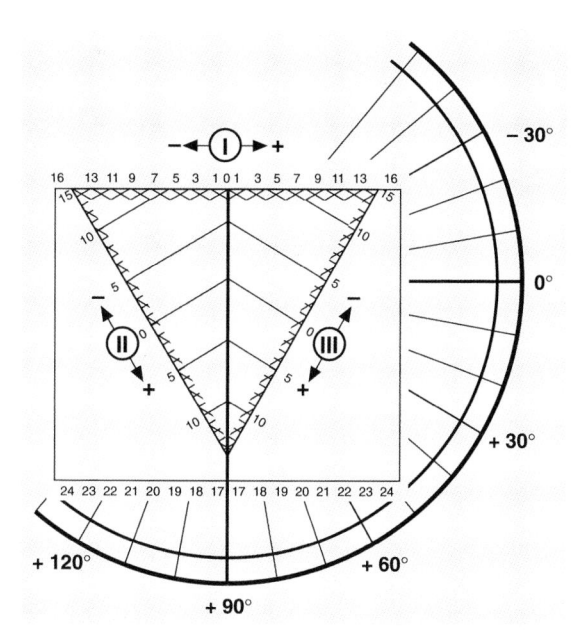

Abb. 4.12. Konstruktion des Winkels Alpha mit Hilfe des Einthoven-Dreiecks und des Cabrera-Kreises. Erklärungen im Text

Abb. 4.13. Überblick über die aus den Einthoven-Ableitungen bestimmbaren Lagetypen

In der *Praxis* wird der Lagetyp vereinfacht bestimmt. Zwei Verfahren bieten sich an:
1. Findet sich in einer Einthoven-Ableitung eine QRS-Amplitude von 0 (d.h. R-Zacke = S-Zacke+Q-Zacke), so steht der QRS-Hauptvektor senkrecht auf dieser Ableitung und der Lagetyp kann direkt abgeschätzt werden.
2. Es wird die Einthoven-Ableitung mit der größten R-Zacke aufgesucht. Es ergeben sich folgende Möglichkeiten (Abb. 4.13):
Ableitung II:
Indifferenz- oder Steiltyp. Die Entscheidung liefert der Vergleich der R-Zacken in den komplementären Ableitungen I und III: Ist R (III) >R (I) liegt ein Steiltyp, im anderen Fall ein Indifferenztyp vor.

Ableitung I:
Linkstyp oder überdrehter Linkstyp. Die Entscheidung liefern die QRS-Amplituden in den Ableitungen II und III. Ist die Summe aus R-Zacke, S-Zacke und Q-Zacke in beiden Ableitungen negativ, liegt ein überdrehter Linkstyp, im anderen Fall ein Linkstyp vor.
Ableitung III.
Rechtstyp oder überdrehter Rechtstyp. Der überdrehte Rechtstyp zeichnet sich durch negative QRS-Amplituden in den Ableitungen I und II aus.

Einen Sondertyp stellt der Sagittaltyp dar, bei dem der QRS-Hauptvektor senkrecht auf allen 3 Frontalableitungen steht. Es finden sich somit mehr oder weniger tiefe S-Zacken in allen Einthoven-Ableitungen und die QRS-Amplituden in I, II und III tendieren gegen 0 (auch als SI-SII-SIII-Lagetyp bezeichnet).

■ **Klinische Bedeutung des Lagetyps.** Der QRS-Hauptvektor verändert im Laufe des Lebens seine Richtung in der Frontalebene. So hat das Kleinkind typischerweise einen Rechtslagetyp im EKG, der Erwachsene über 40 Jahre ein Linkslagetyp. Schlanke Personen haben eher eine steiltypische Achseneinstellung, Adipöse, infolge der Querlage des Herzens, eher einen Linkslagetyp.

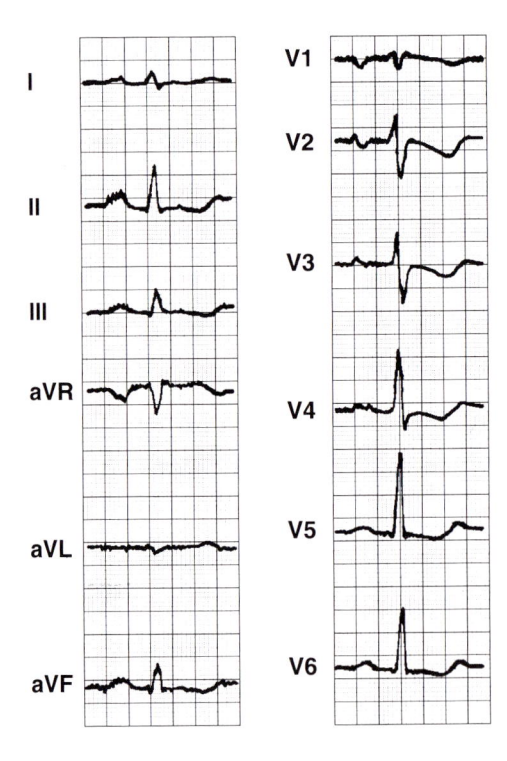

Abb. 4.14. Standard-EKG einer 30-jährigen Patientin mit reiner Mitralstenose. Beachte das angedeutete P-mitrale (I, V_3, V_4) als Zeichen der linksatrialen Vergrößerung und die vorwiegend rechtspräkordialen Erregungsrückbildungsstörungen (deszendierende ST-Streckensenkung mit präterminaler T-Wellennegativierung) in V_2–V_4 als Ausdruck einer rechtsventrikulären Belastung bei dem Mitralvitium

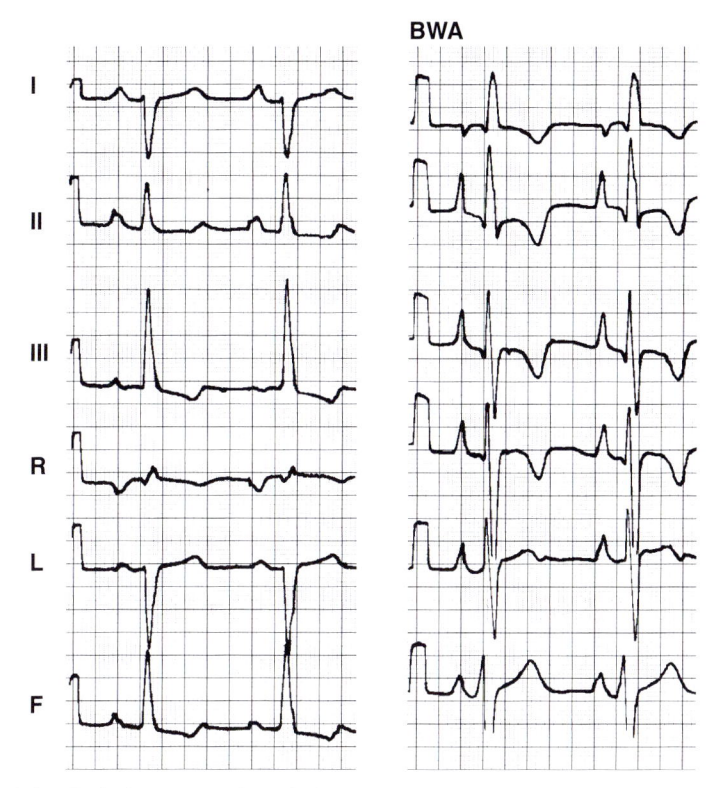

Abb. 4.15. Pathologischer Rechtslagetyp, P-pulmonale, kompletter Rechtsschenkelblock und Zeichen der rechtsventrikulären Hypertrophie (siehe unten) als Ausdruck eines Cor pulmonale bei einem Patienten mit chronischer Emphysembronchitis (Standard-EKG, 50 mm/s)

Pathologisch wären demnach eine Diskrepanz zwischen Lagetyp im EKG und Körperbau sowie ein Linkslagetyp beim Kleinkind und ein Rechtslagetyp (oder Steiltyp) beim älteren Erwachsenen.

Ein pathologischer oder überdrehter Rechtslagetyp wird bei folgenden Erkrankungen gefunden:
- Kongenitale Herzerkrankung (z. B. Fallot-Tetralogie)
- Erworbener Herzfehler (z. B. Mitralvitium) (Abb. 4.14)
- Chronisches Cor pulmonale (z. B. bei Lungenemphysem) (Abb. 4.15).

Ein Linkslagetyp im EKG eines Jugendlichen deutet auf eine linksventrikuläre Hypertrophie hin (z. B. arterielle Hypertonie, Aortenvitium).

Ein überdrehter Linkslagetyp im EKG eines Jugendlichen ist meist Zeichen einer linksventrikulären Hypertrophie, kann aber auch Folge eines Vorderwandinfarktes sein.

Ein Steiltyp im EKG ist für einen jugendlichen Erwachsenen (vor allem mit asthenischem Körperbau oder einer Trichterbrust) physiologisch, im

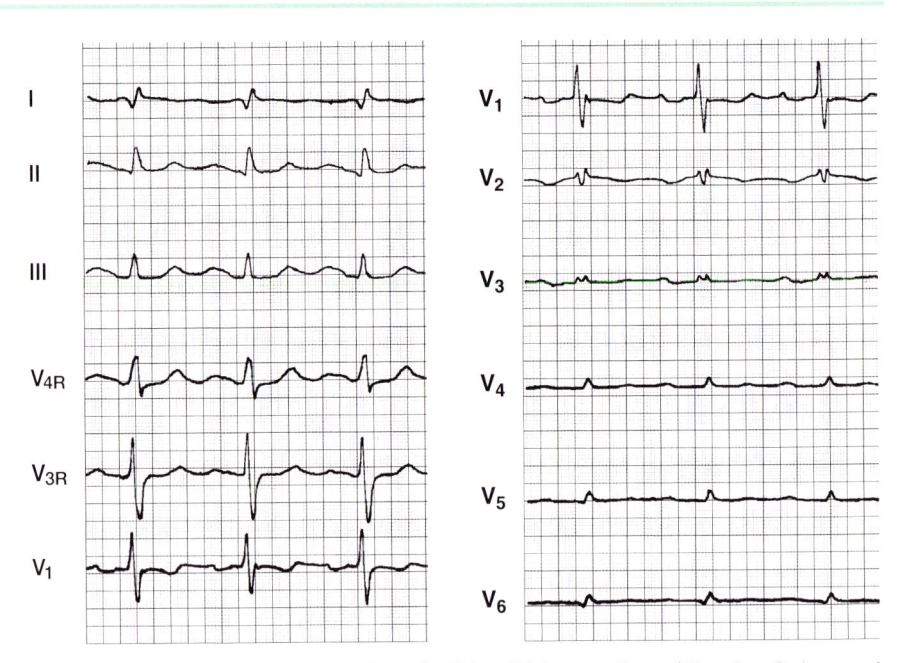

Abb. 4.16. EKG mit den erweiterten rechtspräkordialen Ableitungen V$_{4R}$ und V$_{3R}$ eines Patienten mit einem „Situs inversus". Erklärungen im Text

Erwachsenenalter jedoch möglicher Hinweis auf eine Belastung des rechten Herzens.

Die Abbildung 4.16 zeigt ein EKG mit den rechtspräkordialen Ableitungen V$_{3R}$ und V$_{4R}$ eines Patienten mit einem „Situs inversus". Das Herz befindet sich in der rechten Thoraxhälfte. Die elektrische Aktivierung beider Vorhöfe führt zu einer negativen P-Welle in Abl. I (der Vorhofvektor läuft weg von Abl. I). Die größten R-Amplituden finden sich in den rechtspräkordialen Ableitungen, linkspräkordial (V$_4$–V$_6$) werden sie immer kleiner.

■ **Einfluss der Atmung auf den Lagetyp im EKG.** Besonders bei asthenischen Jugendlichen wird die elektrische Herzachse von der Atemlage beeinflusst. Bei tiefer Inspiration (Zwerchfell tritt tiefer) dreht sich der Frontalvektor um die Sagittalachse nach rechts (Steil- bis Rechtstyp), bei tiefer Exspiration (Zwerchfelle treten höher) nach links (Linkslagetyp). Die Drehung um die Sagittalachse bedingt eine reversible S-Zacke in Ableitung I und Q-Zacke in III (so genannter S I–Q III-Lagetyp).

4.2.4 Die Zeitenanalyse

Die *P-Welle* im EKG repräsentiert die Depolarisation beider Vorhöfe, ihre Dauer beträgt 0,08–0,1 s.

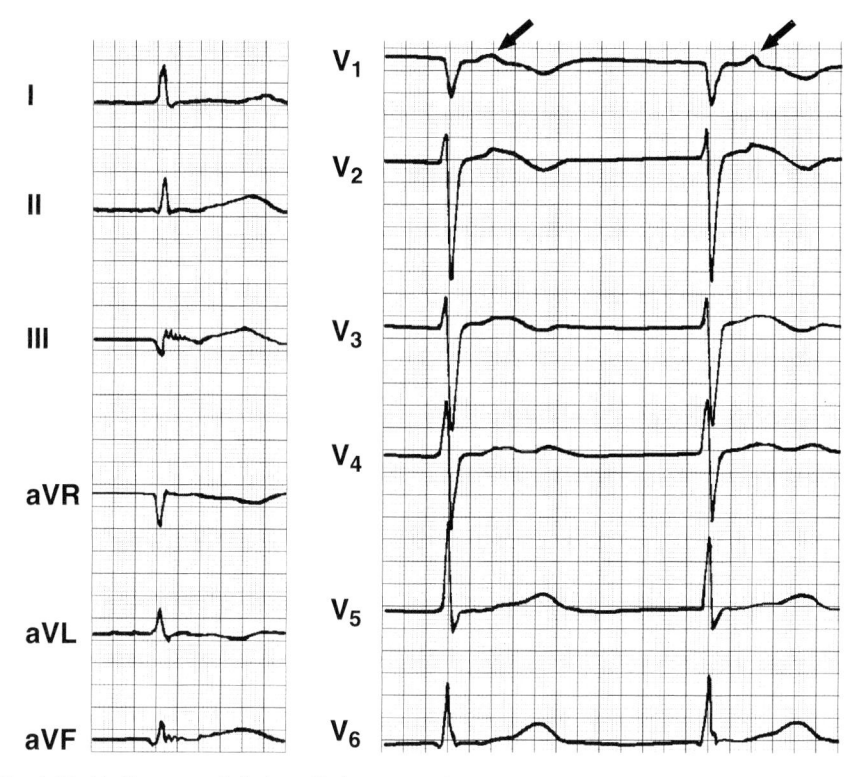

Abb. 4.17. Medikamentös induzierte Verlängerung der QT-Dauer bei einer Patientin mit Zustand nach inferiorem Myokardinfarkt (pathologische Q-Zacken in III und aVF), die nach einer 14-tägigen Therapie mit Flecainid wegen einer ventrikulären Tachyarrhythmie reanimiert werden musste (Abb. 4.18) (Standard-EKG, 50 mm/s). Beachte die fehlenden P-Wellen vor den QRS-Komplexen (Sinusknotenstillstand). Es liegt ein AV-Kurvenersatzrhythmus mit retrograder Vorhoferregung vor. Die P-Wellen (Pfeile in Abl. V$_1$) folgen den QRS-Komplexen [440]

Die *PQ-Dauer* wird gemessen vom Anfang der P-Welle bis zum Anfang der Q-Zacke und repräsentiert die Zeit der Erregungsausbreitung in beiden Vorhöfen (=P-Welle) und die Zeit der Erregungsleitung durch den AV-Knoten (PQ-Strecke). Sie beträgt 0,16–0,20 s.

Der *QRS-Komplex* im EKG repräsentiert die Erregungsausbreitung vom Kammerseptum (Q-Zacke) bis in beide Kammern und beträgt 0,08–0,11 s.

Die *QT-Dauer* im EKG repräsentiert die Erregungsausbreitung und Erregungsrückbildung (Repolarisation) in den Herzkammern. Sie ist abhängig von der Herzfrequenz: je höher die Herzfrequenz, desto kürzer die QT-Dauer. Um intra- und interindividuelle Vergleichsuntersuchungen der QT-Dauer durchführen zu können (wichtig zur Überprüfung der Wirkung eines Antiarrhythmikums oder zur Diagnose von Elektrolytstörungen), ist eine Frequenzkorrektur notwendig, d.h., die QT-Dauer wird auf eine Herz-

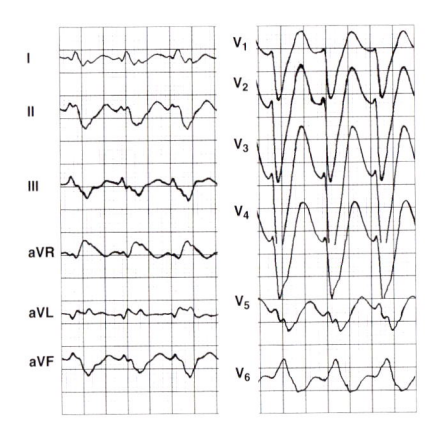

Abb. 4.18. Ventrikuläre Tachykardie als Folge einer antiarrhythmischen Therapie mit Flecainid (Aggravierung einer Herzrhythmusstörung) (Standard-EKG, 50 mm/s) [440]

frequenz von 0/min normiert. Die Frequenzkorrektur der QT-Dauer kann nach der Formel von Bazett [23]:

$$QTc = \frac{QT}{\sqrt{\frac{60}{HF}}} \; [s]$$

erfolgen (QTc = die frequenzkorrigierte QT-Dauer in Sekunden, QT = die gemessene QT-Dauer in s, HF: Herzfrequenz/min). Eine QTc-Dauer >0,44 s gilt bei normaler Herzfrequenz als pathologisch [269] (Abb. 4.17, 4.18). Ein ernstes Problem der Bazett-Formel stellt die Überkorrektur bei langsamen Herzfrequenzen dar. Trotzdem ist sie heute noch die am meisten benutzte Formel zur Frequenzkorrektur der QT-Dauer [269, 305].

Eine weitere Möglichkeit der Bewertung einer QT-Dauer kann durch simultane Registrierung von EKG und Phonokardiogramm erfolgen: Der 2. Herzton endet für gewöhnlich kurz vor oder mit der T-Welle. Eine pathologische QT-Dauer-Verlängerung liegt dann vor, wenn der 2. Herzton früher als 0,02 s vor dem Ende der T-Welle einfällt, die mechanische Kammersystole also früher als die elektrische Kammersystole endet (Hegglin-Syndrom) (Abb. 4.64).

> Das QTc-Intervall im EKG ist ein wichtiger Verlaufsparameter während einer antiarrhythmischen Therapie. Ein Wert von 0,44 s bei normaler Herzfrequenz sollte nicht überschritten werden.

4.2.5 Die Formanalyse

Die *P-Welle* im EKG ist Folge der elektrischen Erregungsausbreitung zunächst im rechten und dann im linken Vorhof und stellt demnach eine Summationskurve dar. Die Richtung des Vorhofhauptvektors (Resultante aus den Vektoren des rechten und des linken Vorhofs) entspricht im Nor-

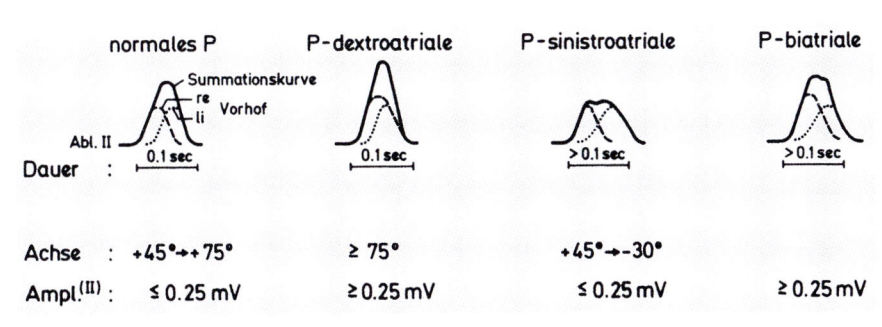

	normales P	P-dextroatriale	P-sinistroatriale	P-biatriale
Abl. II	Summationskurve, re, li Vorhof			
Dauer :	0.1 sec	0.1 sec	>0.1 sec	>0.1 sec
Achse :	+45°–+75°	≥ 75°	+45°–-30°	
Ampl.(II) :	≤ 0.25 mV	≥ 0.25 mV	≤ 0.25 mV	≥ 0.25 mV

Abb. 4.19. Formale Darstellung der P-Welle als Summationskurve von beiden Vorhöfen unter verschiedenen pathologischen Bedingungen. Erklärungen im Text

malfall der des QRS-Hauptvektors. Die P-Welle wird sich somit am größten in der Abteilung II darstellen (annähernde Parallelität des Vektors mit der Ableitgeraden II). Die Höhe der P-Welle ist abhängig von den Größenverhältnissen der Vorhöfe und beträgt maximal 0,25 mV.

Ist der rechte Vorhof vergrößert, vergrößert sich sein Anteil an der P-Welle. Die P-Welle wird bei normaler Dauer höher als 0,25 mV und ihr Vektor wird größer als +75 Grad: *P-dextroatriale* (Abb. 4.15, 4.19).

Validiert mittels zweidimensionaler Echokardiographie fanden Kaplan et al. [217] die folgenden elektrokardiographischen Zeichen für eine rechtsatriale Vergrößerung:

P-Amplitude (V_2)   >0,15 mV
QRS-Achse   >90°
R/S-Verhältnis (V_1) >1 (kompletter Rechtsschenkelblock ausgeschlossen).

Die kombinierte Sensitivität dieser drei Kriterien betrug 49% bei einer Spezifität von 100%.

Ist der linke Vorhof vergrößert, vergrößert sich sein Anteil an der P-Welle. Bei normaler Höhe verlängert sich die Dauer der P-Welle auf >0,10 s und die Achse verlagert sich nach links (+45 Grad bis –30 Grad): *P-sinistroatriale* (Abb. 4.19, 4.20).

Sind beide Vorhöfe vergrößert, ergibt sich die Summe der oben beschriebenen Veränderungen. Die P-Welle ist höher als 0,25 mV, länger als 0,10 s, der Vektor wird sich nur unwesentlich ändern: *P-biatriale* oder *P-cardiale* (Abb. 4.14).

> Die Formanalyse der P-Welle geschieht in Ableitung II.

Der *QRS-Komplex* beschreibt die Erregungsausbreitung in den Kammern und dauert maximal 0,11 s. Die Analyse des QRS-Komplexes gibt Aufschluss über:

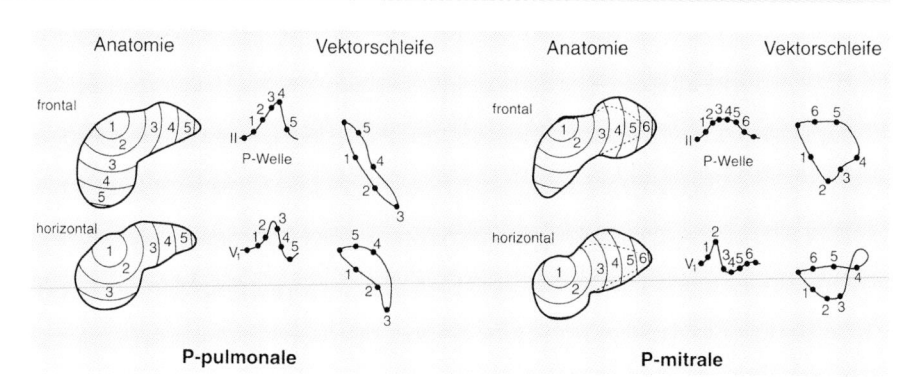

Abb. 4.20. Entstehung der P-Welle bei Vergrößerung des rechten (P-pulmonale) und des linken Vorhofs (P-mitrale). Der rechte Vorhof vergrößert sich überwiegend nach vorne und unten, der linke Vorhof nach links und hinten. Beachte auch die typischen Veränderungen in der Ableitung V_1

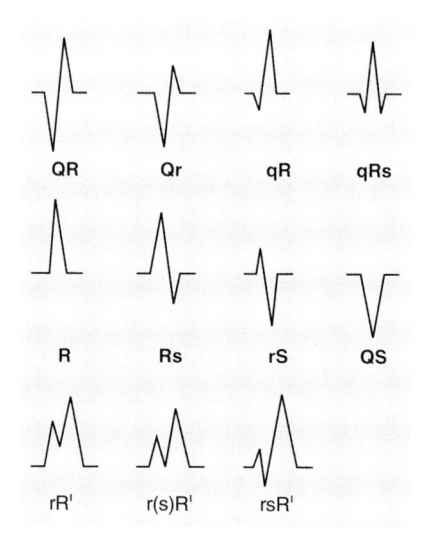

Abb. 4.21. Formale Beschreibung des QRS-Komplexes

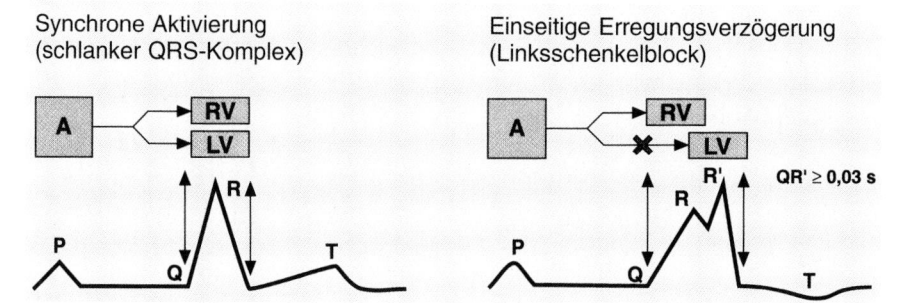

Abb. 4.22. Entstehung des Linksschenkelblockbildes im EKG durch verspätete elektrische Aktivierung des linken Ventrikels

- Störungen der Erregungsausbreitung (QRS >11 s) in den Kammern:
  Rechtsschenkelblock oder
  Linksschenkelblock (Abb. 4.22),
- Vergrößerung der Kammern:
  rechtsventrikuläre Hypertrophie oder
  linksventrikuläre Hypertrophie.

Formell wird der QRS-Komplex wie in Abb. 4.21 beschrieben [361].

4.2.6 Der Rechtsschenkelblock

Liegt eine Leitungsblockierung im rechten Tawara-Schenkel vor, so wird zunächst der linke Ventrikel über den linken Tawara-Schenkel mit seinen Faszikeln erregt und die Erregung des rechten Ventrikels folgt dann sekundär vom linken Ventrikel aus.

Als Folge der verspäteten rechtsventrikulären Erregung findet sich bei einem über 0,11 s verbreiterten QRS-Komplex eine 2. R-Zacke (R') mindestens 0,08 s nach Beginn der Q-Zacke in den rechtsventrikulären Ableitungen V_1, V_2, aVR, III. Man spricht auch von einer sogenannten M-förmigen QRS-Aufsplitterung. Als Folge der gestörten Erregungsausbreitung findet sich auch eine gestörte Erregungsrückbildung in Form von deszendierenden ST-Strecken mit präterminalen T-Wellennegativierungen (Abb. 4.23).

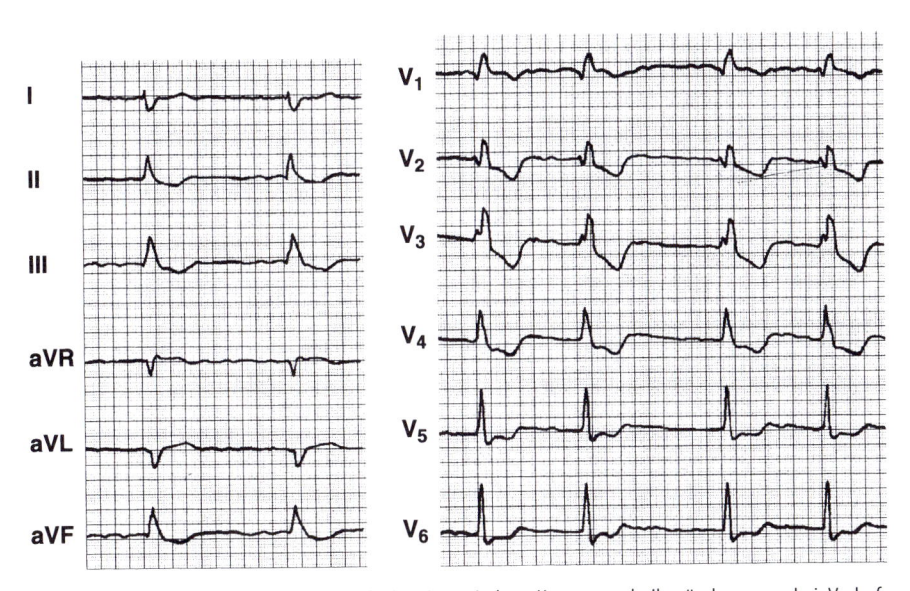

Abb. 4.23. Kompletter Rechtsschenkelblock mit typischen Kammerendteilveränderungen bei Vorhofflimmern und pathologischem Steil- bis Rechtslagetyp (QRS >0,11 s, QR'(V_1)>0,08 s). (Standard-EKG, 50 mm/s)

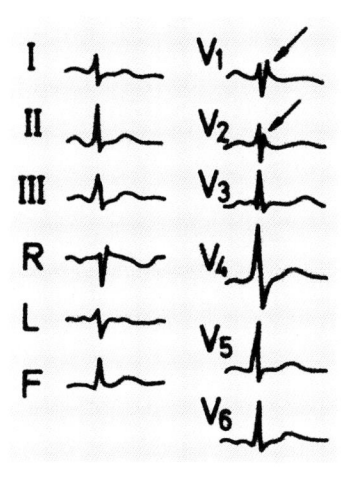

Abb. 4.24. Inkompletter Rechtsschenkelblock (R' in V_1 und V_2, Pfeile)

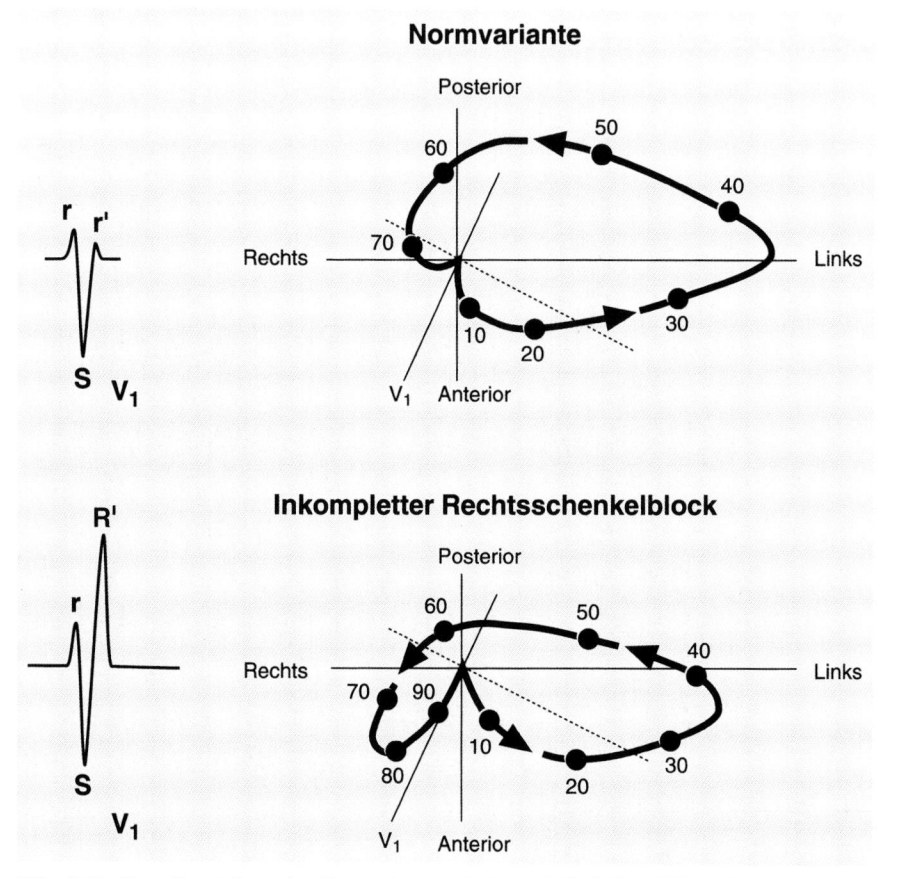

Abb. 4.25. Gegenüberstellung der Normvariante und der pathologischen QRS-Konfiguration in Abl. V_1 (inkompletter Rechtsschenkelblock), welche Ausdruck einer rechtsventrikulären Vergrößerung ist (siehe Vektorschleife rechts)

Die Kriterien für einen *kompletten Rechtsschenkelblock* sind:

QRS-Komplex:
Achse normal,
Dauer: >0,11 s,
V_1: QR' >0,08 s,
R'>R,
V_5/V_6: tiefes, reziprokes S.

T-Welle:
V_1: Polarität entgegengesetzt der des QRS-Komplexes.

Von einem *inkompletten Rechtsschenkelblock* spricht man, wenn ein R' in Ableitung V_1 und V_2 vorhanden ist, das mindestens 0,08 s nach Beginn der Q-Zacke auftritt, der QRS-Komplex insgesamt aber nicht verbreitert (<0,11 s) ist (Abb. 4.24). Er ist von einer Normvariante ohne pathologische Bedeutung abzugrenzen (Abb. 4.25, 4.26, 4.27).

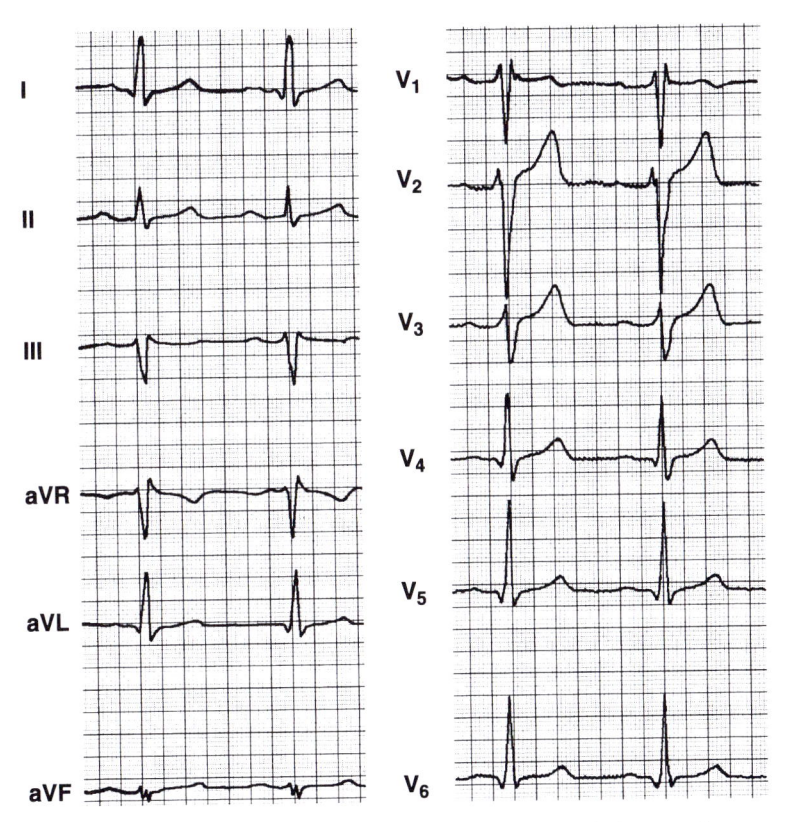

Abb. 4.26. Normvariante einer geringen rechtsventrikulären Erregungsausbreitungsverzögerung (rSr'-Konfiguration in V_1) bei einem herzgesunden Jugendlichen (Standard-EKG, 50 mm/s)

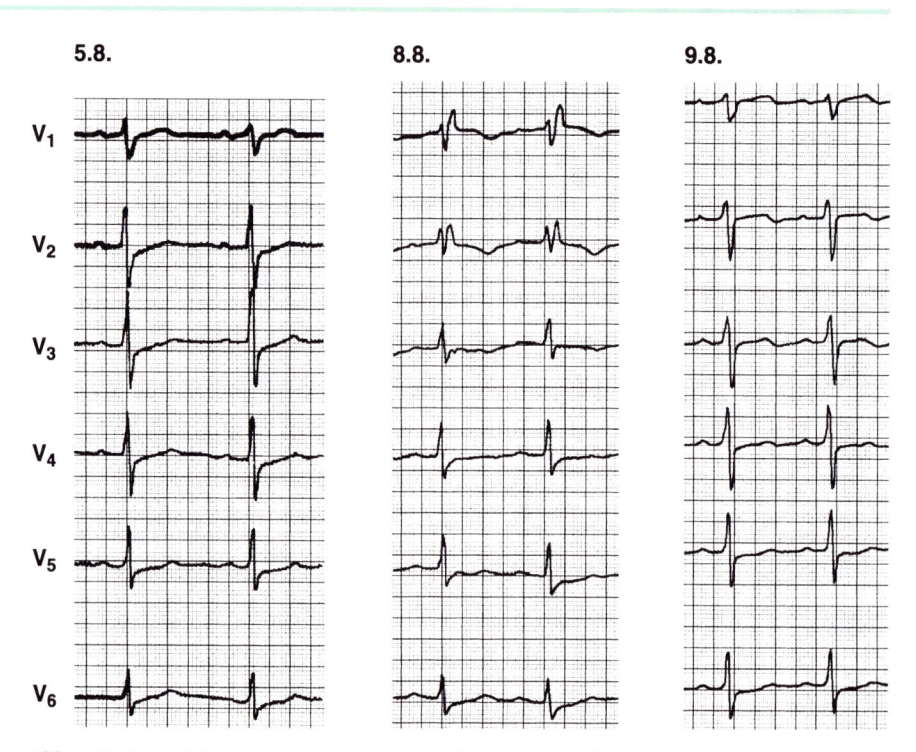

Abb. 4.27. Intermittierender inkompletter Rechtsschenkelblock (rSR'-Komplex in V_1 und V_2, Mitte) als Folge einer akuten Lungenembolie (akute Druckbelastung und Vergrößerung des rechten Ventrikels) (Wilson-Ableitungen, 50 mm/s)

■ **Klinische Bedeutung des Rechtsschenkelblocks.** Ein Rechtsschenkelblock ist entweder angeboren oder erworben. Gelegentlich fehlt jeglicher Hinweis auf eine organische Herzerkrankung. Häufig besteht ein Zusammenhang mit einer rechtsventrikulären Hypertrophie (z. B. bei Cor pulmonale).

Ein Rechtsschenkelblock kann akut bei einer fulminanten Lungenembolie auftreten und bedeutet dann eine mindestens 50%ige Verlegung der Lungenstrombahn. Da die Erregung des Kammerseptums von linksventrikulär nach rechtsventrikulär erfolgt (Q-Zacke in Ableitung II), wird die Diagnose eines Herzinfarkts anhand des Kriteriums der Q-Zacke in Anwesenheit eines Rechtsschenkelblocks nicht beeinträchtigt, ganz im Gegensatz zu einem Linksschenkelblock, bei dem sowohl normale als auch pathologische Q-Zacken im EKG verschwinden (siehe unten). Da die elektrische Refraktärzeit des rechten Tawara-Schenkels im Normfrequenzbereich länger ist als die des linken Tawara-Schenkels, tritt gelegentlich bei plötzlich auftretenden hohen Vorhoffrequenzen oder bei supraventrikulären Extrasystolen ein sogenannter *funktioneller Rechtsschenkelblock* (Abb. 4.28) auf.

■ **Funktionelle Schenkelblockierungen** sind z.B. Folge einer plötzlichen Frequenzzunahme. Einem langsamen Zyklus mit dadurch bedingter langer Re-

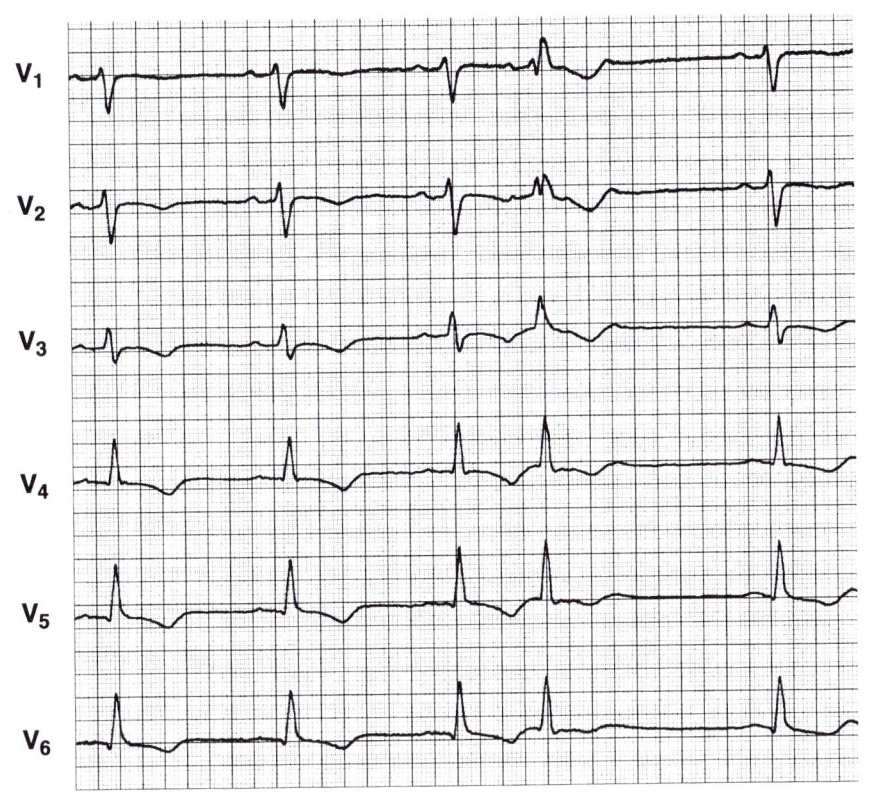

Abb. 4.28. Beispiel eines funktionellen Rechtsschenkelblocks nach einer supraventrikulären Extrasystole (Pfeil). Beachte die ausgeprägten Kammerendteilveränderungen in Form von deszendierenden ST-Strecken mit präterminalen T-Wellennegativierungen. (Wilson-Ableitungen, 50 mm/s)

fraktärzeit folgt plötzlich ein kurzer Zyklus, so dass der Impuls noch auf teilweise refraktäre Strukturen trifft und blockiert wird (Lang-Kurz-Sequenz = „Ashman-Phänomen" = Phase-3-Block) [163]. Es kommen aber auch funktionelle Schenkelblockierungen als Folge einer Bradykardie (Phase-4-Block) vor: infolge der Bradykardie beginnen distal des Sinusknotens gelegene Zellen des spezialisierten Erregungsleitungssystems sich spontan zu depolarisieren und infolge des erniedrigten Membranpotenzials wird der ankommende Impuls an dieser Stelle blockiert.

Der inkomplette Rechtsschenkelblock bedeutet bei Erwachsenen eine rechtsventrikuläre Vergrößerung und ist pathologisch.

4.2.7 Der Linksschenkelblock

Liegt eine Leitungsblockierung im linken Tawara-System vor, wird zunächst der rechte Ventrikel über den rechten Tawara-Schenkel erregt und die Erregung der linken Kammer erfolgt sekundär von der rechten Kammer aus.

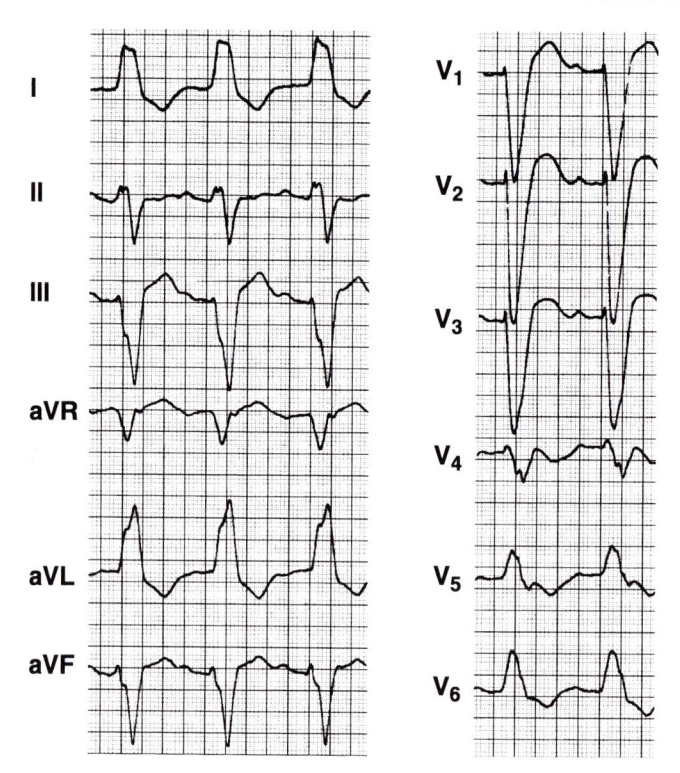

Abb. 4.29. Kompletter Linksschenkelblock mit typischen Kammerendteilveränderungen (QRS>0,11 s, QR'>0,08 s (V$_6$)) bei Sinustachykardie, 110/min, und einer QRS-Achse von <−30 Grad (Standard-EKG, 25 mm/s)

Als Folge der verspäteten Erregung der linken Kammer ist der QRS-Komplex verbreitert (>0,11 s) und in den linksventrikulären Ableitungen (V$_5$, V$_6$, I, aVL) findet sich ein R' mindestens 0,03 s nach Beginn der Q-Zacke (Abb. 4.29).

Die Kriterien für einen *kompletten Linksschenkelblock* sind:

QRS-Komplex:
Achse: 0 bis −30 Grad,
Dauer: >0,11 s,
V$_6$: QR' >0,03 s,
V$_1$/V$_2$: Tiefe reziproke S-Zacken.

T-Welle:
V$_5$/V$_6$: Polarität entgegengesetzt der des QRS-Komplexes.

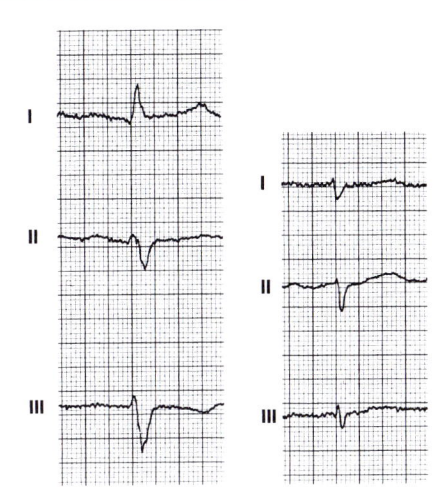

Abb. 4.30. a Links-anteriorer Hemiblock (überdrehter Linkslagetyp) und **b** links-posteriorer Hemiblock (überdrehter Rechtstyp bis Sagittaltyp)

Ein *inkompletter Linksschenkelblock* liegt dann vor, wenn die oben genannten Kriterien mit Ausnahme der QRS-Komplex-Verbreiterung über 0,11 s erfüllt sind. Er ist meist Ausdruck einer linksventrikulären Vergrößerung (Hypertrophie).

■ **Der links-anteriore Hemiblock.** Liegt eine Leitungsunterbrechung im links-anterioren Tawara-Faszikel vor, werden die links-anterioren Areale des linken Ventrikels zuletzt erregt. Der QRS-Hauptvektor zeigt eine Abdrehung nach links-oben und vorne. Im EKG zeigt sich das Bild eines *überdrehten Linkslagetyps* (Abb. 4.30, 4.31).

Kriterien für einen links-anterioren Hemiblock sind:
QRS-Achse: <−30 Grad,
Kleines Q (q) in I und aVL,
RS- oder rS-Konfiguration in II, III, aVF,
Kleines S (s) in V_5 und V_6.

■ **Der links-posteriore Hemiblock.** Liegt eine Leitungsunterbrechung im links-posterioren Tawara-Faszikel vor, werden die links-posterioren Areale des linken Ventrikels zuletzt erregt. Der QRS-Hauptvektor zeigt nach rechts-unten und hinten. Im EKG zeigt sich das Bild eines *Rechts-* bis *überdrehten Rechtstyps* (Abb. 4.30).

Die Kriterien für einen *links-posterioren Hemiblock* sind:
QRS-Achse >+110 Grad,
rs- oder rS-Konfiguration in I,
Rs- oder RS- oder rS-Konfiguration in II,
V_5 und V_6 ohne Q-Zacke,
s-Konfiguration in V_1.

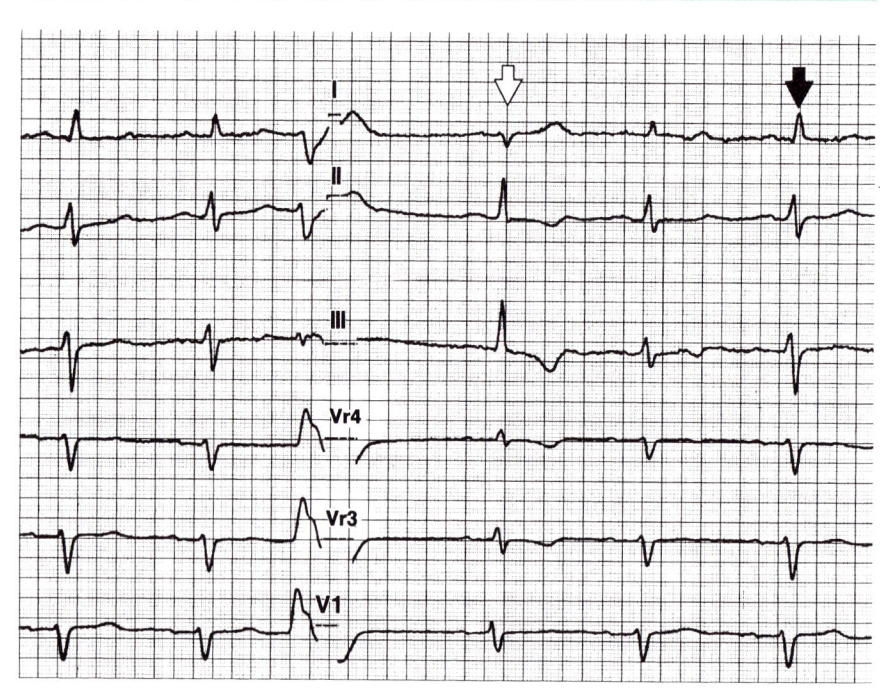

Abb. 4.31. Wechselnde intraventrikuläre Erregungsausbreitung (Lagetypänderung!; heller Pfeil: V.a. links-posterioren Hemiblock; schwarzer Pfeil: V.a. links-anterioren Hemiblock). Dargestellt sind die Extremitätenableitungen nach Einthoven, die Brustwandableitung V_1 und die erweiterten rechtspräkordialen Ableitungen Vr_4 und Vr_3 (Papiergeschwindigkeit 50 mm/s)

■ **Klinische Bedeutung des kompletten Linksschenkelblocks.** Ein kompletter Linksschenkelblock stellt praktisch immer einen abnormen Befund dar. Er tritt bei kalzifizierten Aortenvitien auf und kann Folge eines Vorderwandinfarkts mit erheblichem Myokardverlust sein [446]. Bei einer dilatativen Kardiomyopathie ist er meistens anzutreffen. Selten ist er Folge eines degenerativen Prozesses im Bereich des proximalen His-Purkinje-Systems (Lev- oder Lenègre-Erkrankung). Die Diagnose eines Myokardinfarkts oder einer linksventrikulären Hypertrophie ist in Anwesenheit eines kompletten Linksschenkelblocks nicht möglich, da sowohl normale als auch pathologische Q-Zacken (welche Kriterien für einen Myokardinfarkt darstellen) bei einer durch einen Linksschenkelblock veränderten Erregungsausbreitung im EKG verschwinden. Frische ST-Streckenhebungen bei einem Linksschenkelblock deuten jedoch auf eine frische myokardiale Ischämie hin (siehe unten).

Ein links-anteriorer Hemiblock kann einen alten Hinterwandinfarkt verschleiern, da z.B. das elektrokardiographische Bild eines Hinterwandinfarkts (Q und/oder r in II, III, aVF) eine Linksabweichung des QRS-Hauptvektors vortäuschen kann. Ursächlich liegt dem links-anterioren Hemiblock meistens ein kleiner Anteroseptalinfarkt (siehe unten) oder selten ein Vorhofseptumdefekt vom Primum-Typ bei Kindern zugrunde.

Auch hinter einem links-posterioren Hemiblock kann sich ein kleiner abgelaufener Vorderwandinfarkt verbergen (r in I).

In der Praxis stellt sich häufig das Problem, dass im Rahmen von medizinischen Routineuntersuchungen (Lebensversicherung, Einstellungsuntersuchung, präoperative Risikoermittlung) bei Individuen ohne Beschwerden und Hinweise auf eine Herzerkrankung ein Schenkelblock im Elektrokardiogramm diagnostiziert wird und sich aus prognostischen Gründen die Frage nach einer weiterführenden Diagnostik auftut. In einer prospektiv über mehrere Jahre angelegten neueren Screening-Untersuchung aus Irland zeigte sich unter 110 000 Teilnehmern insgesamt eine niedrige Prävalenz von Schenkelblockierungen im EKG, die allerdings mit zunehmendem Alter zunahm. Ein isolierter Rechtsschenkelblock war dabei etwas häufiger als ein Linksschenkelblock (Prävalenz 0,18 vs. 0,1%). Der Linksschenkelblock war mit einem höheren Risiko für eine kardiovaskuläre Erkrankung oder kardiovaskuläre Mortalität verbunden, die Gesamtsterblichkeit war jedoch nicht unterschiedlich [131].

In einer anderen prospektiven Kohortenstudie über 30 Jahre an 50-jährigen gesunden Männern aus Göteborg fand sich kein Zusammenhang zwischen einem Schenkelblock im EKG und dem Risiko für eine koronare Herzkrankheit. Auch fand sich keine höhere Inzidenz eines Myokardinfarkts oder kardialen Todes. Die Männer, die einen Schenkelblock entwickelten, hatten im Alter von 50 Jahren größere Herzen und entwickelten im Beobachtungszeitraum häufiger einen Diabetes mellitus oder eine Herzinsuffizienz. Die Untersuchung unterstützt nach Aussage der Autoren das Konzept einer altersbedingten, entweder fokalen (Lev-Erkrankung) oder diffusen (Lenègre-Erkrankung) Degeneration des Erregungsleitungssystems [128].

4.2.8 Der bifaszikuläre Block

Ein sogenannter *bifaszikulärer Block* (Abb. 4.32, 4.38) liegt vor, wenn ein kompletter Rechtsschenkelblock in Kombination mit einem links-anterioren oder links-posterioren Hemiblock auftritt. Die jährliche Progredienz dieser intraventrikulären Leitungsstörung zu einer totalen Leitungsunterbrechung zwischen Vorhöfen und Kammern (AV-Block 3. Grades) beträgt weniger als 6%, so dass eine prophylaktische Herzschrittmacherimplantation bei diesen Patienten nicht gerechtfertigt ist. Allein die klinische Symptomatik (Schwindel, Synkope) entscheidet über eine Schrittmachertherapie.

Die prophylaktische Schrittmacherimplantation bei symptomfreien Patienten erfordert zuvor eine weitere invasive Diagnostik mittels Ableitung des *His-Bündel-Elektrokardiogramms* (siehe unten). Findet sich ein HV-Intervall >100 ms (Abb. 4.73), sollte auch in Abwesenheit einer signifikanten klinischen Symptomatik eine prophylaktische Herzschrittmacherimplantation erfolgen.

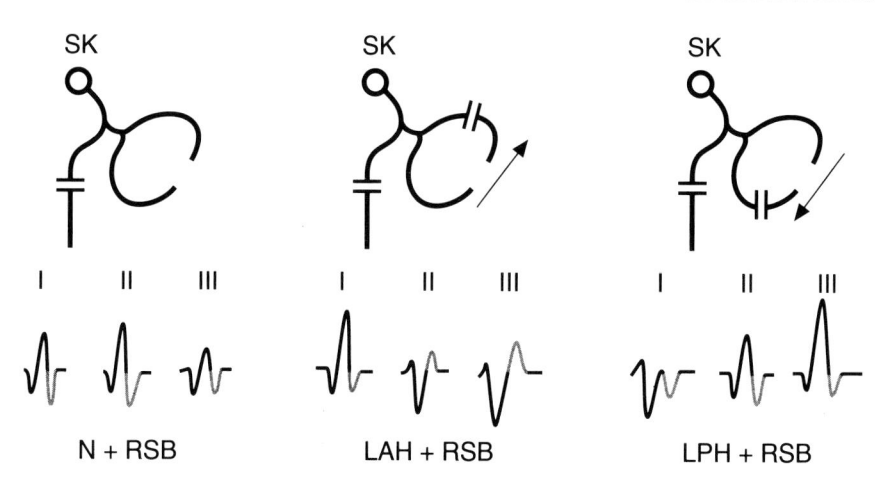

Abb. 4.32. Bifaszikuläre Blockbilder. Grau sind jeweils die durch den Block (links) bzw. Hemiblock (Mitte, rechts) hinzukommenden Veränderungen des QRS-Komplexes in den Einthoven-Ableitungen. Die Pfeile geben die Richtung des QRS-Hauptvektors am Ende der intraventrikulären Erregungsausbreitung an (N: normale Erregungsausbreitung im linken Tawara-System)

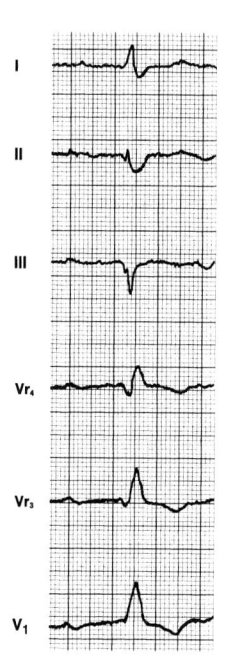

Abb. 4.33. Kompletter Rechtsschenkelblock, überdrehter Linkslagetyp (links-anteriorer Hemiblock) und AV-Bock I. Die Kombination aus einem bifaszikulären Block und AV-Block stellt eine absolute (auch prophylaktische) Schrittmacherindikation dar. (Vr_3 und Vr_4 sind die erweiterten rechtspräkordialen Ableitungen)

Findet sich bei einem Patienten ein *alternierender Schenkelblock* (Wechsel von komplettem Rechts- und Linksschenkelblock) wie in der Abbildung 4.35, sollte aufgrund empirischer Daten unabhängig von der Klinik und ohne intrakardiales EKG eine prophylaktische Schrittmacherimplanta-

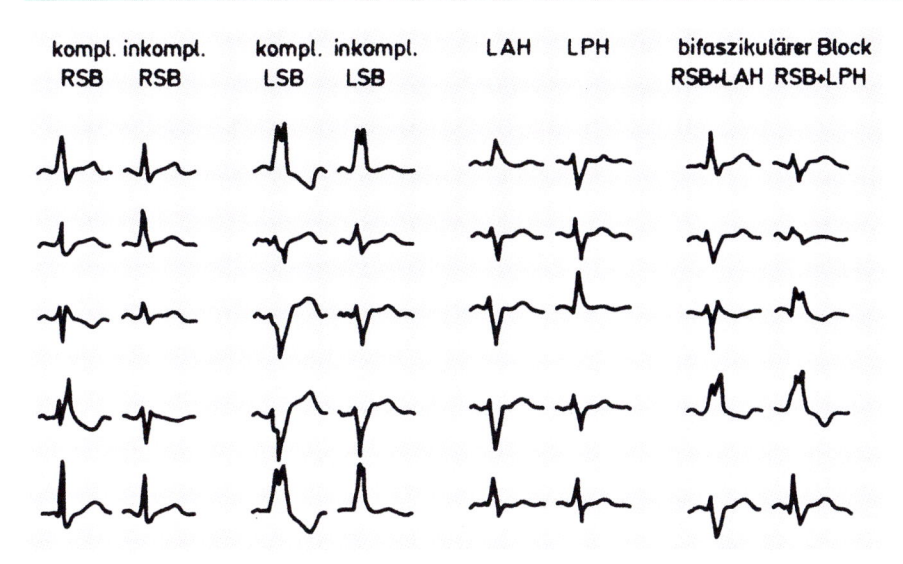

Abb. 4.34. Zusammenfassung der intraventrikulären Leitungsstörungen.
RSB: Rechtsschenkelblock
LSB: Linksschenkelblock
LAH: Links-anteriorer Hemiblock
LPH: Links-posteriorer Hemiblock

tion erfolgen. Dasselbe gilt auch bei Vorliegen eines bifaszikulären Blocks mit einem AV-Block (Abb. 4.33).

4.2.9 Vergrößerung der Herzkammern

Nimmt die linksventrikuläre Muskelmasse infolge einer arteriellen Hypertonie oder einer Aortenklappenstenose zu, nehmen die Zahl und die Dauer der linksventrikulären Aktionspotenziale zu und damit die linksventrikuläre Voltage (Höhe der R-Zacken) im EKG. Eine Vergrößerung der blutgefüllten linksventrikulären Herzhöhle verstärkt diesen Effekt noch (Brody-Effekt).

Sind die R-Zacken in den Extremitätenableitungen kleiner als 0,5–0,6 mV oder in den Brustwandableitungen kleiner als 0,6–0,7 mV, spricht man von einer *Niedervoltage der QRS-Komplexe* (Abb. 4.36, 4.37). Ursache sind entweder ein extrakardialer (Adipositas, Perikarderguss) oder kardialer Potenzialverlust (Myokardinfarkt). Die Abbildung 4.36 zeigt eine Niedervoltage der QRS-Komplexe infolge eines hämorrhagischen Perikardergusses. Bemerkenswert ist ferner ein *elektrischer Alternanz*; der QRS-Komplex ändert seine Morphologie von Schlag zu Schlag.

Folgende EKG-Kriterien für eine linksventrikuläre Hypertrophie (LVH) kommen heute zur Anwendung:
1. Sokolow-Lyon-Index [392] S (V_1)+R (V_5 oder V_6) ≥3,5 mV

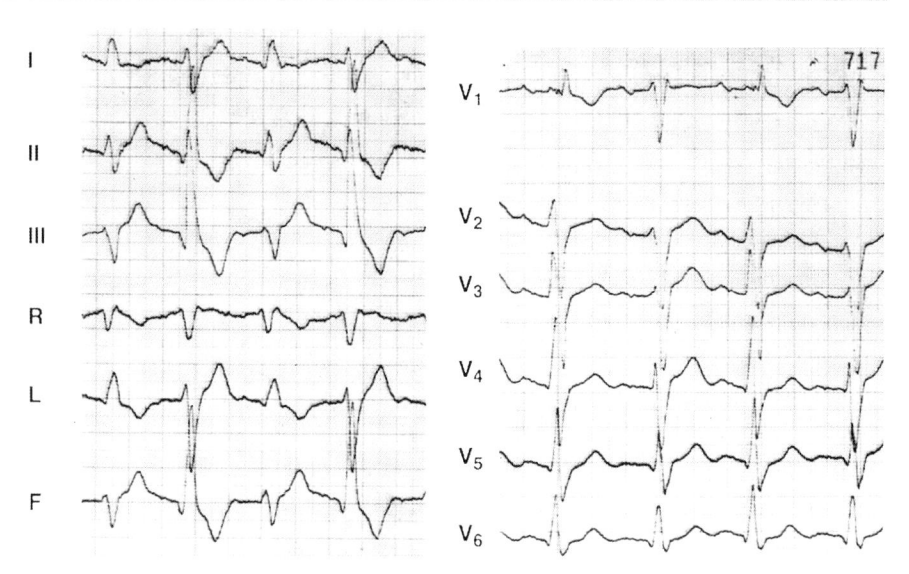

Abb. 4.35. Alternierender Schenkelblock (Wechsel von komplettem Rechtsschenkelblock und Linksschenkelblock) als Ausdruck einer schweren intraventrikulären Leitungsstörung (= Schrittmacherindikation!) (Standard-EKG, 25 mm/s)

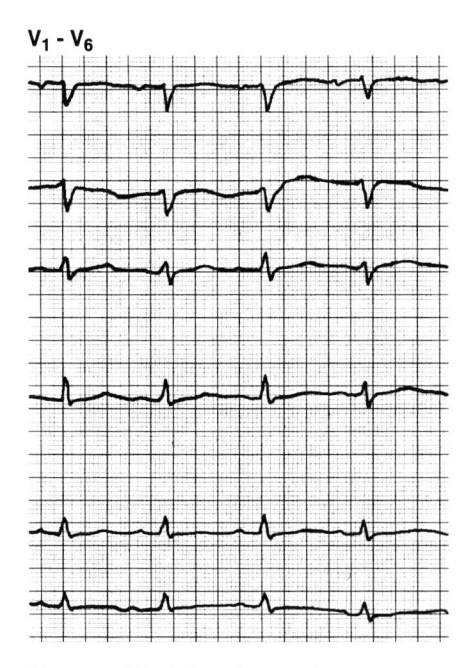

Abb. 4.36. Elektrischer Alternans bei hämorrhagischem Perikarderguss. Der QRS-Komplex alterniert von Schlag zu Schlag (z.B. in Abl. V_3) (Wilson-Ableitungen, 50 mm/s)

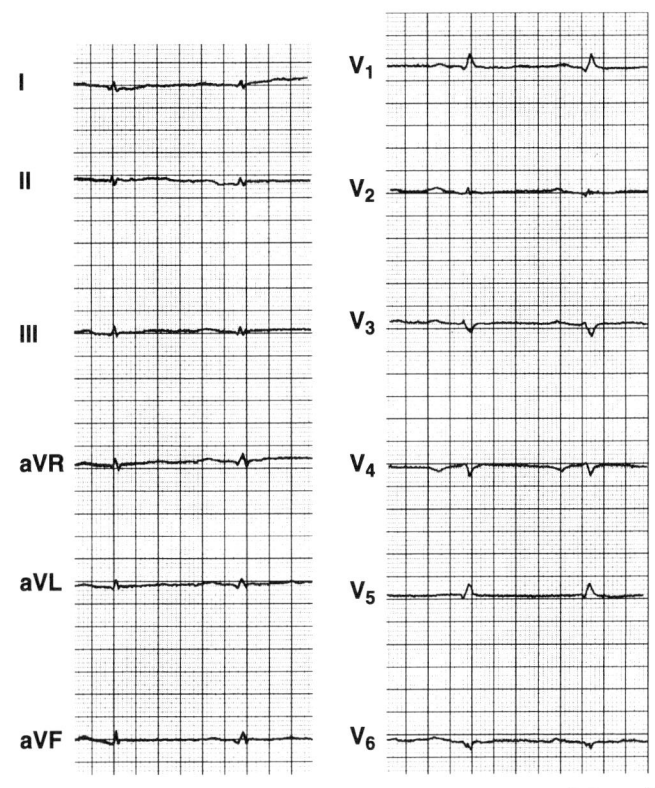

Abb. 4.37. Ausgeprägte Niedervoltage der QRS-Komplexe bei Adipositas permagna und Zustand nach ausgedehntem Vorderwandinfarkt (extrakardialer und kardialer Potenzialverlust) (Standard-EKG, 50 mm/s)

2. Cornell-Kriterien [111] S (V_3)+R (aVL) >2,0 mV (Frauen)
   >2,8 mV (Männer)
3. Romhilt-Estes-Punktesystem [348]:
   a) Amplituden: 3 Punkte
      Höchstes R (I, II oder III)   ≥2 mV
      Höchstes R (V_5 oder V_6)   ≥3 mV
      Tiefstes S (V_1 oder V_2)   ≥3 mV
   b) ST-T-Komplexe:
      Diskordante ST-T-Veränderungen
          ohne Digitalis   3 Punkte
          mit Digitalis   1 Punkt
   c) P-Wellen:
      P-sinistroatriale   3 Punkte
   d) QRS-Achse: ≤−30°   2 Punkte
   e) QRS-Dauer: ≥0,09 s   1 Punkt
      QR' (V_5 oder V_6):   ≥0,05 s   1 Punkt

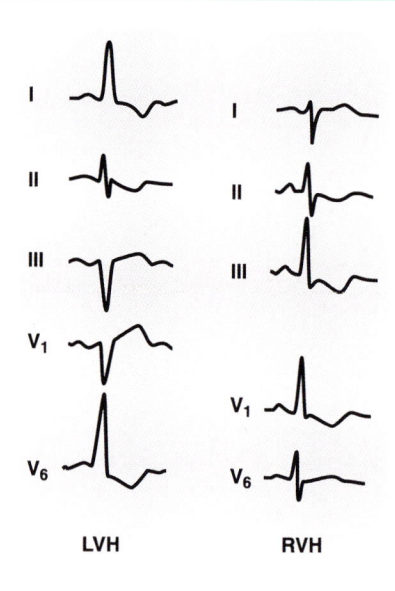

Abb. 4.38. EKG bei linksventrikulärer Hypertrophie (LVH) mit Linkslagetyp und rechtsventrikulärer Hypertrophie (RVH)) mit überdrehtem Rechtslagetyp. Die ST-Streckensenkung deutet auf eine links- bzw. rechtsventrikuläre Schädigung infolge der Hypertrophie hin

Eine LVH gilt als gesichert bei insgesamt fünf Punkten, als wahrscheinlich bei vier Punkten.

Allen LVH-Kriterien gemein ist eine relativ niedrige Sensitivität von 15–20% bei allerdings hoher Spezifität von 90–100% [73, 74, 367].

> Infolge niedriger Sensitivität (Fähigkeit die positiven = kranken Befunde korrekt zu ermitteln) eignet sich das EKG nicht als Screening-Methode für eine LVH. Hier ist das Echokardiogramm eindeutig überlegen.
>
> Bei der sehr hohen Spezifität (Fähigkeit die negativen = gesunden Befunde korrekt zu ermitteln) sind nur positive EKG-Befunde im Sinne einer LVH zu verwerten. Ein negativer EKG-Befund im Sinne einer LVH spricht nicht gegen das Vorliegen einer LVH.

■ LVH-Diagnostik bei komplettem Rechtsschenkelblock

Die verspätete rechtsventrikuläre Aktivierung führt zu einer Verminderung der LV-Voltage und erschwert die auf den Brustwandableitungen beruhende LVH-Diagnostik, z. B. mit dem Sokolow-Lyon-Index.

In einer größeren Untersuchung [425] von Patienten mit einer LVH im Echokardiogramm und einem kompletten Rechtsschenkelblock im EKG fanden sich die folgenden LVH-Kriterien:

	Sensitivität [%]	Spezifität [%]
QRS-Achse $\leq -30°$	59	71
QRS-Achse $\leq -30°$ +		
$\quad$ S (V_1) >0,2 mV	34	>90
$\quad$ R (aVL) >1,2 mV	27	>90
$\quad$ R (I)+S (III) >2,5 mV	27	>90
S (V_1)+R (V_5) >3,5 mV	2	100

(= Sokolow-Lyon-Index)

> In Anwesenheit eines kompletten Rechtsschenkelblocks im EKG sollte die LVH-Diagnostik im EKG primär auf Kriterien der Extremitätenableitungen oder auf kombinierten Kriterien beruhen.

EKG-Kriterien für eine rechtsventrikuläre Hypertrophie (RVH) sind:

R (V_1)+S (V_5) >1,05 mV
(Sokolow-Lyon-Index)

oder R (V_1) ≥0,7 mV
oder S (V_1) ≤0,2 mV

Nach Murphy et al. [312] gelten folgende Kriterien als verdächtig auf eine RVH:

R/S (V_5 oder V_6) ≤1
S (V_5 oder V_6) ≥0,7 mV
QRS-Achse >+90°
P-dextroatriale

Sind zwei Kriterien positiv, ist eine RVH weitgehend sicher.

> Auch die RVH-Kriterien im EKG kranken an einer niedrigen Sensitivität bei hoher Spezifität. Auch bei einem schweren chronischen Cor pulmonale können EKG-Hinweise auf eine RVH fehlen!

Wird bei dem elektrokardiographischen Bild einer linksventrikulären Hypertrophie der Lagetyp herangezogen, so ergibt sich ein Hinweis auf deren Ätiologie:

Ein Linkslagetyp spricht für ein Cor hypertensivum oder eine hypertensive Herzkrankheit (Abb. 4.39), ein Indifferenzlagetyp für eine Aortenstenose oder eine Aortenisthmusstenose.

Die Abbildung 4.40 zeigt den Erfolg eines Aortenklappenersatzes bei einem Patienten mit kombiniertem Aortenvitium und deutlicher linksventrikulärer Hypertrophie. Es kommt schon nach einem Jahr zu einer Normalisierung des EKGs infolge Hypertrophieregression.

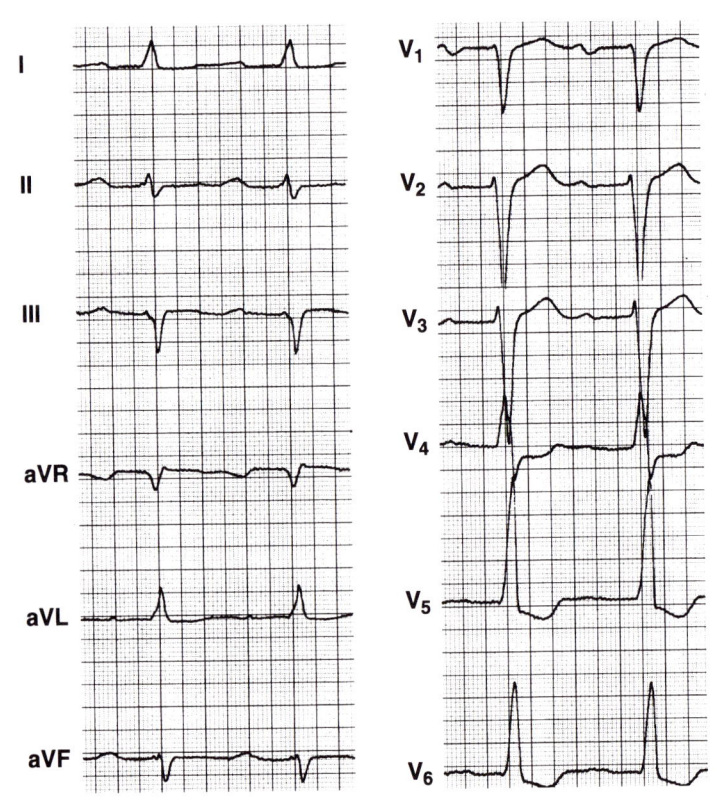

Abb. 4.39. Linksventrikuläre Hypertrophie mit Schädigungszeichen bei Sinusrhythmus und Linkslagetyp (sogenannter pathologischer Linkstyp) bei arterieller Hypertonie (Standard-EKG, 50 mm/s). Die R-Zacken-Reduktion in den Ableitungen V_2 und V_3 bei gleichzeitigen tiefen S-Zacken darf nicht als abgelaufener Anteroseptalinfarkt interpretiert werden. Sie ist vielmehr Ausdruck eines inkompletten Linksschenkelblocks bei linksventrikulärer Hypertrophie

Die Abbildung 4.41 zeigt die Zeichen einer massiven linksventrikulären Hypertrophie bei einem Patienten mit hypertroph-obstruktiver Kardiomyopathie.

Die Abbildung 4.42 zeigt ein Beispiel einer erheblichen rechtsventrikulären Hypertrophie bei einem Patienten mit angeborenem Herzfehler. Welche Bedeutung der Ableitung V_1 bei der Diagnose der rechtsventrikulären Hypertrophie zukommt, zeigt die Abbildung 4.43.

■ Welche klinische Bedeutung hat die Diagnose einer linksventrikulären Hypertrophie?

Die „Framingham Heart Study" [214] war die erste große prospektive Kohortenstudie, die zahlreiche „Risikofaktoren" für eine vorzeitige kardiovaskuläre Morbidität und Mortalität aufzeigen konnte. Insbesondere konnte sie

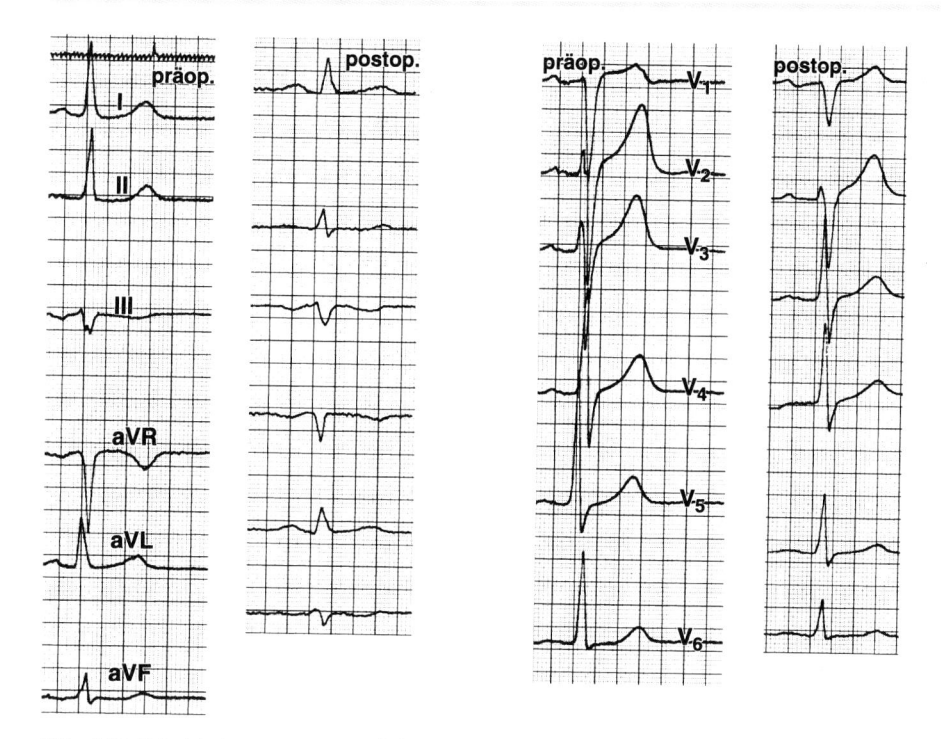

Abb. 4.40. Beispiel einer ausgeprägten linksventrikulären Hypertrophie bei einem Patienten mit kombiniertem Aortenvitium, die sich 1 Jahr postoperativ zurückgebildet hat (Extremitätenableitungen links, Wilson-Ableitungen rechts)

den elektrokardiographischen Nachweis einer linksventrikulären Hypertrophie als unabhängigen „Risikofaktor" für schwerwiegende kardiovaskuläre Ereignisse identifizieren [215]. Heute gilt als gesichert, dass die hypertonieinduzierte linksventrikuläre Hypertrophie zu den häufigsten Ursachen einer Herzinsuffizienz, einer koronaren Herzkrankheit und eines plötzlichen Herztodes gehört [170, 252, 253, 283]. Eine linksventrikuläre Hypertrophie, kompliziert durch eine myokardiale Fibrose und Kollageneinlagerung in die Ventrikelwände, reduziert die Koronarreserve und führt zu einer mikrovaskulären Ischämie mit konsekutiver diastolischer und systolischer Dysfunktion. Vor allem bei älteren Patienten mit altersbedingter diastolischer Dysfunktion, mit mehr oder weniger vorhandener epikardialer Koronarsklerose und dadurch bedingter myokardialer Ischämie erhöht sich die Prävalenz von ventrikulären Arrhythmien [285, 290] und des plötzlichen Herztodes [170]. Leider konnte bisher keine Studie belegen, dass eine medikamentös induzierte Regression der linksventrikulären Hypertrophie, unabhängig von einer effizienten Einstellung der sie verursachenden arteriellen Hypertonie, das Risiko einer hypertensiven Herzkrankheit senkt [144].

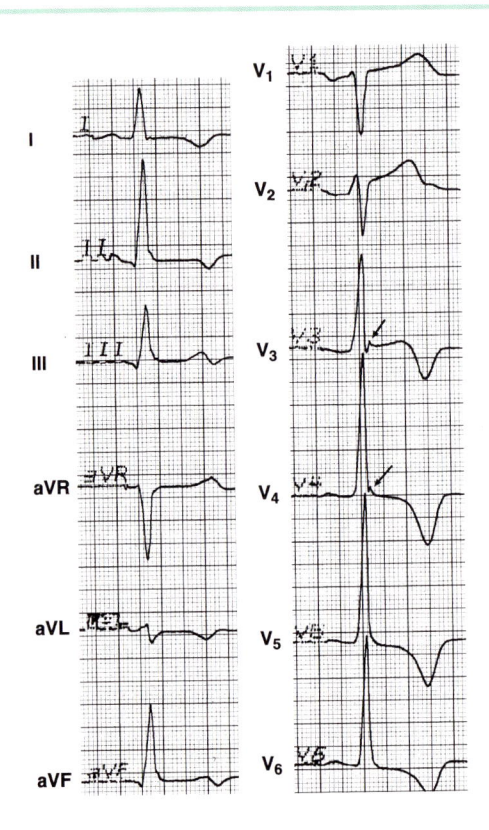

Abb. 4.41. Standard-EKG eines Patienten mit hypertroph-obstruktiver Kardiomyopathie. Beachte die ausgeprägten linksventrikulären Hypertrophiezeichen bei einem Indifferenzlagetyp, die ST-T-Komplex-Veränderungen, die sich in V_3 und V_4 aus einem angehobenen J-Punkt (Pfeile) entwickeln

4.2.10 Myokardiale(r) Ischämie/Infarkt

Eine akute myokardiale Ischämie senkt das Ruhe-Membranpotenzial von –90 auf –60 mV. Das Aktionspotenzial verkürzt sich initial und wird mit längerer Dauer der Ischämie wieder länger (vor allem bei den Purkinje-Fasern). Einige Zellen verlieren infolge des Verlustes ihres Ruhepotenzials ihre diastolische Erregbarkeit. Entwickelt sich die Ischämie zum Infarkt, so sterben Zellen ab und verlieren ihr Ruhepotenzial ganz.

Diese zellulären Ereignisse führen zu folgenden elektrokardiographischen Erscheinungen (Abb. 4.44):
- Verletzungsstrom,
- abnorme Depolarisation,
- QRS-Abnormalitäten,
- Arrhythmien (automatischer oder Reentry-Mechanismus oder getriggerte Aktivität).

Das durch Ischämie oder Infarkt bedingte Auftreten von Zellen mit unterschiedlichem Ruhepotenzial verursacht eine Potenzialdifferenz, die das Fließen eines Stroms (Verletzungsstrom) induziert. Dieser fließt vom ischämischen Areal (Ort relativer Positivität) zum gesunden Areal (Ort relativer

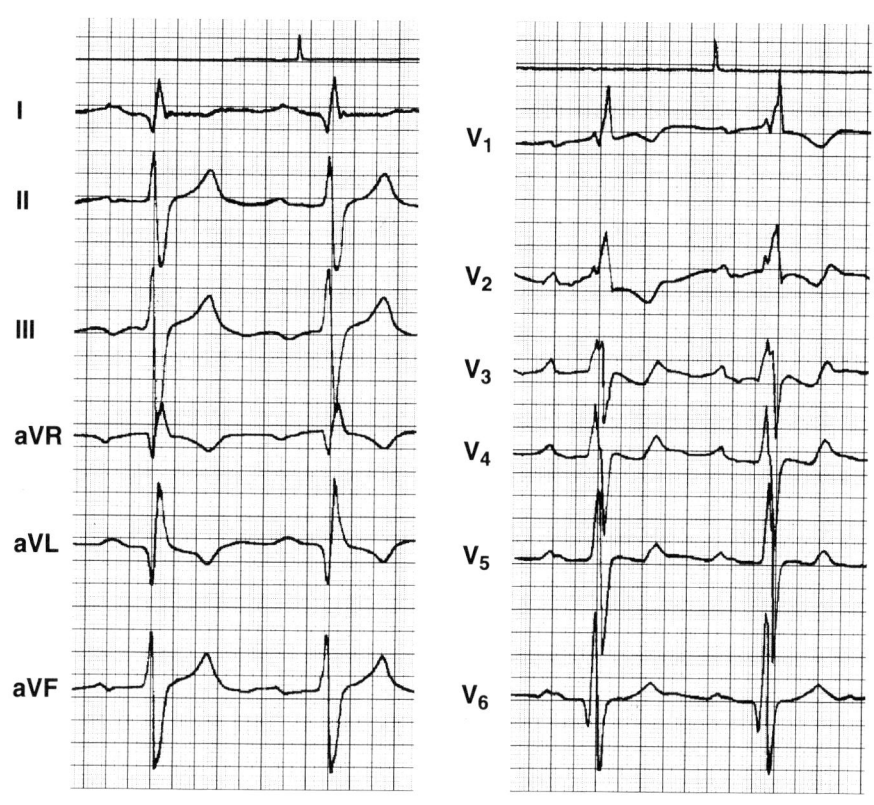

Abb. 4.42. Standard-EKG (50 mm/s) eines Patienten mit angeborenem Herzfehler (Fallot-Tetralogie). Zeichen der erheblichen Schädigung des rechten Herzens: Sagittal-Typ, AV-Block I, kompletter Rechtsschenkelblock, rechtsventrikuläre Hypertrophie mit rechtspräkordialen Repolarisationsstörungen

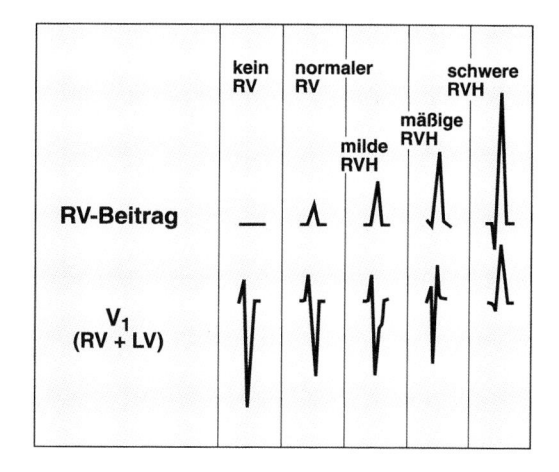

Abb. 4.43. Ableitung V_1 bei einem unterschiedlichen Ausmaß einer rechtsventrikulären Hypertrophie

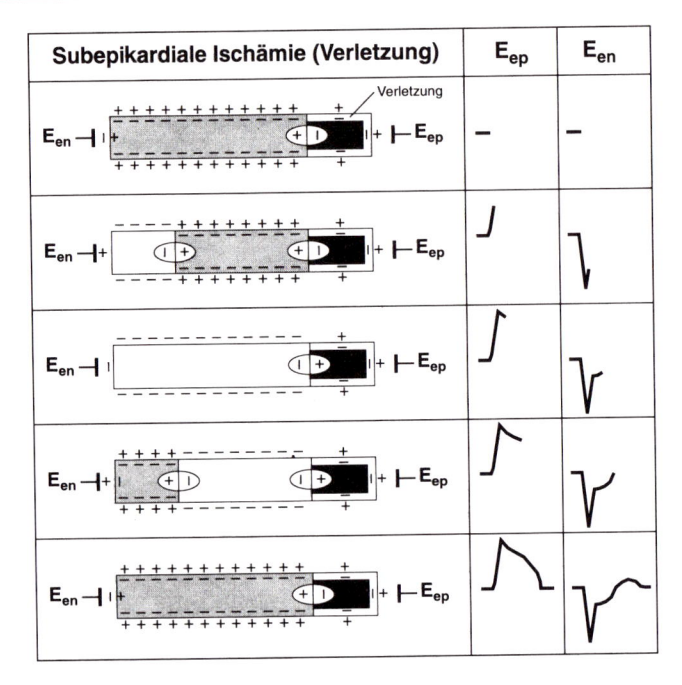

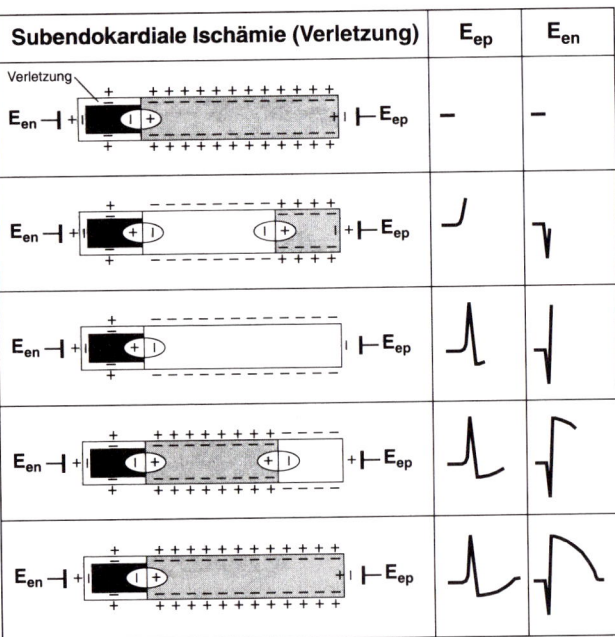

Abb. 4.44. Unipolare Elektrogramme bei subepikardialer (links) und subendokardialer Ischämie nach Barker [19]. Vergleiche dazu die Abbildung 4.6. Bei epikardialer Ableitung zeigt sich eine subepikardiale Ischämie an einer ST-Hebung, eine subendokardiale Ischämie an einer ST-Senkung

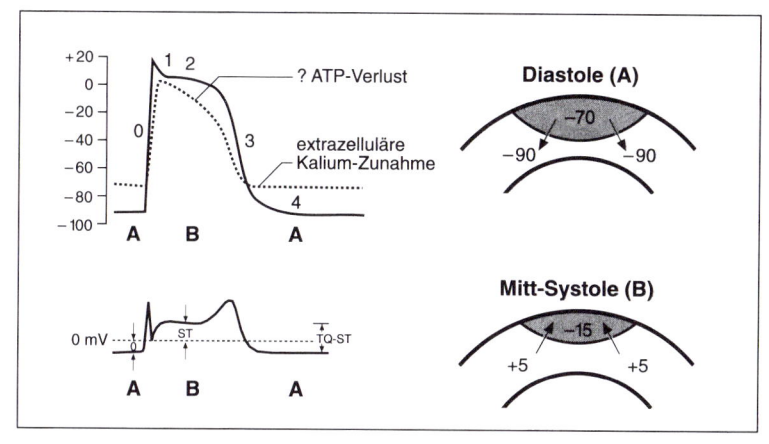

Abb. 4.45. Der diastolische Verletzungsstrom (oben) fließt vom verletzten, weniger negativen Areal weg (TP-Absenkung); der systolische Verletzungsstrom (unten) ist von gesundem auf verletztes Myokard hin ausgerichtet (ST-Hebung). Die ischämische Schädigung (Verletzung) führt zu einem Kaliumverlust der Zellen, welcher zu einer Erniedrigung des Membran-Ruhepotenzials (−70 mV vs. −90 mV) in der Diastole führt. In der Systole wird statt des ‚Overshoots' von +5 mV nur noch ein Potenzial von −15 mV erreicht

Negativität). Der Verletzungsstrom fließt überwiegend in der Diastole, wenn die Zellen ein mehr oder weniger intaktes Ruhepotenzial aufweisen und führt deshalb im EKG zu einer *Absenkung des TP-Segmentes* (Abb. 4.45, 4.46).

Der so genannte *systolische Verletzungsstrom* tritt auf, wenn während der elektrischen Erregungsausbreitung verletzte, teilweise depolarisierte Zellen entweder elektrisch nicht mehr zu erregen sind oder aber mit einem abnormen Aktionspotenzial mit früher Repolarisation antworten. Da die verletzten Zellen relativ mehr negativ als die komplett depolarisierten, gesunden Zellen sind, fließt der Verletzungsstrom während der elektrischen Erregungsausbreitung von den gesunden Zellen zu den verletzten Zellen und induziert eine *ST-Segment-Anhebung* im EKG (Abb. 4.45, 4.46).

> TP-Absenkung und ST-Anhebung sind im EKG nicht zu unterscheiden. Es hat sich eingebürgert, nur von einer ST-Anhebung als Ausdruck einer akuten Myokardischämie zu reden.

Schreitet der ischämische Prozess fort, binden sich Kalziumionen an die Zellmembran und dichten sie ab, sodass keine Kaliumionen mehr aus den Zellen austreten können. Der Verletzungsstrom kommt zum Erliegen, das ST-Segment nähert sich wieder der isoelektrischen Linie. Es bleibt meist eine T-Wellen-Negativierung wohl infolge einer verspäteten Repolarisation ischämiegeschädigter subepikardialer Schichten (relative Positivität) und eines Auftretens eines Vektors mit Richtung auf endokardiale Schichten (relative Negativität), die schnell und komplett repolarisieren.

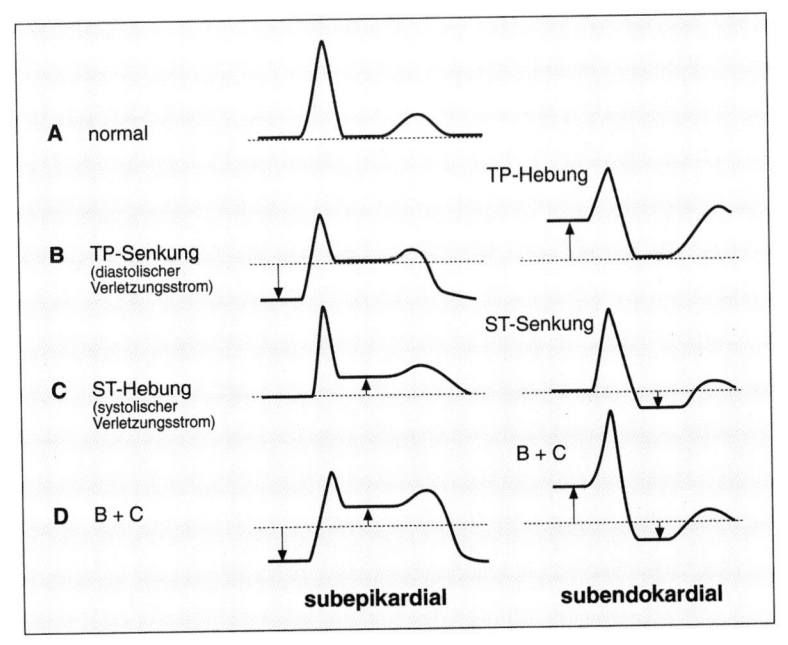

Abb. 4.46. Entstehung der typischen EKG-Veränderungen bei subepikardialer und subendokardialer Ischämie/Infarkt durch die Summe (**D**) aus diastolischem Verletzungsstrom (TP-Senkung in **B**) und systolischem Verletzungsstrom (ST-Hebung in **C**)

Abb. 4.47. Elektrokardiographische Infarktstadien: Schematische Darstellung typischer EKG-Veränderungen im Ablauf eines frischen Myokardinfarkts. (Modifiziert nach Löllgen)

| Proximaler Verschluss der rechten Kranzarterie | ST-Streckenerhöhung von ≥ 0,1mm und positive T-Welle |

a

| Distaler Verschluss der rechten Kranzarterie | Keine ST-Veränderung, positive T-Welle |

b

| Verschluss des R. circumflexus der linken Kranzarterie | ST-Streckensenkung von ≥ 0,1mm und negative T-Welle |

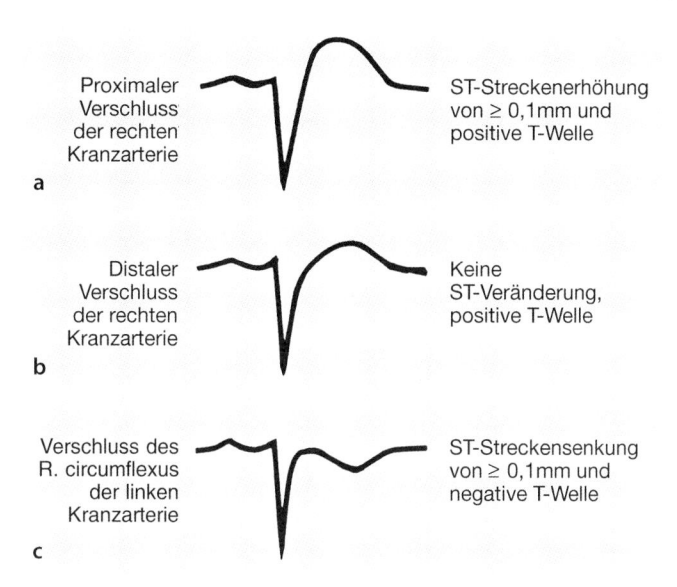

c

Abb. 4.48. 3 verschiedene ST-Strecken- und T-Wellen-Konfigurationen in Abl. V_4R bei Patienten mit akutem inferior-posteriorem Myokardinfarkt und unterschiedlichen Gefäßverschlüssen. Ein proximaler Verschluss der rechten Kranzarterie geht mit einer rechtsventrikulären Infarzierung einher, die eine schlechte Prognose und die Notwendigkeit einer „aggressiven Therapie" beinhaltet

Folgezustand eines Myokardinfarktes sind neu aufgetretene breite (>0,03 s) und tiefe (>0,2 mV) Q-Zacken mit reduzierten oder verlorenen R-Zacken, welche durch den Verlust an elektrisch geladenem Myokardgewebe zu erklären sind (Q-Zacken-Infarkt) (Abb. 4.47).

Nicht jeder Infarkt führt zu Q-Zacken im EKG (Nicht-Q-Zacken-Infarkt). Da letztere eine schlechtere Prognose haben (es ist noch nicht zu einer vollständigen Myokardnekrose gekommen und überlebende, aber ischämische Zellen in der Randzone des Infarkts haben ein erhebliches arrhythmogenes Potenzial) ergibt sich die zwingende Indikation zur Koronarangiographie bei diesen Patienten, um die häufig zugrundeliegende hochgradige Koronarstenose zu identifizieren und mittels PTCA oder Bypass-Operation zu beseitigen (PTCA = Perkutane Transluminale Coronarangioplastie) (Abb. 4.49).

Früher wurden die Q-Zacken-Infarkte als transmurale, die Nicht-Q-Zacken-Infarkte als nichttransmurale oder Innenschichtinfarkte bezeichnet. Da das EKG aber keine histologische Diagnose erlaubt, ist die deskriptive Bezeichnung vorzuziehen.

Nach dem Auftreten dieser Infarktzeichen in den verschiedenen EKG-Ableitungen wird eine grobe Lokalisation des Infarkts vorgenommen (Abb. 4.50–4.55):
Anteriorer Infarkt: V_3–V_4,
Anterolateraler Infarkt: V_5–V_6,
Anteroseptaler Infarkt: V_2–V_3,

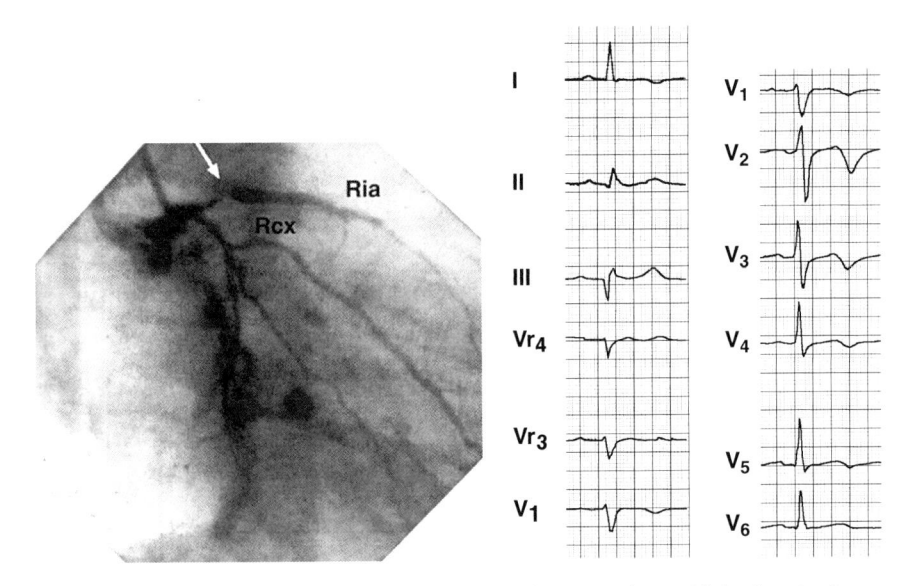

Abb. 4.49. Klassische Kammerendteilveränderungen über der Herzvorderwand bei subtotaler Stenose (Pfeil) des Ramus interventricularis ant. der linken Herzkranzarterie (Ria, Rcx = Ramus circumflexus der linken Kranzarterie) und drohendem großen Vorderwandinfarkt. Beachte, dass noch kein R-Zackenverlust in V_1–V_6 aufgetreten ist und eine sofortige kardiologische Intervention mittels Koronarangiographie, Ballondilatation der Stenose oder Bypass-Operation notwendig wird, um den drohenden Infarkt zu verhindern und das Myokard zu retten. Die Q-Zacke in Ableitung III weist auf einen alten Hinterwandinfarkt hin. (V_3r und V_4r sind die erweiterten rechtspräkordialen Ableitungen)

Inferiorer Infarkt: II, III, aVF,
Posteriorer Infarkt: R>0,03 s in V_1,
R/S>1 in V_1–V_2.

Koronarangiographische Untersuchungen bei Patienten mit akutem Myokardinfarkt zeigten, dass sowohl bei einem totalen als auch subtotalen Verschluss des Ramus interventricularis anterior der linken Kranzarterie als auch bei einem Verschluss der rechten Kranzarterie die *ST-Segment-Hebung* das häufigste EKG-Zeichen war [35].

Nach neueren Untersuchungen von Patienten mit akutem Vorderwandinfarkt, die kurz nach Aufnahme ($\sim$4–5 h) koronarangiographiert wurden [126], ist das EKG hilfreich bei der Voraussage der Lokalisation des Ria-Verschlusses:

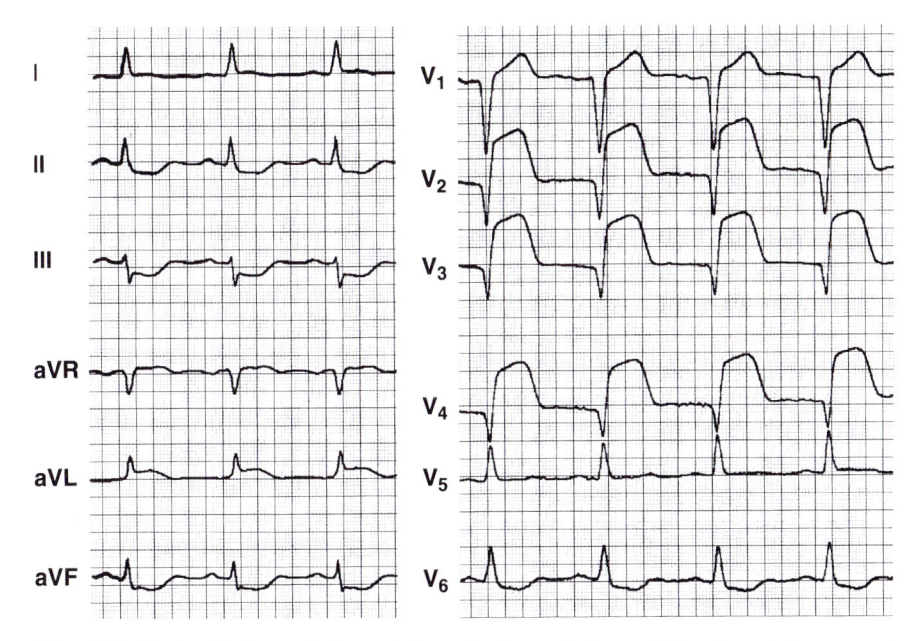

Abb. 4.50. Frischer Vorderwandinfarkt mit konvexbogig angehobenen ST-Streckenanhebungen und QS-Komplexen in V_2–V_4 sowie den entsprechenden ST-Streckensenkungen in den komplementären inferioren Ableitungen II, III, aVF bei Sinusrhythmus und Indifferenzlagetyp (Standard-EKG, 50 mm/s)

■ Verschluss des Ramus interventricularis anterior

ST↑ (aVR)	
Kompletter RSB	
ST↑ (V_5)	proximal von S1
ST↑ (V_1)>2,5 mV	
Q (aVL)	proximal von D1
ST↓ (II, III)≥1,0 mV)	proximal von S1/D1
Q (V_{4-6})	distal von S1
ST↓ (aVL)	distal von D1
ST↓ (II, III)	distal von S1/D1

(D1 = 1. Diagonalast, S1 = 1. Sagittalast)

■ Warum sind diese EKG-Befunde klinisch wichtig?

Patienten mit einem proximalen Verschluss des Ramus interventricularis anterior sind bedroht von einem großen Myokardschaden mit Pumpversagen und der Gefahr des Auftretens höhergradiger subnodaler AV-Blockierungen und lebensbedrohlicher ventrikulärer Arrhythmien. Aus diesem Grund benötigen sie eine „aggressive" Diagnostik und Therapie (Koronarangiographie, Fibrinolyse, PTCA).

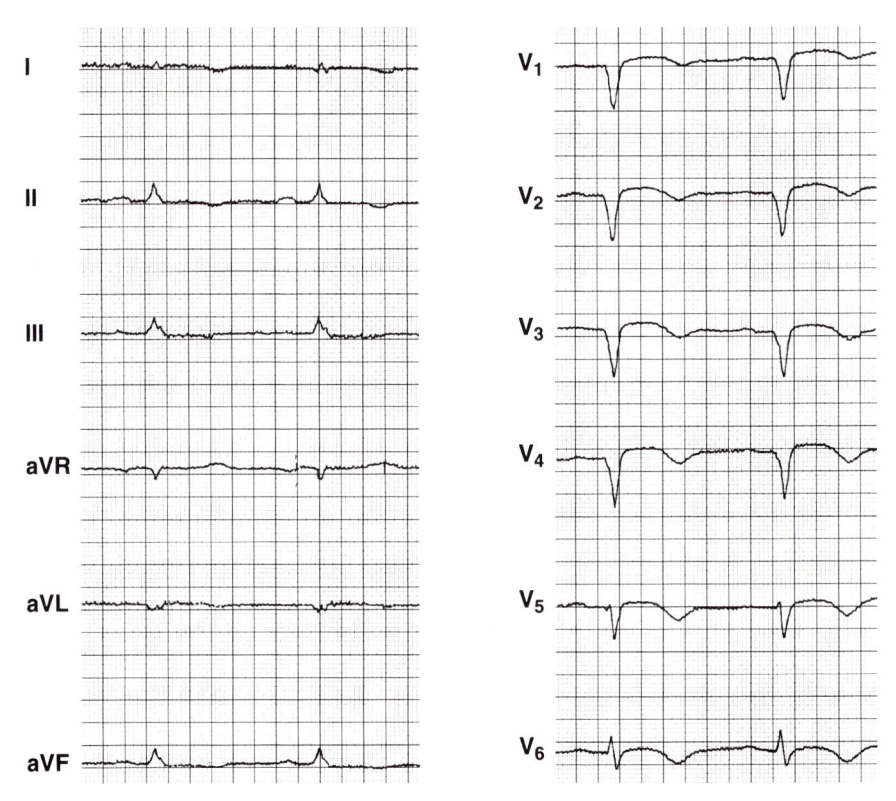

Abb. 4.51. Vorderwandinfarkt im Folgestadium mit QS-Komplexen in V_1–V_4, R-Zackenreduktion in V_5 und V_6, sowie terminal-negativen T-Wellen über der gesamten Vorderwand bei Sinusrhythmus und altersabweichendem Steiltyp (sogenannter Q-Zacken-Infarkt) (Standard-EKG, 50 mm/s)

> Das EKG des akuten Myokardinfarkts kann relativ sicher einen subtotal oder total verschlossenen Ramus interventricularis identifizieren (ST-Streckenhebung in den Brustwandableitungen). Die Ableitung V_{4R} hilft bei der Differenzierung von betroffener rechter Kranzarterie und R. circumflexus der linken Kranzarterie.

■ Die rechtspräkordialen Ableitungen beim akuten Hinterwandmyokardinfarkt

Klinisch bedeutsam ist die Frage einer rechtsventrikulären Beteiligung beim akuten inferior-posterioren Myokardinfarkt (Hinterwandinfarkt) [444, 447]. Eine rechtsventrikuläre Infarzierung tritt bei zirka einem Drittel der Patienten mit akutem Hinterwandinfarkt auf und zeichnet sich bei zirka 10% dieser Patienten durch besondere hämodynamische Probleme (Hypotonie, erhöhter rechtsventrikulärer Füllungsdruck, verminderte linksventrikuläre Füllung, vermindertes Herz-Zeit-Volumen) aus, die einer spezi-

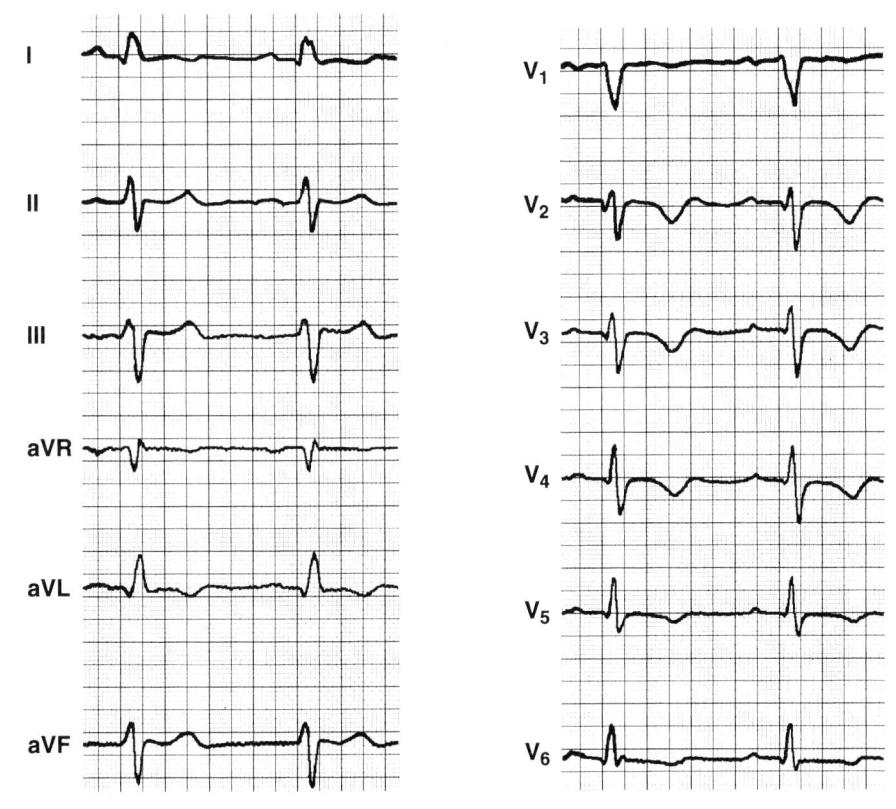

Abb. 4.52. Residuen eines kleinen Vorderwandinfarkts mit kleinen, nicht die pathologischen Kriterien erfüllenden Q-Zacken in V_2–V_4 und terminal-negativen T-Wellen in V_2–V_5, präterminal-negativen T-Wellen in V_5 und V_6 bei Sinusrhythmus und überdrehtem Linkslagetyp (links-anteriorer Hemiblock) als Infarktfolge (sogenannter Nicht-Q-Zacken-Infarkt mit persistierender Vorderwandischämie) (Standard-EKG, 50 mm/s)

fischen Therapie mittels Volumengabe und gelegentlicher Dobutamininfusion bedürfen.

Ein weiteres Problem stellt die hohe Inzidenz (zirka 50%) höhergradiger AV-Blockierungen bei rechtsventrikulären Infarkten dar [42]. Noch wichtiger ist die beobachtete schlechte Prognose einer rechtsventrikulären Infarzierung [478] mit einer hohen Letalität im Krankenhaus. Daraus folgt, dass Patienten mit einer rechtsventrikulären Infarzierung im Rahmen eines akuten inferior-posterioren Myokardinfarkts eine „aggressive" Reperfusionstherapie (Thrombolyse, PTCA) benötigen [40, 138, 477].

Diese Patienten zu identifizieren, gelingt mittels der rechtspräkordialen Ableitungen V_4R (Abb. 4.48) [41, 43, 127].

Ein proximaler Verschluss der rechten Kranzarterie, der zu einer rechtsventrikulären Infarzierung führt, zeigt sich in der Ableitung V_4R in Form einer ST-Streckenhebung von wenigstens 0,1 mV und einer positiven

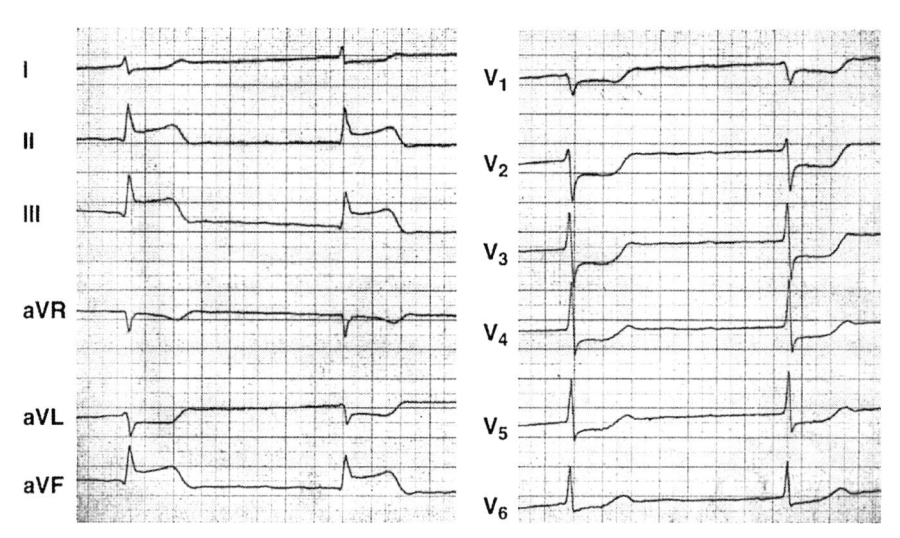

Abb. 4.53. Frischer Hinterwandinfarkt mit ST-Streckenanhebungen in den Ableitungen II, III und aVF und den entsprechenden komplementären ST-Streckensenkungen über der Herzvorderwand. Beachte ferner den Sinusknotenstillstand mit suprabifurkalem Ersatzzentrum (siehe unten) wohl als Folge eines proximalen thrombotischen Verschlusses der rechten Kranzarterie, von der die Sinusknotenarterie abgeht (Standard-EKG, 50 mm/s)

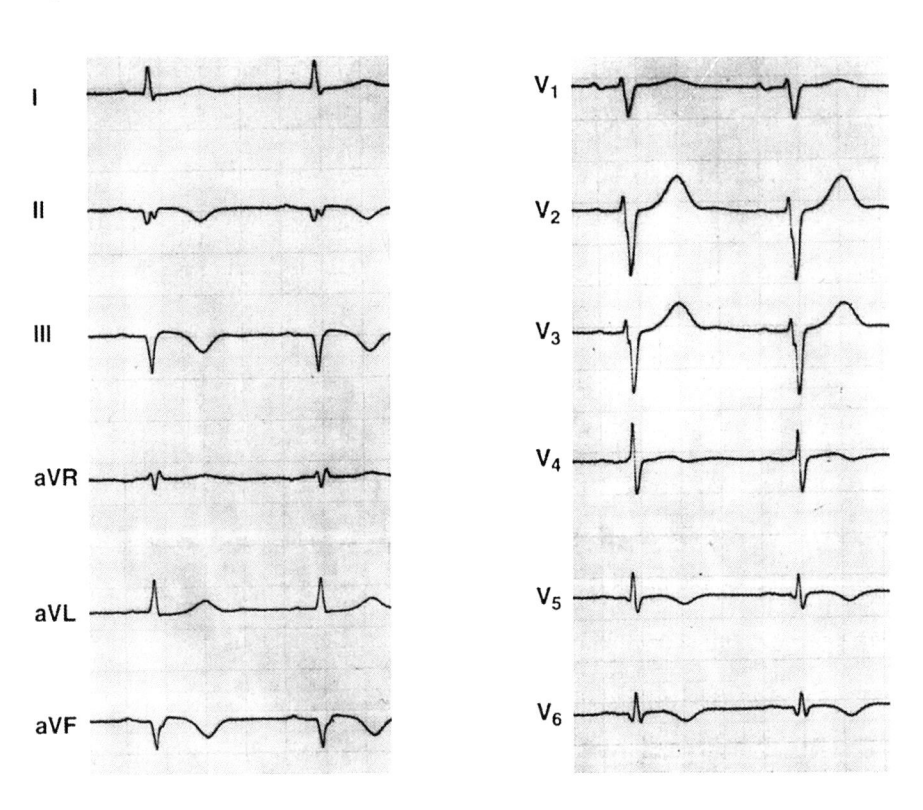

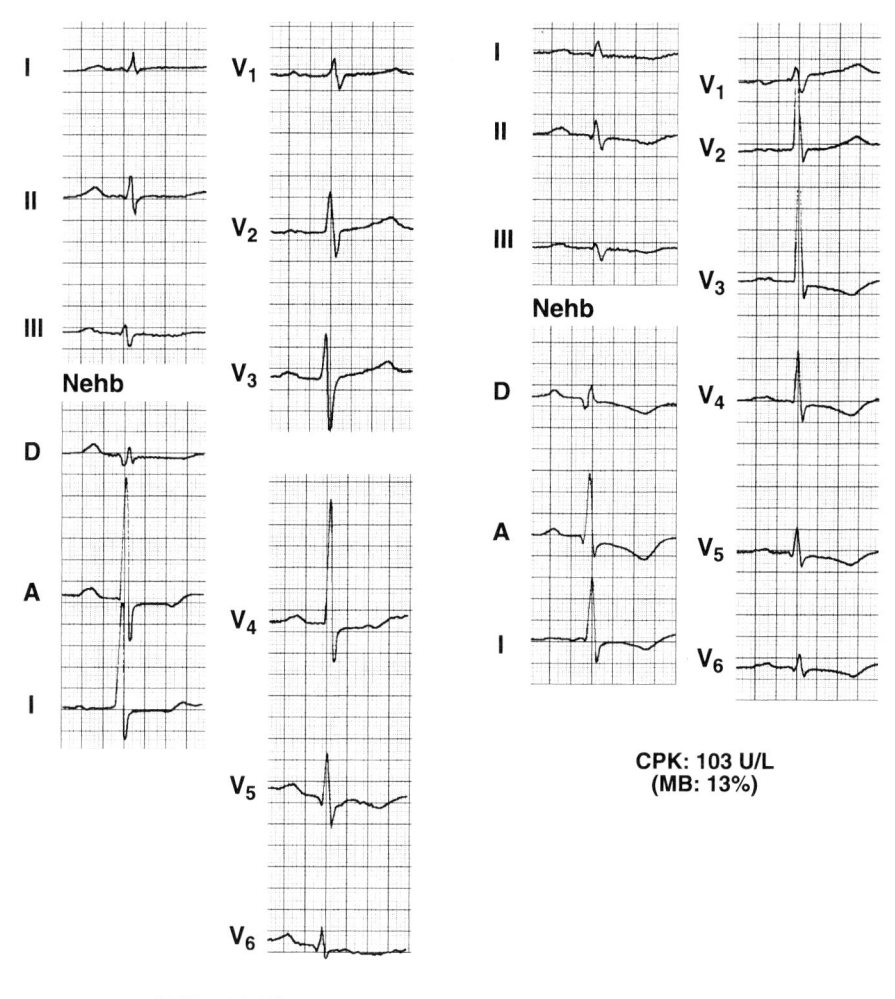

Abb. 4.55. Entwicklung eines posterioren („strictly posterior") Myokardinfarkts bei einer 70-jährigen Patientin. Am Erstuntersuchungstag deuten nur die Q-Zacke in Ableitung Nehb D und der erhöhte CPK-Wert mit grenzwertig hohem CK-MB-Anteil auf eine Myokardnekrose hin. 2 Tage später zeigen sich deutliche ST-Streckensenkungen mit präterminal-negativen T-Wellen in allen Ableitungen; die R-Zacken-Amplitude hat in V_2 und V_3 deutlich zugenommen (R/S > 1), in V_5 und V_6 abgenommen. Bei Abfall der Serum-CPK hat der CK-MB-Anteil weiter zugenommen. (Einthoven-Ableitungen I, II, III, Wilson-Ableitungen V_1–V_6, bipolare Brustwandableitungen nach Nehb D, A, I). Am wahrscheinlichsten liegt das Problem im R. circumflexus der linken Herzkranzarterie

◄

Abb. 4.54. Hinterwandinfarkt (Posterolateral-Infarkt) im Folgestadium mit Ausbildung von Q-Zacken in II, III, aVF, V_5, V_6 sowie terminal-negativen T-Wellen in diesen Ableitungen bei Sinusrhythmus und überdrehtem Linkstyp (Standard-EKG, 50 mm/s)

T-Welle (Abb. 4.48a). Ein distaler Verschluss der rechten Kranzarterie geht bei positiver T-Welle ohne ST-Streckenhebung einher (Abb. 4.48b) und ein Verschluss des Ramus circumflexus der linken Kranzarterie zeigt sich anhand einer negativen T-Welle und einer ST-Streckenhebung von wenigstens 0,1 mV (Abb. 4.48c).

Neuere Untersuchungen konnten auch zeigen, dass die rechtspräkordialen Ableitungen V_3R, V_4R und V_5R die Sensitivität des Belastungs-EKG hinsichtlich einer koronaren Herzkrankheit erhöhen und dazu noch billiger als die Alternativmethoden Thallium-201-Szintigraphie oder Stressechokardiographie sind [291].

■ Infarktdiagnose bei Linksschenkelblock

Ein Linksschenkelblock führt zu einer verspäteten elektrischen Aktivierung des linken Ventrikels, welche die elektrokardiographische Erkennung einer linksventrikulären Ischämie oder eines Infarkts erschwert [446]. Die folgenden drei EKG-Kriterien haben sich für die Diagnose eines akuten Myokardinfarktes in Anwesenheit eines Linksschenkelblocks bewährt [382]:

ST↑	≥0,1 mV	bei positivem QRS-Komplex
ST↓	≥0,1 mV	V_1, V_2 oder V_3
ST↑	≥0,5 mV	bei negativem QRS-Komplex

Klinisch bedeutsam ist diese Diagnose, da Patienten mit einem akuten Myokardinfarkt und einem Linksschenkelblock eine viel schlechtere Prognose haben, als die Patienten mit akutem Myokardinfarkt ohne Linksschenkelblock. Das betrifft sowohl Patienten mit vorbestehendem Linksschenkelblock als auch Patienten, bei denen der Linksschenkelblock im Rahmen eines akuten Anteroseptalinfarkts auftritt [258]. Daran hat auch die moderne thrombolytische Ära nichts geändert.

In Anwesenheit eines Rechtsschenkelblocks ist die Diagnose einer Ischämie oder eines Infarkts relativ einfach, da die elektrische Aktivierung des linken Ventrikels nicht gestört ist [288].

■ Infarktdiagnose bei Herzschrittmacherpatienten

Patienten mit einem Ein- oder Zweikammerschrittmacher befinden sich gewöhnlich in einer Altersgruppe mit dem höchsten Risiko für eine koronare Herzkrankheit oder Myokardinfarkt. Die Abklärung von thorakalen Schmerzen bei diesen Patienten führt daher zwangsläufig zu dem Problem der elektrokardiographischen Differenzierung von ischämieinduzierten oder schrittmacherinduzierten Repolarisationsstörungen. Neuere Untersuchungen von Patienten mit einer ventrikulären Schrittmacherstimulation und einem akuten Myokardinfarkt haben als wichtigstes elektrokardiographische Zeichen für einen akuten Myokardinfarkt eine ST-Streckenerhöhung ≥0,5 mV in den Ableitungen mit einem überwiegend negativen QRS-Komplex gezeigt (diskordante QRS-Polarität). Ergänzend hierzu

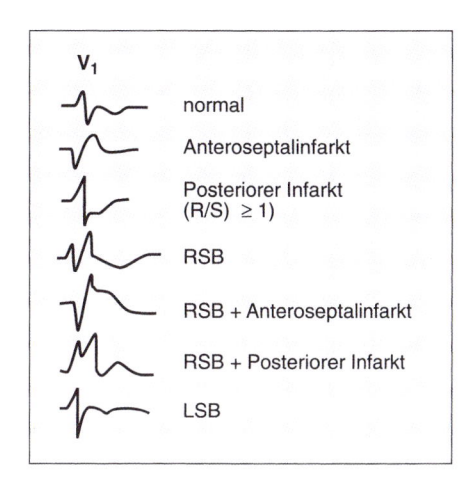

Abb. 4.56. Diagnostische Wertigkeit der Ableitung V_1 bei Schenkelblock und Infarkt

waren jede ST-Streckenhebung in einer Ableitung mit überwiegend positivem QRS-Komplex (konkordante Polarität) und eine ST-Streckensenkung in den Ableitungen V_1, V_2 oder V_3 hochspezifisch (Spezifität 82%) für einen akuten Myokardinfarkt [382–384]:

ST↑   ≥0,1 mV   in Ableitungen mit konkordanter QRS-Polarität
ST↑   ≥0,5 mV   in Ableitungen mit diskordanter QRS-Polarität
ST↓   ≥0,1 mV   in Ableitungen V_1, V_2 oder V_3

Die Abbildung 4.56 zeigt den diagnostischen Wert der Ableitung V_1 bei Vorliegen eines Schenkelblocks und frischen Myokardinfarkts.

4.2.11 Akuter Myokardinfarkt und neu aufgetretene Schenkelblockierung

Bei 19–35% aller Patienten mit frischem Myokardinfarkt findet sich ein Schenkelblock im EKG [258]. Ein Linksschenkelblock tritt im Rahmen eines Infarkts (meist Vorderwandinfarkt) bei 4% aller Patienten auf, zeigt bei 9% eine Progredienz zu einem AV-Block III und ist mit einer Letalität von 41% behaftet.

Ein Rechtsschenkelblock tritt bei 2% aller Patienten mit akutem Myokardinfarkt auf, zeigt eine Progredienz zu einem AV-Block III bei 19% und hat eine Letalität von 50%.

Eine Progredienz zu einem AV-Block III tritt bei 36% aller Patienten mit einem Rechtsschenkelblock und links-anteriorem Hemiblock (bifaszikulärer Block), bei 39% aller Patienten mit einem Rechtsschenkelblock und linksposteriorem Hemiblock und bei 40% der Patienten mit einem alternierenden Schenkelblock auf. Die Letalität bifaszikulärer Leitungsstörungen beträgt 68% [80, 177, 228, 310, 342].

> Das Auftreten von Schenkelblockbildern im EKG bei einem akuten Myokardinfarkt weist auf einen erheblichen Verlust an Myokardgewebe hin und ist mit einer hohen Letalität verbunden. Daran konnte auch die Thrombolyse-Ära nichts ändern, obwohl die Häufigkeit bifaszikulärer Blockierungen zurückgegangen ist [288].

Eine *prophylaktische Versorgung* mit einer passageren Herzschrittmachersonde ist indiziert bei Patienten mit einem während eines akuten Myokardinfarkts neu aufgetretenen Schenkelblock und bei Patienten mit Vorderwandinfarkt und AV-Blockierungen I und II (meist infrabifurkationelle Lokalisation des Blocks und damit hohe Wahrscheinlichkeit einer Progredienz zu einem AV-Block III). Inferiore Infarkte (Verschluss der rechten Kranzarterie) mit AV-Blockierungen I und II können primär mit Atropin behandelt werden, da meist der AV-Knoten (die AV-Knoten-Arterie entspringt aus der rechten Kranzarterie) Sitz der Störung ist. Die Prognose der Patienten lässt sich jedoch durch Versorgung mit einem passageren Schrittmacher nicht verbessern.

■ Erfolgreiche Reperfusion des Infarktgefäßes beim akuten Myokardinfarkt

Klinische und elektrokardiographische Kriterien für eine erfolgreiche Reperfusion eines Infarktgefäßes während einer Thrombolysetherapie sind wichtig, um ggf. eine interventionelle Therapie zu wählen. In einer neueren Untersuchung [115] haben sich als sehr frühe Zeichen (1 Stunde nach Beginn der thrombolytischen Therapie) einer erfolgreichen Reperfusion eines Infarktgefäßes folgende Kriterien herausgestellt (Abb. 4.57):
- ST-Streckennormalisierung,
- T-Welleninversion,
- akzelerierter idioventrikulärer Rhythmus,
- zweifache Zunahme von ventrikulären Extrasystolen,
- klinische Beschwerdefreiheit.

4.2.12 Der ST-T-Komplex

ST-Streckenanhebungen kommen vor bei (Abb. 4.58):
- akuter Myokardischämie
- akuter Perikarditis
- früher Repolarisation
- Hypothermie.

Die Abbildung 4.59 zeigt ein Beispiel einer reversiblen akuten Myokardischämie bei einem Patienten mit vasospastischer Angina pectoris (Prinzmetal-Angina). Infolge kurzer Dauer des Gefäßspasmus kommt es zu keiner Myokardnekrose und Enzymfreisetzung in das Blut.

Abb. 4.57. EKGs 3er verschiedener Patienten mit akuten Myokardinfarkten (inferior, anterior und posterior). A, während des Akutstadiums; B, nach Reperfusion.
III: T-Welleninversion beim inferioren Infarkt
V_2: T-Welleninversion beim Vorderwandinfarkt
V_3: reziproke T-Welleninversion beim posterioren Infarkt [nach 115]

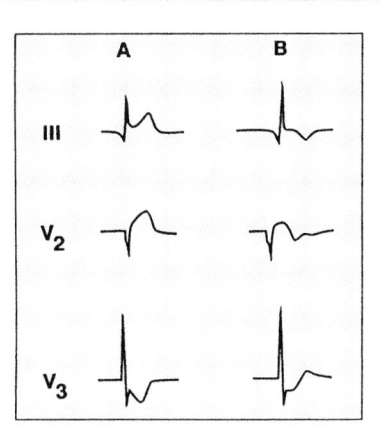

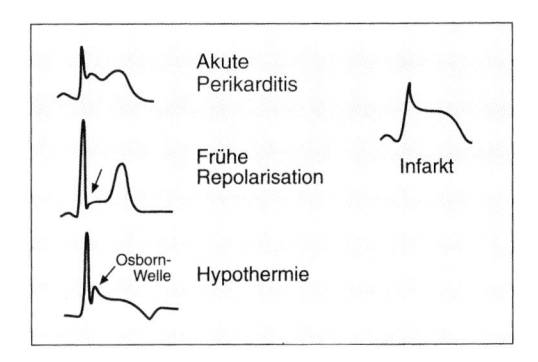

Abb. 4.58. Schematische Darstellung der Differentialdiagnose von ST-T-Komplex-Veränderungen

Die Perikarditis (Abb. 4.60) manifestiert sich elektrokardiographisch infolge der epikardialen Beteiligung und des Auftretens eines Verletzungsstroms. Ein einziges Unterscheidungsmerkmal von einem frischen Myokardinfarkt kann die *geringe Ausdehnung der ST-T-Komplexveränderungen* sein, ansonsten muss die Klinik entscheiden.

Ein frühes Repolarisationsphänomen kann elektrokardiographisch nicht von einer akuten Perikarditis unterschieden werden. Es stellt jedoch eine Normvariante bei sonst gesunden Individuen dar (Abb. 4.61).

Eine Hypothermie geht mit verbreiterten QRS-Komplexen und einer verlängerten QT-Dauer einher. Als besonderes Charakteristikum tritt ein prominenter J-Punkt (Verbindung zwischen QRS-Komplex und ST-Strecke) auf, der zur sogenannten Osborn-Welle führt, deren Entstehungsmechanismus unbekannt ist (Abb. 4.58).

Die Abbildung 4.62 zeigt Kammerendteilveränderungen bei einem Patienten mit einer Subarachnoidalblutung ohne bekannte Herzerkrankung, die als Folge des *gesteigerten Hirndruckes* interpretiert werden.

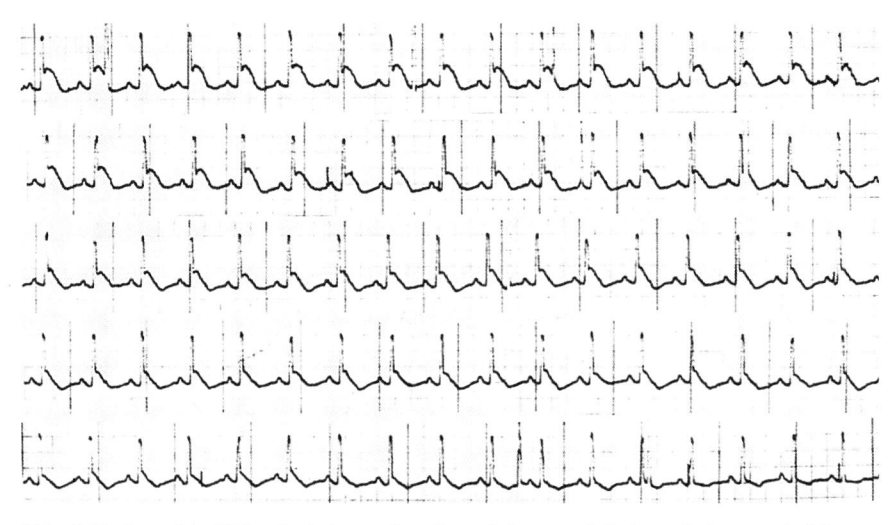

Abb. 4.59. Reversible ST-Streckenhebung ohne Enzymfreisetzung bei einem Patienten mit Prinzmetal-Angina (vasospastische Angina pectoris) während einer kontinuierlichen Monitorüberwachung (25 mm/s). Ventrikuläre Arrhythmien treten bei Patienten mit Koronarspasmus sehr oft auf und der plötzliche Herztod ist eine häufige Komplikation der Prinzmetal-Angina

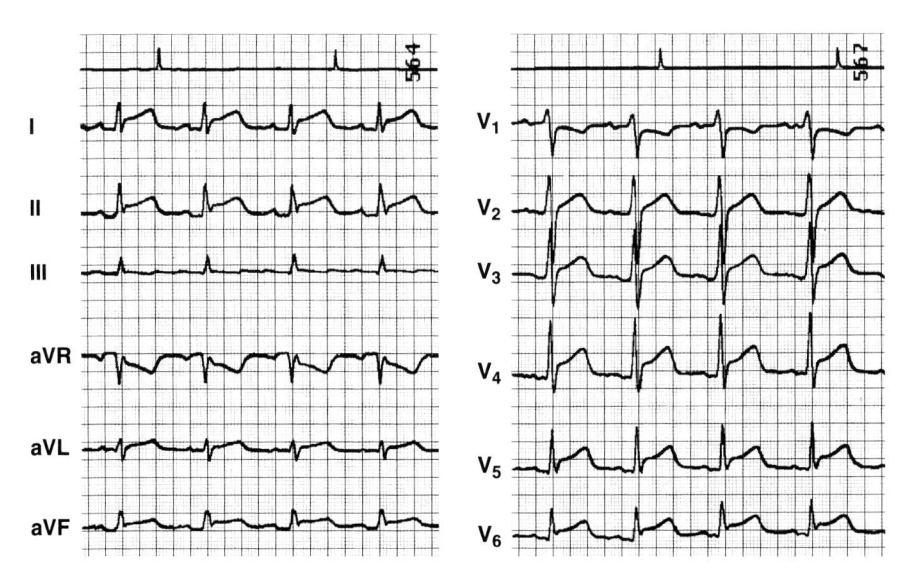

Abb. 4.60. Akute Perikarditis mit typischen Kammerendteilveränderungen, deren Ausdehnung keiner Infarktlokalisation entspricht (I, II, aVF, V_2–V_6). Die ST-Streckenhebung entwickelt sich aus einer angehobenen S-Zacke (Standard-EKG, 25 mm/s)

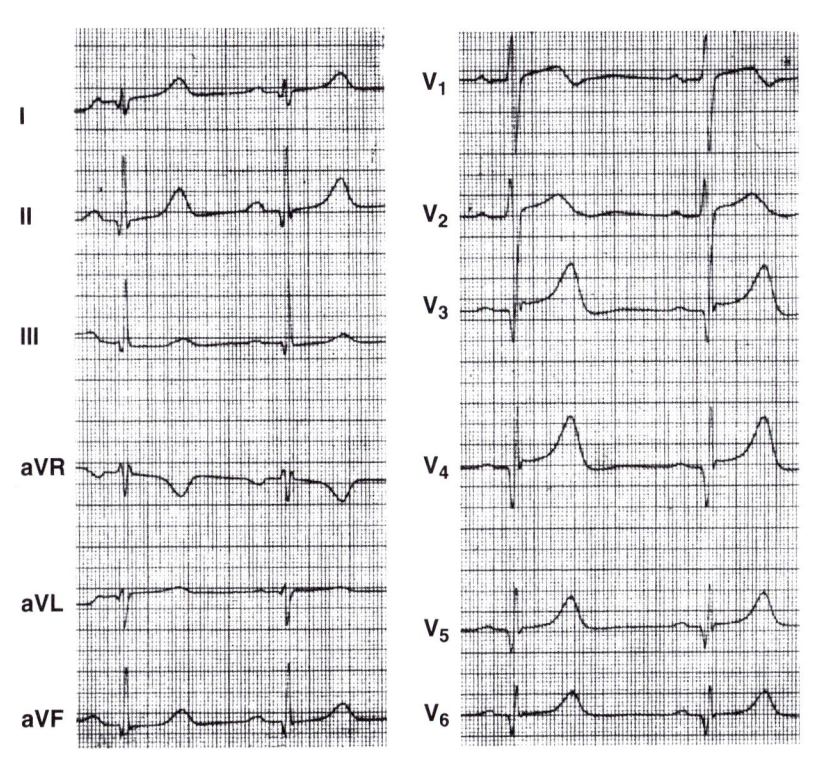

Abb. 4.61. Frühes Repolarisationsphänomen über der Herzvorderwand als Normvariante einer ST-T-Komplexveränderung bei einem Jugendlichen ohne Krankheitswert („early repolarisation") (Standard-EKG, 50 mm/s)

4.2.13 Die T-Welle

Gleichschenklig negative T-Wellen (sogenannte koronare T-Wellen) treten als Folgezustand eines Myokardinfarkts auf.

Ungleichschenklig negative T-Wellen (so genannte präterminal-negative T-Wellen gehen meist aus deszendierenden ST-Strecken hervor und sind Ausdruck einer subendokardialen Ischämie bei koronarer Herzkrankheit.

Muldenförmige T-Wellen-Negativierungen sind charakteristisch für eine Digitaliswirkung am Myokard (Abb. 4.63).

4.2.14 Elektrolytstörungen

Veränderungen der Serumkonzentration von Kalium und Kalzium führen zu Veränderungen des Ruhe-Membranpotenzials, des Aktionspotenzials und damit des Elektrokardiogramms (Abb. 4.64).

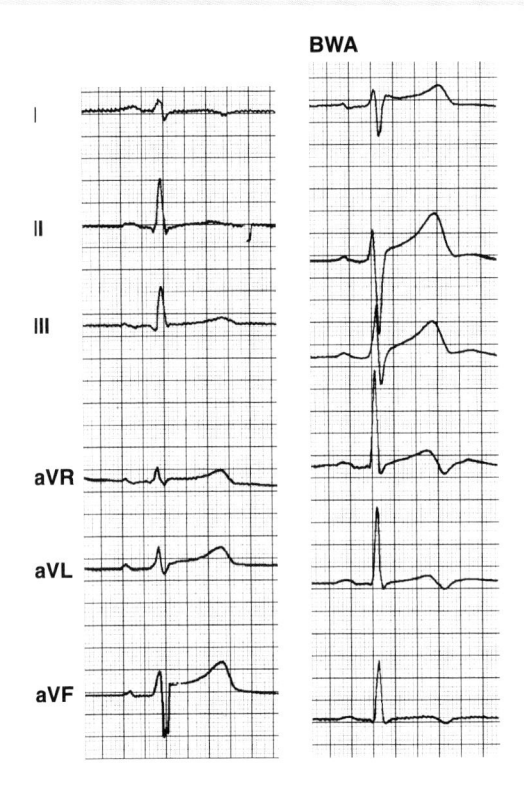

Abb. 4.62. Typische ST-T-Komplex-veränderungen bei einem Erwachsenen mit einer Subarachnoidalblutung ohne bekannte Herzerkrankung (Standard-EKG)

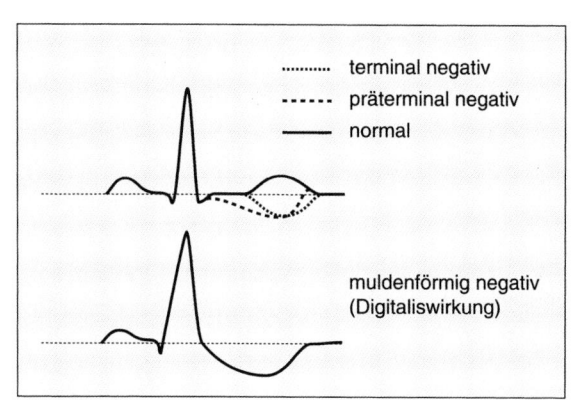

Abb. 4.63. Formale Beschreibung der T-Welle. Muldenförmige ST-Streckensenkungen können, müssen aber nicht, eine Digitalisintoxikation anzeigen

Die **Hypokaliämie** hat entgegengesetzte Effekte (Abb. 4.65). Die Zellen werden hyperpolarisiert, die Phase 0 des Aktionspotenzials akzeleriert, die Phase 3 nimmt zu und die elektrische Leitungsgeschwindigkeit nimmt initial zu, bei sehr niedrigen Kaliumspiegeln ab. Im EKG zeigen sich eine ST-Strecken-Senkung, verringerte T-Wellen-Amplituden und eine prominente U-Welle im Anschluss an die T-Welle, woraus eine deutliche QT-U-Verlängerung resultiert.

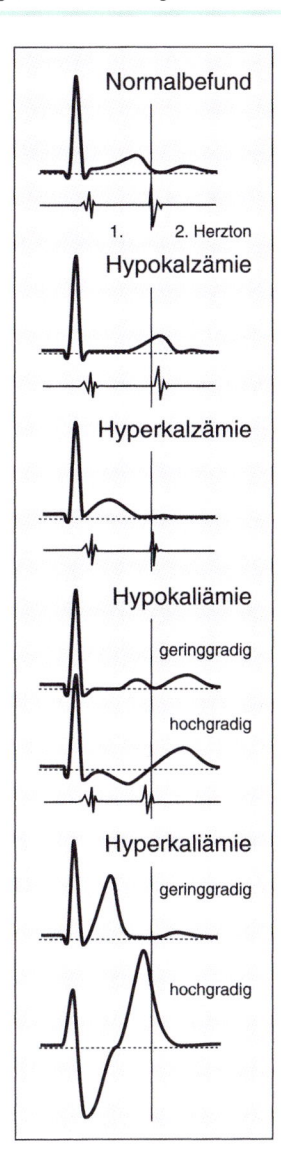

Abb. 4.64. Das EKG bei Elektrolytstörungen (nach Heinecker). Der 2. Herzton endet in der Regel 0,02 s vor oder mit dem Ende der T-Welle. Bei einer pathologischen QT-Dauer-Verlängerung fällt der 2. Herzton früher als 0,02 s vor Ende der T-Welle ein, die mechanische Kammersystole endet früher als die elektrische (Hegglin-Syndrom). Akut lebensbedrohlich ist die Hyperkaliämie

■ **Hyperkaliämie** Eine extrazelluläre Hyperkaliämie (Abb. 4.66) vermindert den intra/extrazellulären Kaliumgradienten durch Behinderung der Kaliumauswärtsdiffusion und damit das Ruhe-Membranpotenzial. Die Zellen depolarisieren teilweise und die Phase 0 des Aktionspotenzials verlangsamt sich. In den Ventrikeln wird dadurch die elektrische Leitungsgeschwindigkeit herabgesetzt und der QRS-Komplex verbreitert sich. Die P-Wellen vermindern ihre Amplituden bis zum Verschwinden (isoelektrische P-Wellen). Außerdem wird die totale Dauer der Repolarisation (Phase 3) verkürzt,

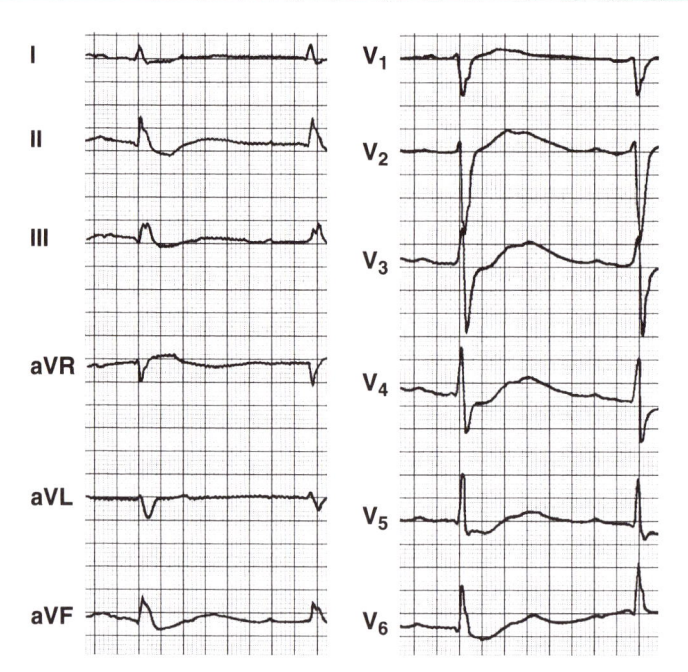

Abb. 4.65. Standard-EKG (50 mm/s) bei einer schweren Hypokaliämie (1,7 mval/100 ml). Beachte die QT-Verlängerung infolge von U-Wellen (T-U-Verschmelzungswellen)

und die QT-Dauer verkürzt sich dadurch. Bei sehr hohen Kaliumspiegeln im Serum kommt es zum Erliegen der Depolarisation und der Erregungsleitung (*hyperkaliämischer Herzstillstand*).

■ **Hyperkalzämie** Nur sehr ausgeprägte Veränderungen des Serum-Kalziumspiegels führen zu signifikanten elektrophysiologischen und elektrokardiographischen Veränderungen. Eine Hyperkalzämie verkürzt die Phase 2 des Aktionspotenzials und damit das QT-Intervall im EKG.

■ **Hypokalzämie** Eine Hypokalzämie verlängert die Phase 2 des Aktionspotenzials und damit das QT-Intervall im EKG, wobei die T-Wellen sehr flach erscheinen.

> Das QT-Intervall im EKG spiegelt Elektrolytstörungen (verkürzt oder verlängert) und die Wirkung von Antiarrhythmika (verlängert) wider. Eine Verlängerung des QT-Intervalls bedeutet immer eine erhöhte Gefahr der Entstehung lebensbedrohlicher tachykarder Herzrhythmusstörungen. Eine toxische Antiarrhythmika-Wirkung geht nahezu immer mit einer QT-Verlängerung einher (QTc >0,44 s) (Abb. 4.17, 4.18).

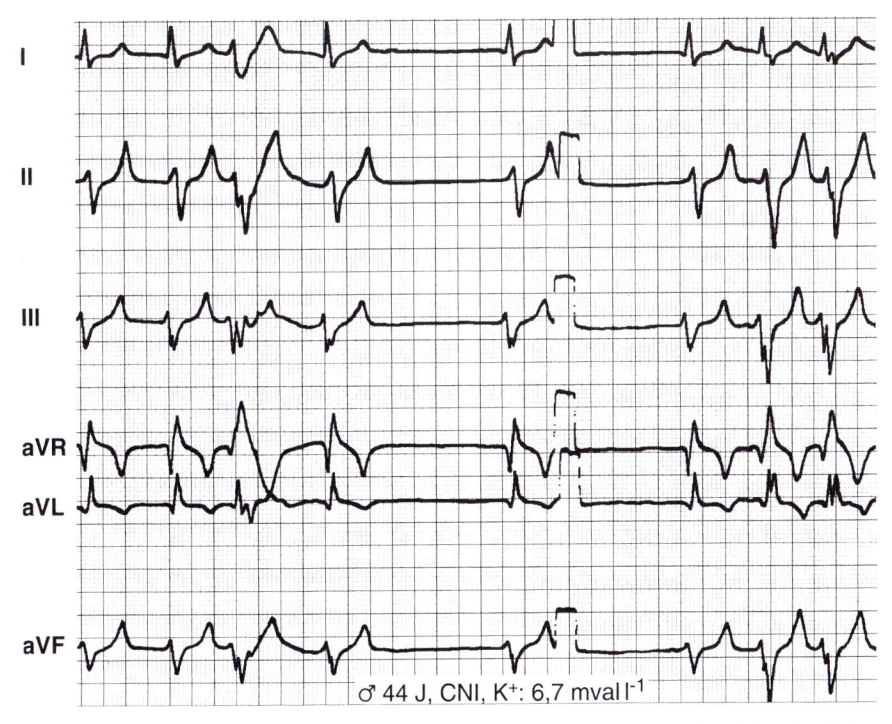

Abb. 4.66. Lebensbedrohliche Hyperkaliämie bei einem Patienten mit chronischer Niereninsuffizienz (Extremitäten-Ableitungen, 25 mm/s): hyperkaliämischer Sinusknotenstillstand mit chaotischem faszikulären Ersatzrhythmus und hohen spitzen T-Wellen. Absolute Dialyseindikation!

Nach der Formanalyse ist die Beschreibung des EKGs abgeschlossen. Die Zusammenfassung gibt eine Interpretation der Befunde unter Berücksichtigung des klinischen Bildes.

> Erst bei Kenntnis der Anamnese (Infarktanamnese, Medikamentenanamnese) und des klinischen Befundes (z.B. Lungenemphysem, Herzinsuffizienz, Verdacht auf Lungenembolie) entwickelt die Analyse des EKGs ihre volle diagnostische Potenz. Die Domäne der elektrokardiographischen Diagnose stellen Herzrhythmusstörungen und der Myokardinfarkt dar.

4.3 Das Langzeitelektrokardiogramm

Bei der Langzeitelektrokardiographie wird das EKG (gewöhnlich über 2 bipolare Brustwandableitungen) mit einem tragbaren Aufnahmegerät auf Magnetband oder digitalisiert auf einer Compact Flash Card gespeichert und anschließend mittels eines Computers zeitgerafft, automatisch und nichtvalidiert oder halbautomatisch durch den Untersucher validiert, analysiert und dokumentiert.

Grundsätzlich sind zwei Arten von Registrierungen verfügbar: *kontinuierliche* Registrierungen für 24 bis 48 Stunden für die Aufzeichnungen von häufigen EKG-Veränderungen, welche innerhalb dieses Zeitfensters erwartet werden können, und *intermittierende* Registrierungen für die Untersuchung selten auftretender Ereignisse. Bei den intermittierend aufzeichnenden Rekordern werden zwei Grundtypen unterschieden:

Event-Rekorder registrieren und speichern die EKG-Aktivität für eine kurze Zeitspanne, wenn sie vom Patienten nach Beginn der Symptomatik aktiviert werden. Diese Art der intermittierenden EKG-Registrierung eignet sich damit für seltene, weniger gravierende Symptome, die nicht zu einem raschen Bewusstseinsverlust führen.

Loop-Rekorder gewährleisten eine kontinuierliche Registrierung bei kurzzeitiger, rückwirkender EKG-Speichermöglichkeit, wenn das Gerät durch den Patienten aktiviert wird. Damit kann der Loop-Rekorder auch bei sehr kurz dauernden Symptomen und bei Synkopen geeignet sein, indem der Patient unmittelbar nach einer Bewusstlosigkeit den Rekorder und damit auch das Memory-Speicher-EKG startet. Derzeit sind Loop-Rekorder in klinischer Erprobung, die keiner Aktivierung durch den Patienten mehr bedürfen, sondern gemäß vorgegebener Algorithmen automatisch aktiviert werden.

Das Langzeit-EKG hat die folgenden Indikationen:
- Ungeklärte Synkope, Beinahe-Synkope, Schwindelanfälle, rezidivierende Palpitationen,
- Analyse von Herzfrequenz und Herzrhythmusstörungen über 24 bis 48 Stunden zur Charakterisierung von sogenannten „Risikogruppen" für einen plötzlichen Herztod (vor allem Patienten mit einer schlechten Ventrikelfunktion),
- Therapiekontrolle bei antiarrhythmischer Therapie, Erfassung möglicher proarrhythmischer Antiarrhythmikaeffekte, Quantifizierung der Frequenzkontrolle während Vorhofflimmerns,
- Kontrolle von implantierten antibradykarden und antitachykarden Schrittmachersystemen:
  - Evaluierung häufiger Synkopen wie Palpitationen, Synkopen oder Präsynkopen bei intakter Gerätefunktion,
  - Ausschluss einer Muskelpotenzialinhibition,
  - Ausschluss einer schrittmacherinduzierten Tachykardie und Unterstützung einer optimalen Geräteprogrammierung,
  - Evaluierung vermuteter Gerätedefekte oder Fehlfunktionen, wenn durch die Geräteabfrage keine eindeutige Diagnose möglich ist,
  - Beurteilung einer begleitenden medikamentösen Therapie bei Patienten mit implantierten Defibrillatoren (ICD) und häufigen Schockabgaben.

- Evaluierung einer myokardialen Ischämie:
  - Patienten mit Brustschmerzen ohne bekannte organische Herzerkrankung (z. B. vasospastische Angina pectoris),
  - Patienten mit Brustschmerzen, die sich keinem Belastungstest unterziehen können,
  - präoperative Evaluierung von Gefäßpatienten ohne Möglichkeit für einen Belastungstest,
  - Patienten mit bekannter koronarer Herzkrankheit und atypischen Thoraxschmerzen.

Für die Auswertung des Langzeit-EKGs gilt, dass erfahrungsgemäß eine genaue Auswertung mit oder ohne wissenschaftlichem Anliegen mittels der automatischen Analyse nicht gelingt und dass auf das halbautomatische, zeit-, personal- und kostenintensive Verfahren mit Validierungsmöglichkeit durch den Untersucher übergegangen werden muss.

4.4 Das Belastungselektrokardiogramm

Das Belastungs-EKG wird als nichtinvasives diagnostisches Verfahren bei der *koronaren Herzkrankheit*, bei der *arteriellen Hypertonie* und bei der Beurteilung des *kardiozirkulatorischen Funktionszustandes* von Gesunden und Kranken (Sportlern, Patienten nach Myokardinfarkt) (Tabelle 4.1) eingesetzt.

Methodisch werden unterschieden:
- Fahrradergometrie im Liegen,
- Fahrradergometrie im Sitzen,
- Kletterstufe nach Kaltenbach,
- Laufbandergometrie.

Folgende Parameter einer *myokardialen Ischämie* werden untersucht:
- ST-Strecken-Senkung (Innenschichtischämie),
- ST-Strecken-Hebung (transmurale Ischämie),
- Herzrhythmusstörungen (in der Belastungs- und Erholungsphase),
- Angina-pectoris-Symptomatik und Luftnot,
- Inadäquater Blutdruckanstieg.

Die Messpunkte für die ST-T-Komplex-Analyse sind der Abbildung 4.67 zu entnehmen.

Unbedingt zu beachtende *Kontraindikationen* für ein Belastungs-EKG sind:
- akuter Myokardinfarkt,
- Myokarditis,
- instabile Angina pectoris (Angina pectoris in Ruhe),
- arterielle Hypertonie >220/110 mmHg,
- Aortenstenose,

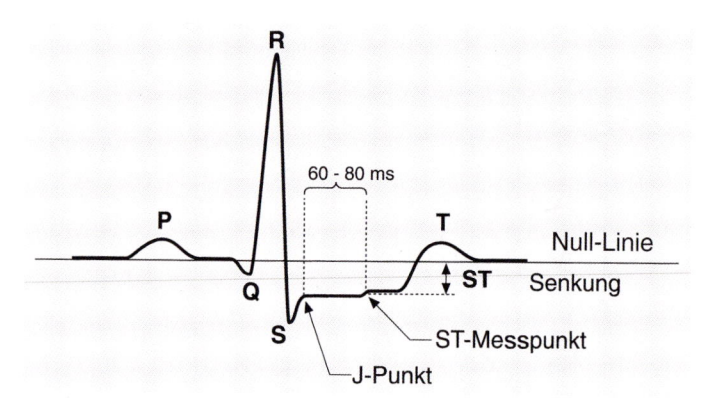

Abb. 4.67. Messpunkte zur ST-T-Komplex-Analyse bei der Belastungselektrokardiographie. Die ST-Senkung wird am ST-Messpunkt, 60–80 ms nach dem J-Punkt gemessen

- hypertroph-obstruktive Kardiomyopathie,
- manifeste Herzinsuffizienz,
- ventrikuläre Tachykardie im Ruhe-EKG.

Bei der *Durchführung eines Belastungs-EKGs* empfiehlt sich die *Beachtung der folgenden Punkte:*
- Beachtung der Kontraindikationen,
- Belastungsbeginn mit 25 Watt, stufenweise Steigerung um 25 Watt alle 2 Minuten bis Abbruchkriterien erfüllt sind. Bei besser trainierten Patienten kann angepasst an den Trainingszustand und die Erkrankung mit 50 oder 75 Watt begonnen werden,
- möglichst viele EKG-Ableitungen (mindestens V_2, V_4, V_6),
- kontinuierliche EKG-Monitorüberwachung,
- punktuelle Blutdruck-Überwachung,
- Bereithalten eines eingeschalteten Defibrillators (aus juristischen Gründen unbedingt notwendig!).

Folgende *Abbruchkriterien* sind zu beachten:
- Erreichen der Ausbelastungsfrequenz (220 – Lebensalter),
- Angina pectoris oder Äquivalent (Luftnot),
- ST-Streckensenkung >0,2 mV (=schwere Innenschichtischämie),
- ST-Streckenanhebung (drohender Infarkt=transmurale Ischämie),
- ventrikuläre Tachykardie, Zunahme von VES und Couplets,
- Blutdruckanstieg >220/110 mmHg,
- fehlender Frequenz- und Blutdruckanstieg,
- Zeichen der Linksherzinsuffizienz (starke Dyspnoe, Zyanose).

Die *Beurteilung des Belastungs-EKGs* umfasst:
- erzielte Leistung, erzielte Herzfrequenz und Blutdruck,
- Ischämie-Zeichen (Abb. 4.68, 4.69),
- AV- oder Schenkelblockierungen,

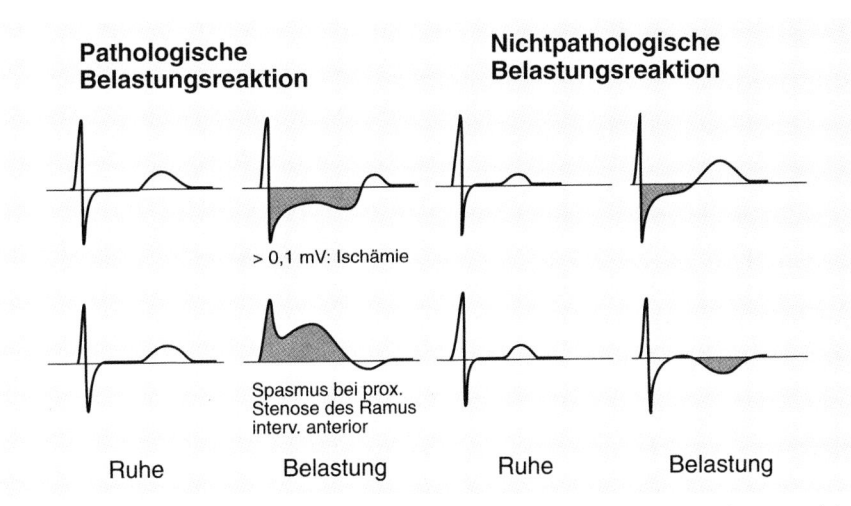

Abb. 4.68. Schematische Darstellung von pathologischen und nichtpathologischen Belastungsreaktionen im EKG

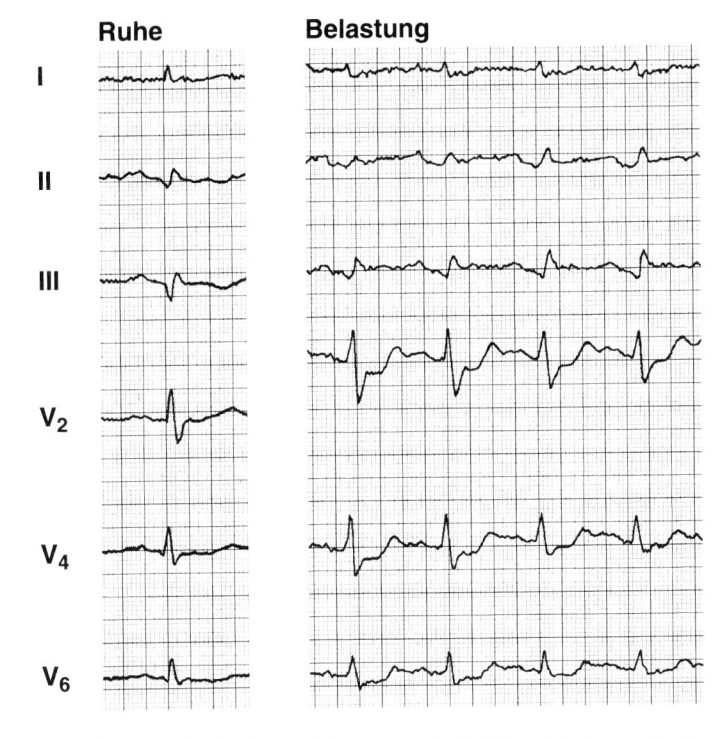

Abb. 4.69. Pathologisches Belastungs-EKG (Einthoven-Ableitungen I, II, III, Wilson-Ableitungen V_2, V_4, V_6, 25 mm/s). Unter Belastung kommt es zu einer deutlichen horizontal gesenkten ST-Strecke (0,2 mV) in V_2 und V_4 als Ausdruck einer Innenschichtischämie

Tabelle 4.1. Indikationen zur submaximalen Postinfarktergometrie vor Krankenhausentlassung

- Sicherheit vor submaximaler physischer Belastung
- Verkürzung des stationären Krankenhausaufenthaltes
- Aufnahme in eine ambulante Herzgruppe
- Psychologische Stabilisierung von Patient und Angehörigen
- Erkennung belastungsinduzierter Ischämie und Arrhythmien
- Festlegung der Medikation oder weiterer Diagnostik
- Information für Arbeitgeber

- qualitative und quantitative Analyse von Herzrhythmusstörungen (Extrasystolie, Vorhofflimmern),
- Mitarbeit des Patienten,
- Abbruchgründe (Angina pectoris, Muskelschwäche).

Für die erzielte Fahrradergometerleistung ergibt sich die folgende Korrelation mit der Belastung im täglichen Leben:
30 Watt: langsames Gehen,
30–60 Watt: normales Gehen,
60–80 Watt: langsames Laufen,
100 Watt: Laufen,
125 Watt: schnelles Laufen,
150 Watt: forciertes Laufen,
200 Watt: Endspurt.

Bei Berücksichtigung der Kontraindikationen und Abbruchkriterien ist die Ergometrie eine sehr sichere Untersuchungsmethode. Lebensbedrohliche Komplikationen wie Kammerflimmern, Lungenödem, Myokardinfarkt oder Todesfälle sind extrem selten (1:10 000–1:100 000). Die Postinfarktindikationen sind in der Tabelle 4.1 wiedergegeben.

> Kardioaktive Medikamente (Digitalis, Betablocker, Kalziumantagonisten, Nitrate) sollten wenn möglich vor dem Belastungs-EKG ausreichend lange, entsprechend ihrer biologischen Halbwertszeiten, abgesetzt werden. Es gibt jedoch auch Indikationen, z.B. die Prüfung der Ischämietoleranz oder die Kontrolle von Herzrhythmusstörungen unter Therapie, bei denen die Medikation nicht abgesetzt werden muss.

Die Sensitivität des routinemäßig durchgeführten Belastungs-EKGs liegt bei zirka 65% (bei Frauen noch niedriger), kann jedoch durch zusätzliche Ableitung und Analyse der rechtspräkordialen Ableitungen auf 92% verbessert werden [291].

Eine QT-Dispersion unter Belastung (siehe Seite 26) von >60 ms bei Frauen erhöhte die Sensitivität des Belastungs-EKGs von 55 auf 70% und die Spezifität von 64 auf 95% [401]. Als weitere wichtige Information des Belastungs-EKGs wurde der Herzfrequenzrückgang in der ersten Erholungsminute ermittelt [81]. Bei Patienten mit Angina-pectoris-Beschwerden war das relative Risiko, in den nächsten sechs Jahren zu versterben, bei den Patienten mit dem niedrigsten Rückgang der Herzfrequenz (<7 Schläge/min) sechsmal höher, als bei den Patienten mit einem Rückgang der Herzfrequenz >20/min, welcher offensichtlich für einen prognostisch bedeutsamen hohen Vagotonus spricht.

4.5 Das Summationselektrokardiogramm

In neuerer Zeit wurde das durch Signalmittlungstechnik („signal averaging") erhaltene Summationselektrokardiogramm (Tabelle 4.2, Abb. 4.70) eingesetzt, um von der Körperoberfläche ventrikuläre Spätpotenziale (Abb. 4.71) abzuleiten [45–47].

Es handelt sich dabei um den Versuch, diejenigen Patienten nach einem akuten Myokardinfarkt zu identifizieren, die von einem plötzlichen Herztod bedroht sind oder ventrikuläre Tachyarrhythmien entwickeln werden [49, 216]. Ventrikuläre Spätpotenziale sind fragmentierte elektrische Signale mit kleiner Amplitude am Ende des QRS-Komplexes und im ST-T-Komplex. Sie entstehen vermutlich in der Randzone alter Myokardinfarkte und repräsentieren Gebiete mit langsamer Impulsleitung, welche das sogenannte *arrhythmogene Substrat* mitbilden. Ventrikuläre Spätpotenziale werden als positiv definiert, wenn 2 der folgenden 3 Kriterien erfüllt sind:
- QRS-Dauer >114 ms,
- RMS (= mittlere Amplitudenhöhe der letzten 40 ms des gefilterten QRS-Komplexes) <20 µV,
- D-LAS (Dauer der terminalen niedrigamplitudigen Signale des QRS-Komplexes) >38 ms. Erstes Kriterium muss dabei immer erfüllt sein.

Tabelle 4.2. Zusammenstellung der wichtigsten Fakten der Summationselektrokardiographie. Die Frank-Ableitungen sind die korrigierten orthogonalen Ableitungen für die Vektorkardiographie: je 3 Ableitungen stehen senkrecht zueinander (x = horizontal, y = vertikal, z = sagittal)

Summationselektrokardiogramm

= Aufsummierung periodisch wiederkehrender hochverstärkter biologischer Signale mittels Signalmittlungstechnik

- Frank-Ableitungen (x, y, z), 200–300 Sinusschläge,
- Signalverstärkung,
  - Digitalisierung,
  - Mittlung,
  - Filterung (bidirektional, 40 Hz),
  - Errechnung der Vektorgröße $\sqrt{x^2 + y^2 + z^2}$
- Gefilterter QRS-Komplex
- Suche von „Spätpotentialen" (= Signal mit niedriger Amplitude (<20 µV) in den letzten 40 ms des gefilterten QRS-Komplexes)

Kapitel 4 Diagnostische Grundlagen

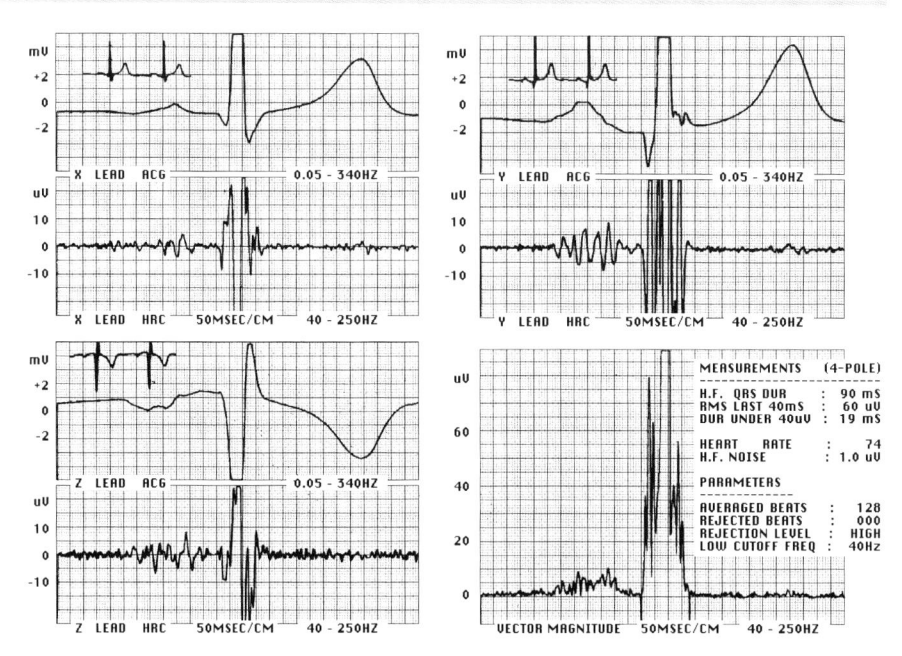

Abb. 4.70. Das signalvermittelte hochverstärkte und gefilterte EKG (Abl. X, Y, Z) zur Analyse ventrikulärer Spätpotenziale in der Vektoranalyse (unten rechts)

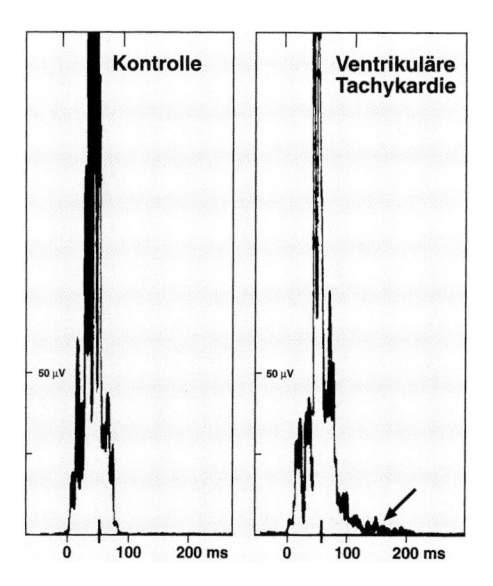

Abb. 4.71. Signalgemitteltes EKG mit ventrikulären Spätpotenzialen (rechts mit dem Pfeil markiert) bei einem Patienten mit einer ventrikulären Tachykardie in der Anamnese. (Nach Simson [388])

4.5 Das Summationselektrokardiogramm

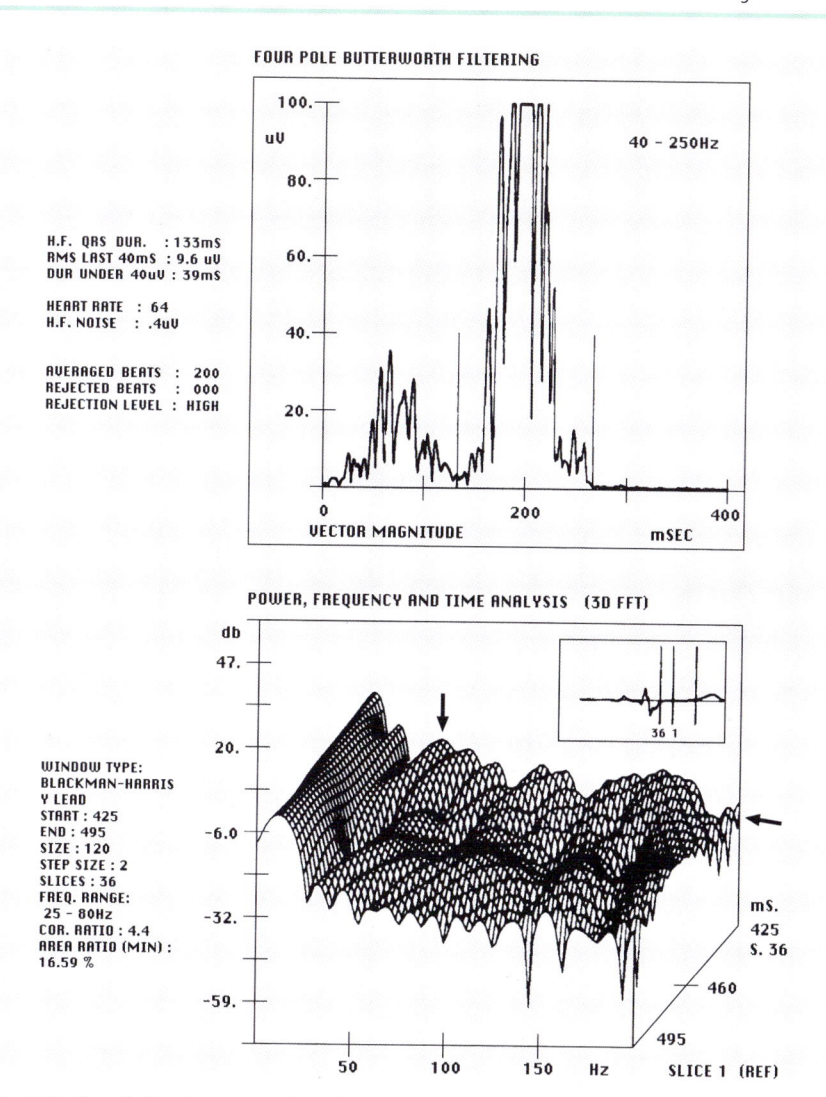

Abb. 4.72. Ventrikuläre Spätpotenziale in der Zeitdomänanalyse (oben) und in der dreidimensionalen Frequenzanalyse (FFT-Analyse, sogenanntes „Spektrotemporales Mapping", unten). Die Pfeile markieren am Ende des QRS-Komplexes ein inhomogenes unterschiedlich starkes Frequenzspektrum, das ventrikulären Spätpotenzialen entspricht

In zahlreichen klinischen Untersuchungen konnte gezeigt werden, dass ventrikuläre Spätpotenziale bei Patienten im Postinfarktstadium einen Risikofaktor mit geringer Sensitivität (große Zahl falsch-negativer Befunde) aber großer Spezifität (geringe Zahl falsch-positiver Befunde) für das Auftreten von anhaltenden Kammertachykardien und Kammerflimmern darstellen [34, 48, 108, 123, 136, 153, 158, 160, 232, 282]. Ein weiteres, auf die Signalmittelung von Oberflächen-EKG-Komplexen aufbauendes, Verfahren ist die dreidimensionale Frequenzanalyse dieser Komplexe mithilfe der schnellen Fourier-Transformation (Abb. 4.72). Wird mit diesem Verfahren die ST-Strecke „abgegriffen", lassen sich auch bei Patienten mit Schenkelblockierungen Spätpotenziale gut von Störsignalen abgrenzen. Gegenüber der oben beschriebenen räumlichen Summation des Oberflächen-EKGs (Abb. 4.71) konnte sich dieses Verfahren nicht durchsetzen [168, 169, 261, 297, 426].

Die Prävalenz ventrikulärer Spätpotenziale beträgt bei herzgesunden Normalpersonen ca. 5%, bei Patienten im Postinfarktstadium ca. 35% und bei Patienten mit dokumentierten anhaltenden Kammertachykardien ca. 70% [101, 251].

Eine neue Technologie erlaubt heute schon die Analyse von sogenannten funktionellen ventrikulären Spätpotenzialen aus dem Langzeit-EKG. In Stundenabschnitten können hiermit konstant vorhandene oder passager auftretende Spätpotenziale und ihre Abhängigkeit von Ischämieepisoden, Herzfrequenzbeschleunigung und einer reduzierten Herzfrequenzvariabilität untersucht werden. Möglicherweise kann diese funktionelle Spätpotenzialanalyse den positiven Vorhersagewert zur nichtinvasiven Risikostratifizierung des Postinfarktpatienten hinsichtlich des plötzlichen Herztodes verbessern.

Die Signalmittlungstechnik wurde in den letzten Jahren auch für die P-Wellenanalyse verwandt [125]. Es zeigte sich dabei eine statistisch signifikante Assoziation zwischen einer verlängerten signalgemittelten P-Wellendauer und stattgehabtem paroxysmalen oder permanenten Vorhofflimmern [147, 394]. Prospektive Studien zur Voraussagefähigkeit von Vorhofflimmern, z. B. nach einer Herzoperation, zeigen allerdings eine niedrige Kosteneffektivität dieser Methode (niedriger positiver Voraussagewert, hohe Kosten) [398].

4.6 Intrakardiale EKG-Diagnostik

Eine wesentliche Bereicherung erfuhr die elektrokardiographische Diagnostik durch die Möglichkeit, elektrische Signale aus dem Herzen abzuleiten.

1957 wurden erstmals elektrische Potenziale vom His-Bündel während einer Rechtsherzkatheterisierung von den Franzosen Puech und Latour [340] abgeleitet. 1969 schoben Scherlag et al. [366] und Damato et al. [92] einen Elektrodenkatheter über eine Femoralvene bis zum His-Bündel und durch Zwischenschalten eines Filters zur Unterdrückung niederfrequenter Schwingungen und entsprechende Verstärkung der Signale gelang es, das His-Potenzial zwischen Vorhofsignal und Kammersignal sichtbar zu machen.

Damit war es möglich, das PQ-Intervall im Oberflächen-EKG in 3 Abschnitte zu untergliedern (Abb. 4.73):

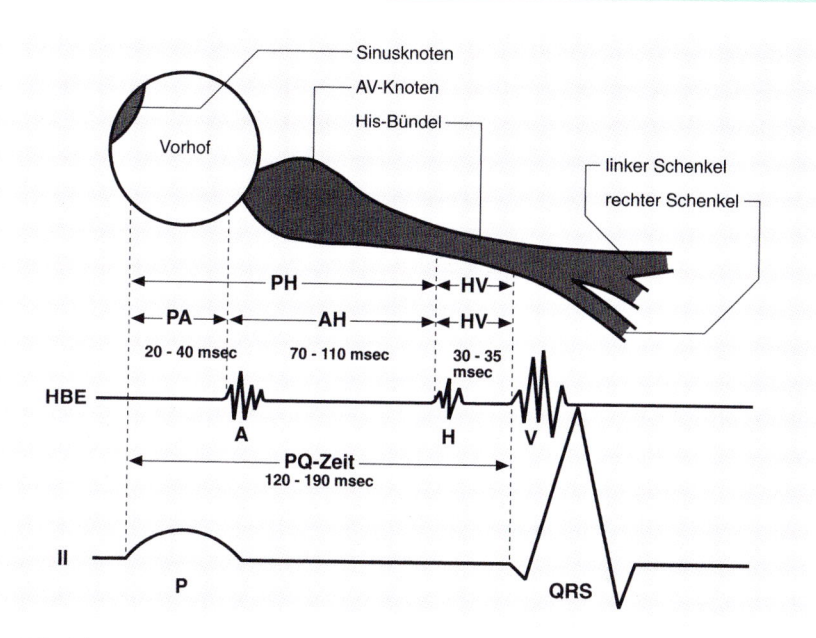

Abb. 4.73. Schematische Darstellung der His-Bündel-Elektrokardiographie. Das PQ-Intervall des Oberflächen-EKGs kann in das PA-, AH- und HV-Intervall des His-Bündel-Elektrokardiogramms unterteilt werden

PA-Intervall (20–40 ms):
Zeit der Erregung vom Sinusknoten bis zur Erregung des rechten Vorhofs
AH-Intervall (70–110 ms):
Zeit der Erregungsleitung im AV-Knoten
HV-Intervall (30–55 ms):
Zeit der Erregungsleitung im His-Purkinje-System

Aufgrund von zeitlichen Verschiebungen dieser Intervalle kann man Störungen des Erregungsablaufs in den verschiedenen Etagen des Erregungsleitungssystems lokalisieren (siehe auch Kapitel AV-Blockierungen).

4.6.1 Programmierte elektrische Stimulation

Einen weiteren Fortschritt in der Diagnostik brachte die erstmals 1967 von Durrer et al. [121] und Coumel et al. [87] in die klinische Kardiologie eingeführte Technik der *programmierten elektrischen Stimulation des Herzens (PES)*. Diese Technik macht es notwendig, dass 2–4 mehrpolige Elektrodenkatheter unter Durchleuchtung über Arm- oder Femoralvenen in das Herz eingebracht und im rechten Vorhof, im Koronarsinus (repräsentativ für den linken Vorhof), im Trikuspidalring (repräsentativ für das His-Bündel) und in der Spitze des rechten Ventrikels positioniert werden (Abb. 4.74).

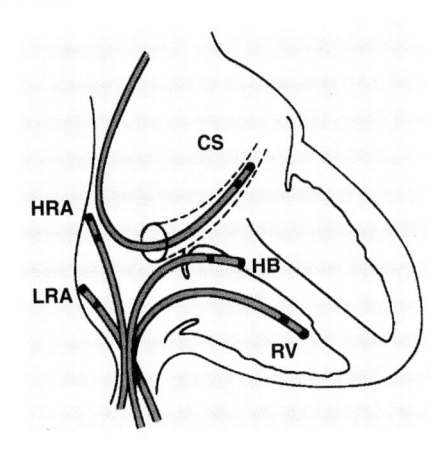

Abb. 4.74. Elektrophysiologische Untersuchung des Herzens mittels mehrerer Elektrodenkatheter im hohen rechten Vorhof (HRA), unteren rechten Vorhof (LRA), im Koronarsinus (CS), am His-Bündel (HB) und im rechten Ventrikel (RV)

Über diese Katheter können zum einen bipolare Signale (gefiltert, verstärkt und simultan mit mehreren Oberflächen-EKG-Ableitungen bei einem Papiervorschub von 100 mm/s mit einem Polygraphen registriert) abgeleitet werden, die unter normalen und veränderten Bedingungen (z. B. bei Vorliegen einer abnormen AV-Leitung bei einem Präexzitationssyndrom oder bei Vorliegen einer Tachykardie) eine genaue Analyse des Erregungsablaufes gestatten (Abb. 4.75–4.77).

Zum anderen kann das Herz über diese Katheter mit Hilfe eines externen Stimulationsgerätes gereizt werden. Diese Reizung mit einem elektrischen Strom- oder Spannungsimpuls von gewöhnlich 2 ms Dauer und doppelter diastolischer Schwellenstromstärke oder Schwellenspannung geschieht programmiert (programmierte Vorhofstimulation, programmierte Ventrikelstimulation) (Abb. 4.78).

Dabei werden während Sinusrhythmus und später während einer Grundstimulation mit 3 verschiedenen Frequenzen (100, 120, 140/min) über 8 Schläge Extrastimuli in der späten Diastole appliziert. Die Vorzeitigkeit des 1. Extrastimulus (=9. Schlag) wird schrittweise um 10 ms verkürzt, bis keine myokardiale Antwort mehr erfolgt, d. h., die Refraktärzeit des stimulierten Gewebes erreicht ist. Unter Beibehaltung des 1. Extrastimulus mit einer Vorzeitigkeit, die 20–30 ms länger ist als die Refraktärzeit, wird ein 2. Extrastimulus (=10. Schlag) spät in der Diastole appliziert und wie bei dem 1. Extrastimulus bis zum Erreichen der Refraktärzeit oder bis zur Auslösung von einer Tachykardie verfahren. Mit der Gabe eines 3. Extrastimulus wird die programmierte elektrische Stimulation des Herzens gewöhnlich beendet.

Ziel der programmierten elektrischen Stimulation des Herzens ist es, klinisch oder elektrokardiographisch dokumentierte tachykarde Herzrhythmusstörungen im Herzkatheterlabor auszulösen, deren Mechanismus (supraventrikuläre Tachykardie, ventrikuläre Tachykardie) aufzuklären und den Effekt von intravenös applizierten Antiarrhythmika auf den Initiierungs- und Terminierungsmodus der Tachykardie zu untersuchen [454].

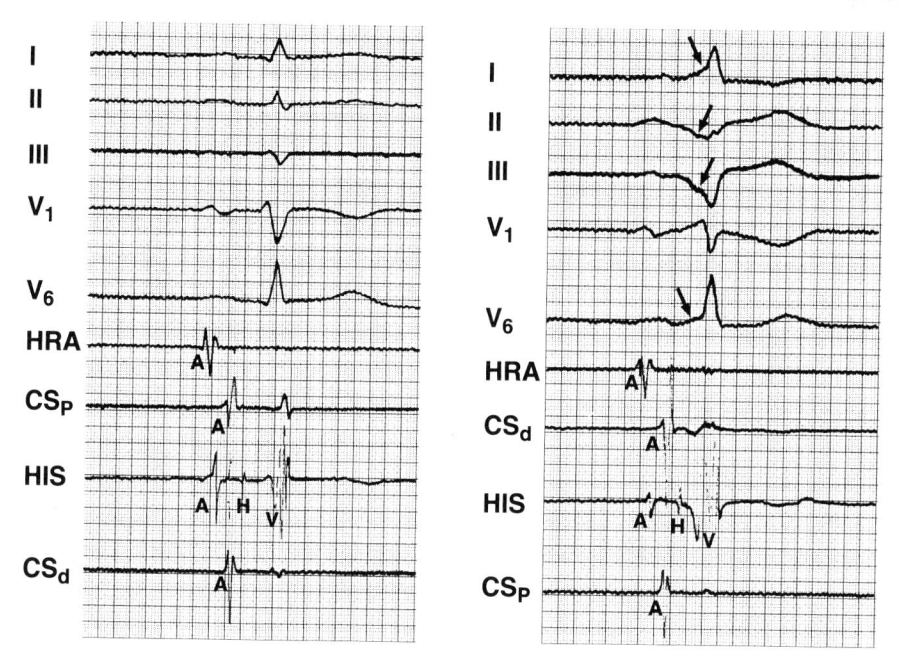

Abb. 4.75. Simultane Ableitung von 5 Oberflächen-Elektrogrammen (I, II, III, V₁, V₆) und 4 gefilterten und verstärkten intrakardialen Elektrogrammen aus dem hohen rechten Vorhof (HRA), proximalen (CSp) und distalen Koronarsinus (CSd) mittels eines 4-poligen Elektrodenkatheters und vom His-Bündel (His). Die Vorhofpotenziale sind mit A, das His-Potenzial mit His und das ventrikuläre Potenzial mit V gekennzeichnet. Links ist ein normaler Sinusschlag mit Überleitung über das AV-Knoten-His-Purkinje-System, rechts ist ein Sinusschlag mit einer ventrikulären Präexzitation über eine akzessorische AV-Bahn bei einem Patienten mit Wolff-Parkinson-White-Syndrom dargestellt. Als Ausdruck der ventrikulären Präexzitation findet sich ein verkürztes PR-Intervall, eine Delta-Welle (Pfeil) (positiv in I, V₆, negativ in II, III) und ein verkürztes HV-Intervall bei normalem AH-Intervall (vgl. auch Abb. 4.76)

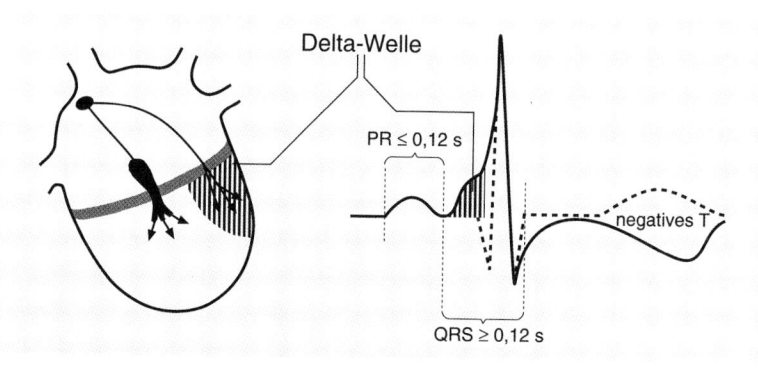

Abb. 4.76. Entstehung des typischen Wolff-Parkinson-White-Musters im EKG mit Delta-Welle, verkürztem PR- oder P-Delta-Intervall, verbreitertem QRS-Komplex und präterminal-negativer T-Welle als Folge einer in diesem Fall linksventrikulären Präexzitation. Eine abnorme Erregungsausbreitung hat immer eine abnorme Erregungsrückbildung zur Folge!

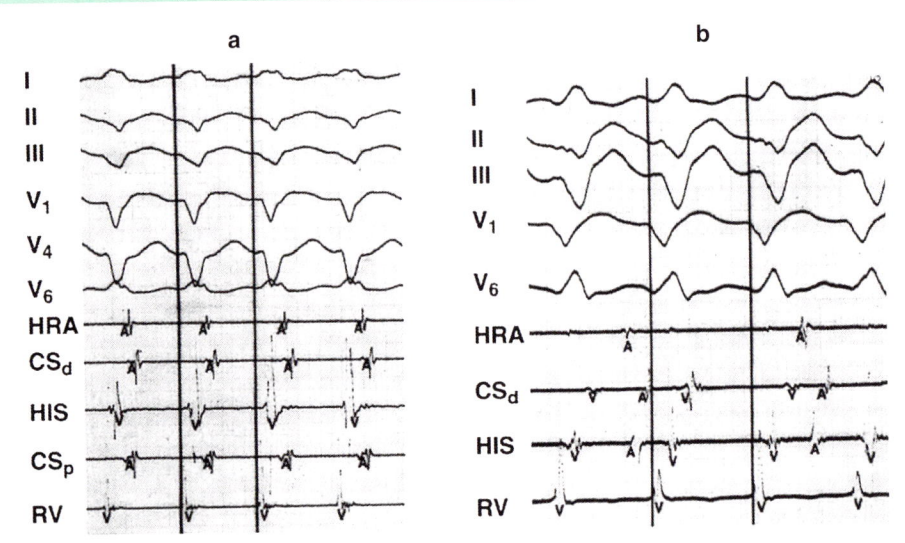

Abb. 4.77. Differentialdiagnose einer Tachykardie mit verbreitertem, linksschenkelblockartig deformierten QRS-Komplex mittels der intrakardialen Elektrokardiographie (100 mm/s). Die Ableitungen und Symbole entsprechen denen der Abb. 4.75. Die senkrechten Balken bezeichnen jeweils den Beginn des QRS-Komplexes. **a** Supraventrikuläre Reentry-Tachykardie mit antegrader Leitung über eine akzessorische nodoventrikuläre Bahn (Maheim-Bündel) und retrograde Leitung über den AV-Knoten. Das früheste Signal nach dem Balken ist das ventrikuläre Potenzial in der RV-Ableitung (= rechtsventrikuläre Präexzitation), danach folgt eine regelmäßige Sequenz von Vorhofsignalen, die einer retrograden Leitung über das AV-Knoten-His-Purkinje-System entspricht. Das Verhältnis von Vorhof- und Ventrikelsignalen ist 1:1, entsprechend einer Reentry-Tachykardie zwischen Vorhof und Ventrikel. **b** Ventrikuläre Tachykardie. Es findet sich keine konstante Beziehung zwischen der elektrischen Aktivität auf Vorhof- und Ventrikelebene (AV-Dissoziation). Die AV-Dissoziation beweist eine ventrikuläre Tachykardie

Die Tatsache, dass es mit der PES reproduzierbar gelingt Tachykardien auszulösen, wird als Argument dafür benutzt, dass den so ausgelösten Tachykardien ein *Reentry-Mechanismus* zugrunde liegt.

Ein Reentry-Mechanismus hat folgende Voraussetzungen (Abb. 4.79):
- 2 funktionell differente elektrische Leitungsbahnen,
- Auftreten eines unidirektionalen Blockes,
- geringere Leitungsgeschwindigkeit („slow conduction") in der nichtblockierten Bahn, die das retrograde Eintreten des Impulses in die unidirektional blockierte Bahn und damit den Wiedereintritt („reentry") in die ursprünglich benutzte Bahn erlaubt.

Diese Bedingungen können erfüllt sein:
- im Randgebiet eines Myokardinfarktes: Kammertachykardie, Kammerflimmern,
- in Anwesenheit einer akzessorischen AV-Verbindung: AV-junktionale-Reentry-Tachykardie (AVJT),
- im AV-Knoten: AV-Knoten-Reentry-Tachykardie (AVNT),
- im Vorhof: Vorhofflimmern/Vorhofflattern.

4.6 Intrakardiale EKG-Diagnostik

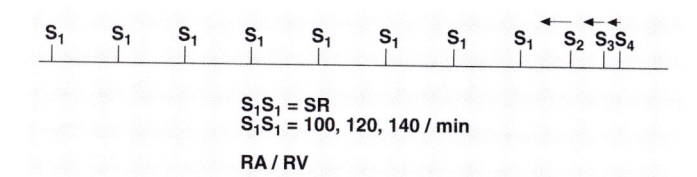

S_1S_1 = SR
S_1S_1 = 100, 120, 140 / min

RA / RV

Abb. 4.78. Schema der programmierten elektrischen Stimulation des Herzens. Das Herz wird mit einer Grundfrequenz (S_1S_1) von 100, 120 und 140/min für 8 Schläge im rechten Vorhof (RA) (=programmierte Vorhofstimulation) oder im rechten Ventrikel (RV) (=programmierte Ventrikelstimulation) stimuliert. Als 9. (S_2), 10. (S_3) oder 11. (S_4) Stimulus werden Extrastimuli mit zunehmender Vorzeitigkeit appliziert, bis die myokardiale Refraktärzeit erreicht oder eine Tachykardie ausgelöst wird. Die Extrastimuli werden auch während Sinusrhythmus (S_1S_1 = SR) gegeben

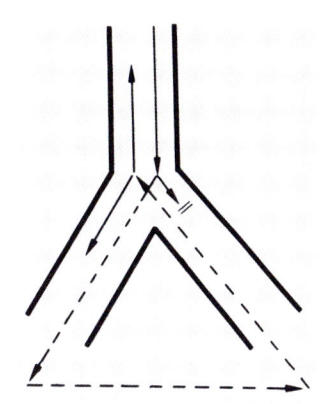

Abb. 4.79. Schematische Darstellung eines Reentry-Mechanismus. 2 funktionell differente elektrische Leitungsbahnen, ein unidirektionaler Block und eine langsame elektrische Leitungsgeschwindigkeit in der nichtblockierten Bahn ermöglichen das Kreisen eines elektrischen Impulses auf einem präformierten Reentry-Kreis

Mit Hilfe der PES wird also versucht, die elektrischen Unterschiede zweier anatomisch oder funktionell vorhandener Leitungsbahnen zu demaskieren, durch den vorzeitigen Extrastimulus einen unidirektionalen Block in einer Bahn und somit die Vorbedingung für das Kreisen des Impulses und damit die Entstehung einer Reentry-Tachykardie zu schaffen.

Das permanente Kreisen des elektrischen Impulses auf anatomisch oder funktionell präformierten Bahnen während einer Reentry-Tachykardie macht eine sehr feine Abstimmung von elektrischen Refraktärzeiten und Leitungsgeschwindigkeiten in den beteiligten Strukturen notwendig. Durch Veränderung des autonomen Tonus (z. B. durch Vagusreizung), die Gabe von Medikamenten (Antiarrhythmika) oder vorzeitigen elektrischen Stimuli (z. B. bei der antitachykarden Schrittmacherstimulation) lassen sich diese Parameter so verändern, dass das Kreisen des Impulses unterbrochen und die Reentry-Tachykardie terminiert wird.

4.6.2 Elektrophysiologische Untersuchung

Unter einer elektrophysiologischen Untersuchung des Herzens (EPU) versteht man:
- die intrakardiale Elektrokardiographie (auch His-Bündel-Elektrokardiographie genannt),
- die programmierte elektrische Stimulation des Herzens zur Diagnostik tachykarder Herzrhythmusstörungen.

Indikationen für die EPU können sein:
- WPW-Syndrom mit klinischer Symptomatik (Synkope, Palpitationen) oder mit dokumentiertem Vorhofflimmern,
- dokumentierte supraventrikuläre Tachykardie im EKG*,
- Palpitationen unklarer Ursache,
- Synkope nach Myokardinfarkt**,
- dokumentierte Kammertachykardie/Kammerflimmern nach Myokardinfarkt** [287, 302, 303].

Bradykarde Herzrhythmusstörungen lassen sich im allgemeinen mit Anamnese, klinischem Befund, EKG und Langzeit-EKG abklären.

Die programmierte elektrische Stimulation des Vorhofes kann in Einzelfällen zu Analyse der *Sinusknotenerholungszeit* und der *sinuatrialen Leitungszeit* herangezogen werden (siehe Kapitel Sinusknotensyndrom).

4.7 Neue nichtinvasive diagnostische Verfahren

4.7.1 Herzfrequenzvariabilität

Zahlreiche Untersuchungen in den letzten Jahren haben gezeigt, dass die Analyse der Herzfrequenzvariabilität zuverlässige, nichtinvasive Informationen über die autonome Modulation des Sinusknotens bei Patienten mit unterschiedlichen Herzkrankheiten liefert (Task Force of the European Society of Cardiology). Hinter dieser Methode steht die Basisannahme, dass die auf das Herz gerichtete Aktivität des sympathischen und parasympathischen Nervensystems hauptsächlich für die Schlag-zu-Schlag-Schwankungen und damit auch den Herzzyklus verantwortlich ist. Die Untersuchung der Herzfrequenzvariabilität erlaubt somit indirekt eine Messung der Sympathikus-Parasympathikus-Interaktion, d.h. einer der Hauptdeterminanten der kardialen Funktion [263]. Die Herzfrequenzvariabilität kann in der Zeit- und Frequenzdomäne analysiert werden. Einfache Zeitdomänenmessungen schließen z.B.

---

* Falls Diagnose aus dem Standard-EKG unklar
** Koronarangiographie und Ventrikulographie eingeschlossen

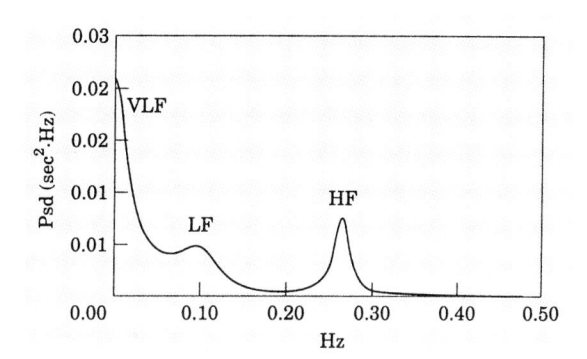

Abb. 4.80. Spektralanalyse der Herzfrequenzvariabilität bei einer Normalperson. 3 Hauptkomponenten sind zu identifizieren: VLF = sehr niedriger Frequenzbereich, LF = niedriger Frequenzbereich, HF = hoher Frequenzbereich, PSD = power spectrum density (nach Lombardi [263])

die augenblicklichen und mittleren RR-Intervalle im Langzeit-EKG und die Differenz zwischen Tag- und Nachtperioden ein. Die Standardabweichung der normalen RR-Intervalle (SDNN) ist der einfachste zu errechnende Parameter der Zeitdomänenanalyse der Herzfrequenzvariabilität. Meistens wird er anhand eines 24-Stunden-Langzeit-EKG ermittelt, obwohl auch kürzere Aufnahmezeiten möglich sind. Die Spektralanalyse (meist mittels der Fast-Fourier-Transformation) der Herzfrequenzvariabilität erlaubt die Abschätzung der Herzfrequenzvariabilität als eine Funktion der Frequenz [2, 270, 328]. Wie die Abbildung 4.80 zeigt, ist die FFT-Analyse der Herzfrequenzvariabilität bei Gesunden unter Ruhebedingungen durch drei Hauptkomponenten charakterisiert: ein sehr niedriger Frequenzbereich (VLF) von 0–0,03 Hz, ein niedriger Frequenzbereich (LF) von 0,04–0,15 Hz und ein Hochfrequenzbereich (Herzfrequenz) von 0,15–0,45 Hz. HF misst das Ausmaß der respiratorischen Sinusknotenarrhythmie, die hauptsächlich Folge der parasympathischen Modulation des Sinusknotens ist. LF ist hauptsächlich Folge der sympathischen Aktivität, während es für VLF noch keine endgültige physiologische Interpretation gibt [263]. Das Verhältnis LF/HF kann auch aus dem 24-Stunden-Langzeit-EKG durch Kurzzeitanalysen von 200 konsekutiven 5-Minuten-Segmenten bestimmt werden (Abb. 4.81) und seine zirkadiane Variabilität gilt als Index für das zirkadiane sympathikovagale Gleichgewicht mit höheren Werten tagsüber und niedrigeren Werten während der Nacht. Klinisches Interesse an der Herzfrequenzvariabilität kam auf, nachdem an einem großen Postinfarktklientel gezeigt werden konnte, dass eine verminderte Herzfrequenzvariabilität (24-Stunden-SDNN <50 ms) mit einer signifikant höheren Letalität verbunden war [225, 470]. Dieser Befund wurde als indirekter Beweis für den prognostisch ungünstigen Einfluss des sympathischen Nervensystems und der reduzierten vagalen Modulation des Sinusknotens gewertet und in weiteren Studien anschließend bestätigt [268, 326]. Heute findet das Konzept einer inversen Beziehung zwischen vermindertem Vagotonus (niedrige Herzfrequenzvariabilität) und

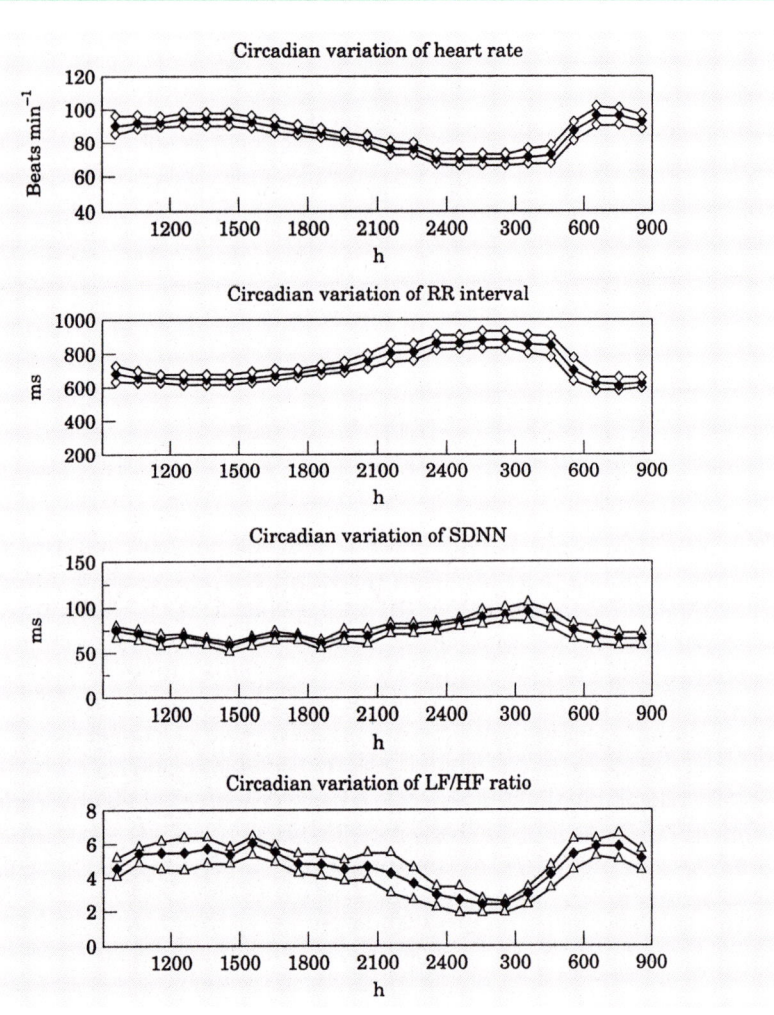

Abb. 4.81. Zirkadianrhythmik der Herzfrequenz, der RR-Intervalle, der Standardabweichung der gemittelten RR-Intervalle SDNN und des LF/HF-Verhältnisses bei 12 gesunden Probanden. (Mittelwerte und einfache Standardabweichungen) (nach Lombardi [263])

hoher Postinfarktletalität breite Anwendung in der Postinfarktrisikostratifizierung.

4.7.2 Baroreflexsensitivität

Die Baroreflexsensitivität stellt einen weiteren Marker für kardiale Vagusreflexe dar [242, 243]. Sie findet ihren Ausdruck in der Regressionskurve zwischen einer pharmakologisch (z. B. Phenylephrin) induzierten Erhöhung des arteriellen Blutdrucks (Abszisse) und der Abnahme der Herzfrequenz (Zunahme der RR-Intervalle auf der Ordinate) (Abb. 4.82).

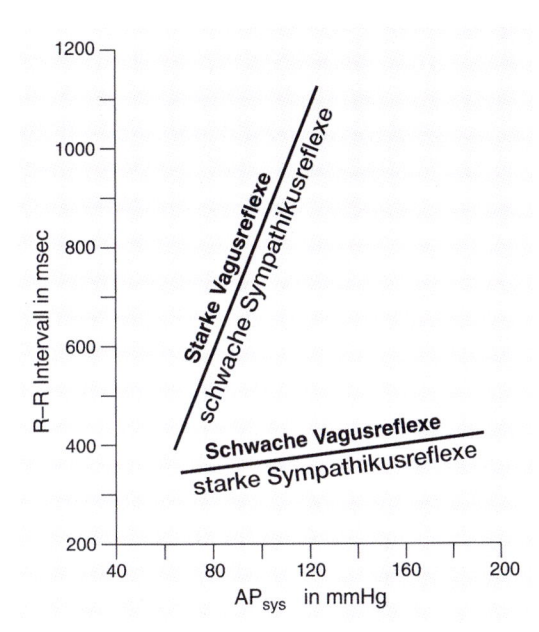

Abb. 4.82. Baroreflexanalyse anhand der Regressionsgeraden aus den RR-Intervallen (Ordinate) und Veränderungen des arteriellen Blutdrucks (Abszisse) nach Gabe von Phenylephrin

Sowohl in tierexperimentellen [375] als auch in klinischen Studien [134, 135] konnte gezeigt werden, dass eine erniedrigte Baroreflexsensitivität (<3,0 ms/mmHg) mit einer erhöhten Postinfarktletalität verbunden war.

Die 1998 publizierte ATRAMI-Studie (Autonomic Tone and Reflexes after Myocardial Infarction) [241] zeigte, dass nach einem Myokardinfarkt die Baroreflexsensitivität eine unabhängige prognostische Bedeutung hat, die die bekannte prognostische Bedeutung der Herzfrequenzvariabilität (SDNN) ergänzt.

Diese internationale prospektive Multicenter-Studie zeigte bei 1284 eingeschlossenen Postinfarktpatienten (<28 Tage) eine 2-Jahresmortalität von 17% bei einer SDNN <70 ms und einer Baroreflexsensitivität <3,0 ms/mmHg. Die Mortalität betrug 2% (p<0,0001), wenn die SDNN >105 ms und die Baroreflexsensitivität >6,1 ms/mmHg betrugen.

Beide vegetativen Parameter (SDNN und Baroreflexsensitivität) haben somit heute neben der Ventrikelfunktion und dem Ausmaß ventrikulärer Arrhythmien einen festen Platz in der Postinfarktrisikostratifizierung [371].

> Ein autonomes Ungleichgewicht infolge hohen Sympathikotonus (Folge einer schlechten Ventrikelfunktion) und verminderten Vagotonus (niedrige Baroreflexsensitivität und SDNN) hat eine große Bedeutung für die Postinfarktletalität.

T-Wellen-Alternanz

Die experimentellen Untersuchungen der Vergangenheit zeigten einen Zusammenhang zwischen einem T-Wellen-Alternanz (d.h. einer Schlag-zu-Schlag-Fluktuation der Amplitude von ST-Strecke und T-Welle im EKG) und der Genese ventrikulärer Herzrhythmusstörungen [391]. Klinische Untersuchungen in der Folgezeit (mittels der Signalmittelungstechnik) zeigen, dass bei Patienten mit erhöhtem Risiko für ventrikuläre Arrhythmien ein elektrischer Alternanz der Repolarisation (ST-Strecke und T-Welle) von <15 µV sehr häufig ist und letzterer als nichtinvasiver Parameter für die Neigung zu ventrikulären Rhythmusstörungen dienen kann [190, 351].

Heart-Rate-Turbulenz (HRT)

Unter der Heart-Rate-Turbulenz ist die physiologische, biphasische Antwort des Sinusknotens auf ventrikuläre Extrasystolen zu verstehen. Diese besteht aus einer kurzen initialen Beschleunigung und einer anschließenden Verlangsamung der Herzfrequenz (Abb. 4.83). Diese charakteristische Reaktion kann mit zwei nummerischen Parametern quantifiziert werden, dem Turbulenz-Onset und dem Turbulenz-Slope (Abb. 4.84). Die der HRT zugrunde liegenden Mechanismen sind noch nicht endgültig geklärt. Vermutlich handelt es sich um einen autonomen Baroreflex. Die ventrikuläre Extrasystole

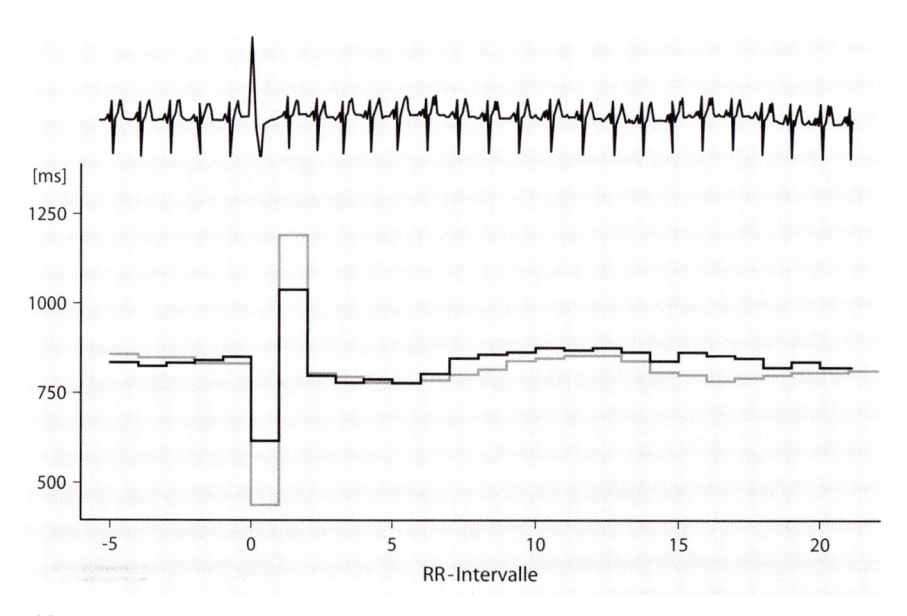

Abb. 4.83. „Lokales" Tachogramm: unmittelbar nach der VES verkürzen sich die Herzschlagintervalle, nach einigen Schlägen tritt eine Gegenreaktion ein. Dabei verlängern sich die RR-Intervalle zwischen dem sechsten und zwölften Schlag kontinuierlich, anschließend schwingt das System auf die Ausgangsfrequenz zurück (nach Schmidt [369])

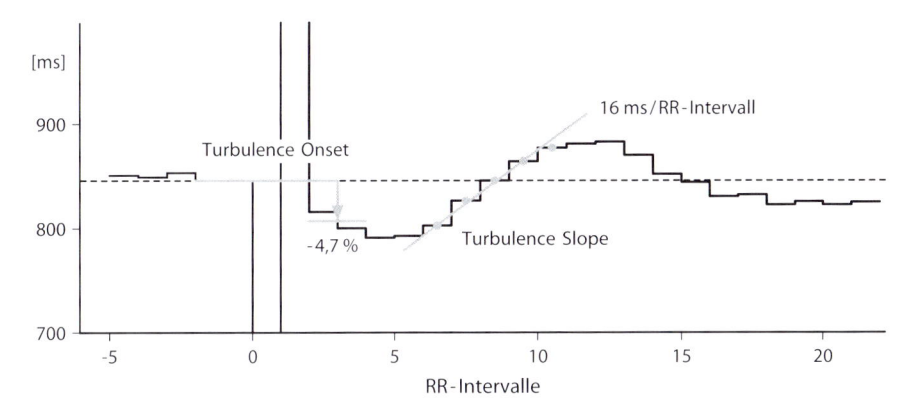

Abb. 4.84. Quantifizierung der Heart-Rate-Turbulenz
Turbulence Onset (TO): prozentuale Änderung des Mittelwertes der ersten beiden Normalintervalle nach der Extrasystole im Vergleich zum Mittelwert der letzten beiden Normalintervalle vor der Extrasystole. TO wird zunächst für jede einzelne VES ermittelt, anschließend wird der Mittelwert aller Einzelmessungen gebildet.
Turbulence Slope (TS): steilste Steigung einer Regressionsgeraden durch jeweils fünf benachbarte Messpunkte im gemittelten Tachogramm. Der TS wird am gemittelten Tachogramm berechnet und in ms pro RR-Intervall ausgedrückt (nach Schmidt [369])

verursacht eine kurze Störung des arteriellen Blutdrucks (niedrige Amplitude des vorzeitigen Schlages, hohe Amplitude des folgenden Normalschlages). Bei intaktem autonomen Regelkreis wird diese flüchtige Änderung sofort registriert und sofort in Form der HRT beantwortet. Bei einer Störung innerhalb des Regelkreises ist diese Reaktion abgeschwächt oder fehlt gänzlich (Abb. 4.85). Die HRT, insbesondere die Kombination beider Parameter, erwies sich in klinischen Studien als stärkster, von den anderen bekannten Risikofaktoren unabhängiger EKG-gestützter Risikoparameter nach einem Myokardinfarkt [369].

4.8 Arrhythmiemechanismen

Folgende Arrhythmiemechanismen werden unterschieden [90, 93, 94, 98, 162, 202, 203, 289, 298]:
- Automatie
  - normal
  - abnormal (nur im geschädigten Arbeitsmyokard, de-novo-Aktionspotenziale)
- Kreiserregung („reentry")
- getriggerte Aktivität infolge
  - früher Nachdepolarisationen (QT-Syndrom, Klasse I-Antiarrhythmika)
  - später Nachdepolarisationen (Digitalis, Hypertrophie, Myokardinfarkt)

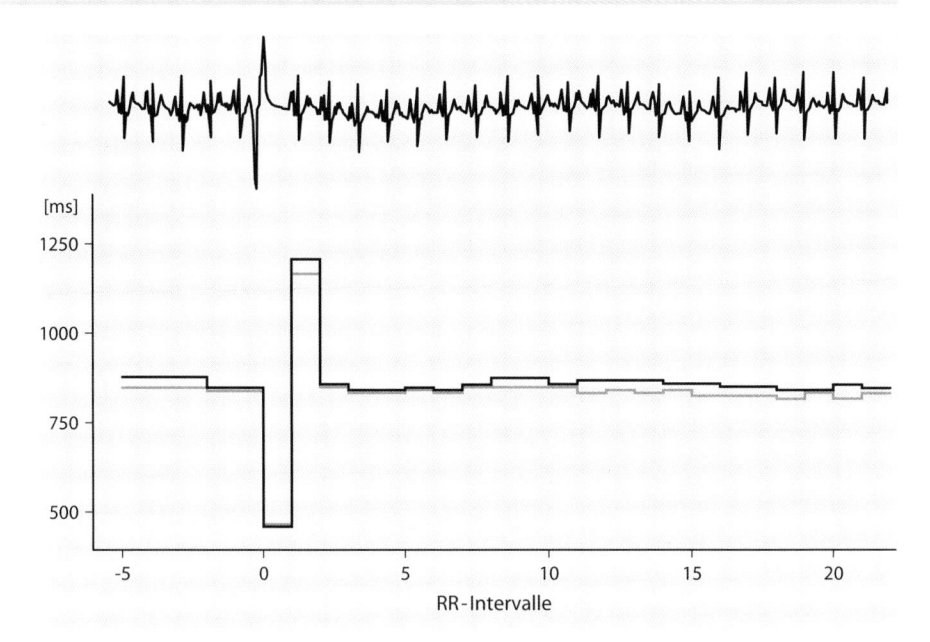

Abb. 4.85. Langzeit-EKG-Ausschnitte und lokales Tachogramm eines Patienten zwei Wochen nach akutem Infarkt, der drei Monate später plötzlich verstarb. Die HRT ist fast völlig aufgehoben (nach Schmidt [369])

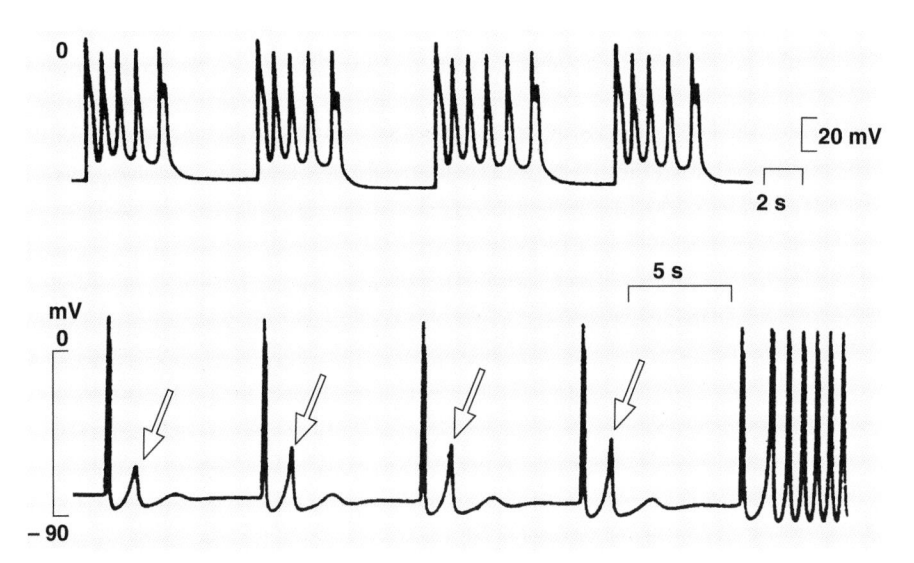

Abb. 4.86. Frühe (oben) und späte (unten) Nachpotenziale (Pfeile)

Nur die Zellen des Sinusknotens, des distalen AV-Knotens und des His-Purkinje-Systems haben die Fähigkeit zur *normalen Automatie*, die entweder *gesteigert* (*Tachykardie*) oder *verlangsamt* (*Bradykardie*) sein kann. Die Begriffe „abnormale Automatie" und „getriggerte Aktivität" beinhalten eine heterogene Gruppe von häufig auch schwer zu unterscheidenden Mechanismen, deren Kenntnis vorwiegend aus tierexperimentellen Studien mit Purkinje-Fasern stammt [162]. Als frühe Nachdepolarisationen werden dabei früh auftretende Aktionspotenziale beschrieben, die einem experimentell ausgelösten Aktionspotenzial folgen (Abb. 4.86). Die sogenannten späten Nachdepolarisationen folgend entsprechend spät einem experimentell ausgelösten Aktionspotenzial. Sowohl früh als auch spät auftretende Nachdepolarisationen können Arrhythmien auslösen. Inwieweit diese Mechanismen Bedeutung für Arrhythmien beim Menschen haben, ist derzeit noch Gegenstand der Forschung.

Kapitel 5 Therapeutische Grundlagen

Die Therapie bradykarder und tachykarder Herzrhythmusstörungen beinhaltet die:
- Pharmakotherapie,
- elektrische Therapie (kurativ interventionell, palliativ),
- chirurgische Therapie.

Vor jeglicher therapeutischer Intervention ist eine Betrachtung der möglichen Ätiologie der Herzrhythmusstörungen unbedingt erforderlich:

Ätiologie kardialer Arrhythmien

- Kardiale Erkrankung (koronare Herzkrankheit, Kardiomyopathie, Myokarditis, Herzklappenfehler)
- Elektrolytstörungen (Hypokaliämie, Hypomagnesiämie, Hyperkalzämie),
- Medikamente (Digitalis, Antiarrhythmika, Antidepressiva),
- Endokrine Erkrankungen (Thyreotoxikose, Phäochromozytom, Hyperparathyreoidismus, Hypothyreose)
- Verschiedenes (Lungenembolie, Infektion, Anämie, Schock, Herzchirurgie).

Bei der Behandlung *bradykarder Herzrhythmusstörungen* kommt überwiegend die elektrische Therapie in Form von implantierten Herzschrittmachern in Frage, sieht man in der Akutphase von einer Therapie mit betasympathikolytischen (Atropin, Atropinester) oder betarezeptorenstimulierenden Medikamenten (Orciprenalin) ab.

Im Mittelpunkt der Therapie tachykarder Herzrhythmusstörungen stehen, auch wenn man heute sehr viel zurückhaltender mit diesen Medikamenten ist, die Antiarrhythmika (Abb. 5.1).

Nur in Einzelfällen muss auf palliative elektrische Verfahren (antitachykarde Schrittmacherstimulation [105, 106]) oder auf chirurgische Verfahren (Endokardresektion) [204], Durchtrennung akzessorischer Leitungsbahnen [379] zurückgegriffen werden. Eine große Bedeutung hat die kurativ angelegte interventionelle Katheterablation von an Rhythmusstörungen beteiligten kardialen Strukturen (Kent-Bündel, perinodales Gewebe, arrhythmogenes Substrat im Ventrikel) mittels Hochfrequenzstrom gewonnen [237, 238, 244].

Klasse-I-A-Medikamente:
(Verbreiterung des Aktionspotenzials)
Chinidin
Disopyramid
Procainamid

Klasse-I-B-Medikamente:
(Verkürzung des Aktionspotenzials)
Lidocain
Mexiletin
Tocainid

Klasse-I-C-Medikamente:
(Aktionspotenzial nicht verändert)
Ajmalin   Propafenon
Aprinidin   Encainid
Flecainid   Lorcainid

Alle Klasse-I-Medikamente blockieren den schnellen Natriumkanal und reduzieren die maximale Anstiegsgeschwindigkeit des Aktionspotenzials

Klasse-II-Medikamente:
(Betablocker)
Acebutolol
Alprenolol   Pindolol
Atenolol   Practolol
Metoprolol   Propranolol
Nadolol   Sotalol
Oxprenolol   Timolol

Klasse-III-Medikamente:
(Verlängerung der Repolarisation)
Amiodaron
Bretylium
(Sotalol)

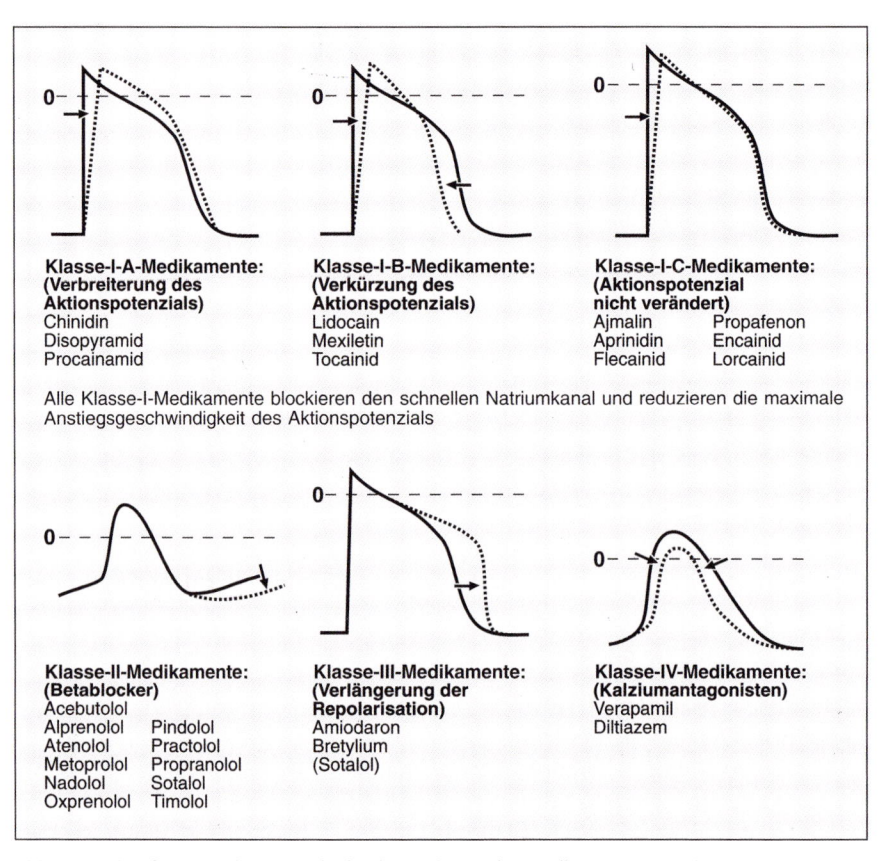

Klasse-IV-Medikamente:
(Kalziumantagonisten)
Verapamil
Diltiazem

Abb. 5.1. Klassifizierung der Antiarrhythmika nach Vaughan Williams [427] und Harrison [175] entsprechend ihrer Wirkung auf das Aktionspotenzial (tierexperimentelle Befunde)

5.1 Die Pharmakotherapie

„Alle ding sind gift und nichts als gift;
Allein die dosis macht daß ein ding kein gift ist."
(Paracelsus)

Antiarrhythmika sind hochwirksame Medikamente zur Behandlung folgender tachykarder Herzrhythmusstörungen:
- Extrasystolie (supraventrikulärer, ventrikulärer Ursprung),
- supraventrikuläre Tachykardie,
- ventrikuläre Tachykardie/Kammerflimmern.

Sie können zum Teil lebensbedrohliche Nebenwirkungen in Form einer Aggravierung bestehender Herzrhythmusstörungen haben (bei ca. 5–20% aller

behandelten Patienten [428]), so dass sich ihr Einsatz streng danach richtet, ob
- eine Beeinträchtigung des subjektiven Befindens durch die Herzrhythmusstörung vorliegt und
- von der Beseitigung der Herzrhythmusstörung eine Lebensverlängerung zu erwarten ist.

Die *antiarrhythmische Wirkung* kann bestehen in:
- einer Suppression ektoper Automatiezentren und
- einer Zerstörung der Bedingungen für eine Reentry-Tachykardie, entweder durch Verlängerung der Refraktärzeit der beteiligten Strukturen und/oder Verlangsamung der elektrischen Leitungsgeschwindigkeit oder durch Umwandlung eines unidirektionalen in einen bidirektionalen Block (Abb. 4.79).

Besteht eine ausgeprägte leitungsverzögernde Wirkung bei einer nur geringen refraktärzeitverlängernden Wirkung des Antiarrhythmikums, so kann eine Stabilisierung der elektrischen Verhältnisse im Reentry-Kreis eintreten. Aus einer ehemals kurz anhaltenden kann sich so eine permanente Tachykardie entwickeln, da der jetzt langsam kreisende Impuls immer wieder elektrisch erregbares Gewebe vorfindet.

5.1.1 Klassifizierung der Antiarrhythmika

Mit Ausnahme von Digitalis werden die Antiarrhythmika entsprechend ihrer Wirkung auf das Aktionspotenzial der Myokardzelle (tierexperimentelle Befunde) nach Vaughan Williams in 4 Klassen eingeteilt [427] (Abb. 5.1)

Klasse-I-Antiarrhythmika wirken membranstabilisierend, indem sie den schnellen Natriumkanal der Zellmembran inhibieren und dadurch zu einer Verminderung der Aufstrichgeschwindigkeit des Aktionspotenzials (Phase 0) führen. Eine weitere Differenzierung erfolgt nach Harrison [175]:

Klasse IA: Das Aktionspotenzial wird etwas verlängert. Zu dieser Klasse gehören: Chinidin, Disopyramid, Procainamid.
Klasse IB: Das Aktionspotenzial wird etwas verkürzt. Zu dieser Klasse gehören: Lidocain, Mexiletin und Diphenylhydantoin.
Klasse IC: Die Dauer des Aktionspotenzials wird nicht beeinflusst. Zu dieser Klasse gehören: Ajmalin, Aprindin, Encainid, Flecainid und Propafenon.

Klasse-II-Antiarrhythmika (Betarezeptorenblocker) verlangsamen infolge ihres sympathikolytischen Effektes die Aufstrichgeschwindigkeit der Phase 4 des Aktionspotenzials.

Klasse-III-Antiarrhythmika zeichnen sich durch ihre Aktionspotenzialverlängernde Wirkung aus. Zu dieser Klasse gehören neben dem Amiodaron [279] das Sotalol, das zusätzlich noch betasympathikolytische Eigenschaften hat. Auch das Bretylium, ein Medikament mit ausgezeichneter Wirkung gegen Kammerflimmern, gehört in diese Gruppe.

Klasse-IV-Antiarrhythmika beinhalten die Kalziumantagonisten Verapamil und Diltiazem, die die Aktivität von Schrittmacherzellen im AV-Knoten beeinflussen, welche von dem langsamen Kalziumeinstrom in die Zelle abhängig sind („slow channel action potentials"). Nifedipin besitzt als Kalziumantagonist keinen Einfluss auf die Zellen des Erregungsleitungssystems des Herzens.

Die Vaughan-Williams-Klassifikation hat aus den folgenden Gründen in den letzten Jahren eine breite Verwendung gefunden:
- Sie stellt eine Basis dar für die Assoziation der Antiarrhythmika-Klasse mit klinischen beobachteten Mortalitätsdaten.
- Sie erlaubt eine Interpretation proarrhythmischer Reaktionen auf unterschiedliche Antiarrhythmika aufgrund deren Klassenzugehörigkeit.
- Sie gilt als Beleg für die fundamentale Bedeutung der adrenergen Stimulation für die Genese mannigfacher Arrhythmien.
- Sie hatte und wird vermutlich auch in Zukunft einen Einfluss auf die Entwicklung und Charakterisierung neuer Antiarrhythmika haben.

Das große Verdienst der Vaughan-Williams-Klassifikation liegt in ihrer Einfachheit der Beschreibung der bedeutsamsten elektrophysiologischen und pharmakodynamischen Parameter [389].

Den modernen Ergebnissen der elektrophysiologischen und klinischen Forschung genügt die Vaughan-Williams-Klassifikation jedoch aus den folgenden Gründen nicht mehr:
- Bei der Beschreibung des Wirkmechanismus bzw. Angriffspunktes der verschiedenen antiarrhythmischen Substanzen (Blockade von Ionenströmen (Klasse I, IV), Refraktärzeitverlängerung durch Verlängerung der Aktionspotenzialdauer (Klasse III)) fehlt die Definition des exakten Mechanismus, d.h. der Blockade der Kalium- oder Kalziumkanäle.
- Die Möglichkeit der Aktivierung von Kanälen oder Rezeptoren wird außer Acht gelassen.
- Alphablocker und Digitalis kommen in der Vaughan-Williams-Klassifizierung nicht vor.
- Die Beschreibung antiarrhythmischer Effekte beruht auf den elektrophysiologischen Eigenschaften von Präparaten aus gesundem Herzgewebe und berücksichtigt nicht die Veränderungen an zum Beispiel ischämischen Myokardzellen.
- Unterschiedlich antiarrhythmische Mechanismen zur Suppression einer Tachykardie, zur Verhinderung einer Arrhythmieentstehung und zur Induktion proarrhythmischer Effekte sind unberücksichtigt.

Diesen Kritikpunkten wurde im sogenannten „sizilianischen Gambit" [410] Rechnung getragen, in dessen Mittelpunkt der Begriff des *vulnerablen Parameters* steht. Unter einem vulnerablen Parameter wird der günstigste Angriffspunkt zur Arrhythmieterminierung verstanden. Dem Begriff des vulnerablen Parameters liegt die Vorstellung zugrunde, dass alle Arrhythmien durch veränderte elektrophysiologische Eigenschaften gekennzeichnet sind, die Angriffspunkte für eine Intervention sein können. Die Kenntnis der

Tabelle 5.1. Vulnerable Parameter bei verschiedenen Arrhythmien und spezifische Therapie

Mechanismus	Arrhythmieform	Vulnerabler Parameter (Beeinflussung)	Modulierbarer Ionenstrom des vulnerablen Parameters (Ansatz)	Spezifische antiarrhythmische Substanzen
Automatie				
A. Normal aber verstärkt				
	Sinustachykardie	Phase 4 der Depolarisation (senken)	I_f, I_{Ca-T} (blockieren)	Betablocker, M_2-Agonisten
B. Abnorm			$I_{K(Ach-abhängig)}$ (aktivieren)	
	ektope Vorhoftachykardie	maximales diastolisches Potenzial (Hyperpolarisation)	$I_{K(Ach-abhängig)}$ (aktivieren)	M_2-Agonisten
	schneller idioventrikulärer Rhythmus	Phase 4 der Depolarisation (senken)		Ca- oder Na-Kanal-Blocker
Getriggerte Aktivität				
A. durch frühe Nachdepolarisationen („early after depolarizations", EAD)	Torsade de pointes	Dauer des Aktionspotentials (verkürzen) oder frühe Nachdepolarisationen (unterdrücken)	I_K (aktivieren) I_{Ca-L}, I_{Na} (blockieren)	Betaagonisten, Vagolytika (Frequenzsteigerung) Ca-Kanal-Blocker, Magnesium, Betablocker
B. Durch späte Nachdepolarisationen („delayed after depolarizations", DAD)	Arrhythmien durch Digitalis	Erhöhte freie Ca-Konzentration (senken) oder späte Nachdepolarisationen (unterdrücken)	I_{Ca-L} (blockieren) I_{Ca-L}, I_{Na} (blockieren)	Ca-Kanal-Blocker, Na-Kanal-Blocker
	Ventrikuläre Tachykardie über autonome Modulation	erhöhte freie Ca-Konzentration (senken) oder späte Nachdepolarisationen (unterdrücken)	I_{Ca-L} (blockieren) I_{Ca-L}, I_{Na} (blockieren)	Betablocker, Ca-Kanal-Blocker, Adenosin

Funktionen der verschiedenen transmembranösen Ionenströme und der elektrischen Leitungseigenschaften der Zellen unter pathologischen Bedingungen hilft bei der Lösung des Problems, welcher Kanal und welcher Ionenstrom durch das Antiarrhythmikum beeinflusst werden soll, um zum gewünschten Ergebnis zu kommen.

Um diesen Punkt des „sizilianischen Gambits" dreht sich heute die Differentialtherapie mit antiarrhythmischen Substanzen. Die Tabelle 5.1 gibt eine Übersicht über die heutige Vorstellung der vulnerablen Parameter bei verschiedenen Arrhythmien und deren spezifische Therapien.

Tabelle 5.1 (Fortsetzung)

Mechanismus	Arrhythmieform	Vulnerabler Parameter (Beeinflussung)	Modulierbarer Ionenstrom des vulnerablen Parameters (Ansatz)	Spezifische antiarrhythmische Substanzen
Reentry-Mechanismen (Na-Kanal-abhängig)				
A. Primär gestörte Leitung „long excitable gap"				
	Vorhofflattern Typ I	Leitung und Erregbarkeit (herabsetzen)	I_{Na} (blockieren)	Vorhof: Na-Kanal-Blocker (außer Lidocain, Mexiletin u. Tocainid)
	Tachykardie durch kreisende Erregung bei WPW-Syndrom	Leitung und Erregbarkeit (herabsetzen)	I_{Na} (blockieren)	Na-Kanal-Blocker (außer Lidocain, Mexiletin und Tocainid)
	Anhaltende monomorphe Kammertachykardie	Leitung und Erregbarkeit (herabsetzen)	I_{Na} (blockieren)	Kammern: Na-Kanal-Blocker
B. Störung von Leitung und Refraktärzeit („short excitable gap")				
	Vorhofflattern Typ II	Refraktärperiode (verlängern)	I_K (blockieren)	K-Kanal-Blocker
	Vorhofflimmern	Refraktärperiode (verlängern)	I_K (blockieren), I_{Na} (blockieren) (Reaktivierung verzögern)	K-Kanal-Blocker, Na-Kanal-Blocker
	Tachykardie durch kreisende Erregung bei WPW-Syndrom	Refraktärperiode (verlängern)	I_K (blockieren)	K-Kanal-Blocker
	Polymorphe u. anhaltende monomorphe Kammertachykardie	Refraktärperiode (verlängern)	I_{Na} (blockieren)	Na-Kanal-Blocker
	Reentry über Schenkel der Leitungsbahnen	Refraktärperiode (verlängern)	I_{Na} (blockieren)	Na-Kanal-Blocker
	Kammerflimmern	Refraktärperiode (verlängern)	I_K (blockieren)	K-Kanal-Blocker
Reentry-Mechanismus (Ca-Kanal-abhängig)				
	AV-Knoten-Reentry-Tachykardie	Leitung und Erregbarkeit (herabsetzen)	I_{Ca-L} (blockieren)	Ca-Kanal-Blocker
	Tachykardie durch kreisende Erregung bei WPW-Syndrom	Leitung und Erregbarkeit (herabsetzen)	I_{Ca-L} (blockieren)	Ca-Kanal-Blocker
	Verapamil-sensitive Kammertachykardie	Leitung und Erregbarkeit (herabsetzen)	I_{Ca-L} (blockieren)	Ca-Kanal-Blocker

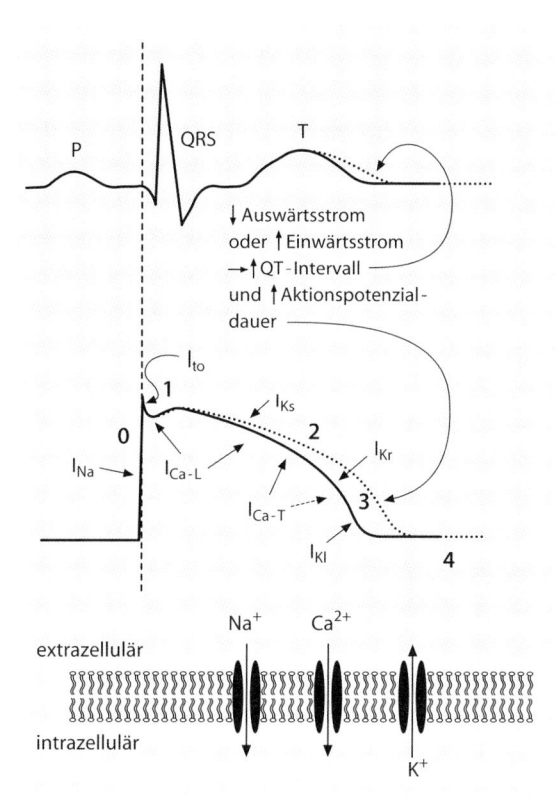

Abb. 5.2. Stilisiertes EKG, ventrikuläres Aktionspotenzial und die Zellmembran (modifiziert nach Roden [344]). Die Phasen des Aktionspotenzials sind fettgedruckt: Der Beginn des QRS-Komplexes korrespondiert mit der Phase 0, die Phase 1 mit dem Knoten wird verursacht durch den Kaliumstrom I_{to}, die langsame Repolarisation während der Phasen 2 und 3 ist Folge eines Gleichgewichtes zwischen primär Ca-Kanal-dominierten Einwärtsströmen und primär K-Kanal-dominierten Auswärtsströmen I_{Kr}, I_{Ks}, I_{K1}: Jede Intervention (Antiarrhythmikum, Ionenenkanalmutation), die dieses Gleichgewicht zugunsten des Einwärtsstroms verändert, verlängert die Aktionspotenzialdauer einer individuellen Zelle und damit das QT-Intervall im EKG. I_{Kr}: schnelle Komponente des Schrittmacherstroms; I_{Ks}: langsame Komponente des Schrittmacherstroms; I_{K1}, I_{KAch}, I_{ATP}: Zeitunabhängige Hintergrundströme; I_{to}: transienter Auswärtsstrom; I_{Na}: schneller Na-Einwärtsstrom

Die klinische Relevanz des „sizilianischen Gambits" bleibt jedoch noch abzuwarten.

Die Tabelle 5.2 zeigt eine Zusammenfassung der wichtigen Antiarrhythmika-Wirkungen auf die Membrankanäle, Rezeptoren und Ionenpumpen im Herzen sowie klinische und elektrokardiographische Effekte.

Die Abb. 5.2 zeigt insbesondere die an der Repolarisation beteiligten Ionenströme. Eine Verminderung des Auswärtsstroms oder Erhöhung des Einwärtsstroms führt zu einer QT-Verlängerung im EKG.

Tabelle 5.2. Pharmakologische, klinische und elektrokardiographische Effekte der wichtigsten Antiarrhythmika („Sizilianisches Gambit")

Medikament	Kanäle						Rezeptoren				Pumpen	Klinik			Effekte		
	Na			Ca	K	I_f	α	β	M₂	P	Na-K-ATPase	links-ventrikuläre Funktion	Sinus-frequenz	extra-kardiale Effekte	RR-Intervall	QRS-Breite	JT-Intervall
	schnell	mittel	langsam														
Lidocain	○											↑	↑	◐			→
Mexiletin	○											↑	↑	◐			→
Tocainid	○											↑	↑	●			→
Moricizin	⊙											→	↑	○		←	
Procainamid		Ⓐ			◐							↑	↑	●	⇄	←	←
Disopyramid		Ⓐ			◐							↓	↑	◐	⇄	←	←
Chinidin		Ⓐ			◐		◐					→	←→	◐	←	←	←
Propafenon		Ⓐ			○			◐				↓	↓	○	→	←	
Flecainid			Ⓐ		●							↓	→	○		←	
Encainid			Ⓐ									→	↑	○		←	
Bepridil	○			●								→	↓	○			←
Verapamil	○			●					◐			↓	↓	○	←		
Diltiazem				◐								?	↓	○	←		
Bretylium					●			◼				→	←↑	○			←
Sotalol					●			●				↓	↓	○	←		←
Amiodaron	○			○	●		◐	◐				→	→	●	←		←

Tabelle 5.2 (Fortsetzung)

Medikament	Kanäle						Rezeptoren				Pumpen	Klinik		Effekte			
	Na			Ca	K	I_f	α	β	M₂	P	Na-K-ATPase	linksventrikuläre Funktion	Sinusfrequenz	extrakardiale Effekte	RR-Intervall	QRS-Breite	JT-Intervall
	schnell	mittel	langsam														
Alinidin					◐	●						?	↓	●	←		
Nadolol	○							●				↓↓	↓↓	○	←		
Propranolol								●				↑	←	◐	→		
Atropin									●				→	○	←		
Adenosin									□	□		?	←	○	←		
Digoxin											●	←	→	●	←		→

Durchschnittliche Wirkung der Blocker: ○, niedrig; ◐, moderat; ●, hoch; □ = Agonist; ◪ = Agonist/Antagonist; Ⓐ = Aktivitätsblocker; Ⓘ = Inaktivitätsblocker

Neue Klasse-III-Antiarrhythmika

Im Zentrum der Forschung der letzten Jahre stand die Suche nach einem idealen Antiarrhythmikum. Dieses sollte unabhängig von der Herzfrequenz intravenös und oral wirksam sein, geringe Nebenwirkungen, insbesondere keine proarrhythmischen Eigenschaften aufweisen, das arrhythmogene Substrat („vulnerable Parameter") günstig beeinflussen und arrhythmogene Trigger supprimieren.

So wurden zahlreiche neue Klasse-III-Antiarrhythmika entwickelt (Tabelle 5.3), die dem erwünschten Profil näher sind als die klassischen Substanzen, deren klinische Prüfung jedoch noch nicht beendet ist. Diese neuen Klasse-III-Antiarrhythmika verlängern die Refraktärzeit durch Blockade von I_{to}, I_{Kr} und/oder I_{Ks}. In der Mehrzahl handelt es sich um selektive Blocker des schnellen Schrittmacherstroms I_{Kr} wie zum Beispiel Dofetilide, Sematilide oder Almokalant. Im Vergleich zu diesen Substanzen scheint Azimilide Dank seiner kombinierten Hemmung sowohl von I_{Kr} als auch von I_{Ks} in der Behandlung von Patienten mit struktureller Herzerkrankung einen entscheidenden Vorteil zu haben.

Tabelle 5.3. Eigenschaften neuer Klasse-III-Antiarrhythmika

Substanz	Beteiligte Kaliumkanäle	Applikation	Angestrebte Hauptindikationen
Azimilide	I_{Kr}, I_{Ks}	oral	Vorhofflimmern (-flattern), paroxysmale supraventrikuläre Tachykardien, anhaltende ventrikuläre Arrhythmien Prophylaxe des plötzlichen Herztodes
Dofetilide	I_{Kr}	oral	Vorhofflattern (-flimmern), paroxysmale supraventrikuläre Tachykardien
Sematilide	I_{Kr}	i.v.	Vorhofflimmern, paroxysmale supraventrikuläre Tachykardien, anhaltende ventrikuläre Arrhythmien
Dronedarone	multiple Effekte	oral/i.v.	Vorhofflimmern (-flattern), paroxysmale supraventrikuläre Tachykardien, anhaltende ventrikuläre Arrhythmien, Prophylaxe des plötzlichen Herztodes
Ibutilide	aktiviert I_{Na-S} und Kaliumauswärtsströme; hemmt I_{Kr}	i.v.	Konversion von Vorhofflimmern (-flattern)

> Sowohl das EKG als auch die elektrophysiologische Untersuchung lassen beim Menschen keine der Vaughan-Williams-Klassifikation entsprechende Einteilung der Antiarrhythmika in verschiedene Gruppen zu. Die wesentliche klinische Bedeutung der o. a. Klassifikation der Antiarrhythmika besteht darin, keine Medikamente derselben Klasse miteinander zu kombinieren. Ferner kann die Wirkung eines Antiarrhythmikums aufgrund seiner Gruppenzugehörigkeit hinsichtlich der EKG-Veränderungen, der Wirkung auf spezielle Syndrome und der Nebenwirkungen vorausgesagt werden.

Über Dosierungen und *nichtkardiale Nebenwirkungen von Antiarrhythmika* gibt die Tabelle 5.4 Auskunft.

■ Amiodaron und Schilddrüsenfunktion

Eine Therapie mit Amiodaron stellt eine erhebliche Jodbelastung des Organismus dar. 200 mg Amiodaron enthalten 75 mg Jod, davon sind 6 mg verfügbar (normaler Jodbedarf zirka 0,15–0,25 mg/Tag). Amiodaron und seine Metaboliten (Desethylamiodaron) werden im Gewebe (Herz, Fettgewebe) angereichert. Die Eliminationshalbwertzeit beträgt zirka 52 Tage (Metaboliten noch länger). Nichtkardiale Hauptwirkungen sind die Hemmung der Konversion von Thyroxin (4), der Reverse-T3-Dejodierung und der zellulären T4-Aufnahme. Ferner werden die kardialen T3-Rezeptoren blockiert und die Zahl der Betarezeptoren vermindert. Die am Herzen entfalteten Effekte sind zum Teil durch eine „Gewebehypothyreose" im Herzmuskel zu erklären. Zytotoxische Reaktionen an Thyreozyten sind experimentell belegt. Ein Teil der Amiodaroneffekte, insbesondere die TSH-suppressive Wirkung auf hypophysärer Ebene, wird mit der engen strukturellen Verwandtschaft von Thyroxin und Amiodaron erklärt. Tabelle 5.5 gibt eine Zusammenfassung über die unter Amiodaron zu erwartenden Schilddrüsenreaktionen.

■ Therapie

Bei Auftreten einer *Hyperthyreose* sollte stets geprüft werden, ob auf Amiodaron verzichtet werden kann. Spontanremissionen nach Absetzen sind möglich. Empfohlen werden kann eine hochdosierte kombinierte Methimazol-/Perchlorattherapie, eventuell in Kombination mit einer Glukokortikoidtherapie. Als ultima ratio gilt bei schweren Verläufen die Thyreodektomie.

Die *Hypothyreose* bildet sich nach Absetzen von Amiodaron nicht immer zurück. Eine Substitutionstherapie mit Levothyroxin ist erforderlich. Bei Fortsetzung der Amiodarontherapie ist die Steuerung der Levothyroxintherapie erschwert. Die T4-Spiegel sollten an der oberen Normgrenze oder leicht erhöht sein und die TSH-Werte im Normbereich liegen.

Tabelle 5.4. Dosierung und extrakardiales Nebenwirkungsspektrum gängiger Antiarrhythmika

Klasse	Medikamente	Dosierung	Extrakardiale Nebenwirkungen
I a	Chinidinbisulfat (z. B. Chinidin-Duriles®, Optochinidin® Ret.)	1 bis 1,5 g täglich oral	Gastrointestinale Beschwerden, Sehstörungen, Ohrensausen, Synkopen, Leukopenie, Hepatitis, hämolytische Anämie; selten: Thrombozytopenie, Agranulozytose, schwere Überempfindlichkeitsreaktionen
I a	Disopyramid (Norpace®, Rhythmodul®)	400 bis 600 mg täglich oral	Mundtrockenheit, Seh- und Miktionsstörungen, gastrointestinale Beschwerden, Sedierung, Cholestase, Impotenz
I a	Prajmalin (Neo-Gilurytmal®)	60 mg täglich oral	Cholestase, Übelkeit, Kopfschmerzen, Schwindel, Leberenzymanstieg, Thrombozytopenie
I b	Lidocain (Xylocain®)	2 bis 4 mg/min i.v.	Benommenheit, Schwindel, zentralvenöse Symptome
I b	Mexiletin (Mexitil®)	600 bis 900 mg täglich oral	Zentralnervöse Beschwerden, Parästhesien, Hypotonie, gastrointestinale Beschwerden
I b	Phenytoin (Phenhydan®, Zentropil®)	3mal 100 mg täglich oral	Nystagmus, Ataxie, Lymphadenopathie, Gingivahyperplasie
I c	Flecainid (Tambocor®)	2mal 100 bis 150 mg täglich oral	Doppelsehen, Schwindel, Kopfschmerzen, Müdigkeit
I c	Propafenon (Rytmonorm®)	450 bis 900 mg täglich oral	Mundtrockenheit, salziger Geschmack, Kopfschmerzen, Schwindel, gastrointestinale Beschwerden, Cholestase
II	Propranolol (z. B. Dociton®)	30 bis 120 mg täglich oral	Schwindel, Nausea, Diarrhö, Bronchospasmus, periphere Durchblutungsstörungen, Alpträume
II	Metoprolol (z. B. Beloc Zok®)	2mal 25 bis 100 mg täglich oral	Schwindel, Nausea, Diarrhö, Bronchospasmus, periphere Durchblutungsstörungen, Alpträume
III	Amiodaron (Cordarex®)	Sättigungsdosis 600 bis 1000 mg/d 1 bis 2(3) Wochen, Erhaltungsdosis 200 bis 400 mg täglich oral	Korneaablagerungen, Photosensibilität, Schilddrüsenstoffwechselstörungen (s. unten) selten: Lungenfibrose, Tremor, Polyradikulitis
III	Sotalol (Sotalex®)	2mal 80 bis 160 mg täglich oral	Wie Propranolol, ausgeprägter: Hypotonie

Tabelle 5.5. Amiodaron und Schilddrüse [173]

Euthyreose	T4-Anstieg T3-Abfall TSH initial ↑ dann normal oder leicht ↓
Hyperthyreose (4,2–15%)	plötzlicher T3-Anstieg (>200 µg/dl) (oder oberer Normbereich) T4 >20 µg/dl Dynamik beachten! Auftreten nach 1 Monat bis >6 Jahre! Klinik beachten (Sinustachykardie!)
Hypothyreose	T4 ↓ TSH >20 mU T3 niedrig (diagnostisch wertlos)

■ **Prophylaxe**

Vor einer Amiodarontherapie muss eine sorgfältige Schilddrüsenuntersuchung vorgenommen werden (Anamnese, klinische Untersuchung, TSH-Spiegel, Schilddrüsensonographie und ggf. -szintigraphie). Für Verlaufsbeurteilung empfiehlt sich vor Therapiebeginn die Kontrolle von Schilddrüsenantikörper, T3 und T4. Kontrollen der Schilddrüsenfunktion während der Therapie sind obligat (Frühphase: 2–3 bzw. 6–8 Wochen, dann alle 3 Monate). Spätkontrollen nach Absetzen der Therapie (3 und 6 Monate) sind zu empfehlen (nach Meng).

■ **Kardiale Nebenwirkungen** (proarrhythmische Wirkungen) können bei jeder antiarrhythmischen Therapie auftreten (in ca. 5–15% aller behandelter Patienten) [86, 428].
Sie können sich äußern in:
■ Verschlechterung der zu behandelnden Extrasystolie oder Tachykardie,
■ Induktion neuer Arrhythmien (z.B. Torsade de pointes-Tachykardien, anhaltende Kammertachykardien, Kammerflimmern (Amiodaron, Sotalol, Flecainid [440], Chinidin),
■ Beschleunigung der Kammerfrequenz bei Vorhofflimmern durch einen vagolytischen Effekt des Antiarrhythmikums (Chinidin),
■ Induktion von Schenkelblockbildern, SA- oder AV-Blockierungen vor allem bei vorbestehenden Störungen der Erregungsbildung und -ausbreitung.

Ein erhöhtes Torsade-de-pointes-Risiko besteht vor allem dann, wenn die Aktionspotenzialdauer (und damit das QT-Intervall im EKG) bei niedriger Herzfrequenz zu stark verlängert wird. Gefährdet sind besonders Patienten mit schwerer kardialer Grundkrankheit. Weitere Risiken sind:
■ weibliches Geschlecht,
■ Hypokaliämie,
■ Hypomagnesiämie,

- hoher Plasmaspiegel des Antiarrhythmikums (Ausnahme: Chinidin),
- Bradykardie,
- kürzliche Konversion von Vorhofflimmern,
- schneller i.v.-Bolus.

Die Tabelle 5.6 gibt eine Übersicht über verschiedene Medikamente, die proarrhythmisch wirken können.

Proarrhythmische Reaktionen können unter Beachtung folgender Punkte vermieden werden [223]:
- Identifizierung der Patienten mit hohem Proarrhythmierisiko (schwere kardiale Grundkrankheit),
- Vermeidung und Korrektur möglicher Auslösefaktoren: Elektrolytstörungen, Bradykardie, Ischämie, Medikamente (siehe Tabelle 5.6), Herzinsuffizienz,
- Vermeidung der Kombination von Medikamenten, die das QT-Intervall verlängern, Vermeidung hoher Antiarrhythmikadosen, Beachtung pharmakokinetischer Interaktionen von Medikamenten (siehe Tabelle 5.7).

Die Therapie proarrhythmischer Reaktionen kann wie folgt aussehen:
- elektrische Kardioversion bei hämodynamischer Instabilität,
- atriale oder ventrikuläre elektrische Überstimulierung,
- Verwendung von Antiarrhythmika, die das QT-Intervall nicht verlängern (Mexitil, Bretylium, Propranolol, Verapamil),
- Magnesium i.v. (2 g).

Tabelle 5.6. Medikamentös induzierte Proarrhythmie

Nichtkardiale Medikamente	
Antibiotika	Chlorquin
	Trimethoprim
	Erythromycin- Pentamidin
	Cotrimoxazol
Psychopharmaka [339]	Phenothiazine
	Trizyklische Antidepressiva
	Tetrazyklische Antidepressiva
Periphere Vasodilatatoren	Prostacyclin
Antihistaminika	Terfenadin
Sonstige	Astemizol, Loratadin
	Cisaprid*, Halofantrin
Kardiale Medikamente	
Antiarrhythmika	Klasse I (A, B, C), III, IV
Koronardilatatoren	Lidoflazin
	Bepridil
Inotropika	Amrinon
	Milrinon
	Dobutamin

* Cisaprid wurde inzwischen vom Markt genommen

Tabelle 5.7. Pharmakokinetische Interaktionen

Medikament	Wirkung: verminderte Clearance von
Amiodaron	Phenprocoumon
	Phenytoin
	Chinidin
	Procainamid
	Digoxin
Digoxin	Chinidin
	Verapamil
	Amiodaron
Lidocain	Propranolol
	Cimetidin

Pharmakokinetische Interaktionen von Antiarrhythmika mit anderen Pharmaka sind in der Tabelle 5.7 zusammengefasst.

Ganz allgemein gilt für eine antiarrhythmische Therapie, dass der oft sehr schmale therapeutische Bereich über 24 Stunden eingehalten werden sollte. Das Ziel einer optimalen Dosierung ist somit das möglichst rasche Erreichen des therapeutischen Bereichs und in der Langzeittherapie Plasmaspiegel, die immer unterhalb des toxischen und oberhalb des subtherapeutischen Bereichs liegen (siehe dazu Anhang 1). Intraindividuelle und auch interindividuelle Schwankungen der antiarrhythmischen Wirksamkeit eines Medikaments erklären sich z.B. anhand einer veränderten Pharmakokinetik (Bioverfügbarkeit, Eiweißbindung, Verteilungsraum, Metabolismus, Elimination, Interaktion mit anderen Pharmaka (Tabelle 5.7), einer veränderten Pharmakodynamik (Kaliumspiegel), eines sich verändernden Arrhythmiemechanismus oder einer Veränderung des arrhythmogenen Substrats. Diese komplexen Vorgänge sind nochmals in der Abbildung 5.3 zusammengefasst.

■ Die „modulierte Rezeptorhypothese"

Die meisten Antiarrhythmika interferieren mit dem Durchtritt von Kalzium-, Natrium- oder Kaliumionen durch die Zellmembran. Sie verbinden sich mit Kanälen des Sarkolemms oder lagern sich in der Nähe an nur während gewisser Phasen des Aktionspotenzials, wenn z.B. die Kanaltore offen („use dependence"), die Kanäle inaktiviert sind oder sich im Ruhezustand befinden („voltage dependence"). Die Abbildung 5.4 zeigt als vereinfachtes Beispiel, dass während der Depolarisationsphase (O) die Natriumkanäle offen sind. Während der Repolarisationsphase (Plateau des Aktionspotenzials) sind sie inaktiviert (I) und in der späten Diastole befinden sie sich im Ruhezustand (R). Das Antiarrhythmikum bindet sich an einige Natriumkanäle und blockiert sie während der Phase O, mehr jedoch noch in der Phase I („use dependence"). Während der Phase R dissoziiert

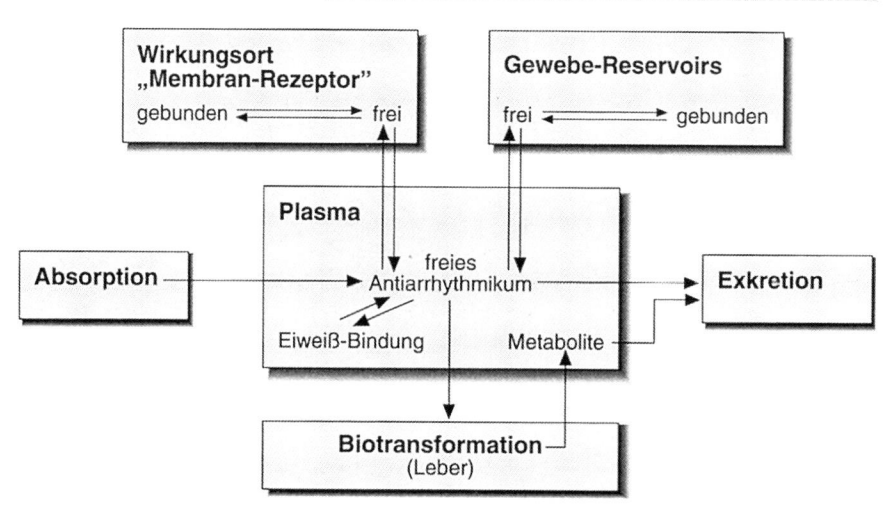

Abb. 5.3. Determinanten der Wirksamkeit eines Antiarrhythmikums (Pharmakokinetik) (nach Gülker)

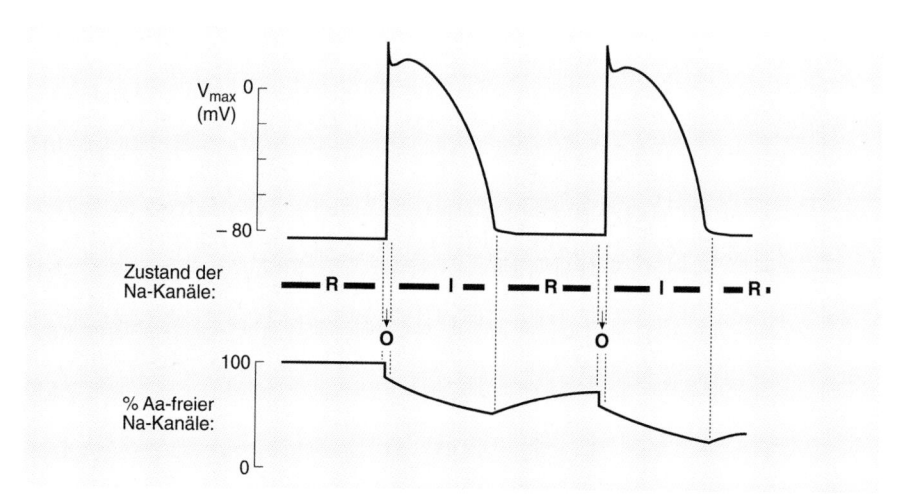

Abb. 5.4. Schematische Darstellung der zeitabhängigen Veränderungen des Natriumkanals (R = Ruhe, O = offen, I = inaktiviert), die mit einem Aktionspotenzial (oben) verbunden sind, und des resultierenden Ausmaßes der Kanalblockierung durch ein Klasse-I-Antiarrhythmikum. Zu beachten ist, dass dieses Medikament schon zum Zeitpunkt 0 (Depolarisation) eine gewisse Blockierung verursacht, die im inaktivierten Kanalzustand noch zunimmt (Plateau) und auch in der Diastole nur partiell zurückgeht, entsprechend der Affinität des Antiarrhythmikums zum Natriumkanal (nach Zipes) [481]

das Antiarrhythmikum von den Kanälen wieder ab. Von dem unteren Teil der Abbildung würde man voraussagen können, dass bei einer Zunahme der Herzfrequenz und Verkürzung der Diastoledauer, die größer ist als die Verkürzung der Aktionspotenzialdauer, das Antiarrhythmikum schwerer vom Natriumkanal abdissoziiert und daher kumuliert. Bei höheren Herzfrequenzen würden somit mehr Natriumkanäle blockiert werden, der Ein-

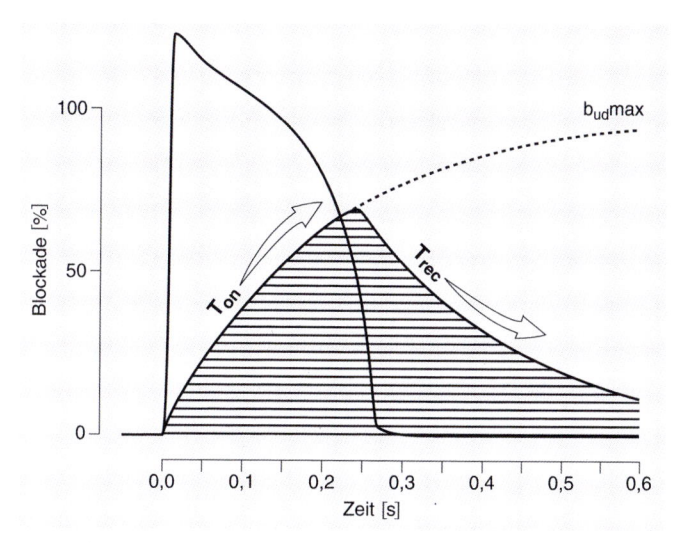

Abb. 5.5. Zunahme der Natriumkanalblockierung (schraffierte Fläche) während eines Aktionspotenzials und Deblockierung während des nachfolgenden erregungsfreien Intervalls. Der exponentielle Anstieg der Blockierung ist durch die Zeitkonstante T_{on} charakterisiert, die Deblockierung durch die Zeitkonstante T_{rec}. Die Blockade während des Aktionspotenzials strebt einem konzentrationsabhängigen Maximalwert $b_{ud}max$ zu (nach Weirich) [442]

fluss des Antiarrhythmikum auf die Phase 0 des Aktionspotenzials (V_{max}) und damit auf die elektrische Leitungsgeschwindigkeit würde größer werden. Der Einfluss der Herzfrequenz auf die Assoziations- und Dissoziationskinetik ist nun bei einer Vielzahl von Antiarrhythmika bekannt und kann erklären, warum einige Antiarrhythmika besser höherfrequente, andere wiederum besser langsamere Tachykardien unterdrücken (Abb. 5.5) [442].

Chinidin und Procainamid (Klasse IA) blockieren primär offene Natriumkanäle (wenn diese also aktiviert sind) und haben eine mittelschnelle Kinetik. Lidocain, Mexiletin und Tocainid (Klasse IB) haben die höchste Rezeptoraktivität im inaktivierten Stadium, blockieren also geschlossene Natriumkanäle. Diese Antiarrhythmika besitzen eine schnelle Assoziations- und Dissoziationskinetik. Durch Behinderung des Natriumreststroms und Verbesserung des Kaliumauswärtsstroms verkürzt sich das Aktionspotenzial. Diese Verkürzung des Aktionspotenzials erklärt, warum Antiarrhythmika der Klasse IB im Vorhof (kurzes Aktionspotenzial, kurze inaktivierte Phase) schlecht wirken. Flecainid, Propafenon und Ajmalin (Klasse IC) besitzen langsame Kinetiken und entfalten ihre größte leitungsverzögernde (QRS-Dauer) Wirkung bei höheren Herzfrequenzen (Abb. 5.5, 5.6).

Interaktionen von verschiedenen Antiarrhythmika können oft aufgrund der „modulierten Rezeptorhypothese" vorausgesagt werden. So kann beispielsweise die Wirkung eines Medikaments mit hoher Affinität für das inaktivierte Stadium durch ein weiteres Medikament, das dieses Stadium ver-

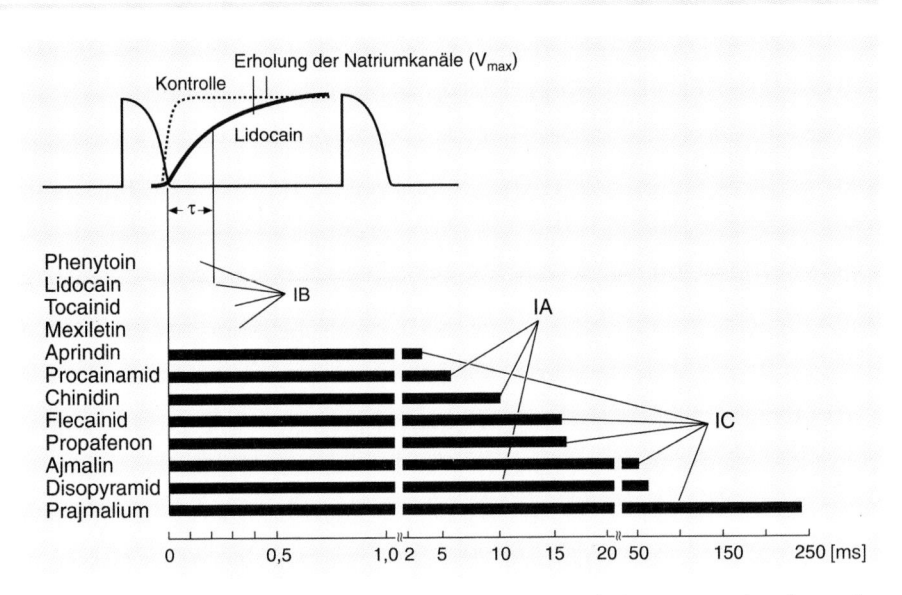

Abb. 5.6. Verweildauer einzelner Antiarrhythmika am Natriumkanal. „Fast recovery drugs" verweilen weniger als 1 Sekunde, „slow recovery drugs" länger als eine Sekunde am Natriumkanal (nach Honerjäger)

längert (Verlängerung der Plateauphase des Aktionspotenzials) potenziert werden. Weitere Beispiele für Antiarrhythmikainteraktionen sind die gegenseitige Beeinflussung ihrer Verstoffwechslung und Ausscheidung.

Einige Antiarrhythmika wie z. B. Encainid, Procainamid und Propafenon besitzen aktive, antiarrhythmisch wirksame Metabolite, die die Wirkung der Muttersubstanz verstärken oder verändern können, woraus die Notwendigkeit einer Dosisanpassung resultiert. Auch ist bekannt, dass der Metabolismus vieler Antiarrhythmika genetisch vorgegebenen Pfaden folgt. 5–10% der Europäer und weißen Nordamerikaner haben beispielsweise einen genetischen autosomal-rezessiven Defekt in einem spezifischen Cytochrom-P-450-Enzym. Sie haben Schwierigkeiten, Debrisoquin, ein Antihypertensivum, zu hydroxylieren. Der Mangel dieses Enzyms führt auch zu einer Störung der Verstoffwechslung verschiedener Antiarrhythmika, wie z. B. Propafenon, einiger Betarezeptorenblocker und auch anderer gewöhnlich verschriebener Medikamente. Bei gewöhnlicher Dosierung der Medikamente besteht bei diesen Patienten die Gefahr der Akkumulation mit signifikanten Nebenwirkungen. Diese Patienten benötigen also eine niedrigere Dosis als die übrigen 90% der Bevölkerung, um denselben pharmakodynamischen Endpunkt zu erreichen.

> Eine Aggravierung von Herzrhythmusstörungen durch Antiarrhythmika tritt meistens im Zusammenhang mit einer erheblichen Verlängerung des QT-Intervalls auf (QTc >0,44 s). Eine ganz besondere Beachtung verdient dabei die gleichzeitige Therapie mit einem Diuretikum, da eine hierdurch induzierte Hypokaliämie potenziell ebenfalls arrhythmogen ist und den unerwünschten Antiarrhythmikaeffekt verstärken kann.
>
> In jedem Fall sollte genauestens überlegt werden, ob eine Behandlung mit hochpotenten Antiarrhythmika überhaupt indiziert ist und welche weniger gefährlichen Alternativen zur Verfügung stehen.

5.1.2 Digitalis

Neben seiner Verwendung als schwach positiv-inotropes Pharmakon zur Behandlung der chronischen Herzinsuffizienz wird Digitalis auch als Antiarrhythmikum eingesetzt (Tabelle 5.8).

Als Antiarrhythmikum wird Digitalis (Digoxin oder Digitoxin) bei Vorhofflimmern und Vorhofflattern zur *Reduktion der Kammerfrequenz* oder in Kombination mit Chinidin±Verapamil zur medikamentösen *Konversion* von Vorhofflimmern in Sinusrhythmus verwandt. Seine antiarrhythmische Wirkung beruht auf seinen den Vagus stimulierenden und auf direkten elektrophysiologischen Effekten.

Im Einzelnen bewirkt Digitalis:
- eine Abnahme der Sinusknotenaktivität,
- eine Abnahme der Aktivität der Vorhof- und AV-Knotenschrittmacherzentren und
- eine Verlängerung der Refraktärzeit des AV-Knotens und des His-Purkinje-Systems.

Tabelle 5.8. Übersicht über die am häufigsten verwandten Glykoside

Glykosid	Bioverfügbarkeit [%]	Mittlere und Erhaltungsdosis	Serumeliminationshalbwertszeit
Digoxin	60–65	0,3–0,4 mg	2 Tage (R)
Beta-Acetyldigoxin	80–85	0,3 mg	2 Tage (R)
Beta-Methyldigoxin	80–90	0,2 mg	2 Tage (R)
Digitoxin	90–100	0,1 mg	7–8 Tage (R+B)

R: Renale Ausscheidung, R+B: Renale + Biliäre Ausscheidung

Tabelle 5.9. Richtlinien für die Glykosidtherapie bei normaler Nierenfunktion

	Langsame Aufsättigung	Mittelschnelle Aufsättigung
Digoxin	0,375 mg/Tag	0,75 mg für 2 Tage
Beta-Acetyldigoxin	0,3 mg/Tag	0,60 mg für 2 Tage
Beta-Methyldigoxin	0,2 mg/Tag	0,40 mg für 3 Tage
Digitoxin	0,1 mg/Tag	0,40 mg für 3 Tage

> Bei einem Präexzitationssyndrom (WPW-Syndrom) ist Digitalis kontraindiziert, weil es potenziell die antegrade Refraktärzeit der akzessorischen AV-Verbindung (Kent-Bündel) verkürzen kann, was zu einer hohen Kammerfrequenz z. B. bei Vorhofflimmern führen und den Patienten hierdurch letal gefährden kann. Die Pädiater berichten allerdings über einen guten Effekt von Digitalis bei Kindern mit WPW-Syndrom!

Tabelle 5.9 gibt Richtlinien für die Glykosidtherapie der Herzinsuffizienz bei normaler Nierenfunktion.

Digitalis als Antiarrhythmikum. Bei der Konversion von Vorhofflimmern in Sinusrhythmus müssen meist höhere Dosen von Glykosiden appliziert werden (z. B. 0,6 mg Beta-Acetyldigoxin oder 0,75 mg Digitoxin pro Tag. Nicht selten werden Plasmaspiegel von 3–4 ng/ml Digoxin oder 30–40 ng/ml Digitoxin erreicht. Nach erfolgreicher Konversion sollte die Dosis auf die Erhaltungsdosis reduziert werden.

Wird gleichzeitig Chinidin gegeben, muss die Erhaltungsdosis von Digoxin-Derivaten halbiert werden, da es sonst zu einer Kumulation von Digoxin im Blut mit Intoxikationserscheinungen kommt (Chinidin verdrängt Digoxin aus seiner Plasmaeiweißbindung). Obwohl ein kleiner, klinisch nicht relevanter Teil des Digitoxins in der Leber in Digoxin umgewandelt und dann über die Nieren ausgeschieden wird, braucht die Digitoxinerhaltungsdosis nicht reduziert zu werden. Nur bei einer eingeschränkten Nierenfunktion empfiehlt sich eine Reduktion der Erhaltungsdosis auf 0,07 mg/Tag.

> Die elektrische Kardioversion hat heute die medikamentöse Kardioversion von Vorhofflimmern weitestgehend abgelöst, da sie effektiver und schneller ist und auch keine Kapazität einer Intensivstation mit Monitorüberwachung benötigt.

Nebenwirkungen von Digitalis. Digitalis in höheren Dosen kann für eine Vielzahl von Arrhythmien verantwortlich sein, angefangen von einfachen ventrikulären Extrasystolen und einer Sinusbradykardie bis zu höhergradigen AV-Blockierungen und ventrikulären Tachykardien [77]. Die Toxizität einer Digitalisüberdosierung wird durch einen direkten Effekt auf die Herzmuskelzelle in Form einer gesteigerten Phase-4-Depolarisation erklärt (siehe Kapitel: EKG bei Digitalisintoxikation).

Nichtkardiale Anzeichen einer Digitalisüberdosierung sind Übelkeit, Brechreiz, Farbensehen und vor allem bei älteren Menschen das Auftreten einer plötzlichen depressiven Grundhaltung und eines Desinteresses an der Umwelt bis hin zu einem Stupor.

> Je kranker ein Herz ist, desto niedriger ist seine Digitalistoleranz.

5.2 Elektrische Therapie

Die elektrische Therapie wird hauptsächlich zur Behandlung *bradykarder Herzrhythmusstörungen mit klinischer Symptomatik* und nur in Ausnahmefällen, wenn die medikamentöse Therapie versagt, zur Behandlung von tachykarden Herzrhythmusstörungen eingesetzt [6, 192, 193].

5.2.1 Antibradykarde Schrittmacherstimulation

Die antibradykarde Herzstimulation kann entweder *passager* über einen transvenös (V. basilica, V. jugularis interna, V. subclavia) in die Spitze des rechten Ventrikels unter Durchleuchtung eingeführten bipolaren Elektrodenkatheter mit einem externen Stimulationsgerät oder *permanent* mit einem implantierten Herzschrittmachersystem erfolgen.

Implantiert werden heute ausnahmslos Bedarfsschrittmacher (Demand-Schrittmacher), die erst dann in Funktion treten, wenn die Herzeigenfrequenz die einprogrammierte Schrittmacherfrequenz unterschreitet. Die Elektrode kann entweder im rechten Vorhof (Vorhofschrittmacher) oder in

Tabelle 5.10. NBG-Code (verkürzt)

Buchstabe	1	2	3	4
	Ort der Stimulation	Ort der Wahrnehmung	Betriebsart	Frequenz-adaptation
	O = keine A = Atrium V = Ventrikel D = Doppelt (A + V)	O = keine A = Atrium V = Ventrikel D = Doppelt (A + V)	O = keine T = Getriggert I = Inhibiert D = Doppelt (T + I)	R = Frequenz-adaptation („rate modulation")

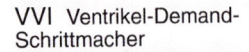

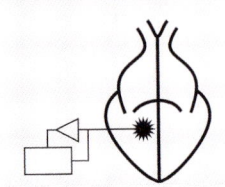

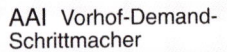

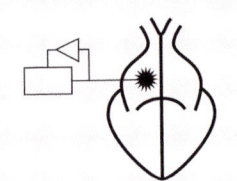

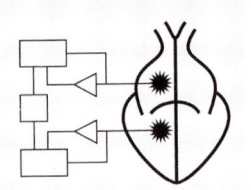

Abb. 5.7. Schematische Übersicht über die 3 am häufigsten verwandten permanenten Schrittmacherstimulationsformen. Der Stern bezeichnet die Lage der Elektrode(n)

der Spitze des rechten Ventrikels (Ventrikelschrittmacher) oder in beiden Herzhöhlen (AV-sequenzieller Schrittmacher) platziert werden.

Zur Charakterisierung der Schrittmachermodi wird der fünfstellige NBG-Code (NBG-Code = NASPE/BPEG-Generic Pacemaker Code) [24] (Tabelle 5.10; Abb. 5.7) verwendet. Dabei sind für die antibradykarde Schrittmachertherapie vor allem die ersten drei Buchstaben interessant, die die Stimulation, die Wahrnehmung und die Betriebsart charakterisieren. Ergänzt wird der dreistellige Code durch die Bezeichnung einer frequenzvariablen Betriebsart (R = „rate modulation") als vierter Buchstabe. Der fünfte Buchstabe ist für die antitachykarden Eigenschaften reserviert.

■ **Beispiele heute verfügbarer Gerätetypen** (Abb. 5.7):

Einkammersysteme:
AAI = vorhofinhibierte Vorhofstimulation
VVI = ventrikelinhibierte Ventrikelstimulation

Zweikammersysteme (AV-sequenzielle Schrittmacher):
VAT = vorhofgetriggerte Ventrikelstimulation
DDI = vorhof- und ventrikelinhibierte bifokale Stimulation
DDD = bifokale getriggerte + inhibierte Stimulation
DVI = ventrikelinhibierte bifokale Stimulation.

Der Vorteil der Zweikammerschrittmacher liegt darin, dass eine Vorhof-Kammer-Kontraktionssequenz erhalten bleibt, was infolge einer besseren Kammerfüllung zu einem größeren Schlagvolumen führt. Vor allem beim tachykarden insuffizienten Herzen ist der sogenannte „atriale Kick" von großer Bedeutung.

Die *klassische Indikation* für ein solches System ist der AV-Block 3. Grades und die *klassische Kontraindikation* besteht in chronischem und auch paroxysmalem Vorhofflimmern. Tritt Vorhofflimmern nach der Implantation eines AV-sequenziellen Schrittmachers auf, bleibt bei Vorliegen von paroxysmalem Vorhofflimmern die Umprogrammierung in den DDI-Mode, bei permanentem Vorhofflimmern die Umprogrammierung in den VVI-Mode. Die Richtlinien für die Auswahl des Schrittmachermodus sind auch dem Anhang zu entnehmen.

Komplikationen einer Zweikammerstimulation

Ein mögliches Problem bei der Zweikammerstimulation kann in dem Auftreten von sogenannten *Schrittmacher-Tachykardien* liegen. Ursache dieser Tachykardie ist eine intakte ventrikuloatriale Impulsleitung (Abb. 5.8–5.10). Ungefähr 50% aller Patienten mit totalem AV-Block haben eine intakte retrograde (ventrikuloatriale) Leitung über das AV-Knoten-His-Purkinje-System. Ist dies bei einem Patienten mit implantiertem Zweikammersystem der Fall, so wird nach der Kammerstimulation der Impuls zu den Vorhöfen zurückgeleitet, von der Vorhofelektrode wahrgenommen und nach dem programmierten AV-Intervall wird wiederum die Kammer stimuliert. Der antegrade Schenkel des ‚Reentry-Kreises' besteht also aus dem AV-sequenziellen Schrittmacher, der retrograde aus dem Erregungsleitungssystem.

Die Abbildungen 5.9 und 5.10 zeigen das elektrokardiographische Bild einer solchen Schrittmacher-Reentry-Tachykardie.

Die *Akuttherapie* einer Schrittmachertachykardie besteht im Auflegen eines Magneten auf den Schrittmachergenerator, was durch Induktion einer starrfrequenten AV-sequenziellen Stimulation zu einer Unterbrechung der Reentry-Tachykardie führt.

Eine *dauerhafte Verhinderung dieses Problems* gelingt entweder durch Verlängerung der atrialen Refraktärzeit (Zeit, in der keine Wahrnehmung eines Impulses stattfinden kann) oder durch Umprogrammierung in den DVI-Mode, in dem die Vorhofelektrode nur stimulieren, nicht aber wahrnehmen kann.

Die Multiprogrammierbarkeit der Zweikammerschrittmacher (Stimulationsart, AV-Intervall, atriale Refraktärzeit und Empfindlichkeit, obere und untere Grenzfrequenz, Tachykardie-Mode etc.) gestattet ein hohes Maß an Flexibilität, erfordert aber auch großen ärztlichen Sachverstand. Es sei hier auf die weiterführende Fachliteratur verwiesen [192, 193].

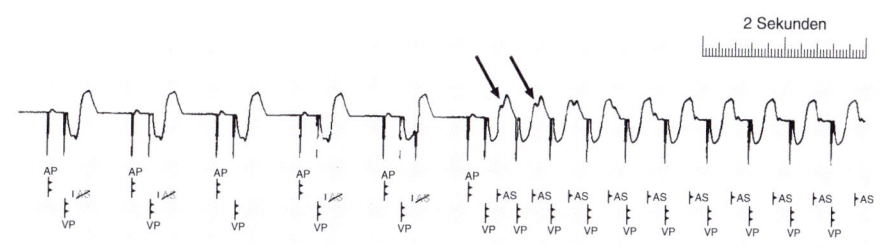

Abb. 5.8. Computermodell (Fa. Medtronik) einer Schrittmacher-Reentry-Tachykardie. Als Folge einer programmierten Wahrnehmung von P-Wellen (Pfeile), die Folge einer ventrikuloatrialen Leitung des ventrikulären Impulses sind, schließt sich ein Reentry-Kreis, dessen antegrader Schenkel aus dem AV-sequenziellen Schrittmacher und retrograder Schenkel aus dem AV-Knoten-His-Purkinje-System besteht. Die Tachykardie hängt somit von einer intakten ventrikuloatrialen Leitung ab. Durch Verlängerung der Vorhofrefraktärzeit (die retrograden Impulse werden nicht mehr wahrgenommen) kann die Tachykardie verhindert werden (AP = stimuliertes Vorhofsignal, VP = stimuliertes ventrikuläres Signal, AS = wahrgenommenes Vorhofsignal)

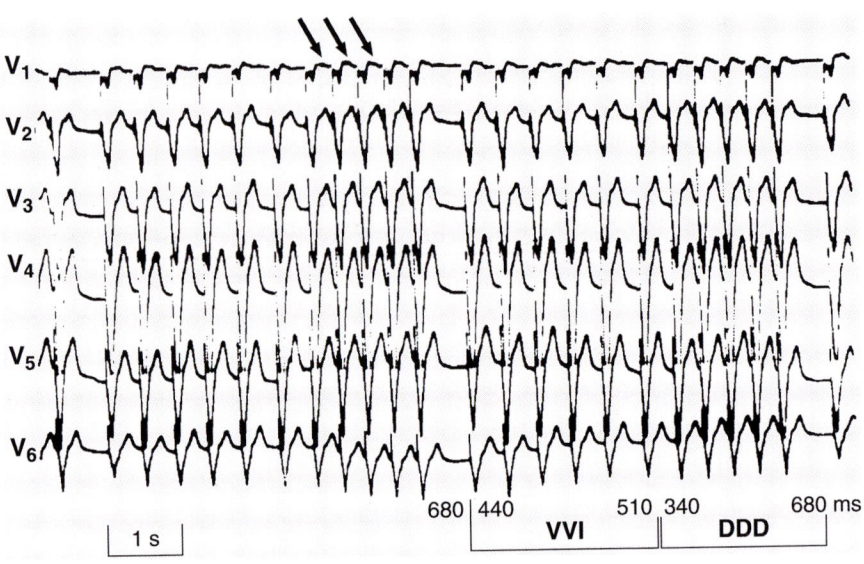

Abb. 5.9. Beispiel einer Schrittmacher-Reentry-Tachykardie (Wilson-Ableitungen) 50 mm/s). Die Pfeile markieren die retrograden P-Wellen, welche von der Vorhofelektrode des Schrittmachers (Cordis Sequicor®) wahrgenommen und mit einem ventrikulären Stimulus beantwortet werden. Ein eingebauter Schutzmechanismus („Frequenzbremse") sorgt nach 5 tachykarden Aktionen (Zykluslänge: 340 ms) für eine Umschaltung in den VVI-Mode für 6 Schläge mit einer Zykluslänge von 440 ms und zuletzt von 510 ms. Letztere Verlängerung der Zykluslänge führt wieder zu einer DDD-Stimulation und damit zu einer ununterbrochenen Tachykardie, da die retrograde P-Welle außerhalb der programmierten Vorhofrefraktärzeit auftritt (vgl. auch Abb. 5.8)

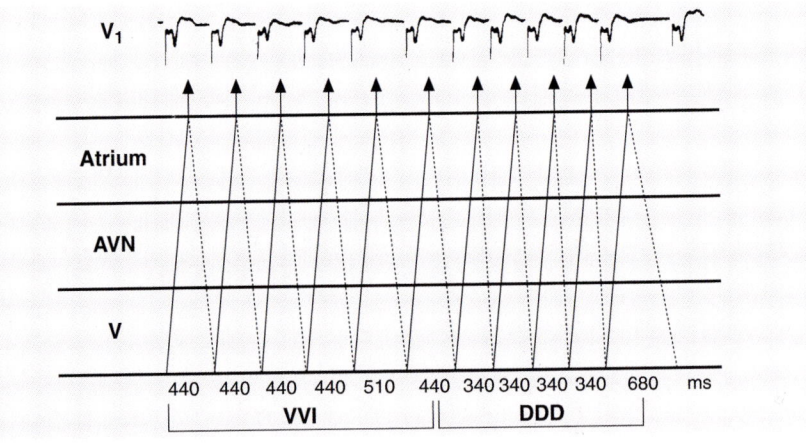

Abb. 5.10. Ableitung V_1 und Leiterdiagramm der Schrittmacher-Reentry-Tachykardie von Abb. 5.9. Der Reentry-Kreis wird gebildet durch einen AV-Schenkel, welcher durch den AV-sequenziellen Schrittmacher dargestellt ist, und einen VA-Schenkel, welcher von dem AV-Knoten-His-Purkinje-System (AVN) gebildet wird. Die P-Wellen, die Folge der retrograden Vorhoferregung sind, sind durch die Pfeile markiert. Die unterschiedlichen Intervalle sind durch den spezifischen Algorithmus des Schrittmachers bedingt

Die VVI-Systeme können dann hämodynamisch ungünstig wirken, wenn der Patient einen langsamen Sinusrhythmus hat. Es kann dann zu einer Interferenz zwischen Vorhofkontraktion (=Eigenaktion des Patienten) und Kammerkontraktion (=stimulierte Aktion) kommen. Kontrahieren sich Vorhöfe und Kammern simultan, so resultieren eine endsystolische Insuffizienz der AV-Klappen und eine Behinderung der diastolischen Kammerfüllung, was eine Verminderung des Schlagvolumens und einen Abfall des arteriellen Blutdrucks zur Folge hat (=*Schrittmachersyndrom*). Klinisch kann man dies an den so genannten Vorhofpropfungswellen (Aufeinandertreffen von Vorhofskontraktions- und durch die AV-Klappeninsuffizienz auftretende V-Wellen) der Halsvenen sehen.

Therapeutisch wird bei Vorliegen eines Schrittmachersyndroms das VVI-System zu einem DDD-System mit AV-sequenzieller Stimulation erweitert.

Man sollte heute die Forderung erheben, dass auch bei der Implantation von Einkammerschrittmacher auf deren Programmierbarkeit, zumindest was *Frequenz, Impulsamplitude, Impulsdauer* und *Empfindlichkeit* angeht, zu achten ist.

Auch die Möglichkeit, eine *Hysterese* zu programmieren, ist manchmal sehr günstig. Folgendes Beispiel soll den Effekt der Hysterese verdeutlichen: Wird bei einem Schrittmacher, der eine Stimulationsfrequenz von 70/min hat, eine Hysterese von 60/min programmiert, so bedeutet das, dass der Schrittmacher erst bei einer Eigenfrequenz des Patienten von <60/min mit einer Frequenz von 70/min zu stimulieren beginnt. Dem Patienten werden also größere Frequenzschwankungen erlaubt. Ist eine Hysterese programmiert, so ist das „escape interval" des Schrittmachers länger als sein Stimulationsintervall (=Definition der Hysterese).

Neue Entwicklungen bei den Einkammer- und Zweikammerschrittmachern betreffen die sogenannten *frequenzadaptiven Systeme*. Bei diesen Schrittmachern wird die Stimulationsfrequenz automatisch durch das Ausmaß der körperlichen Belastung bestimmt. Als Parameter für die körperliche Aktivität werden entweder Muskelpotenziale der Skelettmuskulatur, der Anstieg der Bluttemperatur in der rechten Herzkammer, die QT-Dauer im Elektrokardiogramm, das Atemminutenvolumen oder so genannte Akzelerometer aus der Raumfahrttechnik benutzt. Es liegt auf der Hand, dass körperlich noch rüstige Patienten mit einer absoluten Bradyarrhythmie bei Vorhofflimmern von diesen Systemen am meisten profitieren, da ihnen eine Erhöhung des Herzzeitvolumens bei körperlicher Belastung durch Erhöhung der Herzfrequenz eine größere Leistungsfähigkeit geben wird.

Zur weiteren Indikationsstellung für eine permanente Schrittmacherstimulation mit den verschiedenen Systemen wird auf das Kapitel „Therapie bradykarder Herzrhythmusstörungen" und den Anhang verwiesen.

5.2.2 Überwachung von Patienten mit permanentem Herzschrittmacher

Die Überwachung von Patienten mit permanenten Herzschrittmachern macht die Kenntnis möglicher Störungen der Stimulation und Wahrnehmung notwendig. Die Abbildungen 5.11–5.13 zeigen zu erwartende elektrokardiographische Normalbefunde.

Häufigste Ursachen einer *Störung der Stimulationsfunktion* sind (Abb. 5.14):
- Elektrodendislokation (Mikrodislokation im Röntgenbild nicht sichtbar!, Elektrodenperforation),
- Elektrodenbruch (meist generatornah), Isolierungsdefekt,
- Batterieerschöpfung (Abnahme der Stimulationsfrequenz (auch der Magnetfrequenz), Zunahme der Impulsbreite),
- Erhöhung der Reizschwelle (Fibrosierung im Bereich der Elektrodenspitze z. B. nach Infarkt),
- Myopotenzialinhibition (Abb. 5.15).

Häufigste Ursachen einer *Störung der Detektionsfunktion* sind (Abb. 5.16):
- Zu geringe Empfindlichkeit (Sensitivity-Wert zu hoch) des Generators (Abnahme des intrakardialen Signals z. B. infolge Fibrosierung an der Elektrodenspitze),
- Defekt der Generatorelektronik.

> Schrittmacherabhängige Patienten sind über möglicher Störungen ihres Herzschrittmachers z. B. durch Autobatterien, Mikrowellenherde, Radarfelder, elektrochirurgische Eingriffe und starke Magnetfelder (NMR-Tomographie) aufzuklären. Die Kontrolle auf Flughäfen ist ungefährlich, der Schrittmacher-Ausweis ist unbedingt immer mitzuführen. Nach externer Defibrillation im Rahmen einer Reanimation ist eine genaue Überprüfung des Herzschrittmachers notwendig.

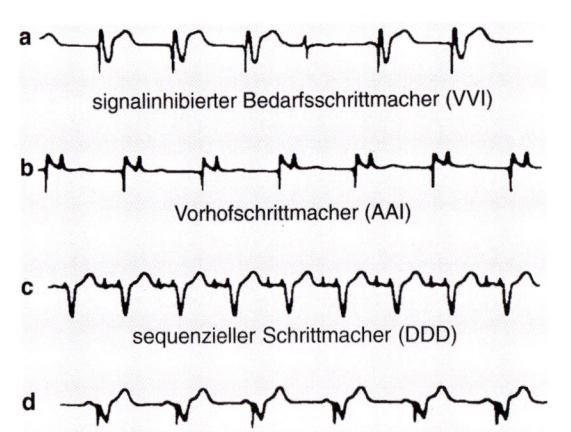

a signalinhibierter Bedarfsschrittmacher (VVI)

b Vorhofschrittmacher (AAI)

c sequenzieller Schrittmacher (DDD)

d vorhofgesteuerter Schrittmacher (DDD)

Abb. 5.11. Schematische EKG-Darstellung (Ableitung II) bei unterschiedlicher Schrittmacherstimulation (modifiziert nach Lüderitz)

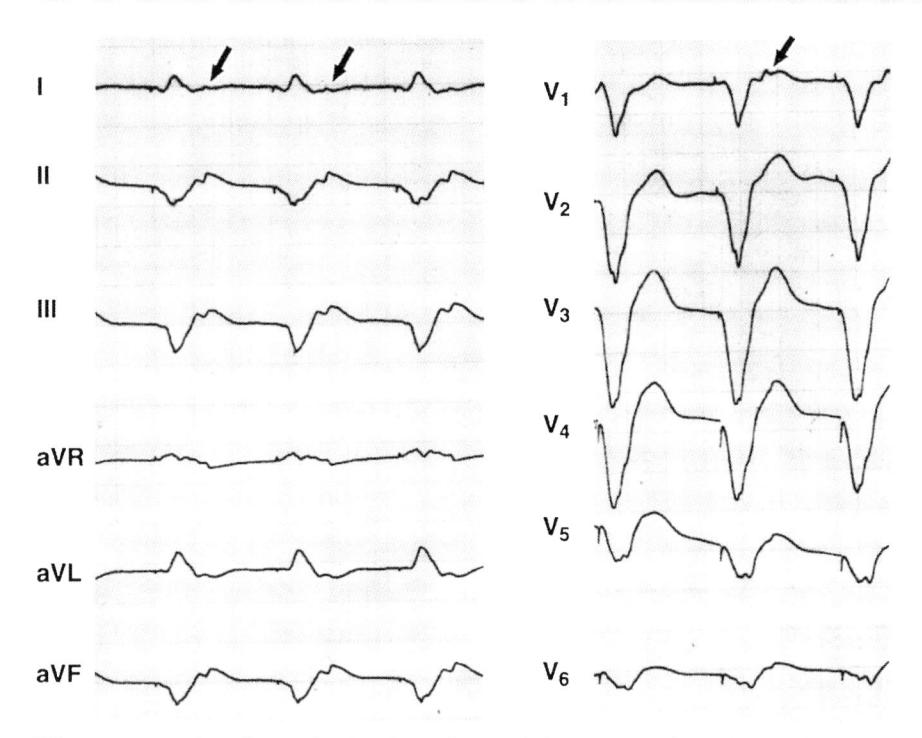

Abb. 5.12. Normales Schrittmacher-EKG bei rechtsventrikulärer VVI-Stimulation (Standard-Ableitungen, 25 mm/s). Beachte die intakte ventrikuloatriale Leitung (P-Wellen, Pfeile)

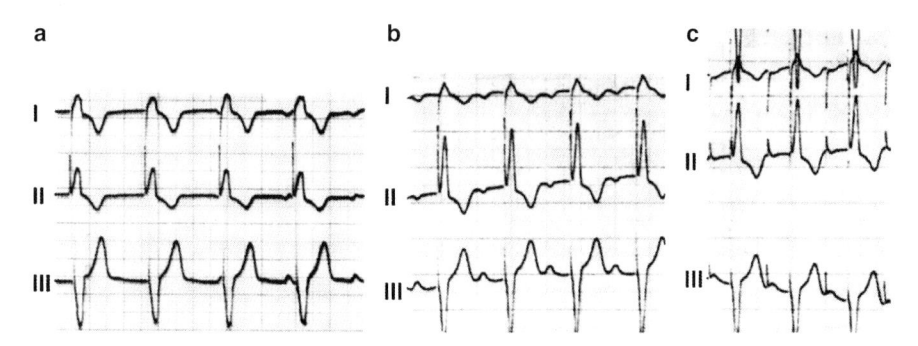

Abb. 5.13. EKG-Beispiele (Einthoven-Ableitungen) bei permanenter Schrittmacherstimulation des Herzens: **a** VVI-Stimulation. Der rechte Ventrikel wird unabhängig von der Vorhofaktivität stimuliert, einziger Steuerungsmechanismus ist die Ventrikelfrequenz. **b** AV-sequenzielle DDD-Stimulation. Bei ausreichender Vorhofeigenfrequenz (Vorhoffrequenz ist höher als die programmierte Schrittmacherfrequenz) wird die rechte Kammer nach Ablauf des programmierten AV-Intervalls stimuliert. **c** AV-sequenzielle DDD-Stimulation. Ohne ausreichende Vorhofeigenfrequenz (programmierte Schrittmacherfrequenz ist höher als die Vorhofeigenfrequenz) werden sowohl der rechte Vorhof als auch nach dem programmierten AV-Intervall die rechte Kammer stimuliert

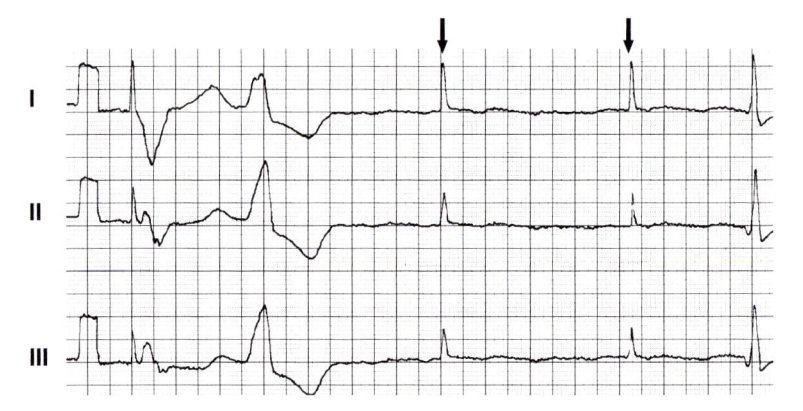

Abb. 5.14. Intermittierende Störung der Stimulationsfunktion eines permanenten Herzschrittmachers („exit block", Pfeile). Die Wahrnehmungsfunktion („sensing") erscheint intakt, die ventrikuläre Extrasystole wird korrekt wahrgenommen. Ursache können eine myokardiale Reizschwellenerhöhung, ein inkompletter Elektrodenbruch oder eine Batterieerschöpfung des Generators sein (Einthoven-Ableitungen, 50 mm/s)

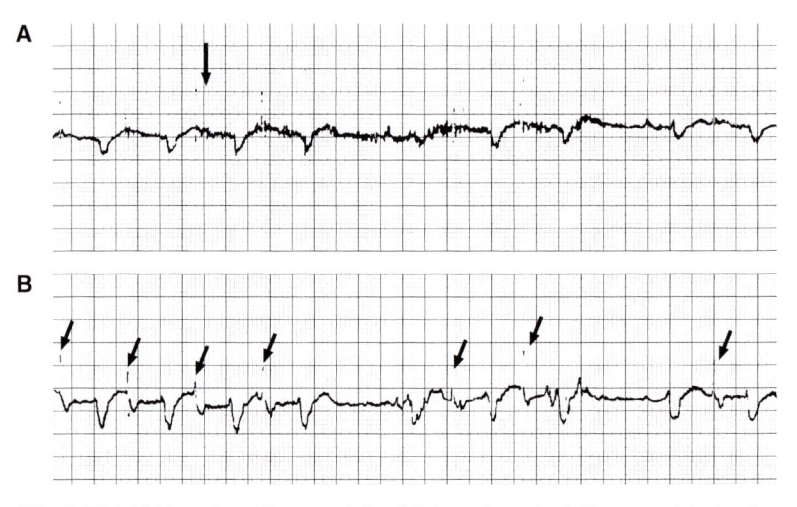

Abb. 5.15. Inhibition eines AV-sequenziellen Schrittmachers durch Myopotenziale des Pectoralis-Muskels (Kanal A, senkrechter Pfeil). In Kanal B sind die Vorhofschrittmacherstimuli durch schräge Pfeile gekennzeichnet. Simultan mit dem Auftreten der Myopotenziale fallen diese aus (2-Kanal-Langzeit-EKG-Registrierung, 25 mm/s). Die Behebung dieses Problems macht meist eine Verlagerung des Schrittmachergenerators notwendig

Richtlinien zur Überwachung von Herzschrittmacherpatienten in Klinik und Praxis [192, 193] sind:
- Spezielle Fachkenntnisse erforderlich
- Anamnese
  - Inspektion der Schrittmachertasche
  - Pectorialiszucken?, Zwerchfellzucken?

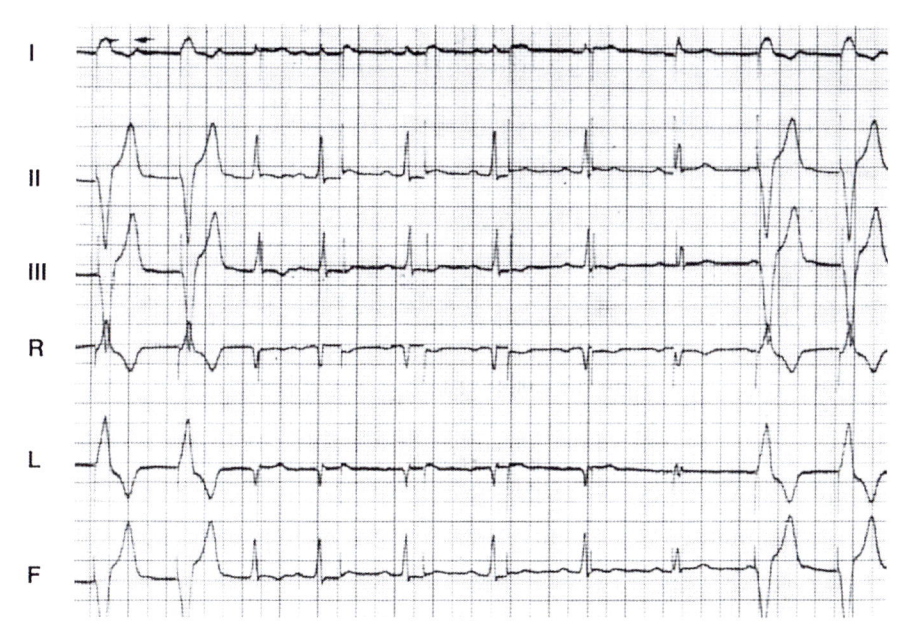

Abb. 5.16. Störung der Wahrnehmungsfunktion („sensing") eines permanenten Herzschrittmachers („entrance block"). Der Schrittmacher erkennt die Eigenaktionen des Patienten nicht und stimuliert in der Refraktärzeit der rechten Kammer, die Stimulationsfunktion (die beiden linken und rechten Aktionen) ist intakt. Der Defekt lässt sich durch Erhöhung der ventrikulären Empfindlichkeit (Programmierung eines kleineren „Sensing-Wertes") beheben (Extremitätenableitungen, 25 mm/s)

- Elektrokardiogramm
  - Stimulationsfunktion
  - Detektionsfunktion*
  - Stimulationsfrequenz ± Magnetauflage**
- Elektronischer Digitalzähler
  - Stimulationsintervall ± Magnetauflage**
  - Impulsdauer ± Magnetauflage**
- Oszillogramm (meist kombiniert mit „Elektronischer Digitalzähler")
  - Stimulationsartefakt auf dem Scope (Morphologie)
- Röntgen (nur bei Schrittmacherfehlfunktion im EKG)
  - Elektrodendislokation
  - Elektrodenbruch
- Umprogrammierung wenn notwendig und möglich***
- Eintrag in den Schrittmacherausweis
- Weitergabe der Daten an die implantierende Klinik (wenn diese eine Zentralkartei führt).

* Die Untersuchung der Detektionsfunktion macht bei nichtprogrammierbaren Geräten und fehlendem Eigenrhythmus (nur Schrittmacherrhythmus im EKG) entweder eine kurzfristige Belastung (Kniebeugen

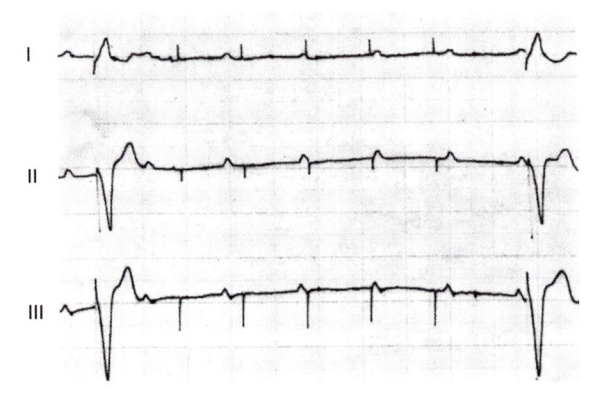

Abb. 5.17. Die Inhibition eines permanenten Schrittmachers durch externe Überstimulierung zeigt einen AV-Block III und damit hohen Gefährdungsgrad des Patienten, sollte der Schrittmacher plötzlich ausfallen

oder Fahrradergometrie) oder eine Inhibition des Schrittmachers durch externe Überstimulierung mit einem speziellen Gerät erforderlich. Letzteres Verfahren offenbart den Herzeigenrhythmus, welcher ein Maß für den Gefährdungsgrad des Patienten angibt, sollte der Schrittmacher plötzlich ausfallen (Abb. 5.17). Bei programmierbaren Geräten wird die Stimulationsfrequenz auf den kleinst möglichen Wert programmiert.
** Nur erlaubt, wenn ein Defibrillator vorhanden ist, falls unerwarteterweise Kammerflimmern ausgelöst werden sollte. Die Magnetauflage bewirkt eine Umschaltung auf eine starrfrequente Stimulation mit einer so genannten Magnetfrequenz (die bei einigen Geräten nicht mit der Stimulationsfrequenz übereinstimmt). Hierbei kann theoretisch (bisher nur sehr selten beschrieben) infolge einer R- auf T-Stimulation (der Schrittmacherimpuls fällt im Bereich der aufsteigenden T-Welle ein) Kammerflimmern ausgelöst werden.
*** Die Umprogrammierung kann einmal die *Frequenz* betreffen. Ferner kann versucht werden, nach Abschätzung der Reizschwelle durch Programmierung von *Generatorspannung* und *Impulsbreite*, eine möglichst ökonomische Stimulation mit längerer Lebensdauer der Batterie zu erreichen. Am effektivsten ist dabei die Reduktion der Spannung und weniger die Reduktion der Impulsbreite.

Im Prinzip werden *Zweikammersysteme* ebenso kontrolliert. Eine ausführliche und zeitaufwendige (ca. 15–30 min) Kontrolle kann wie folgt aussehen:
- Umprogrammierung in den VVI-Mode
  - Untersuchung des Herzeigenrhythmus durch Programmierung der niedrigsten Stimulationsfrequenz oder externe Überstimulierung
  - Bestimmung der Stimulationsschwelle (Frequenz über Eigenfrequenz programmiert)

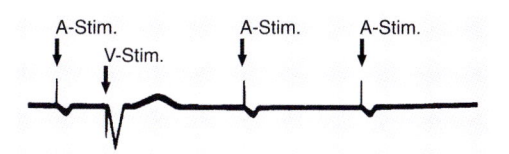

Abb. 5.18. Schematische Darstellung der „cross stalk-Inhibierung". Durch eine zu hohe Spannung des Vorhofstimulus (A-Stim.) wird die ventrikuläre Stimulation (V-Stim.) gestört und unterbleibt

- Bestimmung der Empfindlichkeitsschwelle (Herzeigenaktionenen werden nicht mehr wahrgenommen)
- Umprogrammierung in den AAI-Mode
  - Bestimmung der Stimulationsschwelle im Vorhof
  - Bestimmung der Empfindlichkeitsschwelle im Vorhof
- Umprogrammierung in den DDD-Mode
  - EKG ± Magnetauflage
    a) Programmierung einer möglichst kurzen atrialen Refraktärzeit
    b) Programmierung der maximalen Vorhofempfindlichkeit (= niedrigster Wert in mV)
    (a+b optimieren die Bedingungen für eine Schrittmacher-Reentry-Tachykardie (siehe oben) und dienen daher deren Diagnose)
    c) Programmierung der maximalen Vorhofspannung („output") und der maximalen Impulsdauer im Vorhof, um eine eventuelle „crosstalk-Inhibierung" (Abb. 5.18) zu erkennen.

Bei der *„crosstalk-Inhibierung"* kommt es zu einem Ausbleiben der ventrikulären Stimulation dadurch, dass der Vorhofstimulus vom ventrikulären Eingangsverstärker wahrgenommen und als ventrikuläres Ereignis fehlinterpretiert wird (besonders fatal bei vorbestehendem AV-Block III). Folgende Maßnahmen können eine „crosstalk-Inhibierung" verhindern [435]:

- Reduktion der Vorhofstimulationsenergie (Spannung, Impulsbreite),
- Reduktion der Empfindlichkeit des ventrikulären Eingangsverstärkers (Erhöhung des ventrikulären Sensitivity-Wertes),
- Verlängerung der programmierbaren „blanking period". Die „blanking period" ist die Zeit nach erfolgtem Vorhofstimulus, während welcher der Schrittmacher kein Signal wahrnehmen kann (blind ist).
- EKG bei Belastung zur Entdeckung einer eventuellen Störung (Inhibition) der Schrittmacherfunktion durch Muskelpotenziale (Abb. 5.15).

Zusammenfassend beruht die Schrittmacherkontrolle im Wesentlichen auf:
Anamnese, EKG (Stimulationsfunktion und Detektionsfunktion des Schrittmachers), elektronischer Vermessung des Stimulationsimpulses (Frequenz, Impulsbreite) und einer eventuellen Umprogrammierung des Generators.

■ Mobilfunktelefone und Herzschrittmacher

Die beim Mobilfunk entstehenden hochfrequenten elektromagnetischen Felder haben Einfluss auf elektronisch gesteuerte Medizingeräte, so auch auf Herzschrittmacher. In-vitro-Tests an 231 verschiedenen Schrittmacheraggregaten haben gezeigt, dass fast die Hälfte aller Schrittmacher durch Mobilfunk im C- und D-Netz störbar war [191]. In einer prospektiven klinischen Studie zeigten 41,3% der untersuchten Herzschrittmacherpatienten mit 28 verschiedenen Schrittmachertypen Störungen in Form von Schrittmacherinhibierung, Umschalten auf die Störfrequenz sowie Auslösung von schrittmachervermittelten Tachykardien in der DDD-Betriebsart sowie in der temperaturgesteuerten frequenzadaptiven Funktion. Eine Reduktion der Schrittmacherempfindlichkeit sowie Umschalten auf eine bipolare Wahrnehmung konnten die Störungen nur teilweise beseitigen [184].

> Herzschrittmacherträger sollten nach Möglichkeit keine Mobilfunktelefone im C- oder D-Netz benutzen. Eine korrekte Position des Telefons über dem Ohr führt jedoch zu keinem signifikanten Gesundheitsrisiko [179].

5.2.3 Neue Indikationen zur permanenten Schrittmacherstimulation

In den letzten Jahren wurde die Indikation zur permanenten Schrittmacherstimulation über die Sinusknotendysfunktion und den AV-Block hinaus erweitert. Die Erweiterung betrifft folgende Krankheitsbilder.
- hypertrophe Kardiomyopathie,
- Herzinsuffizienz bei dilatativer Kardiomyopathie,
- ausgeprägter AV-Block I. Grades,
- vasovagale Synkope,
- Prophylaxe von Vorhofflimmern,
- QT-Syndrom.

■ Hypertrophe Kardiomyopathie

Die DDD-Stimulation bei Patienten mit hypertroph-obstruktiver Kardiomyopathie hat das Ziel, den linksventrikulären Ausflusstraktgradienten zu verringern und die klinische Symptomatik zu verbessern [132, 325]. Als akzeptable Indikation gilt ein systolischer Ruhegradient von ≥30 mmHg und ein provozierbarer Gradient von ≥50 mmHg [409]. Die Schrittmachertherapie wird in Zukunft vermutlich für die Patienten reserviert bleiben, bei denen die viel mehr versprechende Therapie der Septumablation mit Alkohol („TASH") nicht zum Zuge kommen kann [154].

■ **Dilatative Kardiomyopathie**

Bei einer Herzinsuffizienz auf dem Boden einer dilatativen Kardiomyopathie liegen häufig (29–41%) [103] atrioventrikuläre und intraventrikuläre Erregungsausbreitungsstörungen vor. Bereits zu Beginn der 90er Jahre wurde ein Konzept entwickelt, durch dass eine Optimierung der AV-Überleitungszeit mittels Zweikammer-Stimulation (DDD-Modus) bei Patienten mit einer Herzinsuffizienz, eine Verbesserung der Hämodynamik und damit auch der klinischen Symptomatik zu erzielen war [182]. In den folgenden klinischen Studien zeigten sich jedoch, vermutlich aufgrund unterschiedlicher Patientenklientel, unterschiedliche Ergebnisse [15, 16, 44, 157, 259, 386].

Die Optimierung der AV-Überleitungszeit wurde neuerlich ergänzt durch den Versuch einer Resynchronisation der intraventrikulären Erregungsausbreitung bei Patienten mit Schenkelblock durch eine biventrikuläre elektrische Stimulation. Bei Patienten mit einem Linksschenkelblock kann auch eine AV-sequenzielle Stimulation der linken Herzkammer in Ergänzung zum rechten Vorhof zur Anwendung kommen. Ob bei diesen Patienten eine biventrikuläre Stimulation notwendig ist, ist derzeit noch nicht geklärt [15, 218]. Bei Patienten mit einer Herzinsuffizienz und einem eher seltenen Rechtsschenkelblock wird vermutlich eine ipsilaterale AV-sequenzielle Stimulation der rechten Herzkammer erfolgen können [218]. Die Stimulation des linken Ventrikels wird dabei eleganterweise transvenös durch Sondierung der ventrikulären Seitenäste des Koronarsinus durchgeführt. Mehrere Studien in den letzten Jahren konnten einen positiven Effekt auf die Hämodynamik durch Optimierung der AV-Überleitungszeit und Resynchronisation der ventrikulären Aktivierung zeigen [15, 359, 362].

Geeignet für diese Schrittmachertherapie sind Patienten mit einer Herzinsuffizienz NYHA III–IV, einem linksschenkelblockartig verbreitertem QRS-Komplex >150 ms bei erhaltenem Sinusrhythmus mit einer PQ-Zeit von >150 ms [399].

Offen sind derzeit noch die Fragen nach dem optimalen Stimulationsort (links- oder biventrikulär), dem Nutzen bei Vorhofflimmern nach einer His-Bündel-Ablation, der Indikation bei Rechtsschenkelblockbild und der Langzeiteffizienz dieser Therapie.

■ **AV-Block I. Grades**

Ein ausgeprägter AV-Block I führt infolge des Verlusts einer optimalen atrioventrikulären Zusammenarbeit zu einer hämodynamischen Kompromittierung, die, wenn sie zu einer klinischen Symptomatik führt, eine Indikation für eine AV-sequenzielle permanente Schrittmacherstimulation darstellt [20].

Vasovagale (neurokardiogene) Synkope

Eine durch eine Kipptischuntersuchung (Abb. 5.19) induzierte (vasovagale oder neurokardiogene) Synkope beinhaltet meist kardioinhibitorische und vasodepressorische Elemente; die Schwierigkeit besteht in der Einschätzung ihrer relativen Bedeutung. Trotzdem mehren sich Hinweise auf einen positiven Effekt einer AV-sequenziellen Schrittmacherstimulation bei diesem Krankheitsbild [385, 408]. Hilfreich für die Indikationsstellung einer

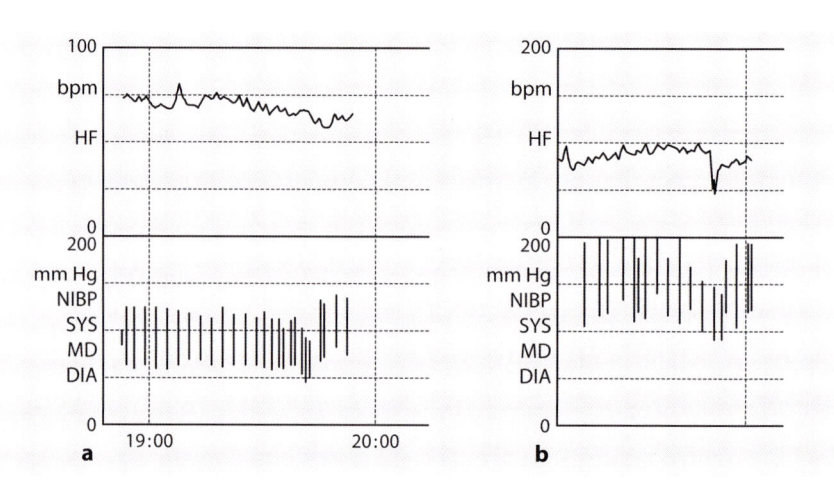

Abb. 5.19. Originalregistrierungen zweier positiver Kipptischuntersuchungen: **a** nach 28 min Stehdauer Schwindel und Sehstörungen mit anschließender Präsynkope, Blutdruckabfall von 115/60 auf 89/45 mmHg, parallel dazu Abfall der Herzfrequenz; **b** Herzfrequenz- und Blutdruckabfall mit Präkollaps

Tabelle 5.11. Klassifikation einer kipptischinduzierten vasovagalen Synkope

Typ 1 – Mischtyp
  keine Herzfrequenzabnahme < 40% innerhalb mindestens 10 s
  keine Asystolie > 3 s
  Blutdruckabfall vor Herzfrequenzabfall zum Zeitpunkt der Synkope

Typ 2 a – Kardioinhibitorischer Typ
  Herzfrequenzabnahme < 40% für wenigstens 10 s oder
  Asystolie > 3 s
  Blutdruckabfall vor Herzfrequenzabfall

Typ 2 b – Kardioinhibitorischer Typ
  Herzfrequenzabnahme < 40% für wenigstens 20 s oder
  Asystolie > 3 s
  Blutdruckabfall < 80 mmHg
  zum Zeitpunkt oder nach dem Beginn des Herzfrequenzabfalls

Typ 3 – Vasodepressorischer Typ
  kein Herzfrequenzabfall > 10%
  Blutdruckabfall verursacht Synkope

Schrittmacherbehandlung könnte die in Tabelle 5.11 aufgeführte Klassifikation der kipptischinduzierten vasovagalen Synkope sein [407, 408].

■ Prävention von Vorhofflimmern

Aufgrund randomisierter Studien ist klar, dass sich Vorhofflattern und auch Vorhofflimmern bei Patienten mit Sinusknotensyndrom durch eine AV-sequenzielle Herzschrittmacherstimulation verhindern lassen [143, 360]. Die Verhinderung einer Bradykardie scheint hier das antitachykarde Prinzip zu sein. Außerdem lassen sich diese Patienten häufig erst nach Schrittmacherimplantation erfolgreich medikamentös (antitachykard) behandeln.

Als derzeit beste Therapie für eine dauerhafte Prävention von Vorhofflimmern gilt die „Multisite"-Vorhofstimulation.

„Multisite" kann entweder in einer simultanen biatrialen (rechtes Vorhofohr und Koronarsinus) Stimulation nach Daubert [97] oder in einer „Dual site"-Stimulation des rechten Vorhofs (hoher rechter Vorhof und Koronarsinusostium) nach Saksena [360] bestehen. Der antiarrhythmische Effekt dieser Therapieform wird über eine Modifizierung der intraatrialen Leitungseigenschaften und des Repolarisationsverhaltens (Vergrößerung der Dispersion) auf Vorhofniveau vermittelt. Ferner wird eine Vorhofextrasystolie supprimiert, die häufig Vorhofflimmern triggert.

■ QT-Syndrom

Beim angeborenen oder erworbenen QT-Syndrom konnte gezeigt werden, dass sich durch schnelle Schrittmacherstimulation die gefürchtete Komplikation der polymorphen Kammertachykardie („torsade de pointes") verhindern lässt. Auch hier erscheint die Vermeidung bradykardieabhängiger Phänomene, wie die Dispersion der Refraktärzeiten (und dadurch bedingte QT-Verlängerung) und die Entstehung von Nachdepolarisationen, als kausaler therapeutischer Ansatz [114]. Die AV-sequenzielle Schrittmachertherapie bei diesen Patienten mit relativ hoher Frequenz (>80/min) verkürzt das QT-Intervall und hilft bei der relativ hohen Inzidenz von höhergradigen AV-Blockierungen, die diese Patienten infolge der lebensnotwendigen Betablockertherapie haben.

5.2.4 Implantierbarer Cardioverter-Defibrillator (ICD)

■ Historische Entwicklung

Betroffen vom plötzlichen Herztod seines damaligen Chefs begann der aus Israel stammende Kardiologe Mirowsky 1969 am Mount Sinai Hospital in Baltimore mit der Entwicklung eines batteriebetriebenen implantierbaren Defibrillators [295]. Initial diente eine Druckmessung im rechten Ventrikel als Sensor zur Detektion von Kammerflimmern, der jedoch bald von einem

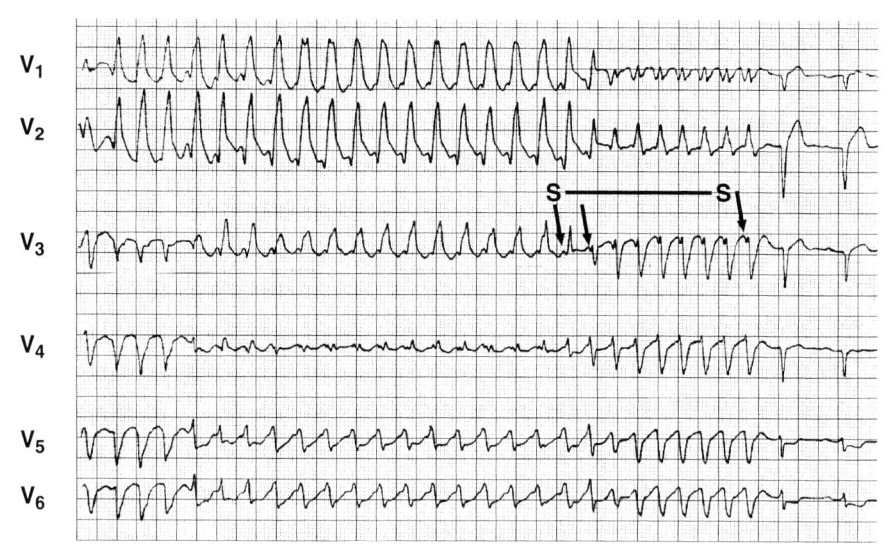

Abb. 5.20. Terminierung einer Kammertachykardie mittels ventrikulärer Überstimulierung nach Entstehung so genannter Fusionsschläge (S-S), die zeigen, dass sicherlich nicht im Reentry-Kreis stimuliert wurde

elektrokardiographischen Algorithmus (Kurvenform des Kammerflimmerns) abgelöst wurde. Aufzeichnungen des EKG und Defibrillation erfolgten zwischen der um die Herzspitze gelegenen ringförmigen Flächenelektrode und der transvenösen Elektrode in der Vena cava superior. Nach Langzeituntersuchungen an Hunden wurde im Februar 1980 der erste automatische Defibrillator (AID) der Firma Medrad Systems bei einem Menschen implantiert [304]. Der Firma CPI gebührt der Verdienst, mit dem *Ventak 1550* ein Gerät entwickelt zu haben, das eine externe Programmierung von Defibrillationsenergie, Erkennungsalgorithmus und Tachyarrhythmiefrequenz erlaubte. Der weitere Weg führte zu dem von Mikroprozessoren gesteuerten Defibrillator mit Funktionszunahme bei gleichzeitiger Gewichts- und Größenabnahme.

Neben der Defibrillation (24 oder 34 Joules) erlauben die modernen Geräte heute eine antibradykarde (AV-sequenzielle) Stimulation, eine durch Überstimulierung (burst, ramp) erfolgende antitachykarde Therapie (Abb. 5.20, 5.21) und eine R-Zacken-gesteuerte Kardioversion (18 Joules) (Abb. 5.22). Für einen Therapieversuch stehen bis zu 4 Schocks mit maximal 34 Joules zur Verfügung. Die Kapazität reicht für ca. 300 Schocks.

Die neueste Entwicklung ist die Kombination aus einem ICD und automatischen Vorhofdefibrillator (atrioventrikulärer Defibrillator) [212].

Parallel zur Aggregatentwicklung vollzog sich ein Fortschritt bei der Elektrodentechnik und im Operationsverfahren. In den Anfangsjahren erfolgte die Implantation über eine anterolaterale Thorakotomie oder eine mediane Sternotomie oder selten über einen subxiphoidalen Zugang. Epi-

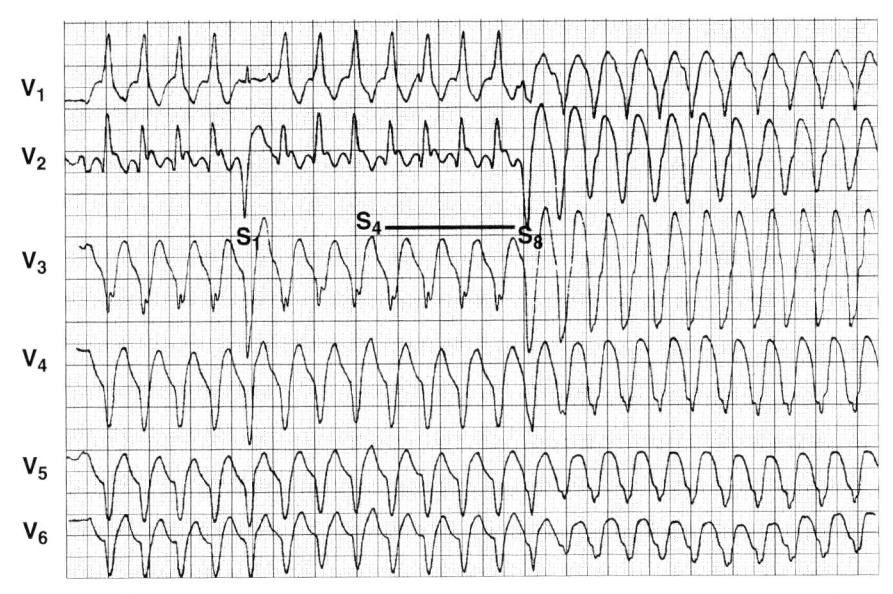

Abb. 5.21. Überstimulierung einer Kammertachykardie (S_1–S_8) mit Induktion einer Kammertachykardie mit etwas höherer Frequenz und einer anderen Morphologie in den Brustwandableitungen (so genanntes konkordantes Muster – beweisend für eine VT!) als Folge eines veränderten epikardialen „exits" der Tachykardie. Während der Stimulation ändert sich die QRS-Morphologie nicht, was nahelegt, dass innerhalb des Reentry-Kreises stimuliert wurde

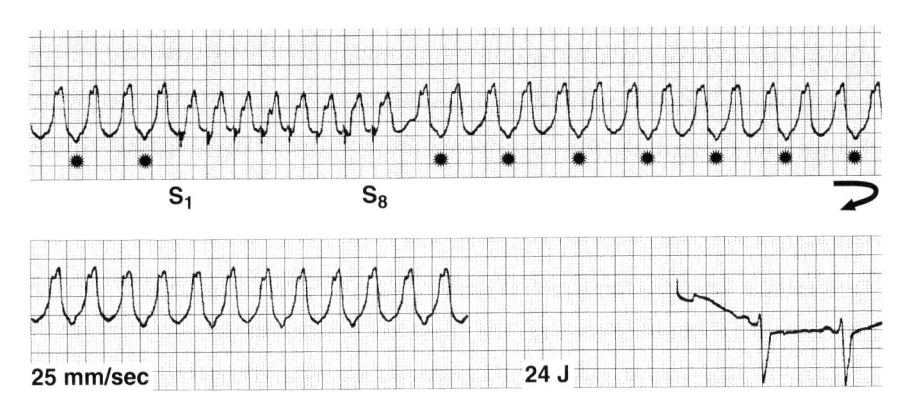

Abb. 5.22. Implantierbarer Cardioverter/Defribrillator in Aktion: zunächst erfolgloser Versuch der Überstimulierung (S_1–S_8) einer ventrikulären Tachykardie mit einer 2:1 VA-Leitung (Sternchen = retrograde P-Wellen), dann erfolgreiche intrakardiale Kardioversion mit 24 Joules. Bei Kammerflimmern wäre eine interne Defibrillation mit 34 Joules erfolgt. Die Anhebung der Tachykardiefrequenz auf die Stimulationsfrequenz ohne Morphologie-Änderung (S_1–S_8) wird als „entrainment" bezeichnet und gilt als Hinweis auf eine Stimulation im „Reentry-Kreis" bei unverändertem epikardialem Tachykardieaustritt [8, 272]

Tabelle 5.12. ICD-Indikationen

Allgemein akzeptierte Indikationen
Zustand nach Herzstillstand infolge Kammerflimmern oder eine Kammertachykardie
Spontan auftretende anhaltende Kammertachykardie
Synkope unklarer Ursache bei hämodynamisch signifikanter anhaltender Kammertachykardie oder Kammerflimmern, die mittels programmierter Ventrikelstimulation auslösbar sind [230]

Primärprävention
Nicht anhaltende Kammertachykardie bei Patienten nach einem Myokardinfarkt und LV-Dysfunktion sowie auslösbarer Kammertachykardie oder Kammerflimmern mittels programmierter Ventrikelstimulation

kardiale Schrittmacher- und Defibrillationselektroden wurden 1989 von transvenösen Defibrillations- und subkutanen Flächenelektroden abgelöst. Seit Anwendung von biphasischen Schockformen kommen heute bei nahezu allen Patienten transvenöse Elektrodensysteme zur Anwendung [474]. Eine multipolare Sonde ist in der Spitze des rechten Ventrikels (Defibrillations-, Sensing- und Stimulationsfunktion), der Defibrillationsbipol wird durch das ICD-Gehäuse gebildet.

Die Tabelle 5.12 gibt einen Überblick über die heute akzeptierten Indikationen und Kontraindikationen einer ICD-Implantation (siehe dazu auch Anhang).

Komplikationen der ICD-Therapie beinhalten die fälschliche Abgabe von Schocks z. B. bei Sinus- oder supraventrikulärer Tachykardie (Vorhofflimmern, ca. 10%), Elektrodenprobleme (z. B. Dislokation, ca. 7%), Infektion der Schrittmachertasche (ca. 5%), Anstieg der Defibrillationsreizschwelle (<2%). Die Operationsletalität beträgt 0–5% (Pumpversagen, intraktable ventrikuläre Arrhythmien). Insgesamt ist heute noch bei ca. 50% der Patienten mit mehr und weniger großen allgemeinen oder Rhythmusproblemen im 1. Jahr nach ICD-Implantation [352] zu rechnen. Einen großen Schritt nach vorne in Richtung Analyse der Mechanismen, die zum letalen Rhythmusereignis führen, dürfte die Holter-EKG-Technologie darstellen, die im ICD vorhanden ist, und die das EKG vor und nach der Schockabgabe wiedergeben kann. Wichtige und derzeit noch unverstandene Parameter sind das Verhalten der Herzfrequenz und die Sequenz der RR-Intervalle (z. B. lang-kurz-lang) sowie die Morphologie und die Vorzeitigkeit des ersten, die Tachyarrhythmie beginnenden ventrikulären Schlages.

■ Fahrtauglichkeit nach ICD-Implantation

Die Frage nach der ärztlichen Erlaubnis zum Führen eines Kraftfahrzeuges ist bei ICD-Patienten häufig, die Entscheidung schwierig, da objektiv und individuell zu treffen. Eine auf einem Fragebogen beruhende Untersuchung [266] bezüglich der Fahrtauglichkeit von ICD-Patienten bei Landesdelegier-

Tabelle 5.13. Empfehlungen zur Fahrtüchtigkeit bei ICD-Patienten

Kategorie	Empfehlungen	Patientenmerkmale
Klasse I	Keine Einschränkung der Fahrerlaubnis	Prophylaktische ICD-Implantation (z. B. bei nicht anhaltenden VT oder aufgrund der Familienanamnese)
Klasse II	Einschränkung der Fahrerlaubnis für einen begrenzten Zeitraum	Alle Patienten, die nicht gewerblich autofahren
A	Bis 6 Monate nach ICD-Implantation	Patienten mit niedrigem Risiko ohne wiederholtes Auftreten von ventrikulären Tachyarrhythmien
B	Fahrverbot bis zur Bestätigung, dass durch die ICD-Therapie keine Symptome auftreten, die das Führen eines Kraftfahrzeugs beeinträchtigen	Patienten mit mittlerem Risiko und wiederholtem Auftreten von hämodynamisch gut tolerierten ventrikulären Tachyarrhythmien
Klasse III	Unbegrenztes Fahrverbot	Patienten mit hohem Risiko, bei denen wiederholt instabile ventrikuläre Tachyarrhythmien auftreten Berufsautofahrer

ten der Herzschrittmachergruppen verschiedener europäischer Länder ergab folgende Ergebnisse:
- Verkehrsunfälle infolge ICD-Schockabgabe sind sehr selten,
- etwa die Hälfte der betreuenden Ärzte raten ihren Patienten, für durchschnittlich 9±4 Monate nach der ICD-Implantation auf das Autofahren zu verzichten,
- trotz ärztlichen Verbots nehmen zirka 50% der Patienten das Autofahren nach sechs Monaten wieder auf.

Die Working Groups on Cardiac Pacing and Arrhythmias der Europäischen Gesellschaft für Kardiologie geben zum Problem Fahrtauglichkeit bei ICD-Patienten folgende Verfahrensempfehlungen (Tabelle 5.13) [211].

■ Der implantierte Vorhofdefibrillator

In den letzten Jahren haben die folgenden Erkenntnisse zur Entwicklung eines implantierbaren Vorhofdefibrillators beigetragen:

Vorhofflimmerepisoden führen zu einem elektrischen und anatomischen „Remodeling" auf Vorhofebene. Eine frühe Restaurierung des Sinusrhythmus mag daher die Rezidivrate von Vorhofflimmern verringern, ein Rezidiv sogar gänzlich vermeiden [465] und die thromboembolische Komplikationsrate verringern.

Ferner konnte in klinischen Studien [255, 256] gezeigt werden, dass eine interne Kardioversion (3-J-biphasischer Schock abgegeben zwischen einer

Elektrode im rechten Vorhof und einer Elektrode im Koronarsinus) Vorhofflimmern auch dann noch beseitigen kann, wenn eine externe Kardioversion erfolglos war. Dies war vor allem bei Patienten der Fall, die weniger als ein Jahr an paroxysmalem Vorhofflimmern litten.

Derzeit liegt eine größere Multicenter-Studie über den Einsatz eines implantierbaren Vorhofdefibrillators bei Patienten mit Vorhofflimmern ohne Substrat für ventrikuläre Arrhythmien vor, die dessen klinische Effizienz belegt [448].

Bedenken gegen diese Therapieform bestehen hinsichtlich der Kosten, der Toleranz, Effizienz und Sicherheit bei Patienten mit organischen Herzkrankheiten. Derzeit indiziert mag der Vorhofdefibrillator bei Patienten mit rezidivierenden, symptomatischen, therapierefraktären Vorhofflimmern ohne Neigung zu ventrikulären Arrhythmien sein, die sonst alle ein bis zwei Monate eine externe Kardioversion und damit einen Klinikaufenthalt benötigen würden. Am Horizont erscheint die Möglichkeit einer Kombination aus Vorhofdefibrillator und „Multisite"-Vorhofschrittmacher oder konventionellem AV-sequenziellen Schrittmacher zur Prävention von Vorhofflimmern. Die Kombination aus Vorhofdefibrillator und ICD (atrioventrikulärer Defibrillator) ist bereits verwirklicht. Sie kommt bei Patienten mit Vorhof- und Kammerarrhythmien zur Anwendung [212].

5.2.5 Die Hochfrequenzkatheterablation

Einen kurativen Ansatz der elektrischen Therapie stellt die Ablation kardialer Strukturen mittels Hochfrequenzstrom dar. Mit Hilfe eines speziellen Elektrodenkatheters werden nach vorausgegangener intrakardialer Mapping-Untersuchung (=Teil einer elektrophysiologischen Untersuchung) durch Applikation eines Hochfrequenzstroms (500–600 kHz, 20–30 Watt, 70–90 °C) eine oder mehrere Koagulationsnekrosen erzeugt, die an kardialen Rhythmusstörungen beteiligtes Myokardgewebe zerstören und das Rhythmusproblem damit kurieren sollen (Abb. 5.23–5.25) [365].

■ **Wie sicher und effektiv ist dieses Verfahren?**

In einer prospektiven Studie bei 1050 Patienten mit verschiedenen supraventrikulären Tachykardien fand sich eine größere Komplikationsrate (Tod, Apoplex, Myokardinfarkt, AV-Block III (1,0–1,3%)) bei 5% der Patienten innerhalb des ersten Monats nach dem Eingriff. 8,2% der Patienten erlitten geringfügigere Komplikationen. Überwiegend betrafen die schwerwiegenderen Komplikationen Patienten mit struktureller Herzerkrankung, bei denen mehrfache Ablationen notwendig waren. Ein spezifisches Risiko der Hochfrequenzablation stellt die Beschädigung der Koronararterien und die Perforation des koronarvenösen Systems mit oder ohne Perikardtamponade dar. 6% der behandelten Patienten erlitten Rezidive ihrer tachykarden

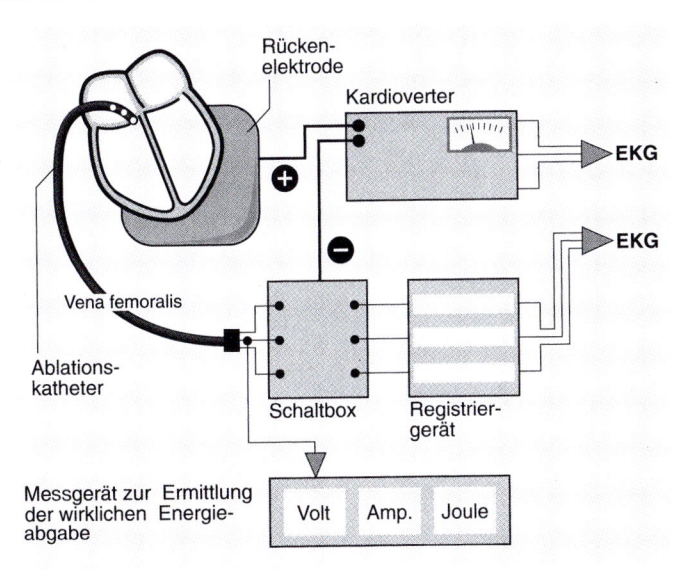

Abb. 5.23. Schematische Darstellung des apparativen Aufbaus zur His-Bündel-Ablation mittels Gleichstrom (DC-Schock). Im Falle einer Hochfrequenzkatheterablation wird der Cardioverter durch einen Hochfrequenzstromgenerator ersetzt (nach Pitschner) [335]

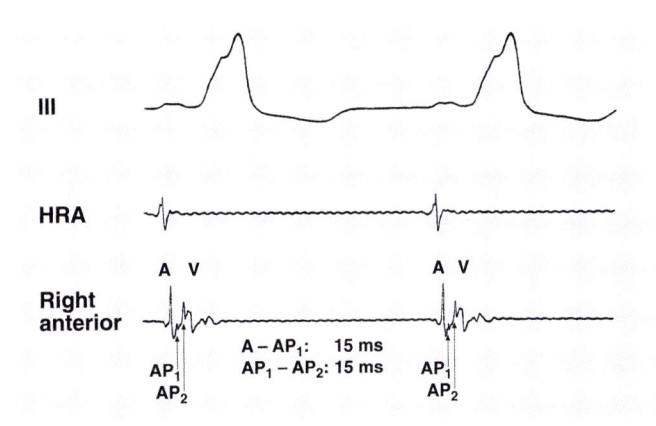

Abb. 5.24. Intrakardiales Elektrogramm (HRA = hoher rechter Vorhof, Right anterior = rechtsanteriore Katheterlage) von einem Patienten mit einer rechts gelegenen akzessorischen Bahn und Präexzitationssyndrom vor der Hochfrequenzkatheterablation. Zwischen dem Vorhofsignal (A) und dem Ventrikelsignal (V) sind zwei Potenziale (AP_1 und AP_2) desselben Kent-Bündels zu erkennen, die die richtige Lage des Ablationskatheters andeuten [nach 237]

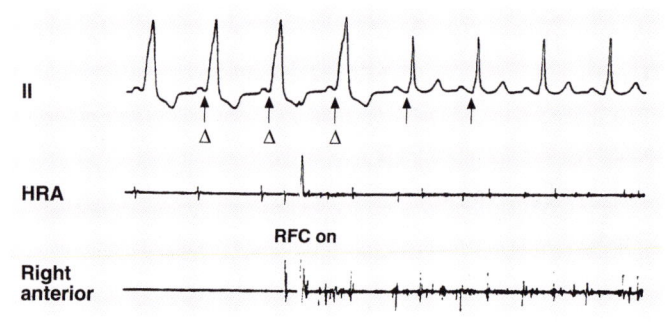

Abb. 5.25. Kurze Zeit nach Einschalten des Hochfrequenzstroms (RFC) verschwindet bei demselben Patienten wie in Abb. 5.24 die Delta-Welle (Leitungsblock im Kent-Bündel, was die erfolgreiche Ablation der akzessorischen Bahn anzeigt [nach 238], Abkürzungen siehe Abb. 5.24)

Tabelle 5.14. Akzeptierte Indikationen für die Hochfrequenzkatheterablation

Heilung tachykarder Herzrhythmusstörungen mit klinischer Symptomatik
- WPW-Syndrom mit Vorhofflimmern/Vorhofflattern
- AV-junktionale Reentry-Tachykardie
- AV-Knoten-Reentry-Tachykardie („slow pathway ablation") [245]
- unifokale Vorhoftachykardie
- idiopathische Kammertachykardie
- „Bundle-branch"-Reentry-Tachykardie
- typisches Vorhofflattern (Typ I)

Medikamentöse Refraktarität bei klinischer Symptomatik
- atypisches Vorhofflattern (Typ II)
- Sinustachykardie
- Extrasystolie und Kammertachykardie aus dem rechtsventrikulären Ausflusstrakt

Palliative Therapie bei medikamentöser Refraktarität
- Vorhofflimmern mit nicht kontrollierbarer Kammerfrequenz (AV-Knotenablation oder -modifikation)
- anhaltende monomorphe hämodynamisch stabile Kammertachykardie bei Patienten mit organischen Herzkrankheiten

Experimentelle Indikationen
- lineare Ablation von Vorhofflimmern (modifiziertes „MAZE"-Verfahren)
- fokales Vorhofflimmern
- hämodynamisch instabile monomorphe Kammertachykardie

Seltene Indikation
- Präexzitations-EKG ohne tachykarde Herzrhythmusstörungen bei Berufspiloten, Busfahrern oder Athleten
- Kinder (Mindestgewicht ≥15 kg) [239]

Keine Hochfrequenzablationsindikationen
- multifokale Vorhoftachykardie
- polymorphe Kammertachykardie
- Kammerflimmern

Rhythmusstörungen. Die Erfolgsrate betrug 95% [71]. Die heute akzeptierten Indikationen für die Hochfrequenzablationstherapie bei tachykarden Herzrhythmusstörungen sind in Tabelle 5.14 aufgelistet [301].

> Die Hochfrequenzablation stellt eine sichere Therapieform mit Aussicht auf Heilung von tachykarden Herzrhythmusstörungen dar, sollte jedoch bei der nicht zu vernachlässigenden Komplikationsrate symptomatischen Patienten vorbehalten bleiben.

5.3 Chirurgische Therapie

Die chirurgische Therapie tachykarder Herzrhythmusstörungen stellt ebenfalls einen kurativen Ansatz bei supraventrikulären und ventrikulären Tachykardien dar. Bei supraventrikulären Tachykardien kommt nach heutiger Auffassung eine chirurgische Durchtrennung akzessorischer Leitungsbahnen nur noch dann in Betracht, wenn eine Hochfrequenzkatheterablation zuvor erfolglos war [139, 149, 166, 194, 195, 379]. Bei ventrikulären Tachykardien ist die Hochfrequenzkatheterablation des so genannten arrhythmogenen Substrates weniger erfolgreich. Sind entsprechende Voraussetzungen erfüllt (gut abgrenzbares Aneurysma mit ausreichender linksventrikulärer Restfunktion, gut zu lokalisierendes und chirurgisch angehbares arrhythmogenes Areal), ergibt sich unter Umständen bei medikamentös-refraktären Kammertachykardien die Indikation zum chirurgischen Vorgehen (Aneurysmektomie + Endokardresektion) [37, 204].

KAPITEL 6 **Diagnostik und Therapie von Herzrhythmusstörungen**

Make everything as simple as possible, but not simpler
(A. Einstein)

Der Begriff Arrhythmie stellt einen Sammelbegriff für alle Herzrhythmen dar, die vom normalen Sinusrhythmus abweichen [364]. Die Arrhythmie wird verursacht durch
- eine Störung der Erregungsbildung,
- eine Störung der Erregungsleitung oder
- durch beide Störungen.

Die Arrhythmie ist daher nicht nur ein synonymer Begriff für eine unregelmäßige Herztätigkeit. Die Erregungsbildung findet entweder im Sinusknoten oder in einem ektopen Zentrum statt, der Rhythmus ist entweder regelmäßig oder unregelmäßig und die Frequenz ist entweder schnell, normal oder langsam.

Die Tabelle 6.1 gibt einen Überblick über die gebräuchlichen, von der WHO vorgeschlagenen Begriffe nach Sandoe und Sigurd [361].

6.1 Normaler Sinusrhythmus

Der normale Sinusrhythmus zeichnet sich aus durch (Abb. 4.7):
- Regelmäßig auftretende P-Wellen mit einer Frequenz von 60–80/min bei Erwachsenen.
- Die Amplitude (Höhe) der P-Welle ist am größten in Ableitung II, überschreitet jedoch 0,25 mV und 0,11 s in den Standardableitungen nicht.

Ist die P-Welle höher als 0,25 mV (in II), spricht dies für eine Vergrößerung des rechten Vorhofes z. B. bei einer chronischen Rechtsherzbelastung (P-pulmonale bei Cor pulmonale), ist die P-Welle länger als 0,11 s, liegt entweder eine intraatriale Erregungsausbreitungsstörung oder eine Vergrößerung des linken Vorhofes vor (P-mitrale). Von einem P-cardiale, als Ausdruck einer Vergrößerung beider Vorhöfe, spricht man, wenn die

Tabelle 6.1. WHO-Begriffe

Begriff	Definition	Lokalisation
Arrest	Sistieren der elektr. Aktivität des Herzens oder eines Teiles	Sinusknoten, Kammer
Block	Verzögerung oder Unterbrechung der Erregungsleitung	Sinusknoten, Vorhof, AV-Knoten, Tawara-Schenkel
Ersatzschlag („escape")	Erregungsbildung in einem untergeordneten Zentrum bei Störung der Erregungsbildung oder -leitung in einem höheren Schrittmacherzentrum	AV-Knoten, Kammer
Extrasystole	Vorzeitig einfallender Komplex mit fester Beziehung zur vorausgegangenen elektrischen Aktivität derselben Herzkammer	Vorhof, AV-Knoten, Kammer
Flimmern	Schnelle und unregelmäßige, unorganisierte elektr. Aktivität, die im EKG durch einen kontinuierlichen Wechsel der Form, Dauer und Amplitude imponiert. Bei Vorhofflimmern ist die Kammerantwort *absolut arrhythmisch*, bei Kammerflimmern kann keine Differenzierung der QRST-Komplexe vorgenommen werden	Vorhof, Kammer
Flattern	Schnelle (> 250/min) und regelmäßige elektrische Aktivität der Vorhöfe oder Kammern	Vorhof, Kammer
Tachykardie	3 oder mehr aufeinander folgende elektr. Impulse aus einem Schrittmacherzentrum mit einer Frequenz von 100/min oder mehr	Sinusknoten, Vorhof, AV-Knoten, Kammer
Bradykardie	3 oder mehr aufeinander folgende elektr. Impulse aus einem Schrittmacherzentrum mit einer Frequenz von 60/min oder weniger	Sinusknoten, Vorhof, AV-Knoten, Kammer

P-Welle höher als 0,25 mV und länger als 0,11 s ist (Abb. 4.19). Der normale Sinusrhythmus ist nicht absolut regelmäßig, sondern gewöhnlich vor allem bei jüngeren Menschen arrhythmisch entsprechend dem Einfluss des vegetativen Nervensystems und der Atmung.

Der Einfluss des Vagus zeigt sich in einer Verlangsamung der Sinusfrequenz. Vagolytische Medikamente (z. B. Atropin) beschleunigen die Sinusfrequenz.

Der Einfluss des *Sympathikus* zeigt sich in einer Beschleunigung der Sinusfrequenz. Sympathikolytische Medikamente (z. B. Betarezeptorenblocker) verlangsamen die Sinusfrequenz.

Der Einfluss der *Körpertemperatur* zeigt sich in einer Beschleunigung der Sinusfrequenz um 8 Schläge pro Grad Temperaturanstieg, der wahrscheinlich durch einen direkten Effekt der Temperatur auf den Sinusknoten bedingt ist. Unterkühlung führt zu einer Frequenzverlangsamung.

Der Einfluss der *Sauerstoffsättigung des Blutes* zeigt sich an einer Abnahme der Sinusfrequenz bei höherer Sauerstoffsättigung und umgekehrt.

Der Einfluss der *Atmung* zeigt sich an einer respiratorischen Sinusarrhythmie, das heißt einer höheren Herzfrequenz am Ende der Einatmung und niedrigeren Herzfrequenz am Ende der Ausatmung. Sie entsteht als Folge verschiedener Kreislaufreflexe:
- Stimulation oder Hemmung von Druckrezeptoren im Karotissinus und Aortenbogen durch den inspiratorisch erhöhten intrathorakalen Blutdruck,
- Bainbridge-Reflex, der den Einfluss des mit der Atmung wechselnden negativen intrapleuralen Druckes auf den Blutdruck in der oberen und unteren Hohlvene und damit auf die o. a. Druckrezeptoren im Karotissinus und im Aortenbogen beschreibt,
- Stimulation oder Hemmung von respiratorischen Druckrezeptoren durch respiratorische Schwankungen und Beeinflussung des Vasomotorenzentrums über das Atemzentrum.

Klinische Bedeutung der respiratorischen Sinusarrhythmie. Die respiratorische Arrhythmie stellt die häufigste Arrhythmie dar und ist als nichttherapiebedürftiger Normalbefund vor allem bei Jugendlichen und Kindern aufzufassen. Ein erhöhter Vagotonus verstärkt sie häufig.

Eine Sinusarrhythmie wird auch bei Störungen der Sinusknotenfunktion gefunden. Differentialdiagnostisch kommen in Frage:
- unregelmäßiger sinuatrialer Block,
- Sinusknotenextrasystolie,
- Vorhofextrasystolie.

Letztere zeichnet sich durch eine veränderte P-Wellen-Morphologie aus (siehe unten).

6.2 Bradykarde Herzrhythmusstörungen

Bradykarde Herzrhythmusstörungen liegen definitionsgemäß dann vor, wenn die Kammerfrequenz unter 60/min sinkt. Ihnen können zugrunde liegen:
- Sinusknotenfunktionsstörungen („sick sinus syndrome"),
- AV-Leitungsstörungen,
- Vorhofflimmern/-flattern mit absoluter Kammerbradyarrhythmie.

Sinusknotenfunktionsstörungen beruhen auf einer gestörten Impulsbildung im Sinusknoten und/oder gestörten Impulsleitung vom Sinusknoten zum

Vorhof (sinuatriale Leitungsstörung). Im Einzelnen werden unterschieden [319]:
- Sinusbradykardie,
- Sinusknotenstillstand („sinus arrest"),
- sinuatrialer Block I, II, III,
- Bradykardie-Tachykardie-Syndrom.

6.2.1 Sinusbradykardie

Die Diagnose einer Sinusbradykardie bereitet keine Schwierigkeiten. Es finden sich regelmäßige P-Wellen und QRS-Komplexe, die in einer 1:1-Beziehung zu einander stehen und eine Frequenz von 60/min oder weniger haben.

Langzeitelektrokardiographische Untersuchungen bei Herzgesunden und Sportlern zeigten erhebliche spontane Variationen der Herzfrequenz mit zum Teil nächtlichem Frequenzabfall auf <40/min (nächtlicher Vagotonus). Einer Sinusbradykardie kommt somit nicht notwendigerweise eine pathologische Bedeutung zu.

Pathologische Sinusbradykardien treten auf bei:
- degenerativer Sinusknotenerkrankung bei koronarer Herzkrankheit,
- Digitalis-Überdosierung,
- Hypothermie,
- Gallengangverschluss,
- Myxödem,
- Hypophyseninsuffizienz,
- Urämie,
- Betarezeptorenblockade.

Eine *Therapiebedürftigkeit* der Sinusbradykardie richtet sich nach der Grundkrankheit und besteht nur bei Vorliegen einer klinischen Symptomatik (Schwindel, Synkope), die höchstwahrscheinlich durch die bradykarde Rhythmusstörung verursacht ist und erst dann, wenn eine Digitalisüberdosierung sicher ausgeschlossen wurde (gegebenenfalls Digitalis absetzen und EKG kontrollieren).

Für die *Akutbehandlung* einer symptomatischen Sinusbradykardie sollte eine passagere Schrittmacherstimulation über eine transvenös in die Spitze des rechten Ventrikels eingeführte Schrittmachersonde erfolgen. Vorher ist ein Versuch mit der i.v.-Gabe von 0,5–1,0 mg Atropin gerechtfertigt.

Für die *Langzeittherapie* kommt eine AAI-Stimulation mit einem programmierbaren implantierten Schrittmachersystem und Sondenlage im rechten Herzohr in Frage, nachdem zuvor eine AV-Knotenleitungsstörung durch hochfrequente Vorhofstimulation (über die passagere Sonde) ausgeschlossen wurde. Im Zweifelsfall wird man eine zweite Sonde im rechten Ventrikel platzieren und eine DDD-Stimulation durchführen. Eine medikamentöse Langzeittherapie ist nur in Einzelfällen erfolgversprechend [51].

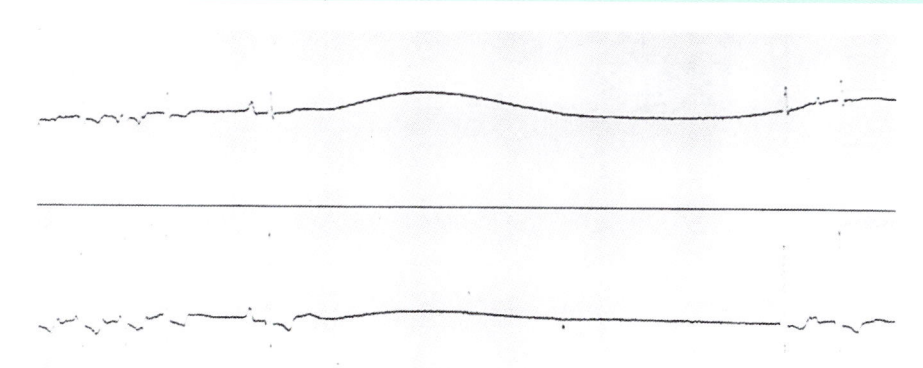

Abb. 6.1. Intermittierender Sinusknotenstillstand. Die absolute Arrhythmie bei Vorhofflimmern (4 Komplexe links) sistiert spontan und wird von einem Sinusschlag gefolgt. Nach dem Sinusknotenstillstand (keine P-Wellen sichtbar) erscheinen ein supraventrikulärer Ersatzschlag und wieder ein Sinusschlag (Langzeit-EKG-Registrierung, 25 mm/s, freundlicherweise von Herrn OA Dr. B. Grosch, Elisabeth-Krankenhaus, Essen, überlassen)

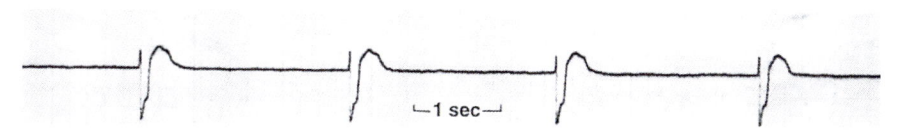

Abb. 6.2. Permanenter Sinusknotenstillstand mit Kammerersatzrhythmus bei einem sterbenden Patienten unter Monitorüberwachung

6.2.2 Sinusknotenstillstand

Ein Sinusknotenstillstand ist aus dem EKG nicht zu beweisen, da die Sinusknotendepolarisation dort nicht sichtbar ist. Zu vermuten ist ein Sinusknotenstillstand dann, wenn im EKG eine P-Welle und ein nachfolgender QRS-Komplex ausfällt und die entstandene Pause ein Vielfaches des sonstigen PP-Abstandes beträgt (Abb. 6.1, 6.2). Differentialdiagnostisch kommen auch höhergradige sinuatriale Blockierungen (siehe unten) in Frage, deren Interpretation ebenfalls durch die gleichzeitig vorhandene Sinusarrhythmie und das Auftreten von Ersatzschlägen erschwert werden kann.

6.2.3 Sinuatriale Blockierungen

Die sinuatrialen Blockierungen werden in Analogie zu den AV-Blockierungen in 3 Schweregrade eingeteilt (Abb. 6.3):

■ **Sinuatrialer Block I.** Hier liegt eine verlängerte Leitungszeit zwischen dem Sinusknoten und dem Vorhof vor, die aus dem konventionellen EKG nicht

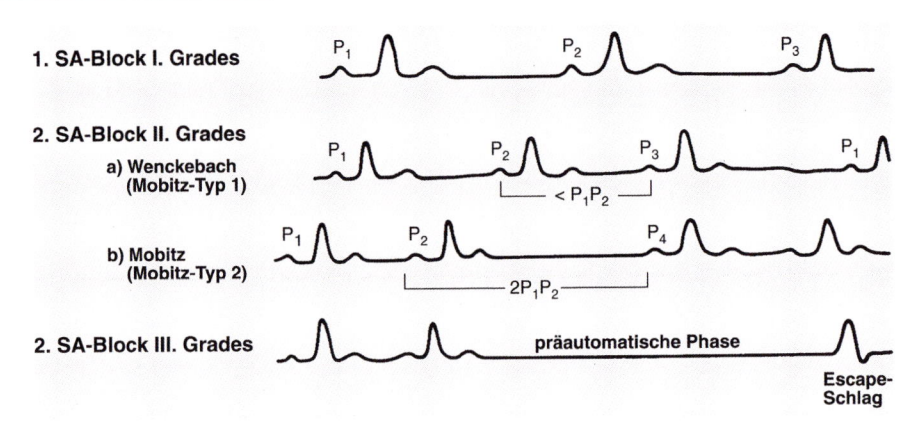

Abb. 6.3. Schematische Darstellung der sinuatrialen Blockierungen und deren Diagnostik aus dem EKG

zu diagnostizieren, sondern nur zu vermuten ist, wenn eine Sinusbradykardie vorliegt.

■ **Sinuatrialer Block II.** Hier tritt regelmäßig oder unregelmäßig eine Blockierung des Sinusimpulses in der sinuatrialen Grenzregion auf, was im EKG als Fehlen einer P-Welle mit nachfolgendem QRS-Komplex imponiert. Diesem Ausfall eines P-QRS-Komplexes kann eine allmähliche Zunahme der sinuatrialen Leitungszeit vorausgehen (SA-Block II, Typ 1 oder Typ Wenckebach) oder der Ausfall tritt abrupt ohne vorherige Zunahme der sinuatrialen Leitungszeit auf (SA-Block II, Typ 2 oder Typ Mobitz, Abb. 6.3–6.5).

■ **Sinuatrialer Block III.** Hier liegt definitionsgemäß eine vollständige Unterbrechung der Erregungsleitung zwischen Sinusknoten und Vorhof vor. Das elektrokardiographische Bild entspricht dem des Sinusknotenstillstandes, es fallen P-QRS-Komplexe aus und gegebenenfalls treten untergeordnete Schrittmacherzentren in Funktion.

Sinuatriale Leitungsstörungen treten meist im Rahmen einer koronaren Herzkrankheit auf und werden dem Sinusknotensyndrom zugeordnet (siehe unten). Häufig sind sie auch Folge einer Digitalistherapie. Eine Therapie ist nur bei Vorliegen einer klinischen Symptomatik (Schwindel, Synkope, bradykarde Herzinsuffizienz) angezeigt.

6.2.4 AV-Leitungsstörungen

Der Begriff AV-Block bezeichnet eine Störung der Erregungsleitung zwischen Vorhof und Kammer (Abb. 6.6). Anatomisch liegt die Leitungsstörung entweder im AV-Knoten oder im His-Bündel. Eine elektrokardiographische Zuordnung ist nur annäherungsweise möglich.

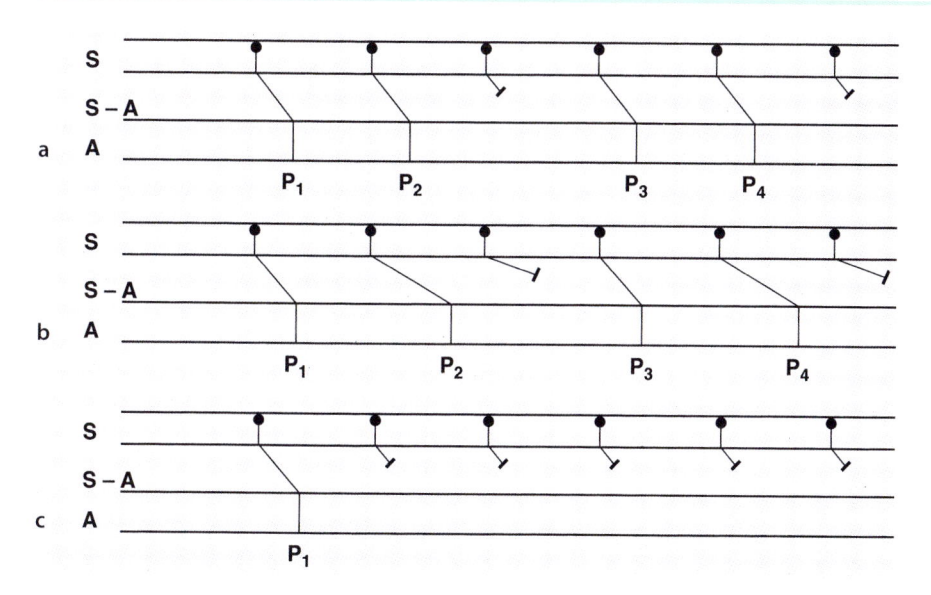

Abb. 6.4. Leiterdiagramm zur Erklärung der PP-Abstände bei sinuatrialen Leitungsstörungen. **a** SA-Block II, Typ Mobitz ($P_2 P_3 = 2 \times P_1 P_2$), **b** SA-Block II, Typ Wenckebach ($P_2 P_3 < 2 \times P_1 P_2$) ($P_1 P_2 < P_3 P_4$)

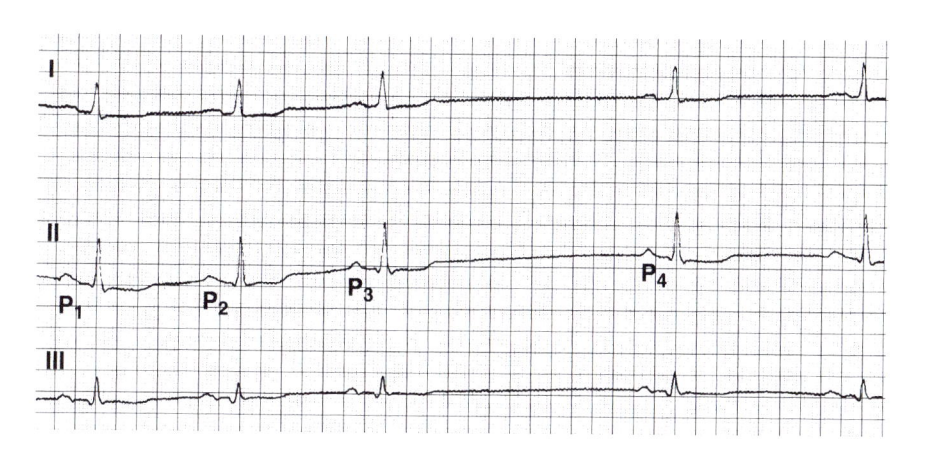

Abb. 6.5. Sinuatrialer Block II, Typ Mobitz ($P_3 P_4 = 2 \times P_2 P_3$) (Einthoven-Ableitungen I, II, III, 50 mm/s)

Ursächlich kommen bei allen AV-Leitungsstörungen in Betracht:
- Erhöhter Vagotonus (z. B. Valsalva-Pressversuch, Karotisdruck),
- Digitaliswirkung,
- Betarezeptorenblockade, Kalziumantagonisten vom Verapamil-Typ,
- Hyperkaliämie,
- koronare Herzkrankheit (Zustand nach Herzinfarkt),
- Myokarditits (rheumatisches Fieber, Diphtherie),

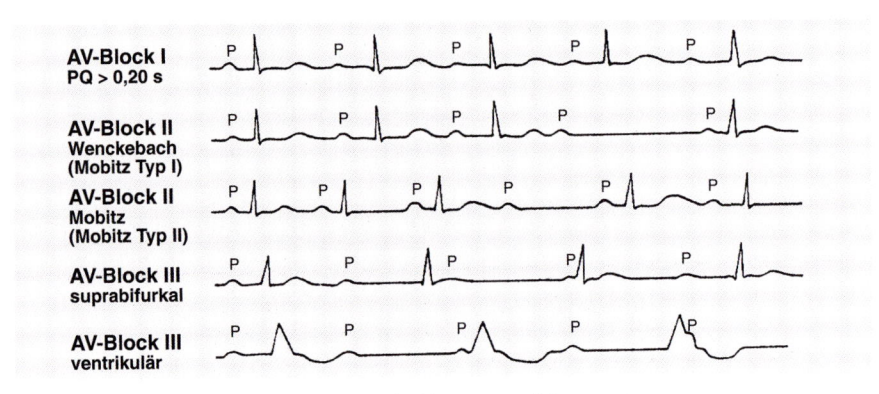

Abb. 6.6. Schematische Darstellung der AV-Blockierungen und Ersatzzentren

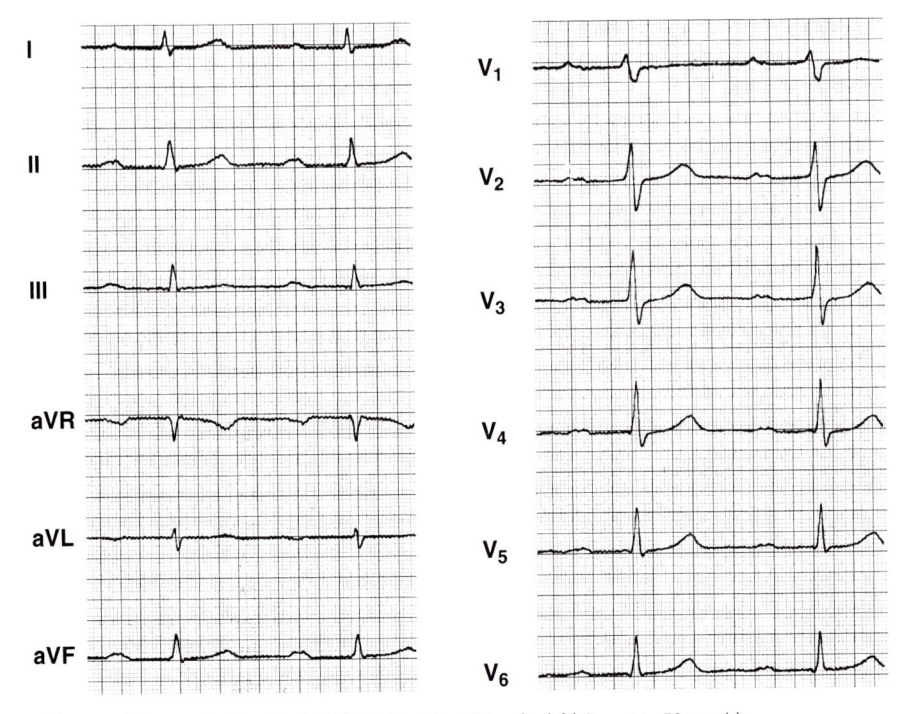

Abb. 6.7. Atrioventrikulärer Block I (PQ-Zeit > 0,2 s) (Standardableitungen, 50 mm/s)

- Kardiomyopathien,
- angeborene Herzfehler (Vorhofseptumdefekt, M. Ebstein),
- Idiopathische Fibrose des Erregungsleitungssystems (Lev-Erkrankung, Lenégre-Erkrankung),
- Sarkoidose, Sklerodermie, Amyloidose, Lupus erythematodes,
- Myxödem,
- kein erhebbarer pathologischer Befund (bei 5 von 1000 Individuen).

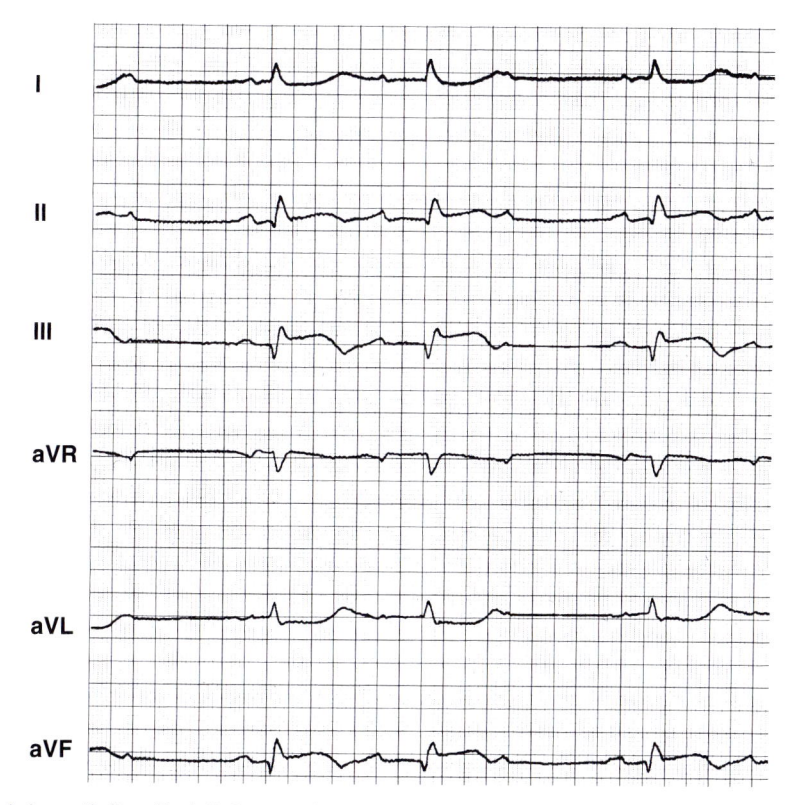

Abb. 6.8. Atrioventrikulärer Block II, Typ Wenckebach, bei einem frischen Hinterwandinfarkt (ST-Hebung in II, III, aVF, Extremitätenableitungen, 50 mm/s)

Man unterscheidet verschiedene Formen der AV-Blockierung (Abb. 6.5) [341]:
AV-Block I
AV-Block II,   Typ Wenckebach (Mobitz 1)
               Typ Mobitz (Mobitz 2)
AV-Block III

■ **AV-Block I.** Er liegt definitionsgemäß dann vor, wenn das PQ- oder PR-Intervall im EKG 0,2 s überschreitet. Diese PQ-Intervallverlängerung liegt entweder eine Leitungsverzögerung in den Vorhöfen (P-Welle >0,11 s), im AV-Knoten oder im His-Purkinje-System zugrunde (Abb. 6.7).
Eine *Therapie* des AV-Blocks I ist nicht notwendig. Es empfiehlt sich jedoch, die Notwendigkeit einer bradykardisierenden Therapie zu überprüfen.

■ **AV-Block II, Typ Wenckebach.** Diese Blockierung ist charakterisiert durch eine allmähliche Verlängerung der AV-Leitungszeit (Zunahme des PQ-Intervalls im EKG), bis schließlich eine Vorhoferregung (P-Welle) nicht mehr auf die Kammern übergeleitet wird (Abb. 6.8) (Wenckebach 1906). Zur Si-

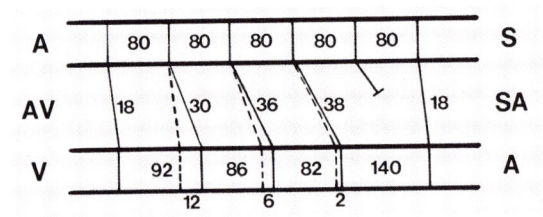

```
A     | 80 | 80 | 80 | 80 | 80 |      S
AV    | 18 | 30 | 36 | 38 |    | 18   SA
V     |    | 92 | 86 | 82 | 140|      A
              12   6    2
```

Abb. 6.9. Leiterdiagramm einer typischen Wenckebach-Periodik bei AV- (links) und SA-Überleitungsstörungen (rechts). Durch abnehmende Zunahme der AV- oder SA-Überleitung ist das VV- (oder RR-) Intervall, bzw. AA- (oder PP-) Intervall vor der Blockierung kürzer als nach der Blockierung. Die Diagnostik wird somit durch einfaches „Abzirkeln" der RR- oder PP-Intervalle vor der blockierten bzw. ausfallenden P-Welle möglich

cherung der Diagnose müssen vor dem Auftreten des Blocks mindestens 2 Vorhoferregungen auf die Kammern noch übergeleitet worden sein. Die RR-Intervalle verkürzen sich vor dem Block durch Abnahme der Zunahme der AV-Leitungszeit (abnehmendes Increment der AV-Leitung), das heißt, die relative Zunahme des AV-Überleitungsintervalles ist am größten bei der ersten Aktion nach der Blockierung (Abb. 6.9).

Der AV-Block II, Typ Wenckebach lässt sich aufgrund elektrophysiologischer Untersuchungen von Narula [318] und Puech [341] bei etwa 70% der Patienten den Strukturen des AV-Knotens, bei etwa 10% der Patienten dem His-Bündel und bei etwa 20% der Patienten distaleren Strukturen des Erregungsleitungssystem zuordnen.

Da ein Fortschreiten des AV-Blocks II, Typ Wenckebach zu einem AV-Block III mit Auftreten einer Synkope selten ist, ist eine *Therapie* in aller Regel nicht erforderlich. Ein Zusammenhang mit einer bestehenden Therapie mit Digitalis oder einem anderen Antiarrhythmikum muss überlegt werden. Gegebenenfalls wird eine permanente, am besten AV-sequenzielle (DDD-) Herzschrittmachertherapie notwendig.

AV-Block II, Typ Mobitz. Diese AV-Leitungsstörung ist charakterisiert durch einen intermittierenden Ausfall der Vorhof-Kammer-Leitung, wobei die der blockierten P-Welle vorausgehenden PQ- oder PR-Intervalle stets gleich sind (Mobitz 1924) (Abb. 6.10).

Nach Narula und Puech ist diese Blockierung in nahezu allen Fällen unterhalb des AV-Knotens im His-Purkinje-System lokalisiert. So ist z.B. ein normales PQ-Intervall bei den übergeleiteten Vorhoferregungen diagnostisch für die subnodale Lokalisation des AV-Blocks (schlechtere Prognose als eine nodale Lokalisation des AV-Blocks).

Eine *Therapiebedürftigkeit* liegt nur bei einer klinischen Symptomatik vor, eine prophylaktische permanente Herzschrittmachertherapie ist nicht gerechtfertigt. Letztere kann erfolgen, wenn gleichzeitig ein kompletter Schenkelblock im EKG und das intrakardiale HV-Intervall 100 ms oder mehr misst. Idealerweise kommt dann eine AV-sequenzielle (DDD-) Schrittmachertherapie in Betracht.

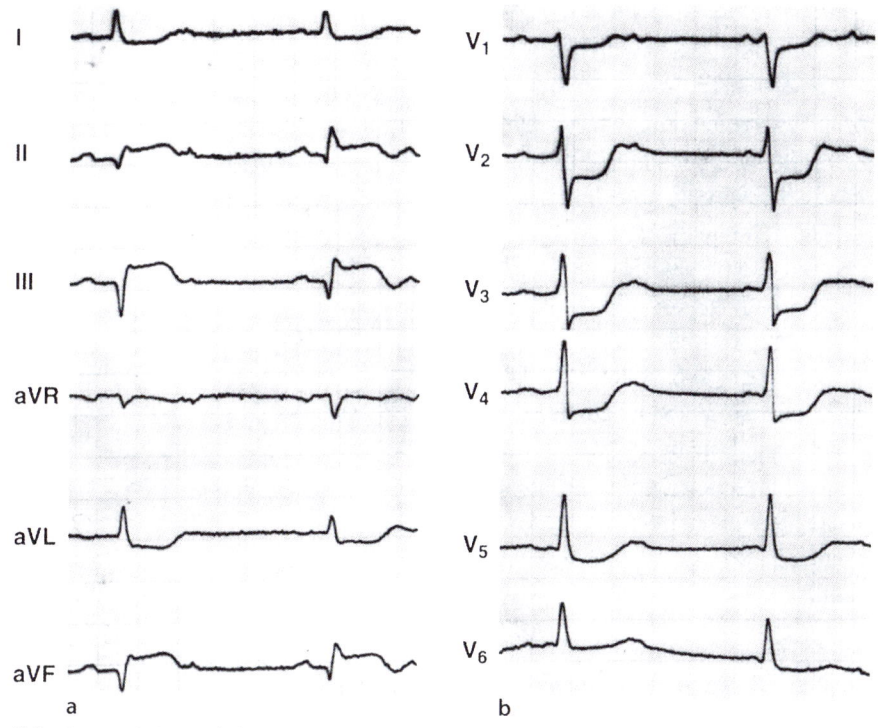

Abb. 6.10. a Atrioventrikulärer Block II, Typ Mobitz und AV-Block III, **b** bei ausgedehntem, frischen Hinterwandinfarkt (ST-Hebung in II, III, aVF, ST-Senkung in V_2–V_5-Standard-EKG, 50 mm/s)

> Elektrokardiographisch gelingt eine sichere Diagnostik und Differenzierung der AV-Blockierungen II nur dann, wenn vor dem Block wenigstens 2 Vorhoferregungen auf die Kammern übergeleitet worden sind, das Blockierungsverhältnis also wenigstens 3:2 beträgt.

Beide AV-Blockierungen II, Typ Wenckebach und Typ Mobitz, können in *höhergradige AV-Blockierungen* (*2:1; 3:1; 4:1*) übergehen, wenn die Grundfrequenz nur geringfügig ansteigt (Abb. 6.11). Spontan auftretende 2:1 oder 3:1 AV-Blockierungen sind nach Narula und Puech bei etwa 30% der Patienten dem AV-Knoten, bei etwa 20% dem His-Bündel und bei etwa 50% der Patienten Leitungsstrukturen unterhalb des His-Bündels zuzuordnen.

> Bei einem AV-Block II, Typ Mobitz oder Typ 2:1 spricht ein normales PQ-Intervall des übergeleiteten Komplexes für eine subnodale Lokalisation des AV-Blocks.

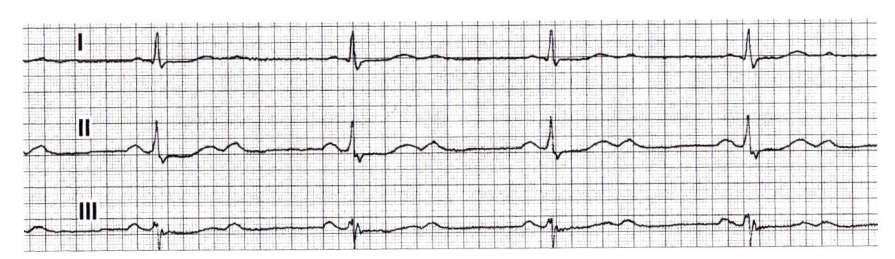

Abb. 6.11. Atrioventrikulärer Block II, Typ 2:1 (Einthoven-Ableitungen, 50 mm/s). Die übergeleiteten P-Wellen haben ein normales PQ-Intervall. Dies spricht für eine subnodale Lokalisation des AV-Blocks

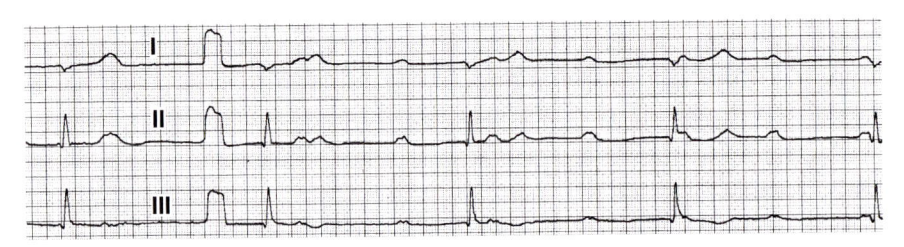

Abb. 6.12. Atrioventrikulärer Block III mit suprabifurkalem Ersatzzentrum. Beachte die P-QRS-Dissoziation (AV-Dissoziation) (Einthoven-Ableitungen, 50 mm/s)

■ **AV-Block III.** Hier liegt eine vollständige Unterbrechung der Vorhof-Kammer-Leitung zugrunde, Vorhöfe und Kammern sind dissoziiert. Im EKG lässt sich keine feste Beziehung zwischen P-Wellen und QRS-Komplexen feststellen. Schmale QRS-Komplexe (<0,11 s) weisen auf ein suprabifurkales Ersatzzentrum (Teile des AV-Knotens oder His-Bündels) (Abb. 6.12), breite QRS-Komplexe (>0,11 s) auf ein ventrikuläres Ersatzzentrum unterhalb der Aufzweigung des His-Bündels in die beiden Tawara-Schenkel hin (Abb. 6.13).

Eine Rechtsschenkelblockkonfiguration des QRS-Komplexes weist dabei auf ein linksventrikuläres Ersatzzentrum, eine Linksschenkelblockkonfiguration des QRS-Komplexes auf ein rechtsventrikuläres Ersatzzentrum hin. Hervorzuheben ist, dass die QRS-Komplexe regelmäßig einfallen. Auch bei Vorliegen von Vorhofflimmern/-flattern, das sonst von einer absoluten Kammerarrhythmie gefolgt ist, lässt sich somit ein gleichzeitig bestehender AV-Block III an den regelmäßig auftretenden QRS-Komplexen erkennen.

Nach Untersuchungen von Narula [318], Puech [341] und Rosen [349] ist der AV-Block III bei 14–18% der Patienten im His-Bündel, bei 10–21% im AV-Knoten und bei 61–70% der Patienten unterhalb des His-Bündels lokalisiert (Abb. 6.14).

Höhergradige AV-Blockierungen (II. und III. Grades) treten bei ca. 10% der Patienten mit einem akuten Myokardinfarkt auf und signalisieren dann eine deutlich erhöhte Letalität. Diese beträgt bei Vorderwandinfarkten ca. 70%, bei inferioren Infarkten, bei denen höhergradige AV-Blockierungen

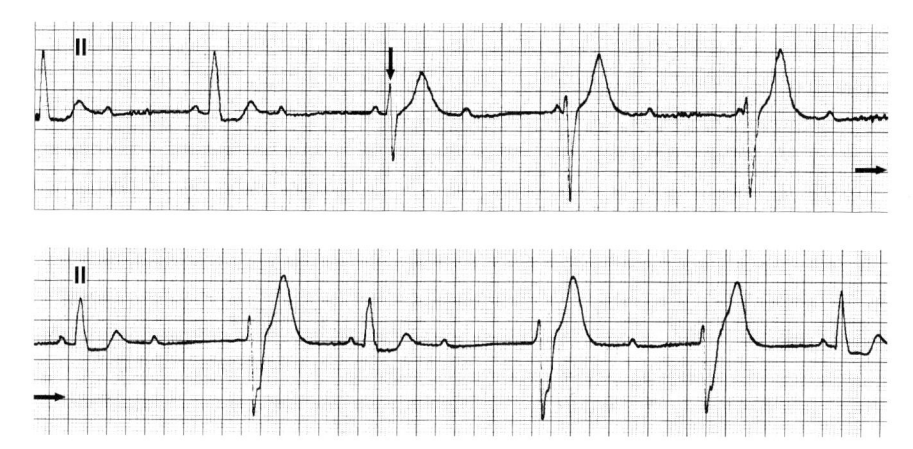

Abb. 6.13. Intermittierender atrioventrikulärer Block III mit infrabifurkalem (Kammer-) Ersatzzentrum. Beachte die durchlaufenden P-Wellen. Der senkrechte Pfeil markiert einen Fusionskomplex aus supra- und ventrikulärer Erregungsfront (kontinuierliche EKG-Registrierung, Ableitung II, 25 mm/s)

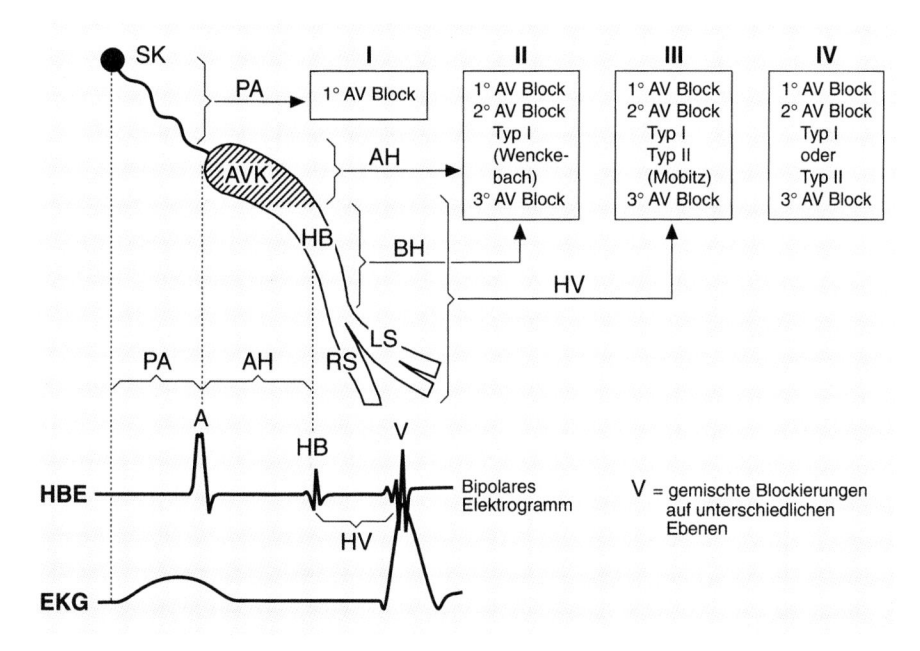

Abb. 6.14. Schematische Übersicht über die möglichen Lokalisationen der atrioventrikulären Leitungsstörungen und deren Auswirkungen auf das intrakardiale (His-Bündel-)Elektrokardiogramm (HBE) [14, 340]. (SK = Sinusknoten, AVK = AV-Knoten, HB = His-Bündel, RS = Rechtsschenkel, LS = Linksschenkel, PA = Intervall zwischen Beginn der P-Welle und dem intrakardialen Vorhofsignal A (keine klinische Bedeutung), AH = Intrakardiales Intervall zwischen Vorhofdepolarisation (A) und Depolarisation des His-Bündels (HB), HV = Interkardiales Intervall zwischen His-Bündel-Depolarisation (HB) und Depolarisation der Kammern (V), BH = Leitungszeit innerhalb des His-Bündels)

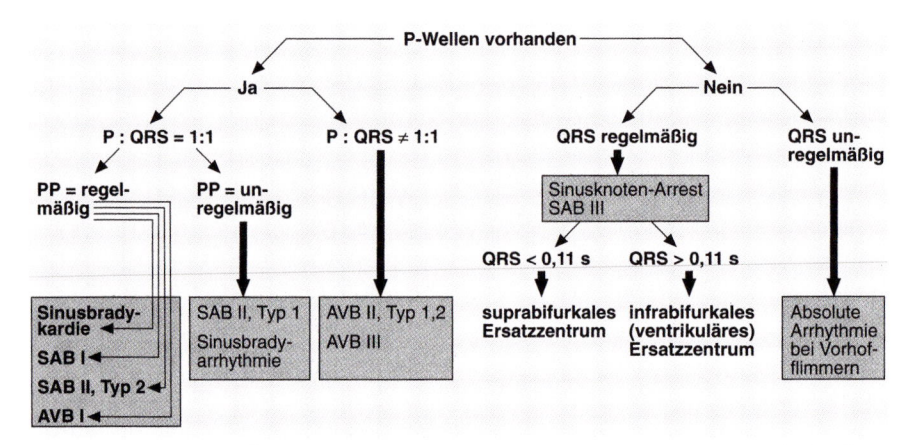

Abb. 6.15. Schematische Übersicht zur Diagnostik bradykarder Herzrhythmusstörungen (SAB = sinuatrialer Block, AVB = atrioventrikulärer Block)

Tabelle 6.2. Indikation zur elektrophysiologischen Untersuchung bei bradykarden Herzrhythmusstörungen [151]

Klinik: QRS (s)	Symptome ja > 0,12	Symptome ja < 0,12	Symptome nein > 0,12	Symptome nein < 0,12
AVB, I	ja	ja	nein	nein
AVB II, Typ 1	±	±	ja	nein
AVB II, Typ 2	±	±	ja	ja
AVB III	±	±	ja	±
Bifasz. Block	ja		nein	

+: ja, wenn die klinische Symptomatik nicht eindeutig durch die Bradykardie erklärbar ist,
−: nein, wenn die Klinik durch die Bradykardie erklärbar ist. Hier wird die Schrittmacherimplantation ohne vorherige elektrophysiologische Untersuchung empfohlen

ca. viermal so häufig sind (70%) als bei Vorderwandinfarkten (19–20%), etwas weniger als 30%.

Neuere Langzeituntersuchungen von Individuen mit einem angeborenen AV-Block III. Grades, dem früher eine günstige Prognose attestiert wurde, zeigten eine hohe Rate (27%) von zum Teil tödlichen (8%) Adams-Stokes-Anfällen und lassen auch bei asymptomatischen Menschen eine prophylaktische Schrittmacherimplantation empfehlenswert erscheinen [292].

Befunde, die für eine *schlechte Funktion des His-Purkinje-Systems* und damit für eine *permanente Herzschrittmacherimplantation* sprechen, sind:
- HV-Intervall bei Sinusrhythmus: > 100 ms,
- alternierender Schenkelblock (Wechsel von Linksschenkelblock und Rechtsschenkelblock),
- Auftreten eines Schenkelblocks nach Gabe eines Klasse-I-Antiarrhythmikums,
- AV-Block I + Rechtsschenkelblock + linksanteriorer Hemiblock.

6.2.5 Absolute Kammerbradyarrhythmie bei Vorhofflimmern/-flattern

Bei Vorliegen von Vorhofflimmern/-flattern tritt nur sehr selten (bei etwa 2% der Patienten) eine bradykarde Kammeraktion mit einer Frequenz unter 60/min auf. Meist liegt dann eine Digitalis-Überdosierung eines organisch schwer geschädigten Herzens vor. Eine Bradyarrhythmia absoluta mit nächtlichen Pausen im Langzeit-EKG stellt keine Schrittmacherindikation dar.

6.2.6 AV-Dissoziation

Eine AV-Dissoziation liegt dann vor, wenn Vorhöfe und Kammern 2 verschiedenen Schrittmacherzentren folgen. Ursache sind Störungen der Automatie und/oder der Erregungsleitung.

Man unterscheidet eine AV-Dissoziation ohne Rhythmusverknüpfung von einer AV-Dissoziation mit Rhythmusverknüpfung.

Eine *AV-Dissoziation ohne Rhythmusverknüpfung* entsteht, wenn es bei einer vorübergehenden Abnahme der Sinusfrequenz zu einer oft flüchtigen Beschleunigung der Automatie des AV-Knotens kommt. Im EKG stehen beide Rhythmen in keiner Beziehung zueinander. Therapeutisch ergibt sich keine Konsequenz, da die Individuen klinisch meist unauffällig sind (Abb. 6.16, 6.17).

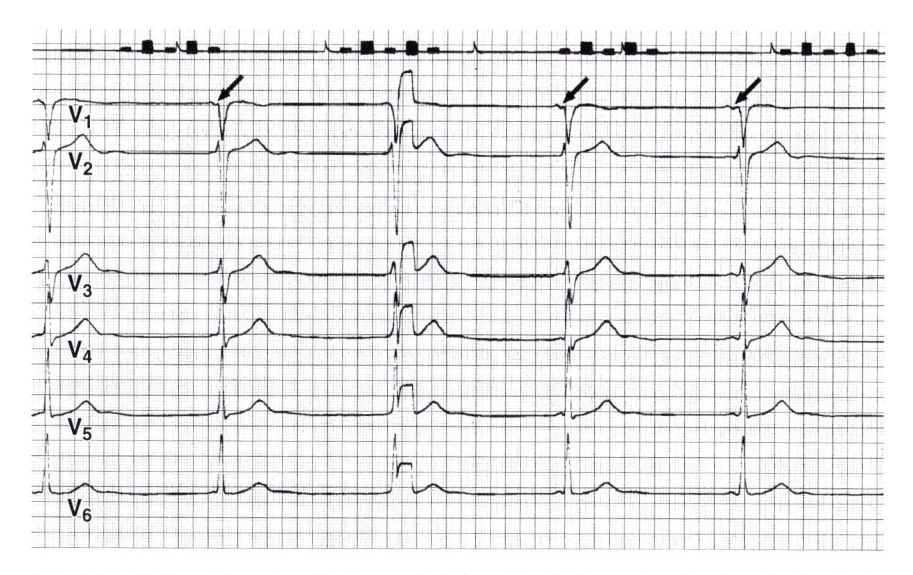

Abb. 6.16. AV-Dissoziation ohne Rhythmusverknüpfung. Der AV-Knoten ist zeitweise schneller als der Sinusknoten, die nicht übergeleiteten P-Wellen (Pfeile) sind nur manchmal zu sehen (Wilson-Ableitungen, 50 mm/s)

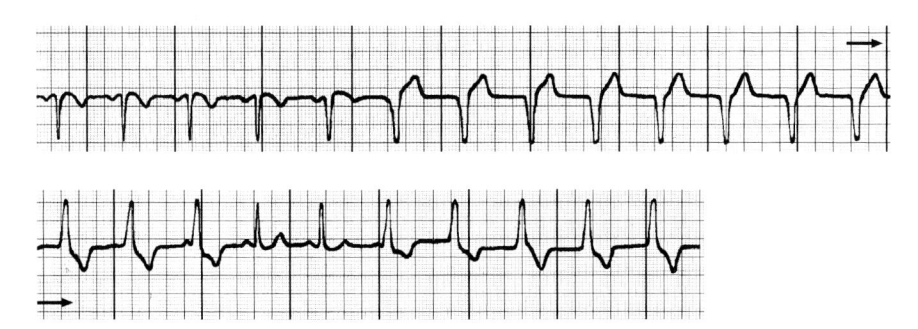

Abb. 6.17. Intermittierende AV-Dissoziation ohne Rhythmusverknüpfung. Ein supraventrikuläres und ein ventrikuläres Schrittmacherzentrum mit ungefähr derselben Frequenz streiten um die Führung (Rhythmusstreifen, 25 mm/s)

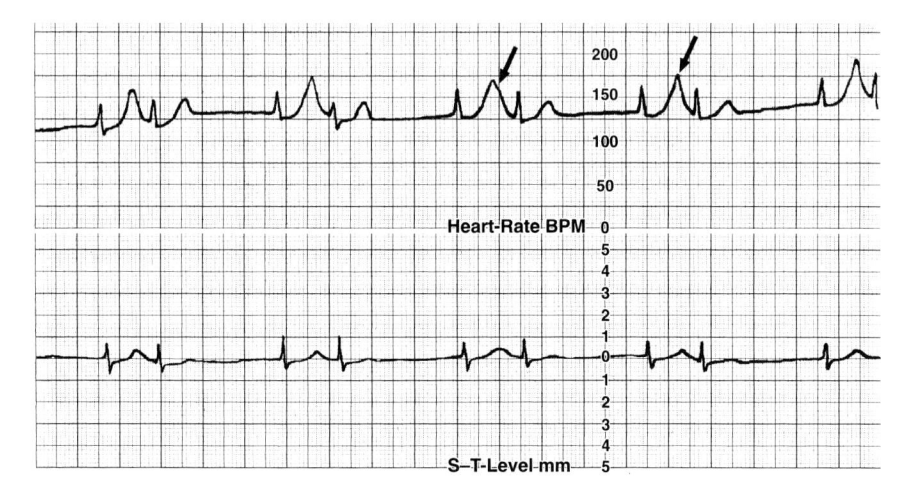

Abb. 6.18. AV-Dissoziation mit Rhythmusverknüpfung (Ersatzschlag-Normalschlag-Bigeminus). Den Ersatzschlägen suprabifurkalen Ursprungs mit einer Frequenz von 43/min folgen regelmäßig normale Sinusaktionen (Pfeile). Der Ersatzrhythmus führt infolge eines retrograden Leitungsblocks nicht zu einer Beeinträchtigung der Sinusaktion (2-Kanal-Langzeit-EKG-Registrierung, 25 mm/s)

Eine *AV-Dissoziation mit Rhythmusverknüpfung*, auch *Interferenzdissoziation* genannt, kann dann auftreten, wenn bei einer extremen Sinusbradykardie die Entladung des AV-Knotenersatzzentrums der Sinusaktion regelmäßig vorausgeht. Wird der Sinusknoten von der retrograden AV-Knotenerregung durch Vorliegen eines „AV-Knoten-exit-Blocks" geschützt, wird er in seiner Automatie nicht beeinflusst. Im EKG zeigt sich das regelmäßige Bild eines so genannten Ersatzschlag-Normalschlag-Bigeminus (Abb. 6.18).

Die *klinische Bedeutung* der AV-Dissoziation mit Rhythmusverknüpfung ergibt sich aus der zugrunde liegenden Störung der Sinusknotenfunktion und aus der bestehenden klinischen Symptomatik. Digitalis ist meist betei-

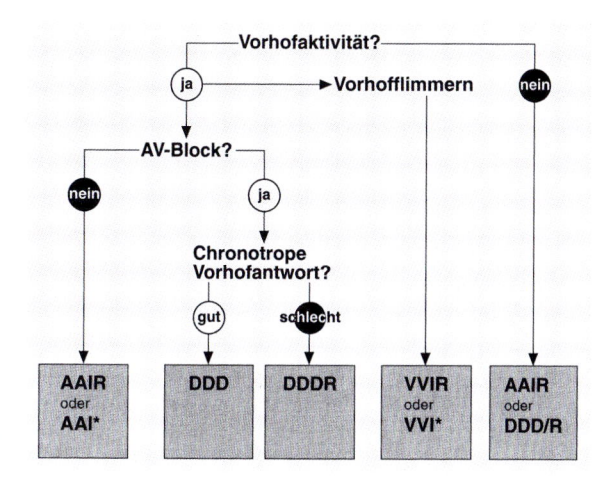

Abb. 6.19. Permanente Herzschrittmacher-Therapie bei bradykarden Herzrhythmusstörungen [146] (Erläuterungen siehe Text)

ligt. Im Kindesalter ist eine Vagotonie bedingte AV-Dissoziation sehr häufig, und hat keinen Krankheitswert.

6.2.7 Therapie bradykarder Herzrhythmusstörungen

Ganz allgemein richtet sich die Therapie bradykarder Herzrhythmusstörungen nach der klinischen Symptomatik (Schwindel, Synkope, bradykarde Herzinsuffizienz), da die Prognose der Patienten nur unwesentlich von der Herzschrittmachertherapie, vielmehr jedoch von der zugrunde liegenden kardialen Grundkrankheit beeinflusst wird. Die Indikation zu einer permanenten Herzschrittmachertherapie ist nur dann einfach, wenn sich die klinische Symptomatik eindeutig ganz auf die bradykarden Herzrhythmusstörungen zurückführen lässt.

Bei einer Störung der Sinusknotenfunktion (siehe Sinusknotensyndrom) ohne gleichzeitige AV-Leitungsstörungen werden heute in der Regel Vorhofschrittmacher (AAI-Modus) implantiert. Ist der Patient noch körperlich leistungsfähig, chronotrop aber inkompetent, kommen frequenzadaptive Herzschrittmachersysteme zur Anwendung (Abb. 6.19) (siehe dazu auch Anhang).

6.2.8 Morgagni-Adams-Stokes-Syndrom (MAS-Syndrom)

1761 publizierte Giovanni Batista Morgagni (1682–1771), Lehrstuhlinhaber für Anatomie in Padua, sein berühmtes Werk „De sedibus et causis morborum per anatomen indagatis". In einem in diesem Werk enthaltenen anatomisch-medizinischen Brief („ad thoracis morbus tertinet") beschrieb Morgagni exakt das klinische Bild der kreislaufbedingten Synkope („Krise durch Kreislaufstillstand"). Bereits 150 Jahre vor Morgagni hatte Geronimo

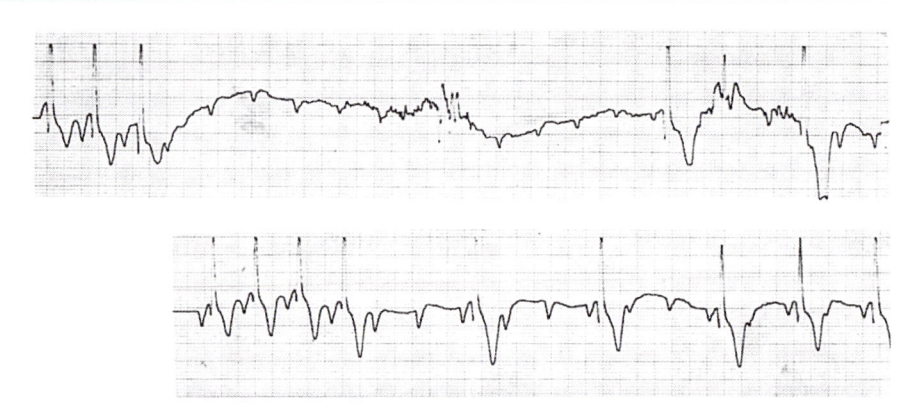

Abb. 6.20. Intermittierender AV-Block III als Ursache eines Adams-Stokes-Anfalles registriert während einer Langzeit-EKG-Registrierung (25 mm/s)

Mercuriale (1530–1604) aus Forli, Dozent in Padua, zwischen kardial und neurologisch bedingten Synkopen („Ubi pulsus sit rarus semper expectanda est syncope") unterschieden. Die Beschreibung der kompletten atrioventrikulären Blockierung geht auf Marcus Gerbezius (1658–1718) aus Laibach im Jahre 1717 zurück und wurde später auch mehrfach in den Werken Morgagnis erwähnt. Während Morgagni die Anfälle für Störungen im Bereich der Medulla oblongata hielt, lokalisierten die beiden Iren R. Adams und W. Stokes diese Ende des vorigen Jahrhunderts im Herzen selbst. Unter einem MAS-Anfall versteht man eine kurzzeitige Bewusstlosigkeit (Synkope) als Folge eines kurzzeitigen Herzstillstandes mit spontaner Besserung, die zu Rezidiven neigt.

Als Ursachen von rezidivierenden MAS-Anfällen kommen bei
- etwa zwei Drittel der Patienten ein paroxysmaler oder chronischer AV-Block vor, der durch eine Kammerasystolie kompliziert wird (Abb. 6.20),
- etwa 20–30% der Patienten eine SA-Blockierung mit kurzzeitiger Kammerasystolie und
- nur wenigen Patienten tachykarde Herzrhythmusstörungen in Form von paroxysmalem Kammerflattern oder Kammerflimmern vor.

Differentialdiagnostisch kommen beim MAS-Syndrom in Frage:
- vasovagale Synkope (sehr häufig),
- transitorische ischämische Attacke,
- Hypoglykämie,
- orthostatische Hypotension,
- Karotissinussyndrom (selten)
- Husten-Synkope (sehr selten),
- Postmiktions-Synkope (sehr selten),
- Epilepsie,
- Aortenstenose.

> Trotz Einsatz aller diagnostischer Verfahren (internistisch, kardiologisch und neurologisch) gelingt die Aufklärung einer Synkope unklarer Ursache nur bei etwa der Hälfte aller in die Klinik eingewiesenen Patienten. Die *Langzeit-Prognose des MAS-Syndroms* ist schlecht. Etwa 50% der Patienten sterben innerhalb des 1. Jahres nach der 1. Attacke.

6.2.9 Sinusknotensyndrom

Unter einem Sinusknotensyndrom versteht man eine Ansammlung von elektrokardiographisch fassbaren bradykarden (auch in Kombination mit tachykarden) Herzrhythmusstörungen. Ein so genanntes Bradykadie-Tachykardie-Syndrom liegt bei ca. 50% aller Patienten mit Sinusknotensyndrom vor [275]. Tachykarde Phasen, meist in Form einer Tachyarrhythmia absoluta, wechseln sich mit bradykarden Phasen (Sinusknotenstillstand) ab (Abb. 6.21).

Das Sinusknotensyndrom ist wiederum in 50% der Fälle in Deutschland Grund für eine permanente Herzschrittmacherimplantation.

Das Sinusknotensyndrom kann folgende Strukturen betreffen:
Sinusknoten:
Sinusbradykardie, SA-Blockierungen, Sinusarrest
Vorhof:
Vorhofflimmern, ektope Vorhoftachykardien
AV-Knoten:
AV-Blockierungen („binodal disease")
AV-Knoten-Tachykardien
mit oder ohne klinischer Symptomatik.

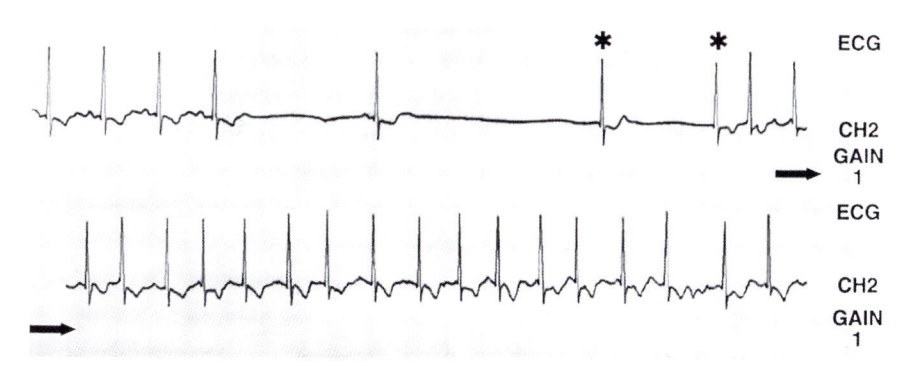

Abb. 6.21. Sinusknotensyndrom in Form eines Bradykardie-Tachykardie-Syndroms: Normaler Sinusrhythmus ist gefolgt von einem Sinusknotenstillstand mit 2 suprabifurkalen Ersatzschlägen (Sterne), die in eine absolute Tachyarrhythmie bei Vorhofflimmern übergehen (Kontinuierliche (waagrechte Pfeile) Langzeit-EKG-Aufzeichnung, 25 mm/s, freundlicherweise überlassen von Herrn Oberarzt Dr. M. Benn, Alfried-Krupp-Krankenhaus, Essen)

Tabelle 6.3. Ursachen einer Bradykardie

Intrinsische Ursachen
- Degeneration (Alter) des Sinusknotens
- Ischämie (Vorhof)
- Sarkoidose, Amyloidose, Hämochromatose
- Lupus erythematodes, PCP, Sklerodemie
- Muskeldystrophie
- Chirurgisches Trauma (z. B. Aortenklappenersatz)

Extrinsische Ursachen
- Vasovagal
- Karotissinussyndrom
- Husten, Miktion, Defäkation, Erbrechen
- Medikamente
  - Betablocker
  - Kalziumantagonisten
  - Clonidin
  - Digitalis
  - Antiarrhythmika
- Hypothyreose
- Hypothermie
- Neurologische Erkrankungen
- Elektrolytstörungen
  - Hyperkaliämie

Ursächlich kann man intrinsische von extrinsischen Ursachen einer Bradykardie unterscheiden (Tabelle 6.3) [271].

> Die Diagnostik von Sinusknotenfunktionsstörungen ist die Domäne nichtinvasiver Verfahren.

Ein fehlender Frequenzanstieg bei der Fahrradergometrie oder nach i.v.-Applikation von 1 mg Atropin auf mindestens 80/min grenzt vagalbedingte Bradykardien aus.

Die Bedeutung invasiver elektrophysiologischer Verfahren wie die Bestimmung der Sinusknotenerholungszeit (Abb. 6.22) oder der sinuatrialen Leitungszeit (Abb. 6.23) für die Diagnose eines Sinusknotensyndroms ist wegen des Fehlens von prospektiven Untersuchungen an einem größeren Patientenkollektiv unklar (Tabelle 6.4).

Eine *therapeutische Konsequenz* in Form einer Herzschrittmachertherapie ergibt sich nur bei Vorliegen einer klinischen Symptomatik, nachdem eine Digitalisüberdosierung ausgeschlossen wurde.

In jedem Fall sollte jedoch beim Sinusknotensyndrom eine Vorhofstimulation (AAI- oder AAIR-Modus) oder Vorhof- und Kammerstimulation (DDD- oder DDDR-Modus) gewählt werden, um einerseits symptomatische Bradykardien oder eine bradykarde Herzinsuffizienz zu verhindern, ande-

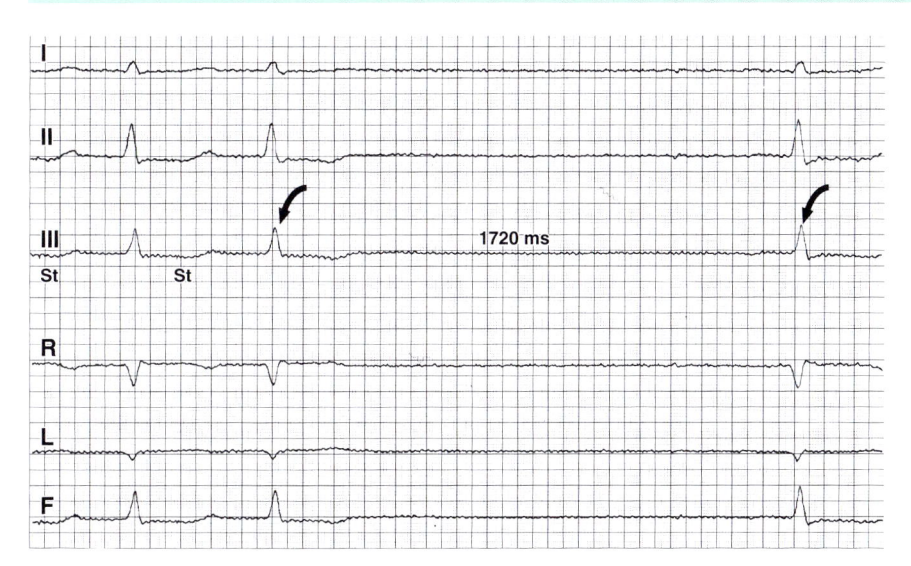

Abb. 6.22. Invasive Bestimmung der Sinusknotenerholungszeit mittels fixfrequenter Vorhofstimulation. Die Zeit, die der Sinusknoten nach der letzten Vorhofstimulation (St) braucht, um spontan zu depolarisieren (= Sinusknotenerholungszeit) ist mit 1720 ms (hier ist der besseren Übersicht wegen das RR-Intervall gekennzeichnet) eindeutig pathologisch

Tabelle 6.4. Diagnostik des Sinusknotensyndroms

Nichtinvasiv	Invasiv
1. Anamnese	1. Sinusknotenerholungszeit* (Abb. 6.22)

2. EKG – Ruhe
  – Belastung
  – Langzeit
	2. Sinuatriale Leitungszeit** (Abb. 6.23)

3. Atropintest (1 mg Atropin i.v., *Cave* Glaukom!)	
4. Intrinsische Herzfrequenz nach Atropin- und Betablockergabe	

* Entspricht der Zeit, die der Sinusknoten nach frequenter Vorhofstimulation (100, 120, 140/min) über 30 s braucht, um spontan zu depolarisieren (Grenzwert: 1400 ms).
** Wird indirekt mittels programmierter Vorhofstimulation ermittelt oder direkt gemessen (Abb. 6.13). Die Tabelle 6.5 zeigt Normalwerte nach Angaben in der Literatur.

rerseits aber auch, und das kann als wissenschaftlich abgesichert gelten, um die mit dem Sinusknotensyndrom verbundene Morbidität (Tachyarrhythmia absoluta mit Embolierisiko) zu verringern. Liegt ein Bradykardie-Tachykardie-Syndrom mit paroxysmalem Vorhofflimmern vor, wird heute allgemein, wenn keine Kontraindikationen bestehen, eine antikoagulatorische Therapie mit Acetylsalicylsäure oder Phenprocoumon empfohlen.

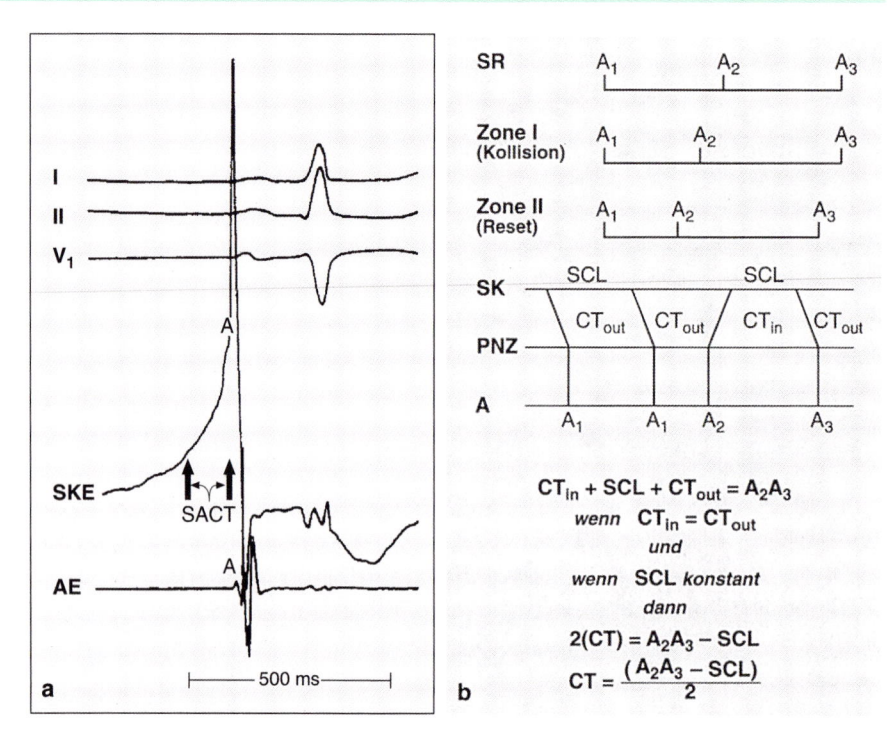

Abb. 6.23. a Direkte Bestimmung der sinuatrialen Leitungszeit (SACT) aus dem Sinusknotenelektrogramm (SKE) [174] und dem Vorhofelektrogramm (AE). **b** Indirekte Bestimmung der sinuatrialen Leitungszeit mittels der Extrastimulustechnik im Vorhof. Eine vorzeitige Vorhofstimulation kann zu einer Kollision des vorzeitigen Impulses (A_2) mit dem Sinusimpuls (A_1) führen, die sich gegenseitig auslöschen (Zone I). Bei einem noch vorzeitigeren Extrastimulus kann dieser in den Sinusknoten eindringen und diesen bei seiner Spontandepolarisation stören („Reset-Phänomen" oder Zone II). In diesem Fall setzt sich das folgende A_2A_3-Intervall zusammen aus der Leitungszeit des Extrastimulus in den Sinusknoten hinein (CT_{in}), die Zykluslänge des Sinusknotens (SCL) und der Leitungszeit des resultierenden Sinusimpulses aus dem Sinusknoten heraus (CT_{out}). Vorausgesetzt, dass CT_{in} und CT_{out} gleich und die SCL konstant sind, lässt sich die sinuatriale Leitungszeit (CT) errechnen. (SK = Sinusknoten, PNZ = Perinodalzone, A = Atrium)

Tabelle 6.5. Normalwerte der sinuatrialen Leitungszeit nach Angaben in der Literatur

Sinuatriale Leitungszeit [ms]	Autoren
81,6 ± 19,4 (r: 48–112)	[50]
92 ± 30 (r: 40–153)	[112]
84,5 ± 13 (r: 28,5–115,5)	[124]
70 ± 15 (r: 37,5–39,5)	[276]
56 ± 11 (r: 40–70)	[396]
169 ± 46 = doppelte sinuatriale Leitungszeit	[402]

6.2.10 Karotissinussyndrom

Als Karotissinussyndrom werden MAS-Anfälle als Folge einer, gewöhnlich atherosklerotisch bedingten, Überempfindlichkeit des Karotissinusreflexes bei spontanen Kopfdrehungen oder bei äußerer Kompression (Halskragen) bezeichnet. Die hierdurch ausgelösten starken Vagusreize bedingen eine Hemmung des Sinuskotens (vorwiegend bei Befall des rechten Karotissinus) und damit Einspringen von sekundären und tertiären Ersatzzentren sowie SA- und AV-Leitungsstörungen (vorwiegend bei Befall des linken Karotissinus). Die *Therapie* besteht in einer permanenten Versorgung der Patienten mit einem programmierbaren VVI-Schrittmacher.

Beim vasodepressorischen Typ des Karotissinussyndroms steht ein vagusinduzierter Blutdruckabfall neben einer Asystolie im Vordergrund. Diesen Patienten kann mit einer Schrittmacherimplantation nicht entscheidend geholfen werden.

> Ein hypersensitiver Karotissinusreflex ist bei älteren Menschen häufig und rechtfertigt bei Fehlen klinischer Symptome keine Schrittmacherimplantation. Ohne anamnestischen Hinweis auf ein Karotissinussyndrom ist die Durchführung der Karotissinusmassage zur Diagnostik desselben somit entbehrlich, ja führt nur zu einer potenziellen Gefährdung des Patienten bei einer nicht bekannten Karotisstenose!

6.2.11 Schrittmachersyndrom

Als Schrittmachersyndrom wird eine nach der Implantation eines Kammerschrittmachers auftretende Hypotonie mit klinischer Symptomatik bis hin zur Synkope bezeichnet. Ursache dieses Phänomens ist eine intakte retrograde Leitung, die häufig bei Patienten mit einem Sinusknotensyndrom, aber auch bei ca. 50% der Patienten mit einem totalen AV-Block vorliegt. Wird bei einem solchen Patienten ein Kammerschrittmacher implantiert, kommt es nach einer ventrikulären Stimulation infolge der Rückwärtsleitung des elektrischen Impulses über das His-Purkinje-System zu den Vorhöfen unmittelbar im Anschluss an die Kammerkontraktion zu einer Vorhofkontraktion gegen dann allerdings geschlossene AV-Klappen. Die daraus resultierende kurzzeitige Druckerhöhung in den Vorhöfen führt über eine Aktivierung von atrialen Barorezeptoren reflektorisch zu einer peripheren Vasodilatation und zu einem Blutdruckabfall. Außerdem wird durch diesen Mechanismus (fehlender Vorhofbeitrag zur Kammerfüllung) das Herzzeitvolumen ungünstig beeinflusst. Therapeutisch kann man dieses Problem durch Umwandlung des Einkammersystems in ein AV-squenzielles Zweikammersystem mit erhaltener Vorhofkammerkontraktionssequenz lösen.

> Eine intakte retrograde Leitungsfähigkeit ist mit einer nicht zu unterschätzenden Gefahr eines Schrittmachersyndroms verbunden, wird diesen Patienten ein Kammerschrittmacher (VVI- oder VVIR-Modus) implantiert. Die Prognose bradykarder Herzrhythmusstörungen wird von der Herzschrittmachertherapie nur unwesentlich, von der kardialen Grundkrankheit dagegen wesentlich beeinflusst. Gebessert wird jedoch die klinische Symptomatik (Schwindel, Synkope und bradykarde Herzinsuffizienz).

6.3 Tachykarde Herzrhythmusstörungen

Tachykarde Herzrhythmusstörungen werden hervorgerufen durch eine abnorme Steigerung der Erregungsbildung im Sinusknoten oder in den anderen Abschnitten des Reizleitungssystems, der Vorhöfe oder der Kammern.

Man unterscheidet:
1. *Sinustachykardie*
2. *Supraventrikuläre Tachykardien*
   - Vorhofflimmern/Vorhofflattern
   - ektope Vorhoftachykardie
   - supraventrikuläre Reentry-Tachykardien
     - AV-Knoten-Reentry-Tachykardie
     - AV-junktionale-Reentry-Tachykardie bei akzessorischer AV-Verbindung
3. *Tachykardien bei speziellen Syndromen*
   - Wolff-Parkinson-White-Syndrom (WPW-Syndrom)
   - Lown-Ganong-Levine-Syndrom (LGL-Syndrom)
   - QT-Syndrom
     - Jervell-Lange-Nielsen-Syndrom
     - Romano-Ward-Syndrom
     - antiarrhythmikainduziert
4. *Ventrikuläre Tachykardien*
   - nicht anhaltend (< 30 s)
   - anhaltend (> 30 s)
5. *Kammerflimmern/Kammerflattern*
6. *Extrasystolie*
   - supraventrikulärer Ursprung
   - ventrikulärer Ursprung

6.3.1 Sinustachykardie

Definitionsgemäß bezeichnet eine Sinustachykardie eine Steigerung der Sinusknotenfrequenz auf 100/min und mehr. Die P-QRS-T-Morphologie ist dabei unverändert.

Ursachen können sein:
- Erhöhter Sympathikotonus (körperliche oder seelische Belastung, Fieber, Herzinsuffizienz, Kreislaufschock),
- Hyperthyreose, thyreotoxische Krise,
- Phäochromozytom,
- akute Perikarditis oder Myokarditis,
- Medikamente: Atropin, Isoprenalin, Zytostatika,
- Genussgifte: Alkohol, Nikotin, Koffein.

Eine Behandlung richtet sich nach der zugrundeliegenden Erkrankung, ansonsten können symptomatisch Betablocker eingesetzt werden.

6.3.2 Vorhofflattern

Vorhofflattern zeichnet sich *elektrokardiographisch* durch das Vorhandensein von schnellen repetitiven, breiten P-Wellen (Flatterwellen mit typischem Sägezahnmuster) mit einer Frequenz zwischen 250 und 350/min aus.

Aufgrund der P-Wellen-Morphologie wird eine gewöhnliche Form (Typ I) des Vorhofflatterns mit negativen P-Wellen in den Ableitungen II, III und aVF, also einer kaudokranialen Vorhoferregung, von einer ungewöhn-

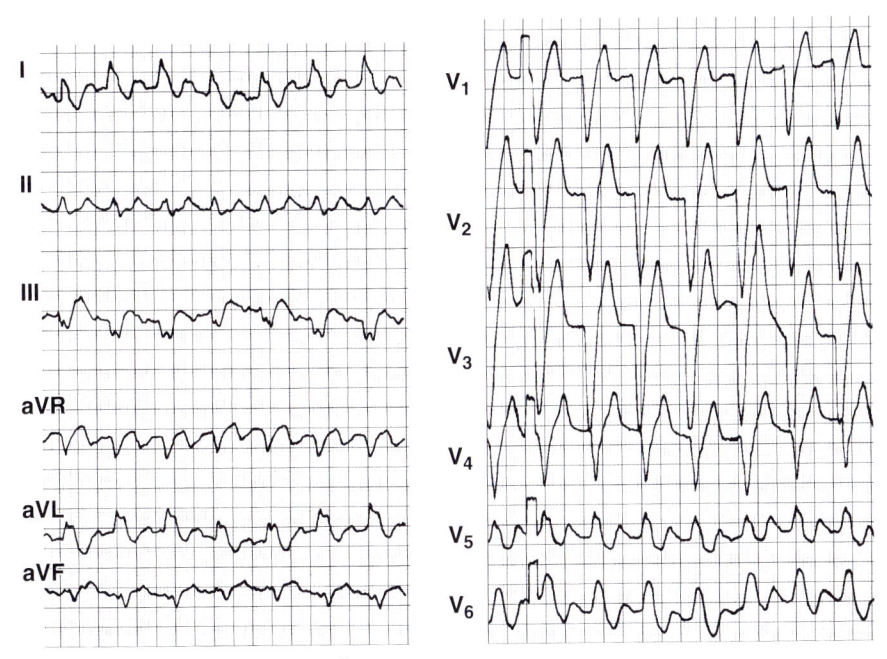

Abb. 6.24. Vorhofflattern mit 2:1 AV-Überleitung und komplettem Linksschenkelblock (Standard-EKG, 25 mm/s)

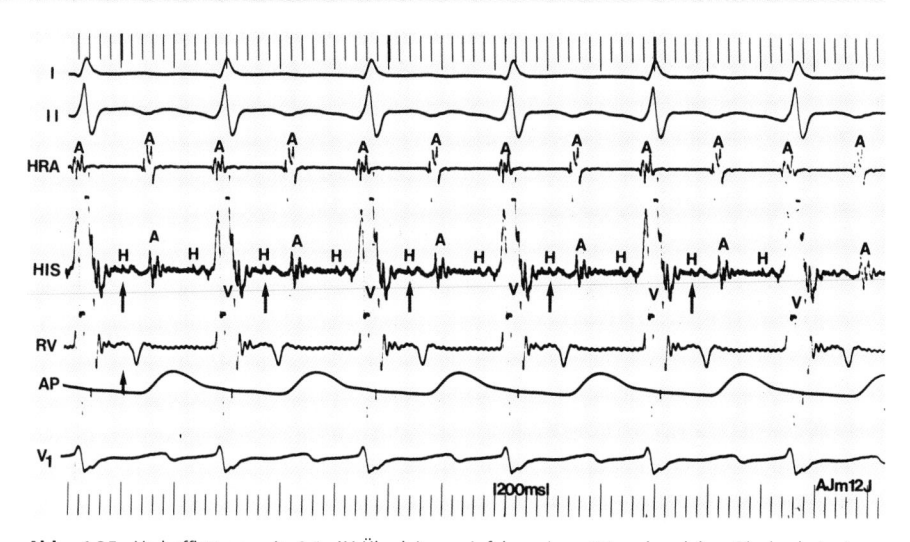

Abb. 6.25. Vorhofflattern mit 2:1 AV-Überleitung infolge eines 2:1 subnodalen Blocks bei einem 12-jährigen Jungen. Nur jede 2. Vorhofaktion (A) ist über den AV-Knoten und das His-Bündel (H) auf die Kammer (V) übergeleitet, das His-Signal (H) geht dem ventrikulären Signal (V) voran und jede 2. Vorhofaktion wird nach dem His-Signal (Pfeile) blockiert. Der Block sitzt also distal der His-Elektrode, aufgrund des schmalen QRS-Komplexes (<0,11 s) aber noch innerhalb des His-Bündels. Dargestellt sind die simultanen Ableitungen I, II, V_1, vom hohen rechten Vorhof (HRA), vom His-Bündel und vom rechten Ventrikel (RV) sowie der aortale Druck (AP) mit einem Papiervorschub von 100 mm/s

lichen Form (Typ II) mit positiven P-Wellen in II, III und aVF (kraniokaudale Vorhoferregung) unterschieden (Abb. 6.27).

Elektrophysiologisch liegt dem Vorhofflattern ein Makroreentry-Kreis mit anatomischen und funktionellen Blocks zugrunde. Mapping-Untersuchungen von typischem Vorhofflattern zeigten eine gegen den Uhrzeigersinn stattfindende Rotation der elektrischen Erregungsfront mit superior-inferiorer Aktivierung der freien Wand des rechten Vorhofs. Diese wandert dann langsam („slow conduction") zwischen Eustachischem Wulst und Trikuspidalring hindurch (hier erfolgt meist eine erfolgreiche Ablationstherapie) wieder posterior-inferior-superior. Der linke Vorhof wird sekundär aktiviert und ist gewöhnlich nicht Teil des Reentry-Kreises [327, 433].

Die AV-Überleitung ist konstant oder wechselnd (2:1 bis 5:1). Meist besteht ein 2:1-Überleitungsverhältnis, seltener, meist unter einer antiarrhythmischen Therapie (z.B. Digitalis) finden sich eine 4:1 oder noch seltener eine 3:1 AV-Überleitung (Abb. 6.24–6.28).

Bei einer 2:1 AV-Leitung wird jede 2. P-Welle auf die Kammern übergeleitet. Im EKG ist jede 2. P-Welle im QRS-Komplex verborgen, was häufig zu der Fehldiagnose Sinustachykardie oder „Knotentachykardie mit retrograder Vorhoferregung" führt. Das Problem kann schnell gelöst werden durch Analyse der Kammerfrequenz und der Errechnung der vermeintlichen Vorhofsfrequenz daraus. Eine Tachykardie mit schmalem QRS-Komplex, keiner deutlich sichtbaren P-Welle mit einer Kammerfrequenz

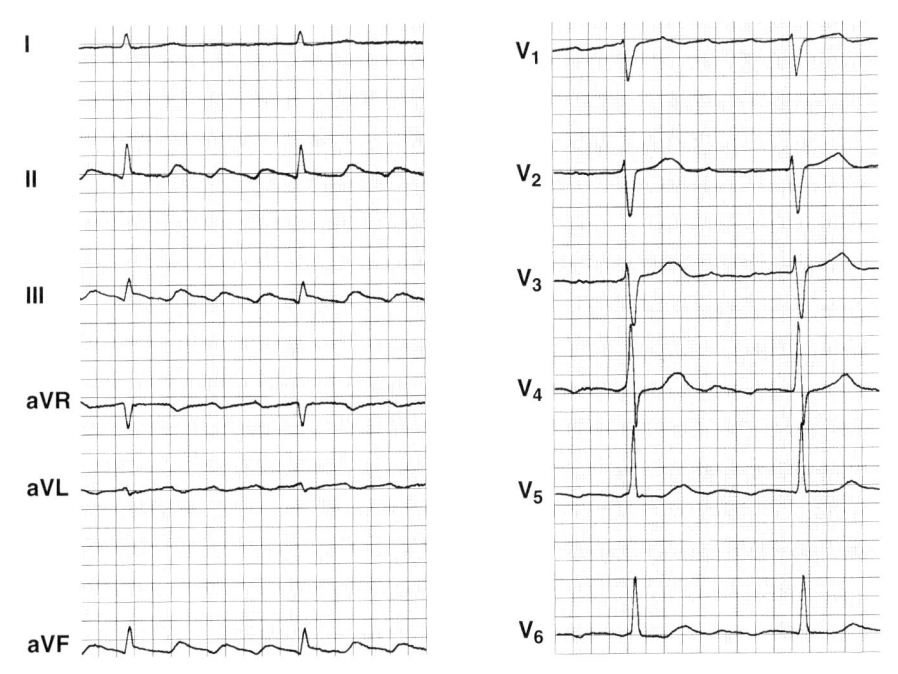

Abb. 6.26. Vorhofflattern mit 4:1 AV-Überleitung (Standard-EKG, 50 mm/s). Beachte die typische Sägezahnkonfiguration der P-Wellen in Ableitung II und III. Die P-Wellen sind hier negativ, als Folge einer kaudokranialen Vorhoferregung („common type of atrial flutter")

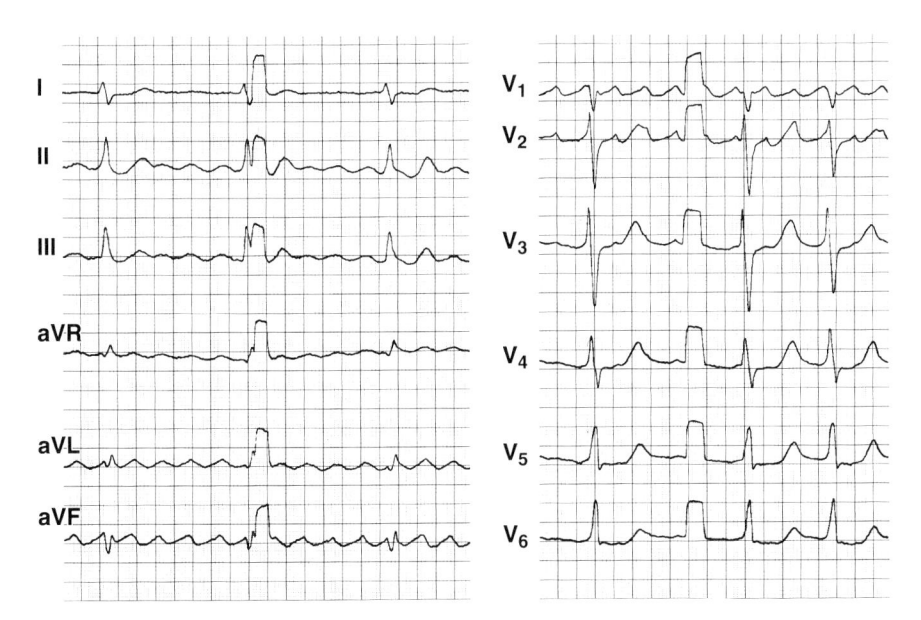

Abb. 6.27. Vorhofflattern („uncommon type") mit kraniokaudaler Erregungsausbreitung im Vorhof (positive P-Wellen in Ableitung II und III)

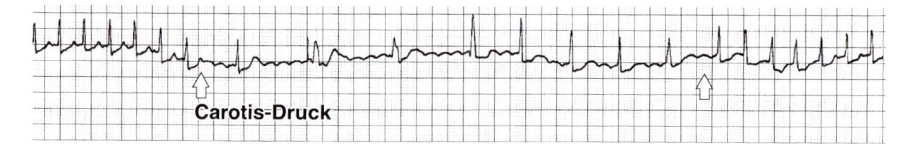

Abb. 6.28. Karotisdruckversuch während einer supraventrikulären Tachykardie enthüllt durch die Induktion höhergradiger AV-Blockierungen die Vorhofflatterwellen, die vor und nach Ende des Karotisdrucks mit einer 2:1-Blockierung auf die Kammern übergeleitet werden

von 140/min lässt somit auf eine Vorhofsfrequenz von 280/min schließen, eine Frequenz also, die typisch wäre für Vorhofflattern. Bewiesen werden kann dies durch einen Karotisdruckversuch während der Tachykardie (Abb. 6.28). Hierdurch wird durch die Erhöhung des Vagotonus eine höhergradige AV-Blockierung erzeugt, welche im EKG die P-Wellen aus dem QRS-Komplex heraustreten lässt.

Ätiologisch ist Vorhofflattern häufig Ausdruck einer ernsten Herzerkrankung (Mitralvitium, koronare Herzerkrankung, Cor pulmonale, Kardiomyopathie). Bei Herzgesunden tritt es manchmal im Rahmen einer Thyreotoxikose oder Infektionskrankheit auf.

Vorhofflattern tritt *anfallsweise (paroxysmal)* für Stunden bis Tage oder *chronisch* für Monate bis Jahre auf, wobei ein Übergang in Vorhofflimmern vor allem unter einer Digitalistherapie gewöhnlich ist.

Die *klinische Bedeutung* von Vorhofflattern wird durch das AV-Überleitungsverhältnis bestimmt. Die mögliche Gefahr einer 1:1-Überleitung macht Vorhofflattern zu einer potenziell lebensbedrohlichen Herzrhythmusstörung, die therapiebedürftig ist. Das paroxysmale Auftreten und der plötzliche Wechsel der AV-Überleitungsverhältnisse wird von den Betroffenen als sehr störend empfunden, sodass sich auch hieraus eine Therapienotwendigkeit im Sinne einer Anfallsprophylaxe oder einer Stabilisierung des AV-Überleitungsverhältnisses ohne Beseitigung des Vorhofflatterns ergibt. Bei Patienten mit Mitralstenose oder hypertropher Kardiomyopathie (bei beiden Erkrankungen liegt eine Behinderung der Kammerfüllung vor) kann das plötzliche Auftreten von Vorhofflattern oder Vorhofflimmern eine akute Lungenstauung mit interstitiellem und alveolärem Lungenödem durch eine weitere Verminderung der Kammerfüllung hervorrufen.

Therapeutische Ziele bei akut aufgetretenem Vorhofflattern können sein:
- Wiederherstellung des Sinusrhythmus
- Überführung des Vorhofflatterns in Vorhofflimmern
- Kontrolle der Kammerfrequenz bei ununterbrochenem Vorhofflattern durch Verlangsamung der AV-Leitung.

> In jedem Fall gilt, dass die Initialtherapie des Vorhofflatterns wegen der Gefahr des Auftretens hoher Kammerfrequenzen (durch 1:1 AV-Überleitung) in der Klinik unter Monitorkontrolle zu erfolgen hat.

Die Therapie kann *medikamentös* oder *elektrisch* erfolgen.

Therapie der Wahl ist die i.v.-Gabe von Digitalis. Sie kann z. B. bei einem nicht mit Digitalis vorbehandelten Patienten mit normalen Serum-Elektrolyten wie folgt aussehen:
- 0,5 mg Digitoxin i.v. (oder Digoxinpräparat),
- nach 60 min 0,25 mg Digitoxin i.v.
- nach 60 min 0,25 mg Digitoxin i.v.

Digitoxin hat gegenüber Digoxin den Vorteil einer höheren Bioverfügbarkeit bei allerdings drei- bis vierfach längerer Serumeliminationshalbwertszeit.

Liegt die Kammerfrequenz noch nicht unter 100/min, können nach weiteren 2 Stunden nochmals 0,25 mg Digitoxin i.v. nachgegeben werden. Dies kann jeweils nach 6 Stunden wiederholt werden. Ein Digitoxinspiegel im Plasma von 30–40 mg/ml kann dabei kurzfristig ohne Bedenken in Kauf genommen werden. (Man digitalisiert in diesen Fällen nicht nach Plasmaspiegeln, sondern nach Wirkung!)

Alternativ oder additiv zur maximalen Digitalistherapie kommen Klasse-Ic-Antiarrhythmika unter Monitor- und Blutdruckkontrolle zur Anwendung z. B.:
- 1,5 mg/kg KG Propafenon i.v. über 10 min oder
- 1,0 mg/kg KG Flecainid i.v. über 10 min oder
- 0,5 mg/kg KG Ajmalin i.v. über 10 min
  (Firmennamen: Propafenon: Rytmonorm®, Flecainid: Tambocor®, Ajmalin: Gilurytmal®)

Liegt unverändert Vorhofflattern vor, kann nun über einen über eine Armvene unter Röntgenkontrolle in den rechten Vorhof vorgeschobenen Elektrodenkatheter eine „overdrive suppression" des Vorhofflatterns versucht werden. Hierbei muss der Vorhof mit einer Frequenz stimuliert werden, die 30–40% höher liegt als die Flatterfrequenz. Kann der Vorhof mit einer solchen Frequenz effektiv stimuliert werden, kann durch plötzliches Abschalten der Stimulation das Vorhofflattern auch terminiert werden. Häufig sind mehrere Versuche mit zum Teil unterschiedlich hohen Stromstärken bis zu 10 mA notwendig. Bei Misserfolg kann durch eine hochfrequente, so genannte „burst-Stimulation" des Vorhofs (Stimulationsfrequenz 400–500/min) meist Vorhofflimmern und damit das nachgeordnete Therapieziel erreicht werden. Die Abbildung 6.29 zeigt die Terminierung von Vorhofflattern „underdrive pacing" mittels eines implantierten AV-sequenziellen Herzschrittmachers unter starrfrequenter Magnetstimulation.

Soll z. B. aufgrund der Dauer des Bestehens des Vorhofflatterns oder des Unvermögens einer medikamentösen oder elektrischen Konversion in Sinusrhythmus nur eine normofrequente Kammerfrequenz (60–100/min) erreicht werden, kommen außer der Digitalistherapie auch Medikamente wie Betablocker oder Verapamil in Frage.

Bei kritisch kranken Patienten (z. B. mit einem akuten Myokardinfarkt und infolge des Vorhofflatterns schlechter Hämodynamik) sollte die Rhyth-

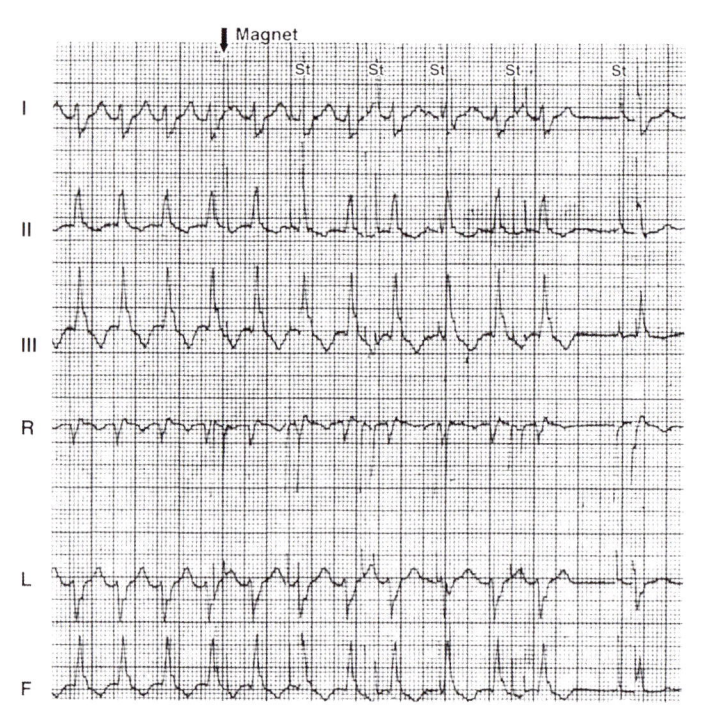

Abb. 6.29. Vorhofflattern mit 2:1 AV-Überleitung bei einem Patienten mit AV-sequenziellem Herzschrittmacher. Die durch Magnetauflage auf den Generator induzierte starrfrequente AV-sequenzielle Stimulation führt zur Unterbrechung des Vorhofflatterns und zu einer regelrechten AV-sequenziellen Stimulation. (Beispiel einer antitachykarden Stimulation mit einem einfachen DDD-Schrittmacher!) (Extremitätenableitungen, 25 mm/s)

musstörung sobald als möglich mittels externer Kardioversion (Defibrillation mit 50–200 Ws) in Kurznarkose beseitigt werden.

Die *Langzeitprophylaxe* des paroxysmalen Vorhofflatterns kann mit Digitalis in Kombination mit Chinidin oder einer Kombination aus Chinidin und Verapamil erfolgen. Auch Propafenon, Flecainid, Disopyramid (Rythmodul®, Norpace®) oder Sotalol (Sotalex®) kommen in Frage. Werden Digoxinderivate in Kombination mit Chinidin appliziert, müssen die Digoxinerhaltungsdosen halbiert werden, da es sonst zu einer Kumulation des Digitalis durch das Chinidin kommt (Interaktion Chinidin/Digitalis). Bei Digitoxintherapie kann eine tägliche Erhaltungsdosis von 0,075 mg beibehalten werden.

> Die Therapie von Vorhofflattern (und Vorhofflimmern) mit Chinidin oder Disopyramid ohne gleichzeitige Digitalistherapie kann infolge des vagolytischen Effektes (beschleunigte AV-Leitung) der beiden Antiarrhythmika zu hohen Kammerfrequenzen bei Vorhofflattern führen und ist daher kontraindiziert.

Bei therapieresistentem Vorhofflattern kommt eine Therapie mit Amiodaron (Cordarex®) in Betracht. Wegen seiner Nebenwirkungen ist Amiodaron nicht das Antiarrhythmikum der ersten Wahl, besitzt jedoch eine ausgezeichnete Wirkung auf Arrhythmien im Vorhof. Unter diesen Bedingungen sind auch niedrige Dosen von Amiodaron (100–200 mg/d) nach Aufsättigung (1 g/d für 8 Tage) effektiv. Auch von einer Kombination mit Digitalis wurden gute Erfolge berichtet.

> Eine Dauertherapie mit Klasse-I-Antiarrhythmika macht den Ausschluss einer ischämischen Herzerkrankung zwingend notwendig (Proarrhythmie-Risiko). Zunehmend bedeutsamer wird daher die Ablationstherapie als Alternative zur Amiodaron-Langzeittherapie.

In Einzelfällen, vor allem dann, wenn Vorhofflattern oder Vorhofflimmern während eines bradykarden Grundrhythmus auftreten, wird auch von einer permanenten Schrittmacherstimulation im Vorhof (AAI) ein guter Effekt zu erwarten sein, da es durch die permanente Vorhofstimulation zu einer Stabilisierung der elektrischen Verhältnisse im Vorhof kommt [96] (siehe auch Kapitel 5.2.3).

Unter Umständen empfiehlt sich die Implantation eines Vorhofschrittmachers, der außerdem noch antitachykarde Stimulationsmöglichkeiten (z. B. „burst-Stimulation") besitzt. Bei Patienten mit paroxysmalem Vorhofflattern registrieren diese Geräte die Rhythmusstörung und geben automatisch einen „burst" von Stimuli ab, der das Vorhofflattern entweder in Sinusrhythmus oder aber in Vorhofflimmern mit nachfolgendem spontanen Übergang in Sinusrhythmus konvertiert. Eine elektrophysiologische Untersuchung zum Ausschluss von auslösbaren längeren Episoden von Vorhofflimmern sollte vor der Implantation eines solchen antitachykarden Herzschrittmachersystems erfolgen. Auch sollten spontane Episoden von Vorhofflimmern fehlen.

6.3.3 Vorhofflimmern

Vorhofflimmern ist die häufigste supraventrikuläre Arrhythmie [254]. Hämodynamisch gesehen geht beim Vorhofflimmern die Pumpfunktion der Vorhöfe verloren und infolge der absoluten Kammerarrhythmie ändert sich von Schlag zu Schlag die diastolische Kammerfüllung. Besonders bei schnellen Kammerfrequenzen wird die passive Füllung der Ventrikel behindert, was zu einer raschen hämodynamischen Verschlechterung z. B. bei einem akuten Myokardinfarkt, bei einer Mitralstenose oder bei der hypertrophen Kardiomyopathie (schon aufgrund der Wandhypertrophie schlechte diastolische Kammerfüllung) führen kann.

Neben dem ungünstigen Einfluss auf die linksventrikuläre Hämodynamik wird die Bildung intrakardialer Thromben begünstigt, was Vorhofflim-

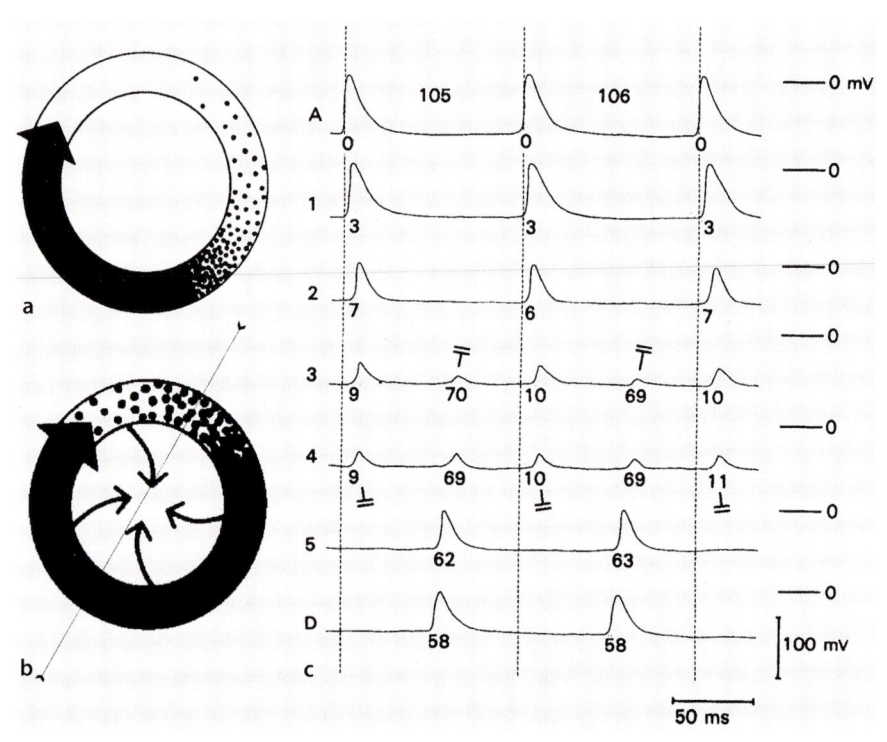

Abb. 6.30. a Schematische Darstellung eines Reentry-Kreises mit zentralem Hindernis. Wie bei Patienten mit WPW-Syndrom ist die Länge des Kreises fixiert, die Frequenz der Tachykardie ist proportional der Leitungsgeschwindigkeit und umgekehrt proportional der Länge des Kreises. Voraussetzung für eine Reentry-Tachykardie ist eine erregbare Lücke (weiß). Eine Verkürzung der Refraktärzeit hat keinen Einfluss auf die Tachykardiefrequenz. **b** Schematische Darstellung eines Reentry-Kreises ohne zentrales Hindernis. Die Länge des Kreises ist variabel und durch elektrophysiologische Parameter bestimmt. Es gibt keine erregbare Lücke. Die Frequenz der Kreiserregung ist umgekehrt proportional der Refraktärperiode. In das Zentrum des Gewebes penetrierende Impulse schaffen eine Barriere durch refraktäres Gewebe. **c** Aufzeichnung von Aktionspotenzialen entlang einer Linie durch das Zentrum eines Reentry-Kreises (etwa wie die Linie im Schema b). Die Ableitungen 3 und 4 liegen im Zentrum des Kreises. Trotz normalem Ruhemembranpotenzial sind hier nur elektrische Potenziale festzustellen, die keine Weiterleitung erfahren können. (Quelle: Neuss [322])

mern zur häufigsten kardialen Ursache eines Schlaganfalls macht [321]. Vorhofflimmern verursacht Symptome wie Palpitationen, Herzrasen, Luftnot, Angina pectoris und selten auch Synkopen.

Bei Vorhofflimmern werden allgemein drei Formen unterschieden (3-P-Regel):
- paroxysmales Vorhofflimmern: anfallsweise auftretend, spontan terminierend (Abb. 6.30, 6.31),
- persistierendes Vorhofflimmern: länger als 48 Stunden anhaltend, medikamentös oder elektrisch konvertierbar,
- permanentes Vorhofflimmern: nicht mehr konvertierbar.

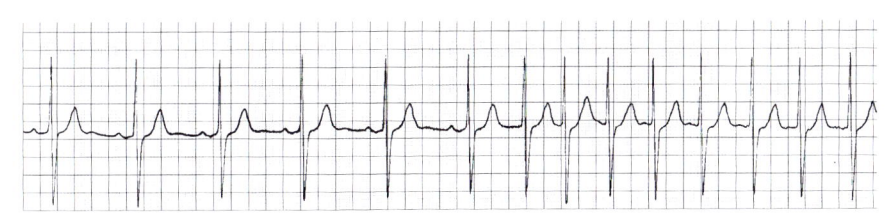

Abb. 6.31. Paroxysmale absolute Arrhythmie bei Vorhofflimmern während einer Langzeit-EKG-Registrierung (25 mm/s)

Vorhofflimmern tritt gewöhnlich bei folgenden Erkrankungen auf:
- rheumatische Mitralvitien (Druckerhöhung im linken Vorhof),
- hypertensive Herzkrankheit (Relaxationsstörung des hypertrophierten linken Ventrikels mit Druckerhöhung im linken Vorhof),
- koronare Herzkrankheit (Ischämie),
- Herzinsuffizienz (Druckerhöhung im linken Vorhof),
- akuter Myokardinfarkt (10%),
- Kardiomyopathien (hypertrophe und dilatative),
- WPW-Syndrom,
- Hyperthyreose (Schilddrüsenhormone),
- Alkoholabusus (Direkteffekt oder sympathikusvermittelt),
- idiopathisch bei Herzgesunden („lone atrial fibrillation").

Neuere genetische Untersuchungen von Patienten mit so genanntem idiopathischen Vorhofflimmern („lone atrial fibrillation") [55, 56] relativieren den Begriff „herzgesund" ebenso, wie die mittels endomyokardialer Biopsien aus dem rechtsatrialen Septum erhobenen Befunde, die mit der Diagnose einer Myokarditis, nicht entzündlichen Kardiomyopathie oder fleckigen Fibrose vereinbar waren [145].

Pathophysiologisch liegt dem Vorhofflimmern entweder eine gesteigerte fokale Impulsbildung oder ein Reentry-Mechanismus zugrunde. Für erstere sprechen klinisch-elektrophysiologische Befunde einer Lokalisierung des Ursprungs der atrialen Ektopie (meistens in den Pulmonalvenen) sowie deren erfolgreiche Ablation [171, 172]. Der Mechanismus der gesteigerten fokalen Impulsbildung ist unklar, diskutiert werden z. B. Spätpotenziale.

Allgemein akzeptiert wird die Theorie des Reentry mit multiplen Erregungswellen („multiple wavelet reentry") von Moe et al. [300]. Die heute mittels hochauflösender Mapping-Technik am Vorhofpräparat [3, 4, 5] bestätigte Hypothese geht von zahlreichen kleinen Wellen der Depolarisation und Refraktärität aus, die sich nach Zufallsgesetzen im Vorhofmyokard auszubreiten scheinen, sich auslöschen, aufzweigen, kollidieren oder mit anderen Erregungsfronten verschmelzen. Die Zahl der kleinen Wellen bestimmt das Erscheinungsbild im Oberflächen-EKG, bei einer geringen Zahl von „Wavelets" finden sich grobe f-Wellen, beim Vorliegen einer größeren Zahl zeigen sich feine Flimmerwellen [322]. Nach Mapping-Untersuchun-

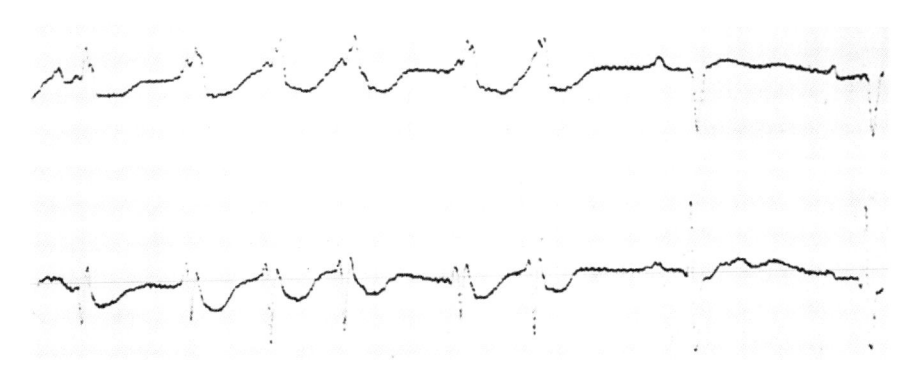

Abb. 6.32. Spontane Terminierung einer absoluten Tachyarrhythmia absoluta mit Schenkelblock und Übergang in Sinusrhythmus (Langzeit-EKG-Registrierung (25 mm/s)

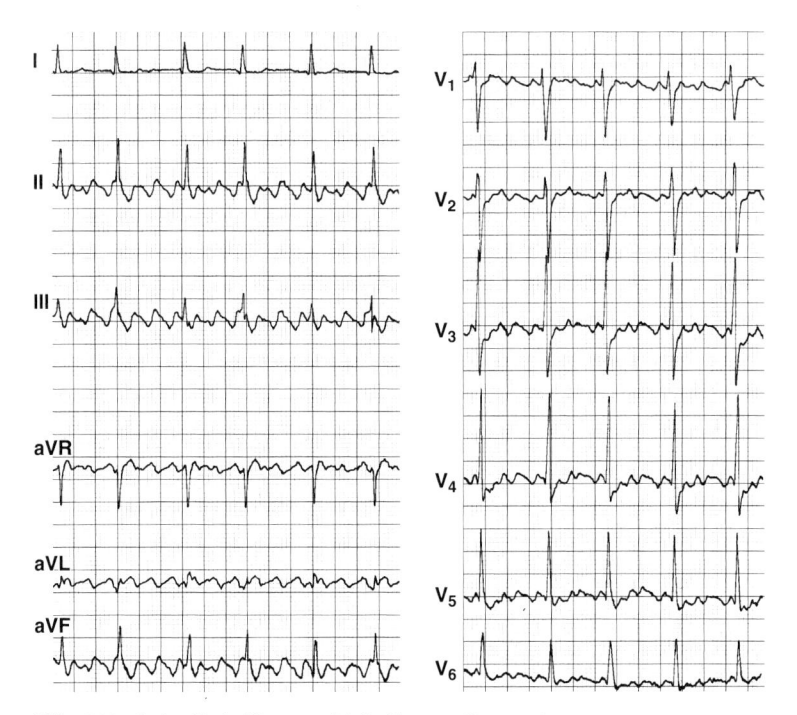

Abb. 6.33. Grobes Vorhofflimmern (Vorhofflattern/-flimmern)

gen sind am Hundeherzen mindestens vier bis sechs Erregungsfronten erforderlich, damit sich ein stabiles Vorhofflimmern etablieren kann [5].

Nach Untersuchungen von Allessie [4] liegt dem Vorhofflimmern ein Reentry-Vorgang ohne zentrales Hindernis zugrunde (Abb. 6.30) („leading circle model"). Hierbei ist die Länge des Reentry-Kreises variabel, es gibt keine erregbare Lücke und die Frequenz der Kreiserregung ist umgekehrt

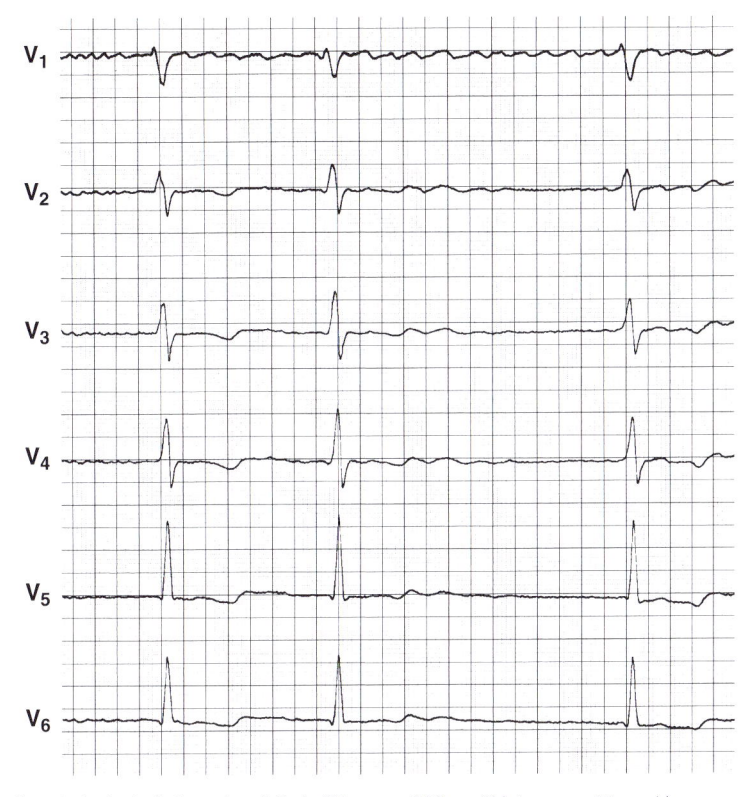

Abb. 6.34. Absolute Arrhythmie bei „grobem" Vorhofflimmern (Wilson-Ableitungen, 50 mm/s)

proportional der Refraktärzeit. Die in das Zentrum des Kreises penetrierenden Impulse schaffen eine Barriere durch refraktäres Gewebe. Bei Reentry-Vorgängen mit zentralem Hindernis, wie z.B. bei der AV-junktionalen Reentry-Tachykardie beim WPW-Syndrom (siehe dort), ist die Länge des Reentry-Kreises fixiert und zur Initiierung der Tachykardie eine Lücke von voll erregbarem Gewebe unabdingbare Voraussetzung. Die Frequenz der Tachykardie ist proportional der Leitungsgeschwindigkeit und umgekehrt proportional der Länge des Reentry-Kreises [321].

Elektrokardiographisch finden sich bei Vorhofflimmern:
- Vorhofflimmerwellen (am besten in Ableitung V_1 nachweisbar)
- Unregelmäßige Kammeraktionen (absolute Kammerarrhythmie).

Große Schwankungen in der Amplitude der Flimmerwellen bereiten manchmal Schwierigkeiten in der Abgrenzung von Flatterwellen. Die absolute Arrhythmie der QRS-Komplexe beweist jedoch das Vorliegen von Vorhofflimmern. Man spricht in einem solchen Fall von grobem Vorhofflimmern oder von Vorhofflattern/-flimmern (Abb. 6.33, 6.34).

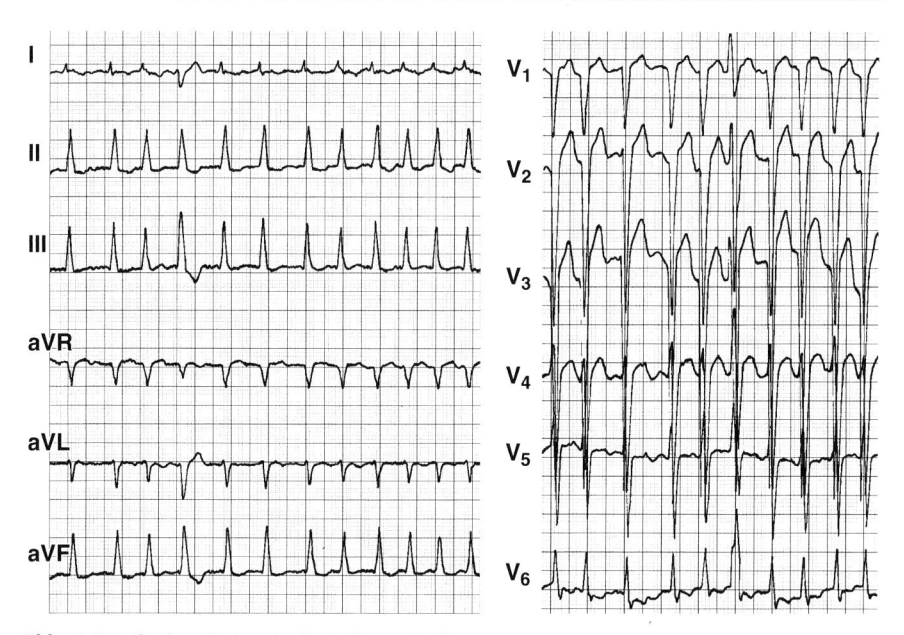

Abb. 6.35. Absolute Tachyarrhythmie bei Vorhofflimmern mit einer mittleren Kammerfrequenz von 200/min (Standard-EKG, 25 mm/s). Beachte die „Pseudo-Regularisierung der QRS-Komplexe" infolge hoher Frequenz

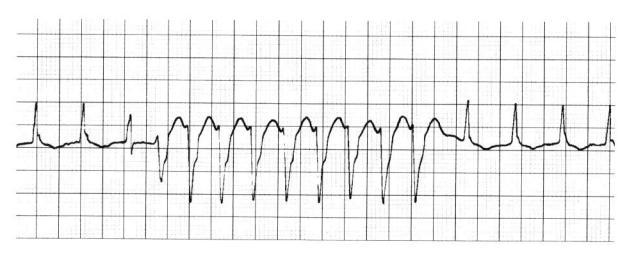

Abb. 6.36. Absolute Tachyarrhythmie bei Vorhofflimmern und intermittierendem funktionellen Schenkelblock (Langzeit-EKG-Registrierung, 25 mm/s). Beachte die fehlende kompensatorische Pause

Bei hoher Kammerfrequenz ist die absolute Kammerarrhythmie schwer zu erkennen („Pseudo-Regularisierung") (Abb. 6.35).

Gelegentlich auftretende schenkelblockartig verbreiterte QRS-Komplexe bei bestehendem Vorhofflimmern sind entweder Folge einer *intermittierenden funktionellen Schenkelblockierung* (Abb. 6.36) oder es handelt sich um *ventrikuläre Extrasystolen*.

Geht dem verbreiterten QRS-Komplex ein langes RR-Intervall voran, so spricht dies für einen funktionellen Schenkelblock (*„Ashman"-Phänomen* bei Lang-Kurz-Sequenz der RR-Komplexe). Je länger das Intervall vom verbreiterten QRS-Komplex bis zum nachfolgenden schmalen QRS-Komplex

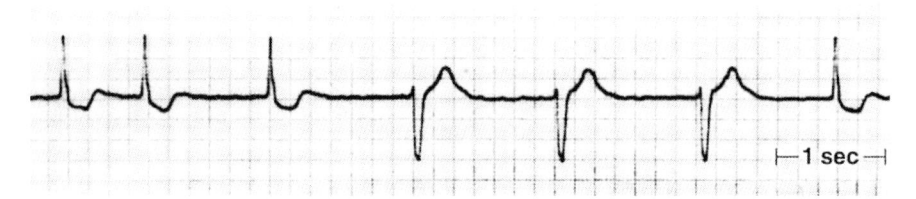

Abb. 6.37. Intermittierender AV-Block III und Kammerersatzrhythmus bei Vorhofflimmern und einer absoluten Kammerarrhythmie (links). Das Auftreten des AV-Blocks erkennt man an der veränderten Morphologie der QRS-Komplexe (QRS >0,11 s), die langsam (Kammerfrequenz) und regelmäßig einfallen (Rhythmusstreifen, 25 mm/s). Die ST-T-Komplexe während des Vorhofflimmerns lassen bei den muldenförmigen ST-Senkungen an eine Digitalisüberdosierung als Ursache des AV-Blocks III denken.

ist, desto wahrscheinlicher handelt es sich um eine ventrikuläre Extrasystole mit mehr oder weniger kompensierter Pause. Das Vorliegen eines rechtsschenkelblockartig deformierten QRS-Komplexes spricht mehr für einen funktionellen Rechtsschenkelblock.

Einen AV-Block III bei Vorhofflimmern erkennt man daran, dass plötzlich regelmäßige RR-Intervalle mit niedriger Frequenz auftreten. Die QRS-Komplexe können schmal (suprabifurkales Ersatzzentrum) oder breit (infrabifurkales Ersatzzentrum) sein (Abb. 6.37).

Logischerweise ist das Ziel der Therapie, Vorhofflimmern zu terminieren und ein Rezidiv zu verhindern. Gelingt dies nicht, bleibt nur die Kontrolle der Kammerfrequenz und der Versuch, thromboembolische Komplikationen zu verhindern [26].

Die Behandlung von Vorhofflimmern macht zuallererst die Identifizierung und wenn möglich Korrektur der zugrunde liegenden kardialen oder nichtkardialen Ursache notwendig [421]. Die Tabelle 6.6 zeigt das diagnostische Vorgehen bei Patienten mit Vorhofflimmern.

Besteht die Arrhythmie fort, sollte ein pharmakologischer oder elektrischer Terminierungsversuch unternommen werden. Chinidin allein oder in Kombination mit Verapamil (Cordichin®), andere Klasse-I-A- (z. B. Disopyramid) oder auch Klasse-I-C- (z. B. Propafenon, Flecainid) und Klasse-III-Antiarrhythmika (z. B. Amiodaron, Sotalol) können zur Anwendung kommen [354]. In Abhängigkeit vom Alter des Patienten, der Dauer des Bestehens der Arrhythmie, der Größe des linken Vorhofs und der Schwere der zugrunde liegenden kardialen (z. B. Herzinsuffizienz) und nichtkardialen (z. B. Hyperthyreose) Funktionsstörung liegt die antiarrhythmische Konversionsrate zwischen 35 und 75%. Das effektivste Antiarrhythmikum ist nicht bekannt, da verschiedene Antiarrhythmika bei demselben Patienten selten getestet wurden.

Effektiver und heute bevorzugt zur Anwendung kommend ist die elektrische Kardioversion (50–200 Ws) in Kurznarkose. Diese ist bei schlechter hämodynamischer Situation sofort anzustreben. Unter adäquater Antikoagulation (meist mit Heparin) ist das thromboembolische Risiko dieses Verfahrens sehr gering. Besteht das Vorhofflimmern länger als 48 Stunden,

Tabelle 6.6. Diagnostisches Vorgehen bei Patienten mit Vorhofflimmern

1. **Anamnese und klinischer Befund**
   - Welche klinische Symptomatik liegt vor?
   - Handelt es sich um paroxysmales, persistierendes oder permanentes (chronisches) Vorhofflimmern?
   - Seit wann besteht Vorhofflimmern?
   - Frequenz, Dauer, Auslösefaktoren und Terminierungsmodus der Flimmerattacken?
   - Kardiale Grundkrankheit?
   - Nichtkardiale Ursachen (Alkohol, Diabetes mellitus, Hyperthyreose)?
2. **Elektrokardiogramm**
   - Linksventrikuläre Hypertrophie?
   - Dauer und Morphologie der P-Welle?
   - Infarktzeichen? Schenkelblock? Repolarisationsstörungen?
3. **Echokardiogramm (M-mode, B-mode)**
   - Kardiale Grundkrankheit?
   - Größe des linken Vorhofs?
   - Größe und Funktion des linken Ventrikels?
   - Linksventrikuläre Hypertrophie?
   - Intrakavitäre Thromben?
4. **Schilddrüsenfunktion (Hyperthyreose)?**
5. **Elektrolyte im Serum (Hypokaliämie)?**

sollte zum Ausschluss von Thromben im linken Vorhofohr eine transösophageale echokardiographische Untersuchung (TEE) durchgeführt oder aber eine mindestens 14-tägige Marcumar®-Therapie vorgeschaltet werden, die wenigstens vier Wochen nach erfolgreicher Kardioversion fortgesetzt werden sollte. Dies hat den Sinn, eventuelle Embolien aus dem linken Vorhof zu verhindern, wenn dieser sich wieder kräftig kontrahiert, was bis zu 14 Tage nach der Etablierung des Sinusrhythmus im EKG dauern kann. Digitalis braucht vor der elektrischen Kardioversion nicht abgesetzt werden. Auf eine Überdosierung ist jedoch wegen der Gefahr einer digitalisinduzierten ektopen Impulsbildung (gesteigerte Phase-4-Depolarisation im His-Purkinje-System) zu achten.

Die Abb. 6.38. zeigt einen möglichen Algorithmus zum Therapieentscheid bei neu aufgetretenem Vorhofflimmern basierend auf der modernen TEE-Diagnostik, wie er derzeit an der Charité in Berlin benutzt wird.

Trotz antiarrhythmischer Therapie tritt bei der Hälfte der Patienten innerhalb von sechs Monaten ein Rezidiv auf. Die Effektivität einer chronischen antiarrhythmischen Therapie ist somit enttäuschend und dazu noch mit einer höheren Mortalität [140] verbunden. Deshalb wird man häufig gezwungen sein, chronisches Vorhofflimmern zu akzeptieren, seine hämodynamischen Konsequenzen und thromboembolische Risiken zu minimieren.

Die Kammerfrequenz kann gewöhnlich pharmakologisch kontrolliert werden. Digitalis verlangsamt sie in Ruhe, kann jedoch nicht den über-

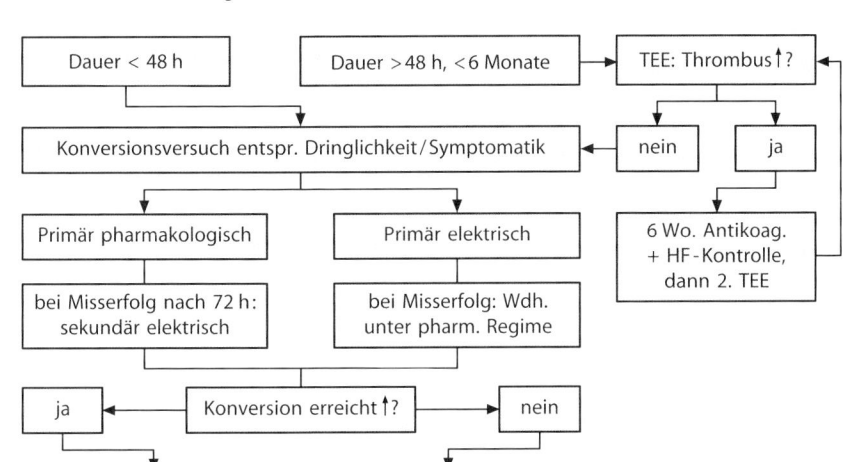

Procedere bei neu aufgetretenem Vorhofflimmern

```
┌─────────────────┐      ┌──────────────────────┐      ┌──────────────────┐
│  Dauer < 48 h   │      │ Dauer >48 h, <6 Monate│─────▶│ TEE: Thrombus↑?  │◀─┐
└────────┬────────┘      └───────────┬──────────┘      └──┬────────────┬──┘  │
         │                           │                    │            │      │
         ▼                           ▼                   nein          ja     │
┌──────────────────────────────────────────────┐◀─────────┘            │      │
│ Konversionsversuch entspr. Dringlichkeit/    │                       ▼      │
│ Symptomatik                                  │            ┌──────────────┐  │
└────────┬──────────────────────┬──────────────┘            │ 6 Wo. Antikoag.│
         │                      │                           │ + HF-Kontrolle,│
         ▼                      ▼                           │ dann 2. TEE    │
┌──────────────────┐   ┌──────────────────┐                 └────────────────┘
│ Primär           │   │ Primär elektrisch │
│ pharmakologisch  │   │                   │
└────────┬─────────┘   └────────┬──────────┘
         │                      │
         ▼                      ▼
┌──────────────────┐   ┌──────────────────┐
│ bei Misserfolg   │   │ bei Misserfolg:  │
│ nach 72 h:       │   │ Wdh. unter pharm.│
│ sekundär         │   │ Regime           │
│ elektrisch       │   │                  │
└────────┬─────────┘   └────────┬─────────┘
         │                      │
         ▼                      ▼
    ┌──────┐   ┌──────────────────────┐   ┌──────┐
    │  ja  │◀──│ Konversion erreicht↑?│──▶│ nein │
    └──┬───┘   └──────────────────────┘   └──┬───┘
       │                                     │
       ▼                                     ▼
┌──────────────────┐              ┌─────────────────────────┐
│ Rezidivprophylaxe,│              │ Digitalis zur Stabilisierung│
│ ASS, ggf.        │              │ des VHFli u. HF-Kontrolle,│
│ Antikoagulation  │              │ ASS, ggf. Antikoagulation │
└──────────────────┘              └─────────────────────────┘
```

Abb. 6.38. Algorithmus zum Therapieentscheid bei neu aufgetretenem Vorhofflimmern. TEE = transösophageale Echokardiographie, Wdh. = Wiederholung, HF = Herzfrequenz, pharm. = pharmakologisch, VHFli = Vorhofflimmern (Kardiologie DHZB Charité 1998)

schießenden Frequenzanstieg bei körperlicher Belastung verhindern. Dies gelingt am besten mit Kalziumantagonisten (Verapamil oder Diltiazem) oder mit Betablockern. Die negative Beeinflussung der Inotropie erfordert jedoch vor allem bei herzinsuffizienten Patienten eine sorgfältige Titration der Dosis dieser Medikamente.

Bei nur wenigen Patienten wird zusätzlich eine elektrische Ablation des His-Bündels mit nachfolgender Implantation eines permanenten Herzschrittmachers notwendig werden [346].

In dieselbe Richtung zielt eine Radiofrequenzmodulation des AV-Knotens, um die Kammerfrequenz zu kontrollieren. Erste Resultate sind ermutigend, prospektive Langzeitdaten fehlen jedoch noch [468].

Auch chirurgisch wurde schon versucht, dem chronischen Vorhofflimmern beizukommen. Durch Schaffung mehrerer Kompartimente im linken Vorhof mittels Einschnitte in die Vorhofmuskulatur (sog. MAZE-Verfahren) konnte eine Kreiserregung verhindert und Vorhofflimmern geheilt werden [89]. Heute wird dieses Verfahren nur von wenigen erfahrenen Operateuren nahezu ausschließlich in Kombination mit einem anderen Eingriff am Herzen (z.B. Mitralklappenersatz) durchgeführt.

Dieses faszinierende Konzept einer Kompartimentierung der Vorhöfe wird derzeit auch von Vertretern der Radiofrequenzablationstechnik verfolgt. Die Resultate sind jedoch noch nicht befriedigend.

Auf die elektrische Therapie (präventive Stimulationsverfahren und Vorhofdefibrillator) wurde bereits andernorts eingegangen.

> Die ideale Therapie von Patienten mit Vorhofflimmern wird bestimmt durch ihren Einfluss auf die Morbidität, Mortalität, Lebensqualität und Kosten. Die Berücksichtigung kardialer und nichtkardialer Begleitumstände ist von essentieller Bedeutung.

Systemische Embolien treten bei jedem dritten bis vierten Patienten mit Vorhofflimmern auf [471] und sind auch für das nichtrheumatische Vorhofflimmern von zentraler Bedeutung hinsichtlich Klinik und Prognose. Seit 1989 wurden mehrere Studien (Tabelle 6.7) zur Vermeidung thromboembolischer Komplikationen bei Vorhofflimmern durch eine Antikoagulation durchgeführt, auf die hier im Einzelnen jedoch nicht eingegangen werden kann (Übersicht bei Neuss [321]).

Metaanalysen dieser Studien belegen eindeutig den Nutzen einer Therapie mit Vitamin-K-Antagonisten. Die Schlaganfallhäufigkeit wurde von 4,5% auf 1,4% pro Jahr abgesenkt. Bedeutende extrakranielle Blutungen stiegen um 0,3% pro Jahr an [176].

Acetylsalicylsäure (ASS) (6 Studien, 3119 Teilnehmer) minderte das Schlaganfallrisiko um 1,5 (Primärprävention) bzw. 2,5% pro Jahr (Sekundärprävention). Die Antikoagulation mit Vitamin-K-Antagonisten war einer Prophylaxe mit ASS deutlich überlegen. Das relative Risiko unter Warfarin war um 36% niedriger als unter ASS [176] (siehe auch Tabelle 6.8).

Für die Indikationsstellung einer Antikoagulation ist die Einschätzung des individuellen Embolierisikos von großer Bedeutung.

Es setzt sich bei nichtrheumatischem chronischen Vorhofflimmern zusammen aus:
- abgelaufener Schlaganfall oder TIA,
- Hochdruckanamnese,

Tabelle 6.7. Studien zur Vermeidung thromboembolischer Komplikationen bei Antikoagulationstherapie des Vorhofflimmerns

Akronym	Jahr	Bedeutung der Akronyme	Referenz
AFASAK	1989	Atrial Fibrillation Aspirin Anticoagulation Study from Copenhagen	[331]
BAATAF	1990	Boston Area Anticoagulation Trial for Atrial Fibrillation	[38, 414]
SPAF	1991	Stroke Prevention in Atrial Fibrillation	[403–405]
CAFA	1991	Canadian Atrial Fibrillation Anticoagulation	[85]
SPINAF	1992	Stroke Prevention in Non-Rheumatic Atrial Fibrillation	[130]
EAFT	1993	European Atrial Fibrillation Trial	[129]

Tabelle 6.8. Nutzen und Risiken der Antikoagulation

Studie	INR-Zielwert	Minderung des relativen Risikos [%]	Minderung des absoluten Risikos [%/Jahr]	Intrakranielle Blutung [%/Jahr]	Bedeutende Blutung [%/Jahr]
AFASAK	2,8–4,2	64	2,7	0,4	0,8
SPAF	2–3,5	67	4,7	0,4	1,5
BAATAF	1,5–2,7	86	2,6	0,2	0,8
CAFA	2–3	37	1,6	0,5	2,5
SPINAF	1,5–2,5	79	3,2	0,3	1,3
EAFT	2,5–4,0	66	8,0	0*	2,8

* Bei zwei wahrscheinlichen Blutungen unter Warfarin ergibt sich eine ähnliche Häufigkeit wie in den anderen Studien

- Diabetes mellitus,
- Herzinsuffizienz,
- hohes Lebensalter,
- Echo: LV-Funktionsstörung?
  LA-Vergrößerung?
- TEE: spontaner Echokontrast?
  atriale Thromben?
  atherosklerotische Beete im Aortenbogen?

Folgende Therapieempfehlungen können heute bei chronischem Vorhofflimmern gegeben werden:
- Der Hochrisikopatient mit rheumatischer Mitralstenose ± Zustand nach Embolie sollte streng marcumarisiert werden (INR 2,5–3,5; Quick 15–25%).
- Bei nichtvalvulärem Vorhofflimmern genügt eine Low-dose-Marcumarisierung (INR 2,0–2,5; Quick 25–50%).
- Bei isoliertem Vorhofflimmern im Alter >60 Jahre oder mit Risikofaktoren empfiehlt sich eine Low-dose-Marcumarisierung (INR 2,0–2,5; Quick 25–50%).
- Bei isoliertem Vorhofflimmern im Alter <60 Jahre ohne Risikofaktoren besteht keine Indikation zur Embolieprophylaxe. Eine Therapie mit ASS ist Ermessenssache.
- Generell wird man die Therapie mit ASS (Mindestdosis 325 mg/d) bei Kontraindikation gegen Marcumar® prüfen, wobei Kontraindikationen für die Antikoagulation insbesondere in der Low-dose-Form weniger oft gegeben sind als vielfach angenommen.

> Eine Antikoagulation senkt das Risiko eines ischämischen zerebralen Insultes um etwa zwei Drittel. Der Preis dafür sind intrakranielle Blutungen mit einer Häufigkeit bis 0,5% pro Jahr und eine ernstzunehmende nichtintrazerebrale Blutung zwischen 0,8 und 2,8% pro Jahr. Die Entscheidung für eine Antikoagulation sollte auf dem Boden einer individuellen Nutzen-Risiko-Abwägung, vor allem bei älteren Menschen (Multimorbidität), erfolgen.

6.3.4 Vorhoftachykardie

Die ektope Vorhoftachykardie ist eine seltene supraventrikuläre Tachykardie. Sie zeichnet sich durch eine Frequenz von 140–250/min aus. Die P-Wellen im EKG gleichen weder den P-Wellen bei Sinusrhythmus noch den P-Wellen, die Ausdruck einer retrograden Vorhofaktivierung bei einem AV-Knotenrhythmus sind. Häufig besteht ein 2:1 AV-Block. Pathophysiologisch scheint es sich um eine gesteigerte Automatie eines ektopen Fokus im Vorhof zu handeln (Abb. 6.39, 6.40).

Eine Digitalisüberdosierung ist vor allem bei älteren Patienten ätiologisch häufig im Spiel. Während hier die Therapie im Absetzen von Digitalis besteht, ist die ektope Vorhoftachykardie bei jüngeren Menschen, die weniger paroxysmal als permanent auftritt und nicht selten mit wenigen Unterbrechungen Jahre bestehen kann, medikamentös äußerst schwer mit Klasse-I-Antiarrhythmika zu behandeln. Am effektivsten hat sich Amiodaron in Kombination mit Digitalis erwiesen. Alternativ kommen heute die Katheterablation des Vorhoffokus oder seine operative Ausschaltung mittels

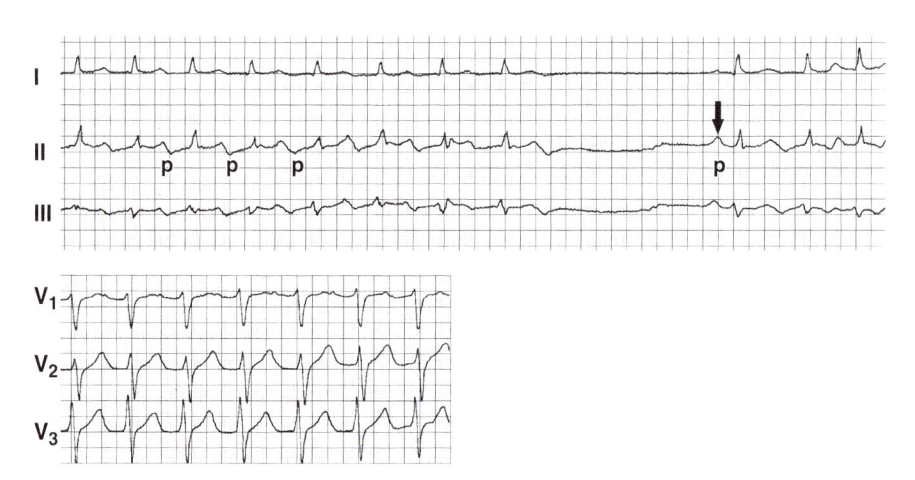

Abb. 6.39. Ektope Vorhoftachykardie (Einthoven-Ableitungen und Wilson-Ableitungen V_1–V_3, 25 mm/s). Beachte die unterschiedliche P-Wellen-Morphologie während der Tachykardie im Vergleich zu der Sinus-P-Welle (Pfeil) nach einer kurzen spontanen Terminierung der Tachykardie

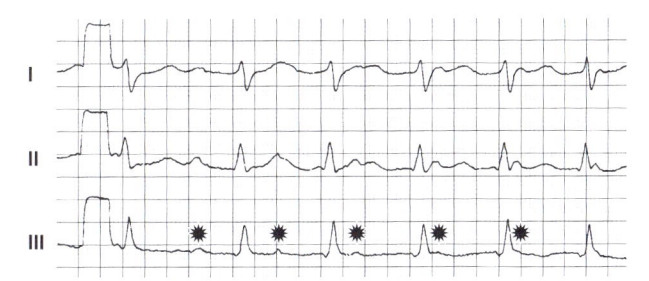

Abb. 6.40. Ektope Vorhoftachykardie mit Wenckebach-ähnlicher AV-Überleitung infolge antiarrhythmischer Therapie nach operativem Verschluss eines Vorhofseptumdefektes (fokale Genese, abnorme Automatie?). Die P-Wellen sind nur in Abl. III gut zu erkennen (Sterne) (Einthoven-Ableitungen, 25 mm/s)

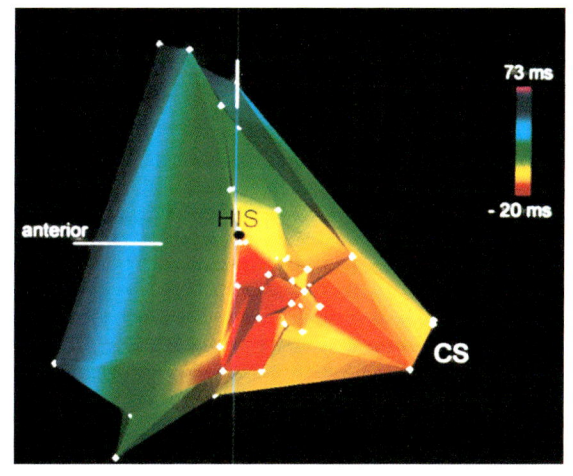

Abb. 6.41. CARTO-Landkarte bei Blick von links-lateral auf den rechten Vorhof während einer rechtsatrialen fokalen Vorhoftachykardie. Der Fokus (rot) befindet sich nach dem Koronarsinusostium (CS) posteroseptal unterhalb des His-Bündels und breitet sich kontinuierlich in alle Richtungen aus [183]

Resektion oder Kryochirurgie in Frage. Dabei hilft ein modernes Mapping-System (CARTO) das mittels elektromagnetischer Technologie eine 3-dimensionale farbkodierte elektroanatomische Landkarte der Impulsausbreitung zur Verfügung stellt. Die Abb. 6.41 zeigt eine CARTO-Landkarte während einer fokalen Vorhoftachykardie im rechten Vorhof [183].

Die Abbildung 6.42 zeigt eine CARTO-Landkarte während einer rechtsatrialen Reentry-Tachykardie.

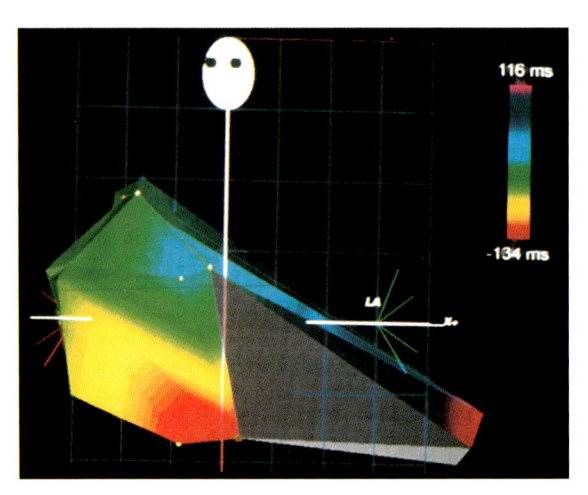

Abb. 6.42. CARTO-Landkarte (LAO-Blick) während einer rechtsatrialen Reentry-Tachykardie. Früh (rot) und spät (violett) aktivierte Areale sind typischerweise eng benachbart [183]

6.3.5 AV-Knoten-Reentry-Tachykardie (AVNT)

Eine AVNT liegt ungefähr zwei Drittel aller supraventrikulärer Tachykardien zugrunde. Bei der AVNT besteht ein Reentry-Kreis im oder in der Gegend des AV-Knotens. Dieser setzt sich zusammen aus einer den elektrischen Impuls vom Vorhof zur Kammer langsam leitenden Bahn mit kurzer elektrischer Refraktärzeit (Alphabahn) und einer den Impuls schnell zum Vorhof zurückleitenden Bahn mit langer Refraktärzeit (Betabahn). Der Impuls kreist auf diesen Bahnen und aktiviert von dort aus nahezu simultan Vorhöfe (retrograd) und Kammern (antegrad) (Abb. 6.43).

Das Vorhandensein zweier funktionell differenter AV-Leitungsbahnen ist für eine AVNT obligat, das heißt, dass das Auftreten einer AVNT das Vorhandensein dieser Bahnen beweist [350]. In seltenen Fällen manifestieren sie sich auch bei normalem Sinusrhythmus im Langzeit-EKG durch wechselnde AV-Intervalle (2 unterschiedlich lange PQ-Intervalle entsprechend der Leitung einmal über die schnelle Alphabahn und dann Übergang auf die langsamere Betabahn infolge einer Änderung des vegetativen Tonus).

■ **Mechanismus der Entstehung einer AVNT.** Bei vorhandenen unterschiedlichen AV-Leitungsbahnen wird nun eine AVNT z.B. durch eine vorzeitig einfallende Vorhofextrasystole ausgelöst. Dieser vorzeitige Impuls wird in der Bahn mit der längeren Refraktärzeit (Betabahn) blockiert, während die Alphabahn ihn wegen ihrer kürzeren Refraktärzeit zum Ventrikel weiterleiten kann, allerdings mit einer wesentlich langsameren Geschwindigkeit. Diese antegrade Leitungsverzögerung bewirkt nun, dass der retrograd in die Betabahn eintretende Impuls an der Stelle des ursprünglichen antegraden Blocks wieder elektrisch erregbares Gewebe vorfindet, die blockierte

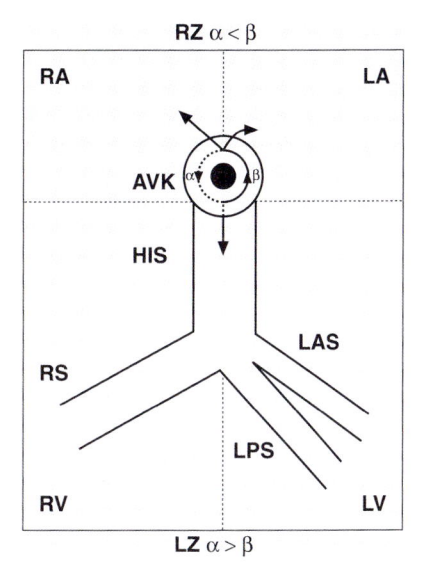

Abb. 6.43. Schematische Darstellung einer AV-Knoten-Reentry-Tachykardie (AVNT). Der elektrische Impuls kreist auf einer im AV-Knoten (AVK) befindlichen Reentry-Bahn, die aus einer langsam leitenden Alphabahn mit kurzer Refraktärzeit (RZ) für die antegrade Leitung zu den Kammern und aus einer schnell leitenden Betabahn mit langer Refraktärzeit für die retrograde Leitung zu den Vorhöfen besteht („slow-fast-AV-nodal tachycardia") (RS = rechter Tawara-Schenkel, LAS = linksanteriorer Faszikel, LPS = linksposteriorer Faszikel, LZ = Leitungszeit, HIS = His-Bündel)

Stelle retrograd überwinden und wieder antegrad in die Alphabahn eintreten kann (Wiedereintritt = „reentry"). Während der AVNT besteht also eine langsame AV- und eine schnelle VA-Leitung (so genannte „slow-fast-AV-nodal tachycardia"). Die Dauer des Kreisens des Impulses auf den vorgegebenen Bahnen hängt von einer sehr feinen Abstimmung zwischen den elektrischen Leitungsgeschwindigkeiten und den elektrischen Refraktärzeiten der beteiligten Strukturen ab. Daraus erklärt sich einmal, dass die AVNT meist paroxysmal und nachts (Vagotonus) auftritt und ferner stark den Einflüssen des vegetativen Nervensystems unterworfen ist, welche die elektrophysiologischen Parameter ständig modulieren (Abb. 6.44).

Elektrokardiographisch findet sich eine regelmäßige Tachykardie mit schmalen (< 0,11 s) QRS-Komplexen, wobei auf den ersten Blick keine P-Wellen zu erkennen sind, da sie sich im QRS-Komplex befinden (simultane Erregung von Vorhöfen und Kammern). Die retrograde Vorhoferregung (P-Welle) zeigt sich jedoch an einem Pseudo-r' in den Ableitungen V_1 und avR, das eine verspätete rechtsventrikuläre Erregung vortäuscht [133] (Abb. 6.45, 6.46).

> Eine supraventrikuläre Tachykardie mit einer rSr'-Konfiguration in V_1 und avR lässt an eine AVNT denken.

Eine AVNT kann jedoch auch mit einem verbreiterten (> 0,11 s) QRS-Komplex einhergehen, nämlich dann, wenn entweder ein Schenkelblock schon bei Sinusrhythmus vorbesteht oder wenn ein frequenzabhängiger, funktioneller Schenkelblock auftritt (meist Rechtsschenkelblock).

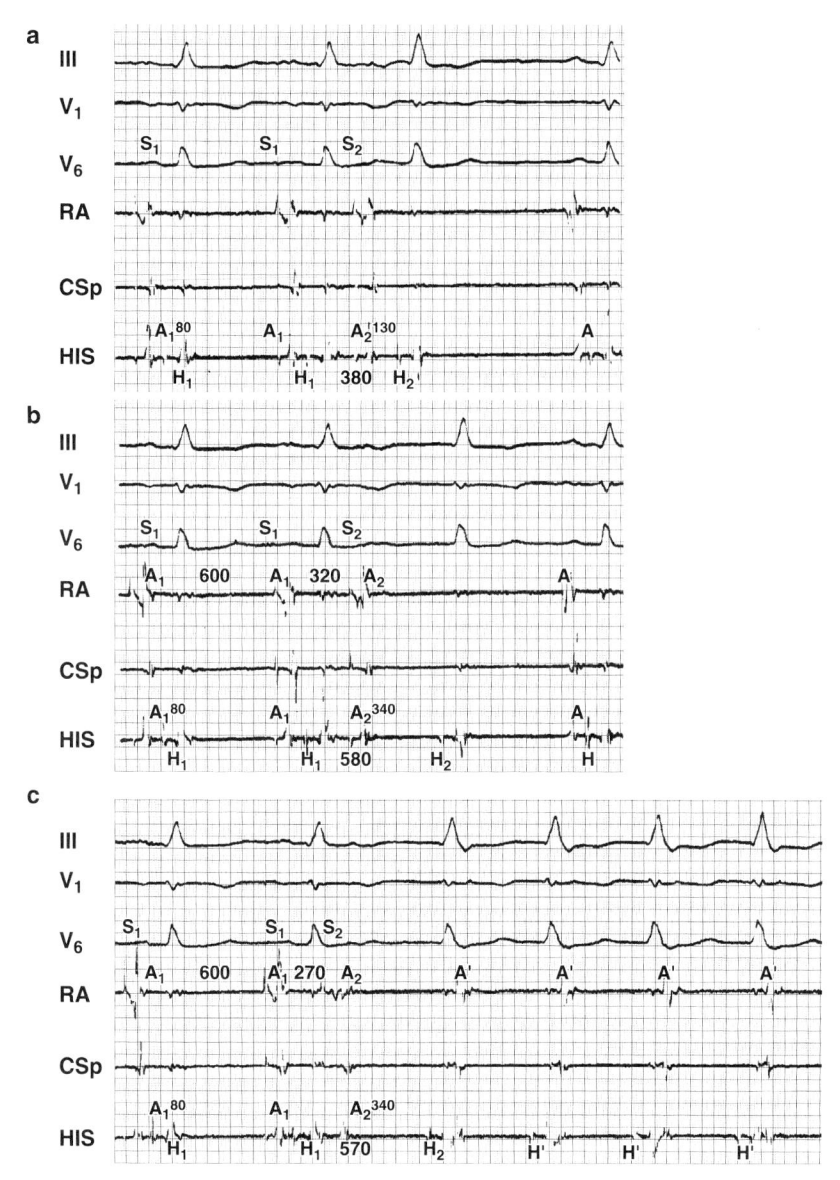

Abb. 6.44. Programmierte Vorhofstimulation zur Auslösung einer AV-Knoten-Reentry-Tachykardie (jeweils simultane Darstellung von 3 Oberflächen-EKG-Ableitungen (III, V_1, V_6) und 3 intrakardialen Ableitungen aus dem rechten Vorhof (RA), proximalen Koronarsinus (CSp) und vom His-Bündel (HIS)): **a** Der rechte Vorhof wird mit einer Frequenz von 100/min (S_1S_1: 600 ms) stimuliert. Ein vorzeitig applizierter Extrastimulus (S_2) mit einem Kopplungsintervall von 330 ms wird mit einem A_2H_2-Intervall von 130 ms durch den AV-Knoten geleitet. **b** Die Verkürzung des Kopplungsintervalls von S_2 auf 320 ms führt zu einer sprunghaften Zunahme des A_2H_2-Intervalls auf 340 ms, die durch den Wechsel von der schnellen AV-Bahn (Betabahn) auf die langsame Alphabahn erklärbar wird. **c** Erst die maximale AV-Leitungsverzögerung von 340 ms erlaubt den retrograden Eintritt in die schnelle Betabahn und damit die Entstehung einer AV-Knoten-Reentry-Tachykardie

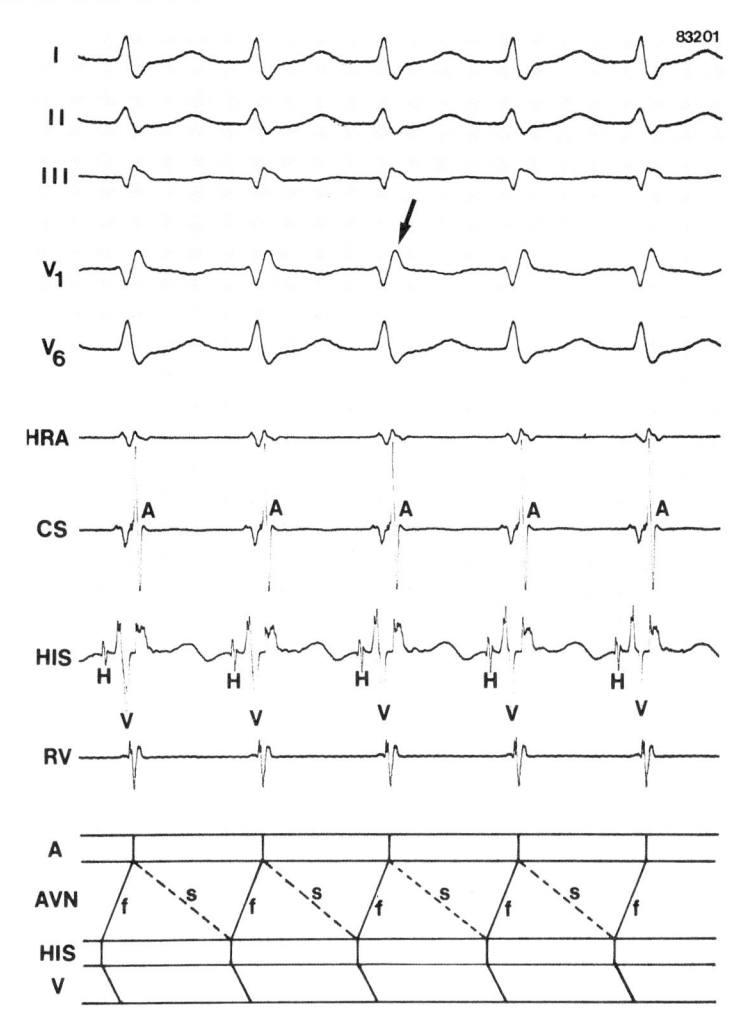

Abb. 6.45. AV-Knoten-Reentry-Tachykardie (AVNT). Simultane Darstellung von 5 Oberflächen-EKG-Ableitungen (I, II, III, V_1, V_6) und 4 intrakardialen Ableitungen vom hohen rechten Vorhof (HRA), Koronarsinus (CS), His-Bündel (HIS) und rechten Ventrikel (RV). Dem ventrikulären Signal (V) geht ein His-Signal (H) voraus, d.h., die Kammern werden antegrad über den AV-Knoten und zwar wegen des langen AH-Intervalls über eine langsam leitende AV-Bahn („slow pathway" (s)) erregt. Die retrograde Leitung zu den Vorhöfen ist schnell, das VA-Intervall ist kurz, und geschieht über eine schnell leitende („fast pathway" (f)) AV-Bahn. Das Leiterdiagramm (unten) erklärt den Erregungsablauf im AV-Knoten (AVN): Vorhöfe und Kammern werden nahezu simultan erregt. Beachte, dass die retrograde P-Welle in Ableitung V_1 ein pseudo-r' (Pfeil) erzeugt

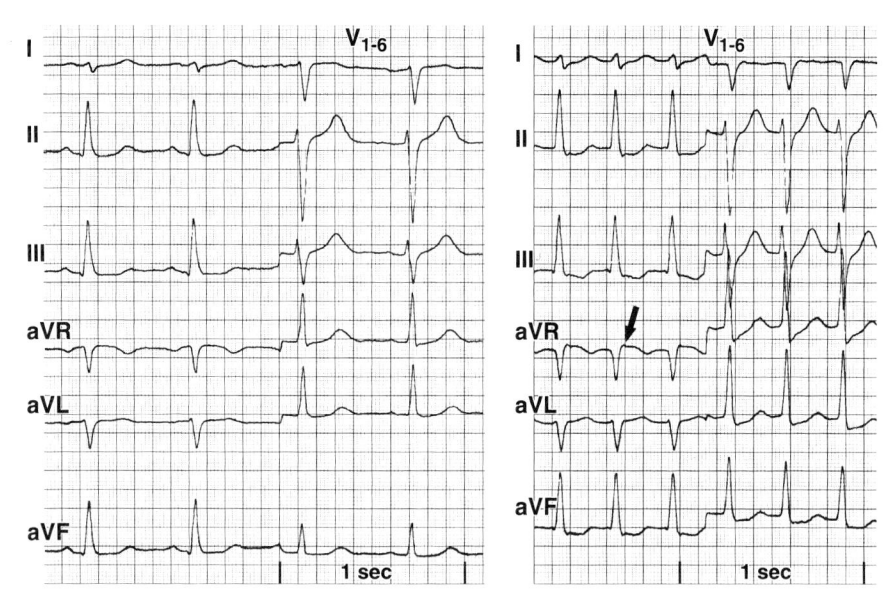

Abb. 6.46. Bedeutung der Ableitungen V$_1$ und aVR bei AV-Knoten-Reentry-Tachykardien. Bei diesen Patienten zeigen nur die Ableitungen aVR (am besten) und V$_1$ die rSr'-Konfiguration, die während einer AVNT (**b**) im Gegensatz zum Normalzustand (**a**) durch das retrograde P (Pfeil) verursacht wird

Therapeutisch steht zur Tachykardieterminierung in erster Linie eine Veränderung des autonomen Tonus durch Karotissinusmassage oder Valsalva-Pressversuch (Erhöhung des Vagotonus) zur Verfügung. Der erhöhte Vagotonus soll einen antegraden Leitungsblock in der Alphabahn erzeugen. Gelingt dies nicht, wird eine langsame i.v.-Gabe von Verapamil (Isoptin®) in einer Dosis von 5–10 mg unter ständiger EKG- und Blutdruckkontrolle dies in aller Regel besorgen. Seit 1994 gilt Adenosin als Antiarrhythmikum der ersten Wahl (siehe unten).

Zur *medikamentösen Anfallsprophylaxe* wird man sich nach der klinischen Symptomatik (Anfallshäufigkeit, Leichtigkeit der Anfallskupierung, Tachykardiefrequenz, Präkollaps oder Kollaps während der Tachykardie) richten.

Ein *optimales Antiarrhythmikum* wird bei zu vernachlässigenden Nebenwirkungen den Triggerfaktor der Tachykardie, die Vorhof- oder seltener die Kammerextrasystole, supprimieren und außerdem die Leitungsbedingungen im Reentry-Kreis so verändern, dass der Impuls nicht mehr kreisen kann. Ideal wäre eine Leitungsbeschleunigung in der Alphabahn und eine Verlängerung der retrograden Refraktärzeit der Betabahn. Leider gibt es kein Antiarrhythmikum mit solchen Eigenschaften. Alle bisher bekannten Medikamente führen neben einer unterschiedlich ausgeprägten Refraktärzeitverlängerung zu einer Leitungsverzögerung. Die Wirkung und damit die klinische Effizienz eines Antiarrhythmikums auf eine AVNT wird somit von dem Verhältnis seiner leitungsverzögernden zu seiner refraktärzeitverlängernden Wirkung abhängen. Aufgrund theoretischer Überlegungen, die sich von bekannten tierexperimentellen elektrophysiologischen Ergebnissen ableiten, werden die Klasse-III-Antiarrhythmika (Amiodaron, Sotalol) mit ihrer ausgeprägten refraktärzeitverlängernden Wirkung (Verlängerung der Phase 3 des Aktionspotenzials) trotz ihrer ebenfalls vorhandenen leitungsverzögernden Wirkung am besten wirken. Dies hat auch die klinische Praxis gezeigt. Aus dem oben gesagten wird jedoch auch deutlich, warum ein Antiarrhythmikum zu einer Verschlechterung, zu einer Transformierung einer ursprünglich paroxysmalen zu einer permanenten Form der AVNT, führen kann, nämlich dann, wenn die Leitungsgeschwindigkeit verlangsamt wird, die retrograde Refraktärzeit der Betabahn aber nur gering oder gar nicht verlängert wird. Hier sind die Betablocker anzuführen.

Die antiarrhythmische Therapie der AVNT ist somit individuell auszutesten. Es können vorgeschlagen werden:
- Sotalol (2×80 bis 2×160 mg/Tag p.os.)
- Klasse-Ia und -Ic-Medikamente (KHK muss ausgeschlossen sein):
  z. B. Propafenon, 3×150 mg/Tag p.os.
  Flecainid, 2×100 mg/Tag p.os.
  Disopyramid, 3×200 mg/Tag p.os.
- Amiodaron, 200 mg/Tag p.os. nach Aufsättigung (1000 mg/Tag für 8 Tage).

Gelingt keine befriedigende medikamentöse Therapie, ist eine *elektrophysiologische Untersuchung des Herzens* mit dem Ziel der Diagnosesicherung und der Analyse des Initiierungs- und Terminierungsmechanismus der Tachykardie indiziert [437] (Abb. 6.45).

Man wird diesen Patienten dann eine Ablationstherapie in einem erfahrenen Zentrum (Gefahr höhergradiger AV-Blockierungen) anbieten [164, 200, 244, 353].

6.3.6 AV-junktionale-Reentry-Tachykardie (AVJT)

Bei der AVJT besteht ein Reentry-Kreis aus dem Vorhof, AV-Knoten, His-Purkinje-System und einer akzessorischen AV-Verbindung in Form eines angeborenen Kent-Bündels zwischen Vorhof- und Ventrikelmuskulatur oder in sehr seltenen Fällen eines Maheim-Bündels (nodo- oder faszikuloventrikuläres Bündel) zwischen His-Purkinje-System und rechtem Ventrikel [452]. Nach der Lokalisation unterscheidet man (Abb. 6.47): links- bzw. rechtslaterales Kent-Bündel, anteroseptales Kent-Bündel und posteroseptales Kent-Bündel.

Während einer AVJT kann der Impuls nun einmal antegrad das AV-Knoten-His-Purkinje-System und retrograd das Kent-Bündel (*orthodrome Reentry-Tachykardie*) oder umgekehrt antegrad das Kent-Bündel und retrograd das His-Purkinje-System und den AV-Knoten benutzen (*antidrome Reentry-Tachykardie*). Letztere geht infolge der Präexzitation des linken oder rech-

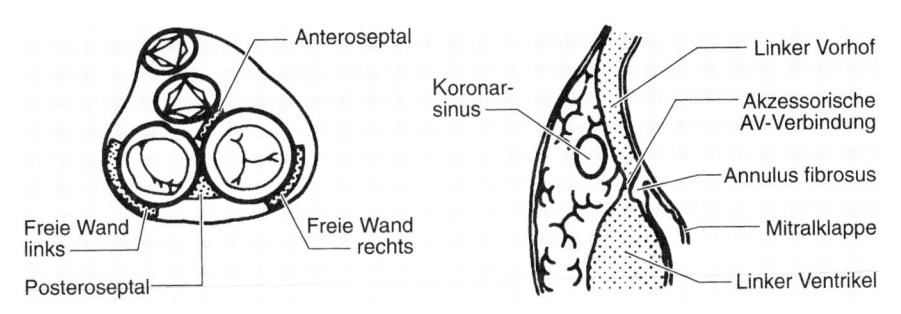

Abb. 6.47. Schematische Darstellung der möglichen Lokalisationen von akzessorischen AV-Verbindungen

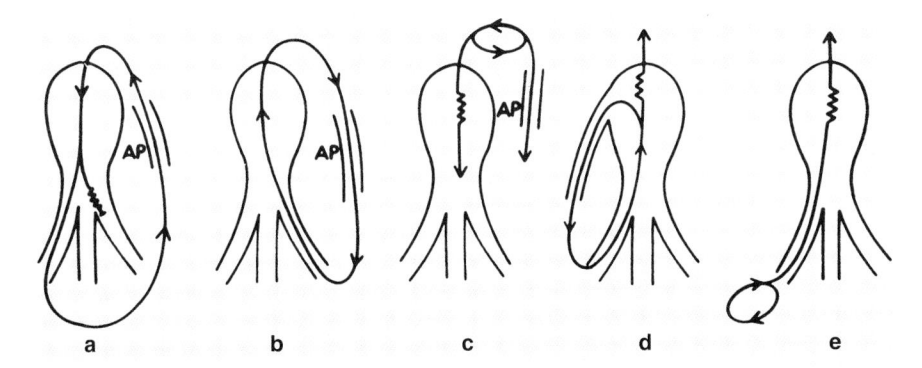

Abb. 6.48. Schematische Darstellung des möglichen Erregungsablaufes bei Tachykardien mit Schenkelblockkonfiguration [1]: **a** Orthodrome AV-junktionale-Reentry-Tachykardie bei linksgelegener akzessorischer Bahn (AP) und vorbestehendem oder funktionellem Linksschenkelblock, **b** antidrome AV-junktionale-Reentry-Tachykardie bei linksgelegener akzessorischer Bahn, Rechtsschenkelblock–Morphologie, **c** Vorhofflattern, -flimmern mit ventrikulärer Präexzitation über eine linksgelegene akzessorische Bahn, Rechtsschenkelblock–Morphologie, **d** antidrome AV-junktionale-Reentry-Tachykardie bei rechtsgelegener akzessorischer nodo- oder faszikuloventrikulärer Bahn (Maheim-Bündel), Linksschenkelblock-Morphologie, **e** ventrikuläre Tachykardie rechtsventrikulären oder septalen Ursprungs (Links- oder Rechtsschenkelblock-Morphologie)

ten Ventrikels (je nach Lokalisation des Kent-Bündels) mit einer Rechtsschenkel- oder Linksschenkelkonfiguration der QRS-Komplexe während der Tachykardie im EKG einher. Eine AVJT bei vorhandenem Maheim-Bündel ist nahezu immer antidrom, und geht daher immer mit einer linksschenkelblockartigen Konfiguration infolge der rechtsventrikulären Präexzitation einher.

Im *EKG* zeigt sich die AVJT als regelmäßige Tachykardie mit in der Regel schmalen QRS-Komplexen (orthodrome Tachykardie). Breite QRS-Komplexe treten auf, wenn bei der orthodromen Tachykardie ein funktioneller Schenkelblock auftritt, oder wenn ein Schenkelblock schon während Sinusrhythmus vorbesteht. Hier ergibt sich die folgende *Differentialdiagnose der Tachykardien mit verbreiterten QRS-Komplexen* [1, 449] (Abb. 6.48).

- Orthodrome SVT mit funktionellem oder vorbestehendem Schenkelblock,
- antidrome SVT (sehr selten),
- ventrikuläre Tachykardie.

Aufgrund der Arbeiten von Wellens [450] hilft bei der Unterscheidung ventrikuläre Tachykardie/supraventrikuläre Tachykardie mit aberrierender Leitung (Schenkelblockierung) die Analyse der *QRS-Dauer*, der *QRS-Achse* und der *QRS-Morphologie in den Brustwandableitungen* während der Tachykardie:

69% der untersuchten Patienten mit ventrikulären Tachykardien (VT) zeigte eine *QRS-Dauer* >0,14 s, währenddessen kein Patient mit einer supraventrikulären Tachykardie (SVT) mit aberranter Leitung dies zeigte (Abb. 6.49). Rechtsschenkelblockierungen (RSB) waren in beiden Gruppen doppelt so häufig wie Linksschenkelblockierungen (LSB).

20/35 (59%) der Patienten mit LSB-VT und 48/65 (74%) der Patienten mit RSB-VT hatten eine QRS-Achse < −30 Grad. Dagegen zeigten nur 3 von

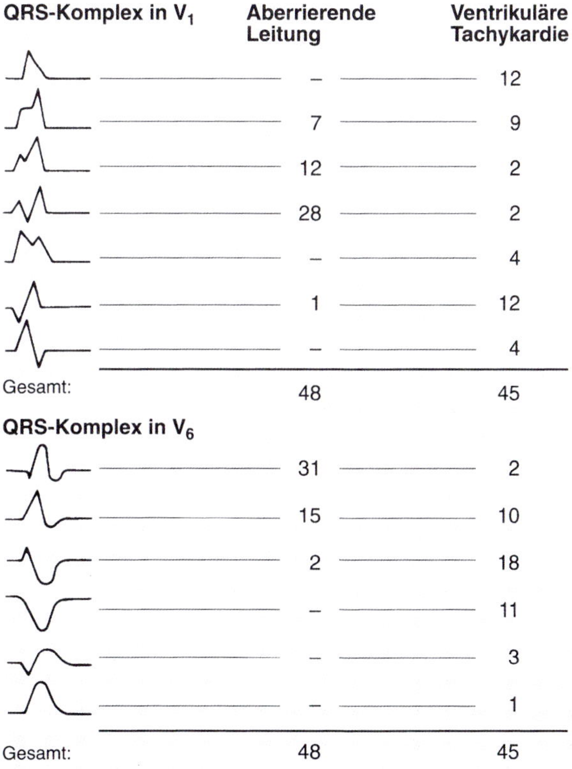

QRS-Komplex in V_1	Aberrierende Leitung	Ventrikuläre Tachykardie
	–	12
	7	9
	12	2
	28	2
	–	4
	1	12
	–	4
Gesamt:	48	45
QRS-Komplex in V_6		
	31	2
	15	10
	2	18
	–	11
	–	3
	–	1
Gesamt:	48	45

Abb. 6.49. Wertigkeit der QRS-Morphologie in Ableitung V_1 und V_6 für die Differentialdiagnose von supraventrikulären Tachykardien mit Schenkelblock (aberrierende Leitung) und ventrikulären Tachykardien bei 93 Patienten nach Wellens et al. [450]

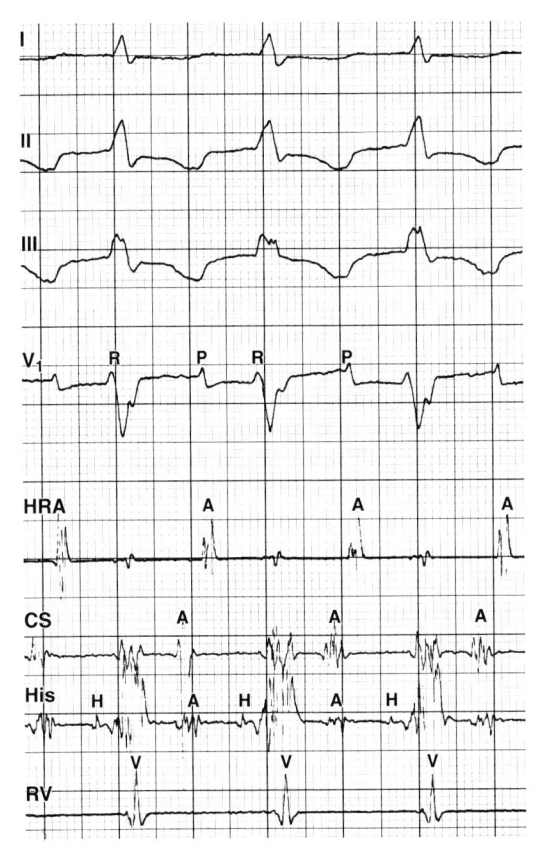

Abb. 6.50. Orthodrome AV-junktionale-Reentry-Tachykardie (RP > PR, sogenannte „permanent junctional reciprocating tachycardia (PJRT)" (selten!)) [87] mit antegrader Leitung über den AV-Knoten und retrograder Leitung über eine langsam leitende, linksgelegene akzessorische Bahn. In der His-Ableitung geht jedem ventrikulären Signal (V) ein His-Signal (H) voraus, d.h., die Kammern werden über das AV-Knoten-His-Purkinje-System aktiviert. Nach dem V-Signal folge eine regelmäßige Sequenz von Vorhofsignalen (A), die einer retrograden Leitung zu den Vorhöfen entspricht. Das früheste A-Signal findet sich in der Koronarsinusableitung (CS), sodass eine retrograde Präexitation des linken Vorhofes über eine linksgelegene akzessorische Bahn vorliegen muss. Dargestellt sind simultan die 4 Oberflächen-EKG-Ableitungen I, II, III, V$_1$ und 4 intrakardiale Ableitungen vom hohen rechten Vorhof (HRA), Koronarsinus (CS), His-Bündel (His) und rechten Ventrikel (RV) (100 mm/s)

69 Patienten (4%) mit RSB-SVT und 4 von 31 Patienten (13%) mit LSB-SVT eine linkstypische Achseneinstellung < −30 Grad.

Zusammengefasst heißt das, dass eine regelmäßige Tachykardie mit rechtsschenkelblockartig deformierten QRS-Komplexen, einer Achse von > −30 Grad und einer Breite von < 0,14 s am wahrscheinlichsten eine supraventrikuläre Tachykardie mit Rechtsschenkelblock (aberrierende Leitung) darstellt.

Über die unterschiedliche QRS-Morphologie gibt die Abbildung nach Wellens (Abb. 6.49) Auskunft: Im Vergleich zur AV-Knoten-Reentry-Tachy-

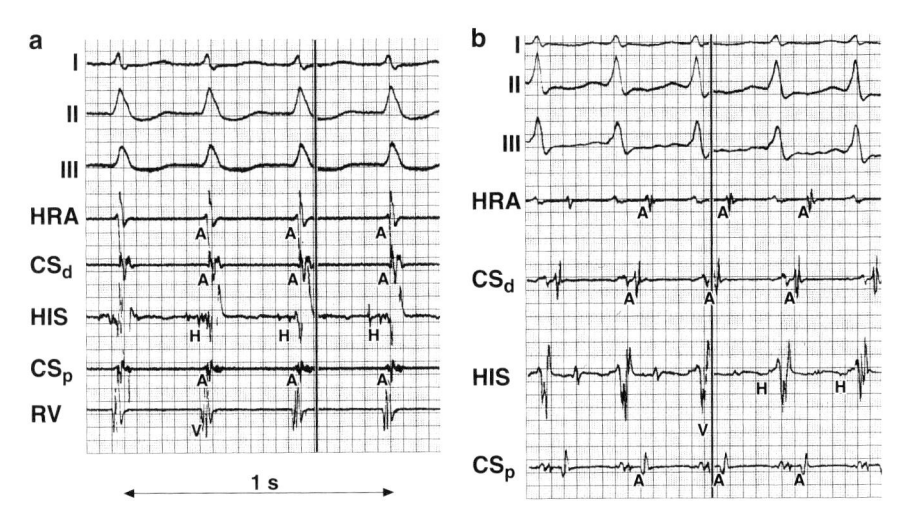

Abb. 6.51. Differentialdiagnose von supraventrikulären Tachykardien mittels intrakardialer EKG-Ableitung (der senkrechte Balken bezeichnet das Ende des QRS-Komplexes): **a** AV-Knoten-Reentry-Tachykardie: die Kammern werden antegrad über den AV-Knoten erregt, dem ventrikulären Signal (V) geht das His-Signal (H) voraus. Sämtliche Vorhofsignale (A) treten innerhalb des QRS-Komplexes, links des Balkens, auf (P in QRS). **b** AV-junktionale-Reentry-Tachykardie mit antegrader Leitung über den AV-Knoten (dem ventrikulären Signal (V) geht das His-Signal (H) voraus) und retrograder Leitung über eine linksgelegene akzessorische AV-Verbindung. Das früheste atriale Signal (A) nach dem V-Signal erscheint in der linksatrialen Ableitung vom distalen Koronarsinus (CSd) = linksatriale retrograde Präexzitation. Alle atrialen Signale erscheinen rechts vom Balken (RP < PR). Simultan dargestellt sind 3 Oberflächen-EKG-Ableitungen (I, II, III) und 4 bzw. 5 intrakardiale Ableitungen vom hohen rechten Vorhof (HRA), distalen Koronarsinus (CSd), proximalen Koronarsinus (CSp), His-Bündel (HIS) und rechten Ventrikel (RV)

kardie (AVNT) liegt bei der AVJT ein größerer Reentry-Kreis vor. Die retrograde Vorhoferregung bei der häufigsten orthodromen Form geschieht später, die retrograde P-Welle erscheint später, meist in der ST-Strecke und ist dort häufig mit einiger Übung auszumachen (Abb. 6.50).

Durch Analyse der Beziehung zwischen dem QRS-Komplex und der P-Welle gelingt somit einmal die elektrokardiographische Differentialdiagnose zwischen einer AVNT (P in QRS) und einer AVJT (RP < PR). Außerdem kann die Morphologie der P-Welle Aufschluss über die Lokalisation des Kent-Bündels geben. Findet sich z.B. während einer supraventrikulären Tachykardie eine dem QRS-Komplex folgende negative P-Welle in Abteilung I, so liegt eine Reentry-Tachykardie unter Einbeziehung eines linkslateral gelegenen Kent-Bündels vor. Der linke Vorhof wird retrograd erregt, und die weitere Erregung des rechten Vorhofs hat einen Vektor, der der Ableitung I entgegengesetzt ist, was eine negative P-Welle zur Folge hat (Abb. 6.51).

Lässt sich bei einer *Tachykardie keine P-Welle* erkennen, kommen, differentialdiagnostisch, folgende Tachykardien in Frage (Abb. 6.52):

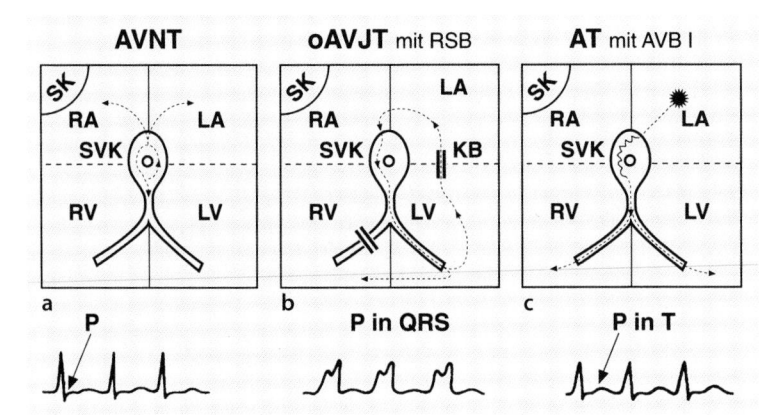

Abb. 6.52. Schematische Darstellung der möglichen Differentialdiagnose von Tachykardien, bei denen im Oberflächen-EKG keine P-Wellen sichtbar sind: **a** AV-Knoten-Reentry-Tachykardie (AVNT): P am Ende von QRS. **b** Orthodrome AV-junktionale-Reentry-Tachykardie mit Rechtsschenkelblock (oAVJT) (kontralateraler Schenkelblock). Infolge der verspäteten rechtsventrikulären Erregung verschwindet die retrograde P-Welle im QRS-Komplex. **c** Ektope Vorhoftachykardie (AT) mit AV-Block I: P in der T-Welle

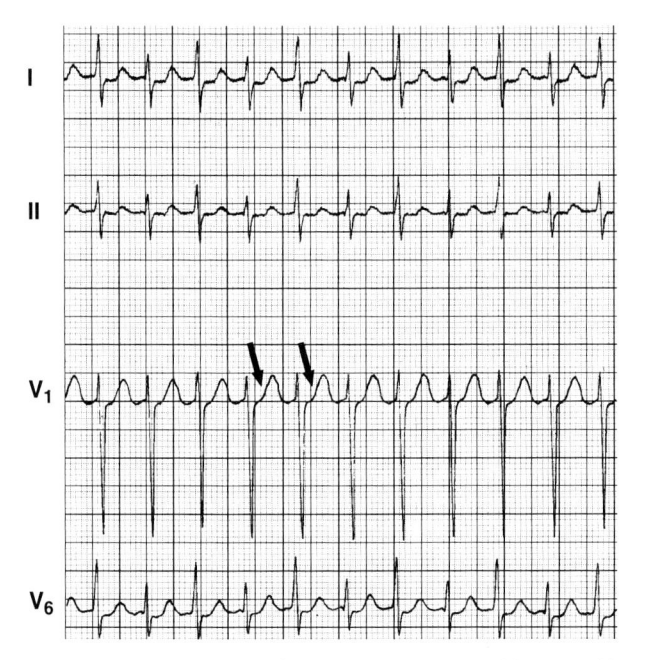

Abb. 6.53. Das Alternieren der QRS-Komplexe von Schlag zu Schlag bei einer supraventrikulären Tachykardie spricht für eine AV-junktionale-Reentry-Tachykardie (RP<PR). Die Pfeile deuten auf die P-Wellen hin, die Folge einer retrograden Vorhofaktivierung über eine akzessorische Bahn sind (Einthoven-Ableitungen I, II, Wilson-Ableitungen V_1 und V_6, 25 mm/s)

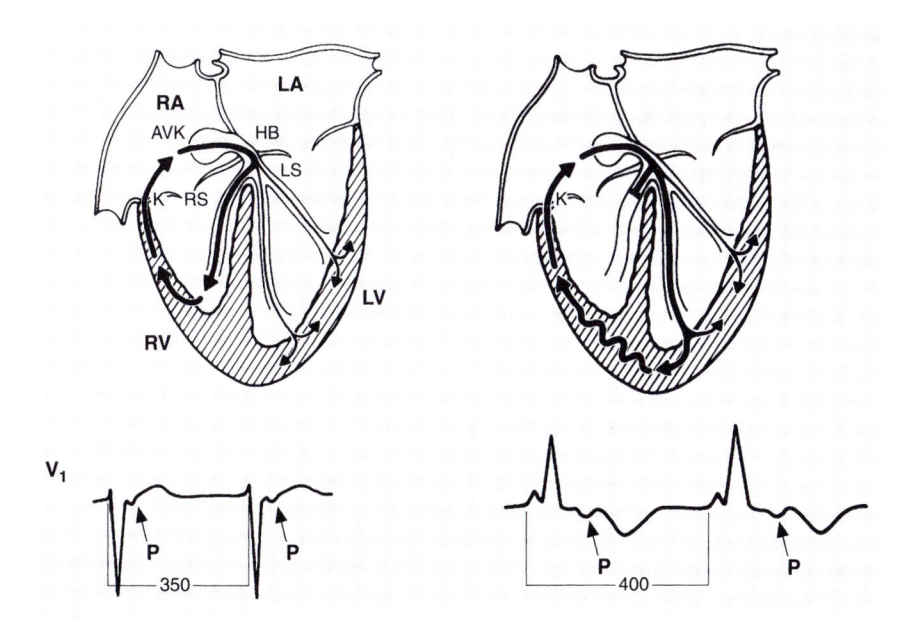

Abb. 6.54. Schematische Darstellung einer orthodromen AV-junktionalen-Reentry-Tachykardie bei rechts gelegenem Kent-Bündel (K): Der elektrische Impuls läuft antegrad über das AV-Knoten-His-Purkinje-System und retrograd über die akzessorische Bahn (RP < PR). Die Tachykardie hat eine Zykluslänge von 350 ms (unten). Durch Auftreten eines Schenkelblocks auf der Seite der akzessorischen Bahn (ipsilateraler Schenkelblock) vergrößert sich der Reentry-Kreis und damit die Zykluslänge der Tachykardie auf 400 ms. Die P-Welle als Ausdruck der retrograden Vorhoferregung tritt etwas aus dem QRS-Komplex heraus. Entsprechendes gilt für einen Linksschenkelblock bei links gelegenem Kent-Bündel (Abb. 6.55). (RA = Rechter Vorhof, LA = Linker Vorhof, RS = Rechter Tawara-Schenkel, LS = Linker Tawara-Schenkel, K = Kent-Bündel, RV = Rechter Ventrikel, LV = Linker Ventrikel, AVK = AV-Knoten). Vergleiche dazu die Abb. 6.52b (kontralateraler Schenkelblock)

- AVNT
- AVJT mit Schenkelblock auf der der akzessorischen Bahn gegenüber liegenden Seite
- Vorhoftachykardie mit AV-Block I (P in der T-Welle).

Ein Alternieren der QRS-Komplexe (Abb. 6.53) während einer SVT (elektrischer Alternans) spricht eher für das Vorliegen einer AVJT als für eine AVNT [165]. Die Ursache dieses Phänomens ist unklar (Frequenzproblem?).

Tritt während einer supraventrikulären Tachykardie z.B. ein Linksschenkelblock auf und zeigt sich darunter eine geringe Zunahme der Zykluslänge der Tachykardie (RR-Abstände), so muss es sich um ein links gelegenes (ipsilaterales) Kent-Bündel handeln, da durch den Linksschenkelblock der Reentry-Kreis der Tachykardie geringfügig vergrößert wird. Entsprechendes gilt für einen Rechtsschenkelblock und ein rechts gelegenes Kent-Bündel (Abb. 6.54).

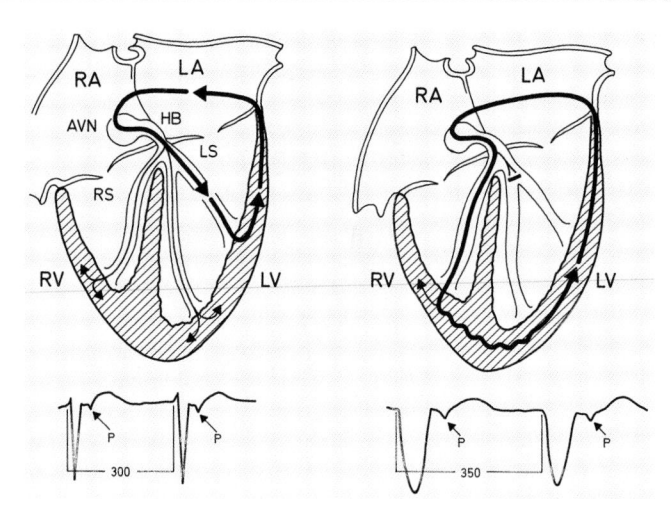

Abb. 6.55. Schematische Darstellung einer orthodromen AV-junktionalen-Reentry-Tachykardie bei links gelegenem Kent-Bündel. Vgl. dazu Abb. 6.54. Bei Auftreten eines funktionellen Linksschenkelblocks (ipsilateraler Block) verlängert sich die Zyklusdauer der Tachykardie (Abk. siehe Abb. 6.54)

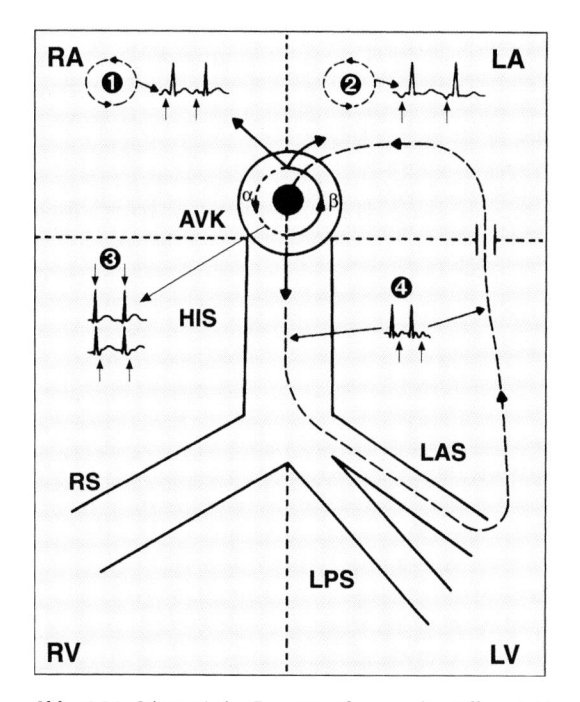

Symbole:
RA: rechter Vorhof
LA: linker Vorhof
AVK: AV-Knoten
HIS: His-Bündel
RS: rechter Tawara-Schenkel
LAS: links-anteriorer Faszikel
LPS: links-posteriorer Faszikel
RV: rechter Ventrikel
LV: linker Ventrikel
α: langsame Alphabahn
β: schnelle Betabahn

Abb. 6.56. Schematische Zusammenfassung der Differentialdiagnose von Tachykardien mit schmalen QRS-Komplexen (< 0,11 s) anhand der P-Wellen-Morphologie und -Lokalisation im Oberflächen-EKG: 1) Sinustachykardie (positives P vor QRS in Abl. II). 2. Ektope Vorhoftachykardie (je nach Ursprungsort positiv/negatives P vor QRS). 3. AV-Knoten-Reentry-Tachykardie (P in oder am Ende von QRS). 4. AV-junktionale-Reentry-Tachykardie (RP < PR)

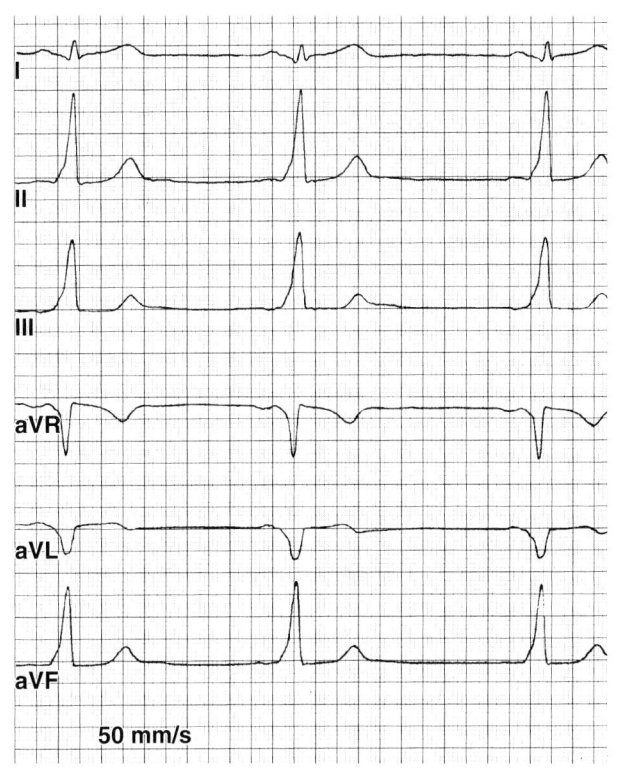

Abb. 6.57. EKG mit typischem Präexzitationsmuster von einem Patienten mit WPW-Syndrom. Die negative Delta-Welle in I und aVL bei positiven Delta-Wellen in II und III sprechen für eine links-laterale Lokalisation der akzessorischen Bahn (Typ A nach Rosenbaum)

Die Abbildungen (Abb. 6.55–6.57) zeigen den Weg zur Diagnostik von Tachykardien mit schmalen QRS-Komplexen nach Wellens [455, 456]:

Weitere Kriterien beinhalten das *EKG bei Sinusrhythmus* und die *physikalische Untersuchung des Patienten während der Tachykardie*. Bei der AVNT kontrahieren sich die Vorhöfe simultan mit den Kammern, also gegen geschlossene AV-Klappen, was deutlich sichtbare pulssynchrone Jugularvenenpulsationen zur Folge hat.

Ähnlich der AVNT kann die AVJT durch Vorhof- und Kammerextrasystolen meist leicht ausgelöst werden. Sie tritt paroxysmal auf und hat eine unterschiedliche Dauer.

Therapeutisch als schwächstes und damit am besten zu beeinflussendes Glied des Reentry-Kreises kann der AV-Knoten medikamentös zur *Anfallskupierung* angegangen werden.

Eine *Anfallsprophylaxe* muss das Ziel haben, eine Extrasystolie zu supprimieren. Die Verlängerung der retrograden Refraktärzeit des Kent-Bündels ist medikamentös sehr schwer, Amiodaron hat sich auch hier als

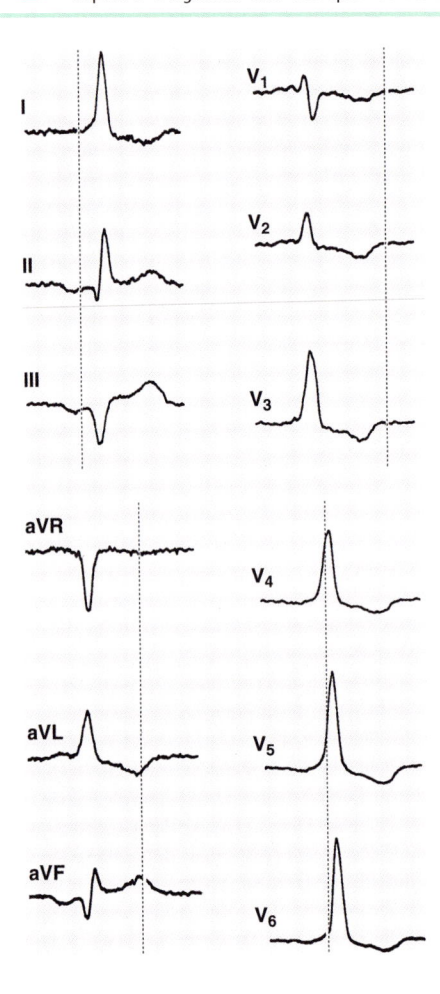

Abb. 6.58. EKG mit typischer rechtsposteriorseptaler Präexzitation (negative Delta-Wellen in V_1 aVR, II, III, positive Delta-Wellen in I, aVL, V_5, V_6) (Typ B nach Rosenbaum)

am effektivsten erwiesen. Auch ist festzuhalten, dass jede medikamentös induzierte Verlangsamung der AV-Leitung den retrograden Wiedereintritt in das Kent-Bündel erleichtert und damit die Bedingungen für die Tachykardie verbessert. Für die *medikamentöse Therapie* gelten die gleichen Kriterien wie bei der AVNT. Therapie der Wahl bei Patienten, deren Symptome nur unbefriedigend medikamentös zu kontrollieren sind oder die einer antiarrhythmischen Dauermedikation bedürfen, ist die Hochfrequenzkatheterablation der akzessorischen Bahn [196, 237, 238].

Die Tabelle 6.9 gibt eine *Übersicht über die Therapie paroxysmaler SVT.*

■ Adenosin

Adenosin ist ein endogenes Purin-Nukleotid, das als Abbauprodukt von intra- oder extrazellulärem ATP in allen Zellen des Körpers vorkommt. Die Tabelle 6.10 zeigt seine elektrophysiologischen Wirkungen am Herzen.

Tabelle 6.9. Therapie paroxysmaler SVT (AVNT, AVJT)

Anfallskupierung	Karotissinusmassage, Valsalva-Pressversuch, Adenosin 6 mg i.v., Verapamil 5–10 mg i.v., Ajmalin 50 mg i.v.
Anfallsprophylaxe	Sotalol, Klasse-I-Antiarrhythmika, Amiodaron
Alternativen zur medikamentösen Therapie	– Hochfrequenzkatheterablation – Chirurgie (nur noch in Ausnahmefällen)

Tabelle 6.10. Elektrophysiologische Wirkungen von Adenosin am Herzen

Wirkort	Sinusknoten	Vorhof	AV-Knoten	Ventrikel
Direkte Wirkung	negativ chronotrop	negativ inotrop	negativ dromotrop	keine
Wirkmechanismus	Verlangsamung diastolische Depolarisation	Hyperpolarisation der Zellmembran und Verkürzung des Aktionspotenzials	Verlängerung des Vorhof-His-Bündel-Intervalls	

Tabelle 6.11. Mögliche Nebenwirkungen einer intravenösen Bolusgabe von Adenosin

Häufigkeit	Symptome
Häufig	Flush Dyspnoe Thorakales Druckgefühl Übelkeit Schwindel
Gelegentlich	Unwohlsein Schwitzen Palpitationen Brustschmerz Kopfschmerz Benommenheit Hitzegefühl Schläfrigkeit Bradykardie
Selten	Hypotonie

Klinisch kommt es nach intravenöser Applikation von 6–12 mg Adenosin für Sekunden zu einer kompletten AV-Blockierung, was zu einer Terminierung aller supraventrikulären Tachykardien mit Beteiligung des AV-Knotens (AV-Knoten-Reentry-Tachykardie, AV-junktionale-Reentry-Tachykardie) führt (Abb. 6.59). Adenosin gilt daher als Antiarrhythmikum der ersten Wahl zur Behandlung paroxysmaler supraventrikulärer Tachykardien. Dies gilt auch für Kinder [330] und während der Schwangerschaft [122, 189]. Mögliche Nebenwirkungen sind in der Tabelle 6.11 aufgeführt [72].

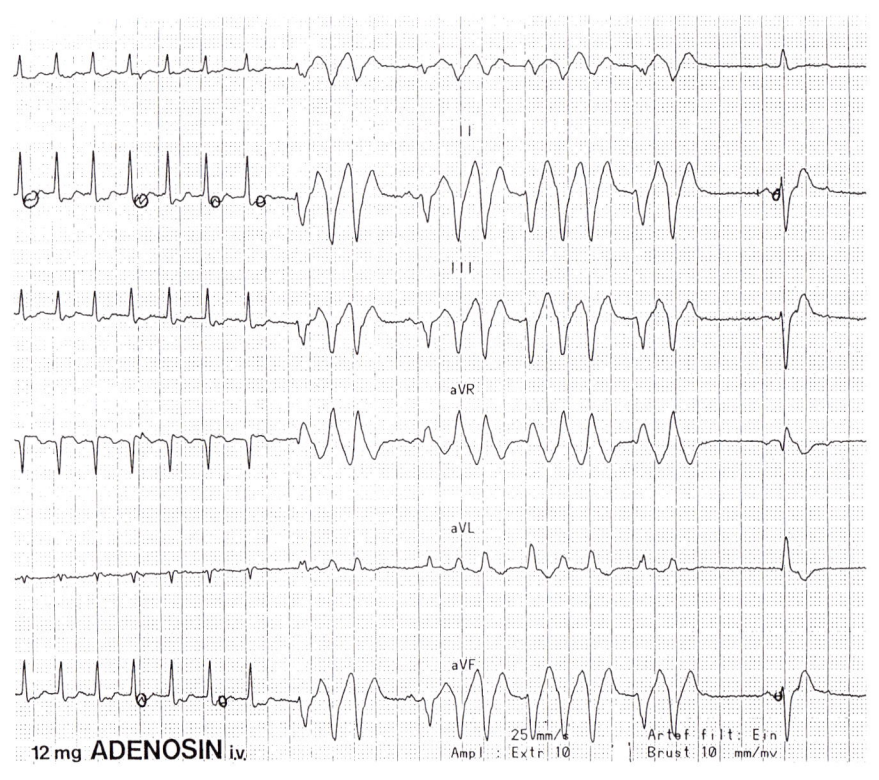

Abb. 6.59. Terminierung einer orthodromen AV-junktionalen-Reentry-Tachykardie (oAVJT) mittels i.v.-Gabe von Adenosin. Nach Terminierung der Tachykardie mit schmalen QRS-Komplexen tritt kurzzeitig Vorhofflimmern mit absoluter Kammerarrhythmie und ventrikulärer Präexzitation (WPW-Syndrom) auf. Danach Sinusrhythmus mit Präexzitation (Delta-Welle = Kreismarkierung rechts). Die Kreise links markieren die retrograden P-Wellen bei oAVJT

6.3.7 Tachykardien bei speziellen Syndromen

■ **Das Wolff-Parkinson-White-Syndrom (WPW-Syndrom).** Wolff, Parkinson und White beschrieben 1930 ein klinisch-elektrokardiographisches Syndrom, das heute ihren Namen trägt [473]. Bei 11 gesunden jungen Patienten mit einem kurzen PR-Intervall und intermittierenden QRS-Verbreiterungen im EKG beobachteten sie paroxysmale Anfälle von Herzjagen. Obwohl mehr als 50 Jahre zuvor Paladino [329] muskuläre Verbindungen zwischen Vorhof und Kammer beschrieben hatte, bleiben diese von Wolff, Parkinson und White unerwähnt. Der englische Physiologe Kent [222] bestätigte 1893 ebenfalls diese muskulären Verbindungen, sah sie jedoch als Teile des normalen Leitungssystems des Herzens an. 1929 vermutete de Boer [102] die Ursache einer supraventrikulären Tachykardie in akzessorischen AV-Verbindungen. Holzmann und Scherf (1932) [186] und Wolferth und Wood (1934) [472] kombinierten als erste die Präexzitation mit einer supraventrikulären

Tabelle 6.12. Übersicht über mögliche akzessorische AV-Muskelbrücken, modifiziert nach Schlepper [368]

Lokalisation	Frühere Bezeichnung	Struktur	Verlauf
Lateral, septal	Kent-Bündel	Arbeitsmyokard, selten: spezial. Leitungsgewebe (LG)	Vorhof/Kammer-Myokard
Nodoventrikulär	Maheim-Bündel	spezial. LG	AV-Knoten/Kammermyokard
Faszikuloventrikulär	Maheim-Bündel	spezial. LG	His-Purkinje-System/Myokard des rechten Ventrikels
Intranodal	James-Bündel	spezial. LG	Umgehung des ganzen AV-Knotens oder Teilen davon

Praktische klinische Bedeutung haben nur die Kent-Bündel

Tachykardie und von Wood (1943) stammt die erste pathologisch-anatomisch-klinische Korrelation zwischen einem kurzen PR-Intervall, einem verbreiterten QRS-Komplex und einer anomalen AV-Verbindung. Rosenbaum klassifizierte 1945 basierend auf den Brustwandableitungen des EKGs die Typen A und B des WPW-Syndroms. Den endgültigen Beweis des Zusammenhangs zwischen Präexzitation, einer AV-junktionalen-Reentry-Tachykardie und einer akzessorischen AV-Verbindung erbrachten Durrer und Mitarbeiter [121] durch eine epikardiale Mapping-Technik und den Befund, dass sich die AV-junktionale-Reentry-Tachykardie mittels programmierter elektrischer Stimulation initiieren und terminieren ließ. Wellens [457, 460] beschrieb 1971 die elektrophysiologischen Eigenschaften verschiedener akzessorischer Leitungsbahnen (Tabelle 6.12) und legte damit den Grundstein für eine stürmische Entwicklung der klinischen kardialen Elektrophysiologie, die zu einer erfolgreichen chirurgischen Durchtrennung akzessorischer Leitungsbahnen durch Sealy erstmals 1981 [150, 379] und heute zur erfolgreichen Hochfrequenzkatheterablation nach intrakardialer Lokalisationsdiagnostik [69, 196, 237] geführt hat. Die Diagnose eines WPW-Syndroms wird anhand des Präexzitationsmusters im EKG gestellt. Als typische Zeichen der ventrikulären Präexzitation finden sich im EKG [473]:
- Ein kurzes PQ- oder PR-Intervall, das von einem
- verbreiterten QRS-Komplex (0,1–0,2 s) gefolgt ist, dessen
- Anfangsteil eine so genannte Delta-Welle zeigt sowie
- ST-T-Komplex-Veränderungen.

Das anatomische Substrat der ventrikulären Präexzitation ist eine akzessorische AV-Verbindung, die aus Arbeitsmyokardgewebe (entwicklungsgeschichtlich handelt es sich dabei um eine Hemmungsmissbildung) be-

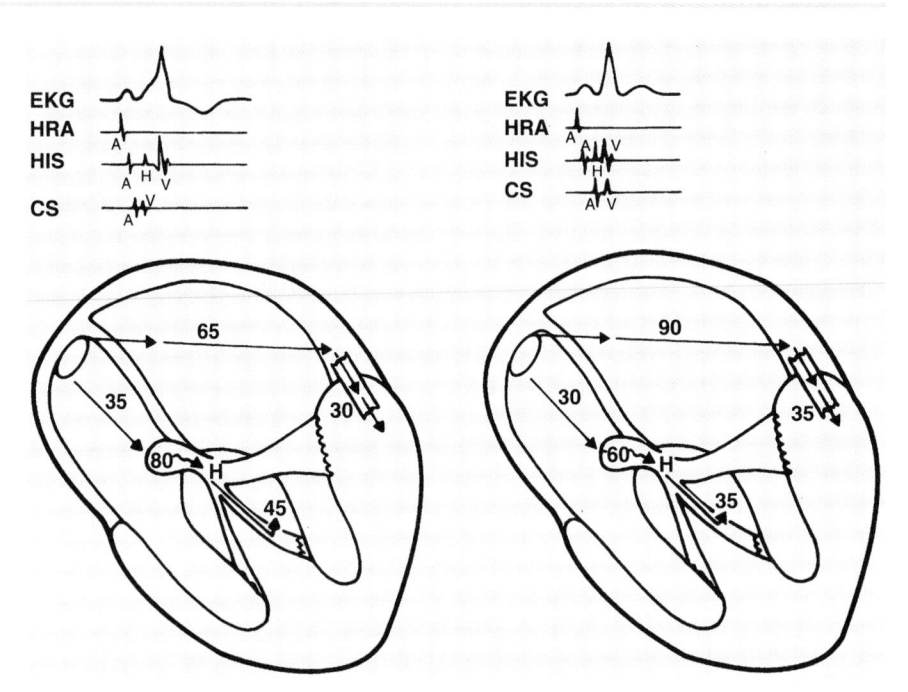

Abb. 6.60. Schematische Darstellung unterschiedlicher linksventrikulärer Präexzitation bei links gelegenem Kent-Bündel nach Wellens [460]: Das Ausmaß der linksventrikulären Präexzitation (Delta-Welle) wird bestimmt durch das Verhältnis der Leitungsgeschwindigkeiten über den AV-Knoten und über die akzessorische Bahn. Je schneller die Leitung über das Kent-Bündel (95 ms **a** versus 125 ms **b**) ist, desto größer ist die ventrikuläre Präexzitation und desto deutlicher ausgeprägt ist die Delta-Welle im EKG und umgekehrt

steht und die sich im Bereich des gesamten AV-Ringes (links-lateral, rechtslateral, posteroseptal und anteroseptal) befinden kann (Abb. 6.47).

Der vom Sinusknoten kommende elektrische Impuls wird simultan auf dieser akzessorischen AV-Verbindung und das AV-Knoten-His-Purkinje-System zu den Ventrikeln geleitet (Abb. 6.60).

Der QRS-Komplex beim WPW-Syndrom stellt somit einen Fusionskomplex aus diesen beiden Erregungsfronten dar. Je schneller die elektrische Leitung über das Kent-Bündel im Vergleich zur AV-Knoten-Leitung ist, desto größer ist die ventrikuläre Präexzitation und desto breiter ist der QRS-Komplex. Auf der anderen Seite kann sich eine schlechte Leitungskapazität des akzessorischen Bündels im EKG als so genanntes *intermittierendes WPW-Syndrom* manifestieren, bei dem nur intermittierend das typische WPW-Muster als Zeichen einer ventrikulären Präexzitation über eine akzessorische Bahn auftritt (Abb. 6.61, 6.62).

Die Analyse des Vektors der Delta-Welle, die Ausdruck der Präexzitation ist, erlaubt die Lokalisation der akzessorischen Bahn. Entsprechend der Vektortheorie bedeutet eine negative Delta-Welle, das sich die Erregung über die akzessorische Bahn von der betreffenden Ableitelektrode wegbe-

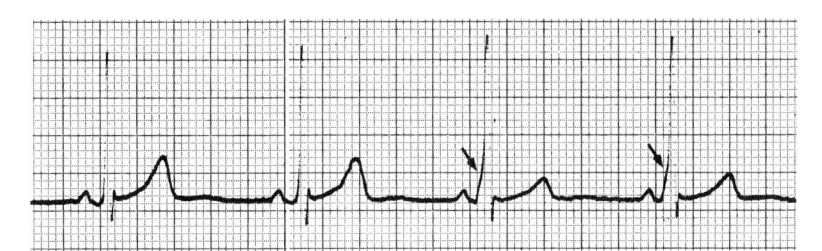

Abb. 6.61. Intermittierendes Wolff-Parkinson-White-Muster während einer Langzeit-EKG-Registrierung 25 mm/s (die Pfeile bezeichnen die Delta-Welle, die Ausdruck einer ventrikulären Präexzitation über eine akzessorische AV-Verbindung ist)

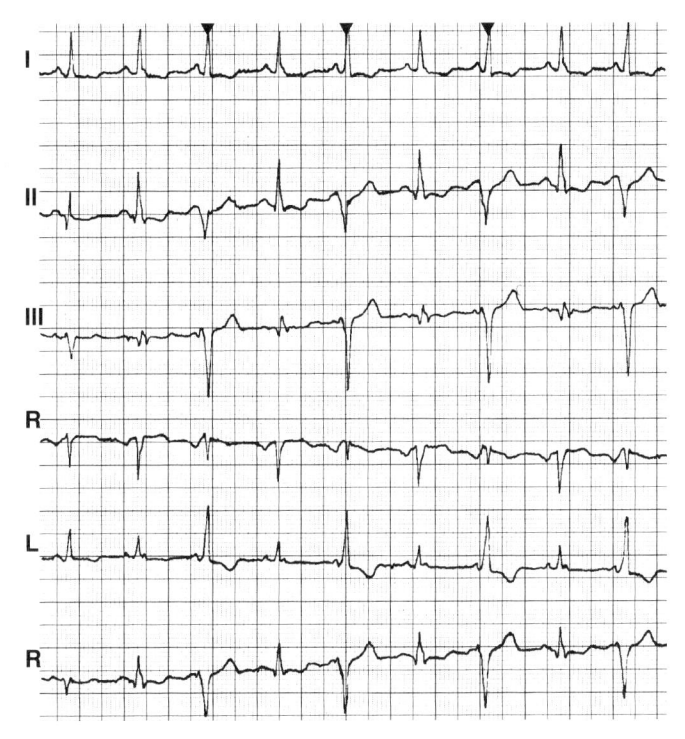

Abb. 6.62. Intermittierendes Wolff-Parkinson-White-Muster in Bigeminusform auftretend (Pfeile). Infolge schlechter antegrader Leitungskapazität des Kent-Bündels führt nur jede 2. Sinusaktion zu einer ventrikulären Präexzitation mit Delta-Welle im EKG (Extremitäten-Ableitungen, 25 mm/s)

wegt, das heißt, die Lokalisation der Elektrode mit der negativen Delta-Welle ergibt die Lokalisation der akzessorischen Bahn (Abb. 6.57, 6.58). Beispielsweise wird eine Präexzitation des linken Ventrikels über ein linkslateral gelegenes Kent-Bündel sich im EKG mit einer negativen Delta-Welle in den Ableitungen I und V_6 manifestieren (früher auch als Typ A des

Tabelle 6.13. Zusammenstellung der Oberflächen-EKG-Parameter, die in 90% der Fälle eine Lokalisation der akzessorischen Bahn erlauben [261]

■ Links-lateral 20/24 Patienten	Delta-Welle negativ: I, aVL Achse normal früher R/S-Übergang
■ Links-posterior 12/14 Patienten	Delta-Welle negativ: II, III, aVF $R > S$ (V_1)
■ Posteroseptal 13/13 Patienten	Delta-Welle negativ: II, III, aVF Achse nach links oben $R < S$ (V_1)
■ Rechts-lateral 5/5 Patienten	Delta-Welle negativ: aVR Achse normal R/S-Übergang: V_3–V_5
■ Anteroseptal 4/4 Patienten	Delta-Welle negativ: V_1, V_2, normale Achse R/S-Übergang: V_3–V_5

Tabelle 6.14. Weitere EKG-Befunde zur Differenzierung rechts-lateraler und septaler akzessorischer Bahnen nach Rodriguez et al. [345]

	rechts-lateral	posteroseptal	mittseptal	anteroseptal
■ QRS-Achse	links	links	normal	normal
■ Achse der Delta-Welle	links	links	normal	normal
■ Differenz zwischen QRS-Achse und Delta-Wellen-Achse	$< 10°$	$< 10°$	$\geq 20°$	$< 5°$
■ R/S-Verhältnis in Abl. III	< 1	< 1	$= 1$	> 1
■ Zwei inferiore Ableitungen mit negativer Delta-Welle	+	+	–	–
■ R/S-Übergang (>1) in den Brustwandableitungen	V_3–V_4	V_2	V_3	V_3–V_4

WPW-Syndroms im Gegensatz zu dem Typ B mit rechts-lateral gelegenem Kent-Bündel bezeichnet).

Die Tabelle 6.13 zeigt den heutigen Kenntnisstand über die Lokalisation des Kent-Bündels im Ruhe-EKG (90%ige Identifikation) [261].

Ein Algorithmus zur Lokalisation der akzessorischen Bahn ist in den Tabellen 6.13 und 6.14 sowie der Abb. 6.63 wiedergegeben.

6.3 Tachykarde Herzrhythmusstörungen

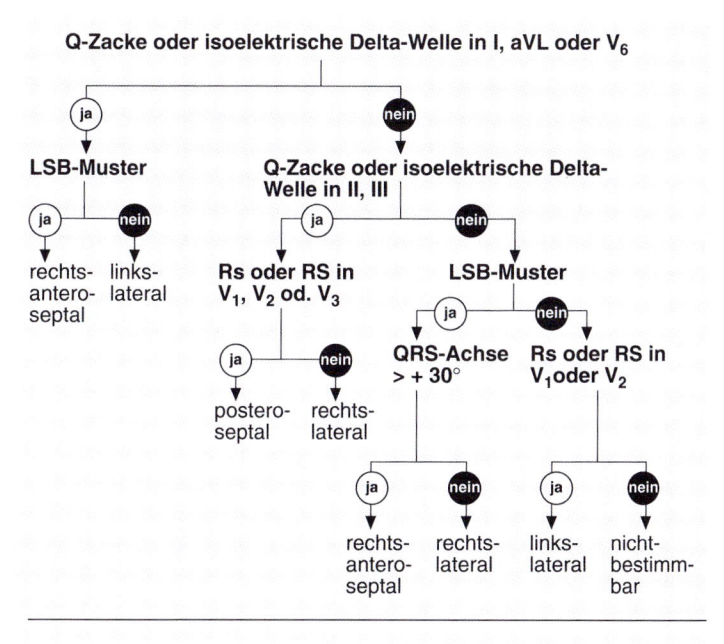

Q-Zacke oder isoelektrische Delta-Welle in I, aVL oder V$_6$

- ja → **LSB-Muster**
  - ja → rechts-antero-septal
  - nein → links-lateral
- nein → **Q-Zacke oder isoelektrische Delta-Welle in II, III**
  - ja → **Rs oder RS in V$_1$, V$_2$ od. V$_3$**
    - ja → postero-septal
    - nein → rechts-lateral
  - nein → **LSB-Muster**
    - ja → **QRS-Achse > +30°**
      - ja → rechts-antero-septal
      - nein → rechts-lateral
    - nein → **Rs oder RS in V$_1$ oder V$_2$**
      - ja → links-lateral
      - nein → nicht-bestimmbar

LSB = Linksschenkelblock: QRS: >90 ms in I + rS in V$_1$ und V$_2$

Abb. 6.63. Schrittweises Vorgehen zur Lokalisation akzessorischer AV-Verbindungen

> Ein WPW-Syndrom liegt vor, wenn bei einem Patienten mit Präexzitations-Muster (WPW-Muster) im EKG paroxysmale supraventrikuläre Tachykardien auftreten. Eine Gefährdung dieser Patienten ergibt sich bei guter antegrader Leitungskapazität der akzessorischen Bahn (kurze antegrade Refraktärzeit) und bei gleichzeitig hoher Vorhoffrequenz (Vorhofflimmern) (Abb. 6.64).

Die Häufigkeit eines WPW-Musters im EKG in der asymptomatischen Bevölkerung liegt bei ca. 1,6 Promille [430]. Die Prävalenz eines WPW-Syndroms (WPW-Muster + Tachykardien) in dieser Gruppe liegt etwa bei 10%, wobei Männer häufiger betroffen sind. Die erste Tachykardieepisode ereignet sich am häufigsten im 2. Lebensjahrzehnt, kann aber in jedem Lebensalter auftreten. Die häufigsten tachykarden Herzrhythmusstörungen beim WPW-Syndrom sind die AV-junktionale-Reentry-Tachykardie und Vorhofflimmern (Verhältnis ca. 60% zu 20%). Es gibt Hinweise auf eine Vererblichkeit der Anomalie. Die Inzidenz eines plötzlichen Herztodes ist niedrig (0,0015 pro Patienten-Jahr) [52, 311, 418, 419, 476].

Wellens (persönliche Mitteilung) beobachtete 185 asymptomatische Patienten mit einem WPW-Muster im EKG. Durch nichtinvasive Untersuchungen (Ajmalin-Test, Ergometrie) und die Beobachtung nur eines inter-

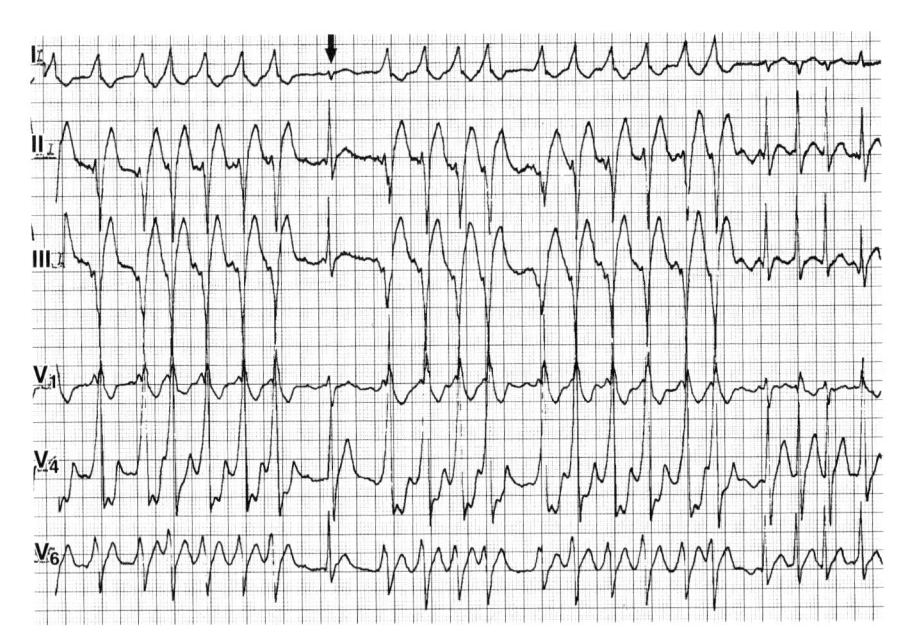

Abb. 6.64. Vorhofflimmern bei einem Patienten mit Wolff-Parkinson-White-Syndrom. Die Diagnose kann aufgrund der absoluten Arrhythmie der QRS-Komplexe und der wechselnden Konfiguration der QRS-Komplexe (wechselndes Ausmaß der ventrikulären Präexzitation) aus dem Oberflächen-EKG (Abl. I, II, III, V_1, V_4, V_6) gestellt werden. Das Rechtsschenkelblockmuster und die negative Delta-Welle in Abl. II und III, die positive Delta-Welle in Abl. I deuten auf eine links-posteroseptale Lage des Kent-Bündels hin. Der Pfeil deutet auf eine intermittierende Sinusaktion ohne ventrikuläre Präexzitation hin (25 mm/s)

mittierend auftretenden WPW-Musters im EKG ließen sich 119 Patienten in eine niedrige Risikogruppe (in Bezug auf die Gefährdung durch einen plötzlichen Herztod) eingruppieren, in der keine weiteren invasiven Untersuchungen notwendig waren (schlechte antegrade Leitungskapazität der akzessorischen Bahn).

Bei 66 Patienten ergab sich der Verdacht auf das Vorliegen einer kurzen antegraden Refraktärzeit der akzessorischen Bahn bei negativem Ajmalintest und persistierender ventrikulärer Präexzitation bei der Fahrradergometrie. Ohne spezifische Therapie wurden diese Patienten über 8 Jahre verfolgt, und es ereigneten sich während dieser Zeit 2 akute Todesfälle (in einem Fall muss ein arrhythmogener Herztod angenommen werden).

Der *Ajmalintest* geht auf Wellens [459] zurück und dient zur Abschätzung der antegraden Refraktärzeit der akzessorischen Bahn: verschwindet nach i.v.-Gabe von 50 mg Ajmalin das WPW-Muster im EKG, so kann von einer antegraden Refraktärzeit der akzessorischen Bahn von 270 ms oder mehr ausgegangen werden, der Gefährdungsgrad bei Auftreten von Vorhofflimmern wäre gering. Umgekehrt bedeutet die Persistenz der Präexzitation eine kurze antegrade Refraktärzeit von < 270 ms und damit eine größere

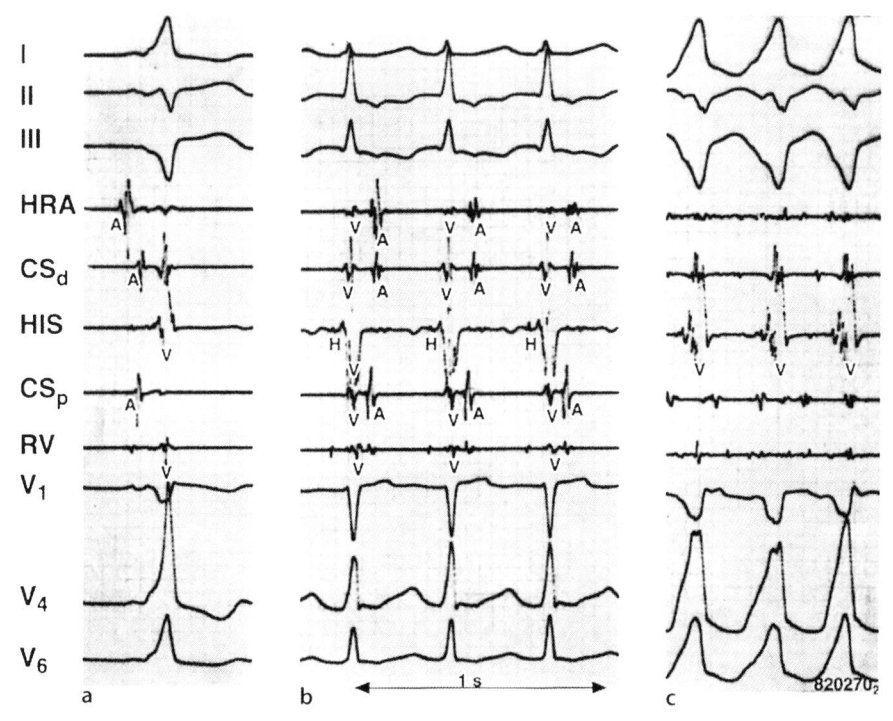

Abb. 6.65. Die häufigste (**b**) und die gefährlichste (**c**) tachykarde Herzrhythmusstörung beim Wolff-Parkinson-White-Syndrom: **a** Präexzitationsmuster im Oberflächen-EKG. Infolge der maximalen ventrikulären Präexzitation ist das His-Signal (H) im ventrikulären Signal (V) verschwunden, der Ventrikel wird vor dem His-Bündel erregt. **b** Orthodrome AV-junktionale-Reentry-Tachykardie mit antegrader Leitung über das AV-Knoten-His-Purkinje-System (jedem V-Signal geht ein H-Signal voraus) und retrograder Leitung über eine posteroseptal gelegene akzessorische Bahn (das früheste Vorhof-Signal (A) nach dem V-Signal tritt in der proximalen Koronarsinusableitung (CSp), also posteroseptal, auf). **c** Vorhofflimmern (siehe in der HRA-Ableitung) und maximale ventrikuläre Präexzitation infolge schneller antegrader Leitung über die akzessorische Bahn (die QRS-Komplexe gleichen dem QRS-Komplex bei Sinusrhythmus (**a**)). Dargestellt sind simultan 6 Oberflächen-EKG-Ableitungen (I, II, III, V_1, V_4, V_6) und 4 intrakardiale EKG-Ableitungen vom hohen rechten Vorhof (HRA), proximalen (CSp) und distalen Koronarsinus (CSd) und vom rechten Ventrikel (RV)

Gefahr durch Überleitung hoher Vorhofsfrequenzen auf die Kammer über die akzessorische Bahn (Abb. 6.65).

Neuere Untersuchungen zeigten eine Sensitivität des Ajmalintestes zur Erkennung kurzer Refraktärzeiten von nur 33,3% bei einer Spezifität von 89,4% [324]. Damit kommt diesem diagnostischen Verfahren für die Risikoabschätzung mit einem WPW-Syndrom eher eine nur untergeordnete Bedeutung zu.

> Nichtinvasive Verfahren (Ajmalintest, Ergometrie) erlauben nur eine relative Risikoabschätzung bei *asymptomatischen Patienten* mit WPW-Muster im EKG. Auch bei Vorliegen einer guten antegraden Leitungskapazität des Kent-Bündels scheint das WPW-Syndrom als Ursache eines akuten Herztodes eine geringe Rolle zu spielen. Andere Verhältnisse liegen bei symptomatischen WPW-Patienten vor.

Nach Untersuchungen von Farshidi et al. [137] sind 13–37% der akzessorischen AV-Muskelbrücken infolge schlechter antegrader Leitungskapazität im EKG nicht zu erkennen (kein Präexzitationsmuster im EKG bei so genannten verborgenen Kent-Bündeln („concealed accessory pathways") [323].

Am häufigsten findet sich beim WPW-Syndrom die so genannte *orthodrome AV-junktionale-Reentry-Tachykardie*, bei der der Impuls antegrad über den AV-Knoten und das His-Purkinje-System und retrograd zum Vorhof zurück über die akzessorische AV-Verbindung geleitet wird. Der QRS-Komplex ist schmal (< 0,12 s) und die Frequenz der Tachykardie beträgt 180–250/min (Abb. 6.65).

Sehr viel seltener liegt die so genannte *antidrome Reentry-Tachykardie* (Abb. 6.66) mit antegrader Leitung über die akzessorische Bahn und retrograder Leitung über den AV-Knoten vor. Bei Vorliegen einer antidromen Reentry-Tachykardie muss nach einer weiteren akzessorischen AV-Verbin-

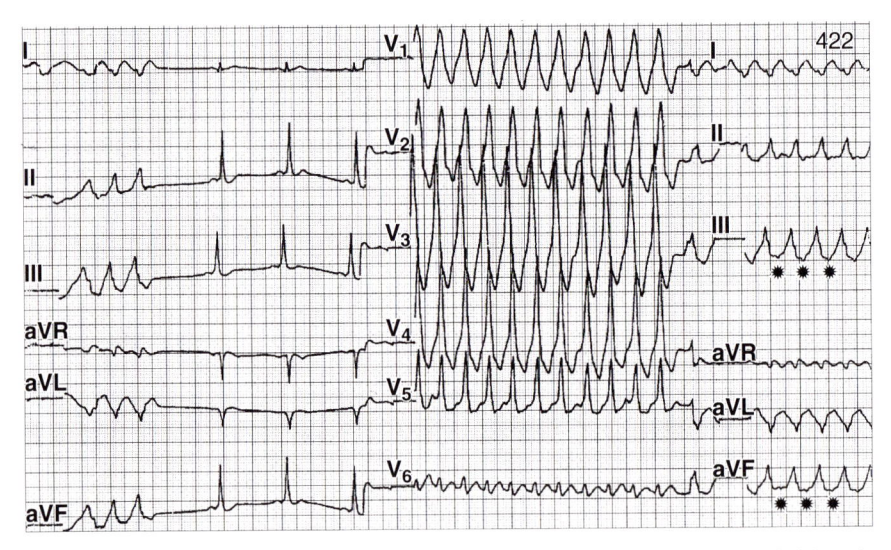

Abb. 6.66. Antidrome AV-junktionale-Reentry-Tachykardie bei einem Patienten mit linkslateraler akzessorischer Bahn (negative Delta-Wellen in I und aVL, positive Delta-Wellen in II, III und aVF). Die Tachykardie hat infolge der linksventrikulären Präexzitation eine Rechtsschenkelblock-Morphologie. Als Zeichen der retrograden Vorhofaktivierung über das His-Purkinje-System treten negative P-Wellen in II, III und aVF auf (Sterne)

Tabelle 6.15. Differenzierung paroxysmaler supraventrikulärer Tachykardien aus dem Oberflächen-EKG

Klassifizierung	QRS-Komplex (s)	Frequenz (S/min)	Konfiguration der P-Welle in Abl. II und III	Kommentare
AVNT	<0,12	140–200	gewöhnlich nicht sichtbar rSr' in Abl. V_1, aVR	mit KSM terminierbar
OCMT	<0,12	150–240	negatives P folgt QRS-K. (RP<PR)	AV-Block schließt die Diagnose aus
ACMT	>0,12	150–240	negatives P geht QRS-K. (RP<PR)	AV-Block schließt die Diagnose aus
SVT (Maheim)	>0,12 (LSB)	140–200	variabel	normales PQ-Intervall mit Delta-Welle bei SR
Vorhoftachykardie	<0,12	100–150	P-Welle vor QRS-K. variable Morphologie	KSM induziert AV-Block, ohne Tachykardie zu terminieren

AVNT = AV-Knoten-Reentry-Tachykardie, OCMT = Orthodrome AV-junktionale-Tachykardie,
ACMT = Antidrome AV-junktionale-Tachykardie, SVT = Supraventrikuläre Tachykardie,
CSM = Karotissinusmassage, SR = Sinusrhythmus, LSB = Linksschenkelblock

dung gesucht werden, die bei ca. 50% dieser Patienten zu finden ist [462]. Da diese Form einer supraventrikulären Tachykardie mit einem breiten QRS-Komplex (>0,12 s) als Ausdruck einer maximalen ventrikulären Präexzitation einhergeht, ergibt sich Differentialdiagnostik zu anderen Tachykardien mit breitem QRS-Komplex (Abb. 6.48) [1].

Paroxysmales Vorhofflimmern wird bei ca. 20–30% der Patienten mit WPW-Syndrom beobachtet [419]. Die Gefahr für diese Patienten besteht in einer guten Leitungskapazität der akzessorischen Bahn, welche zu einer hohen Kammerfrequenz bei Vorhofflimmern mit nachfolgendem Kollaps oder sogar Exitus infolge Kammerflimmerns führen kann (Abb. 6.65). Nach erfolgreicher chirurgischer Durchtrennung von akzessorischen AV-Verbindungen wurde ein deutlicher Rückgang von paroxysmalem Vorhofflimmern beobachtet, was einen Zusammenhang zwischen Vorhofflimmern und ventrikulärer Präexzitation wahrscheinlich macht.

Die Tabelle 6.15 gibt noch einmal einen Überblick über die Differenzierung der supraventrikulären Tachykardien im Oberflächen-EKG und die Abbildung 6.67 fasst das schrittweise Vorgehen bei der Analyse von Tachykardien mit schmalen QRS-Komplexen zusammen.

Ziele der elektrophysiologischen Untersuchung von Patienten mit WPW-Syndrom sind:
- Bestätigung der aus dem EKG meist mit hinreichender Genauigkeit erfolgten Lokalisation der akzessorischen Bahn,
- Ausschluss mehrerer akzessorischer AV-Verbindungen,

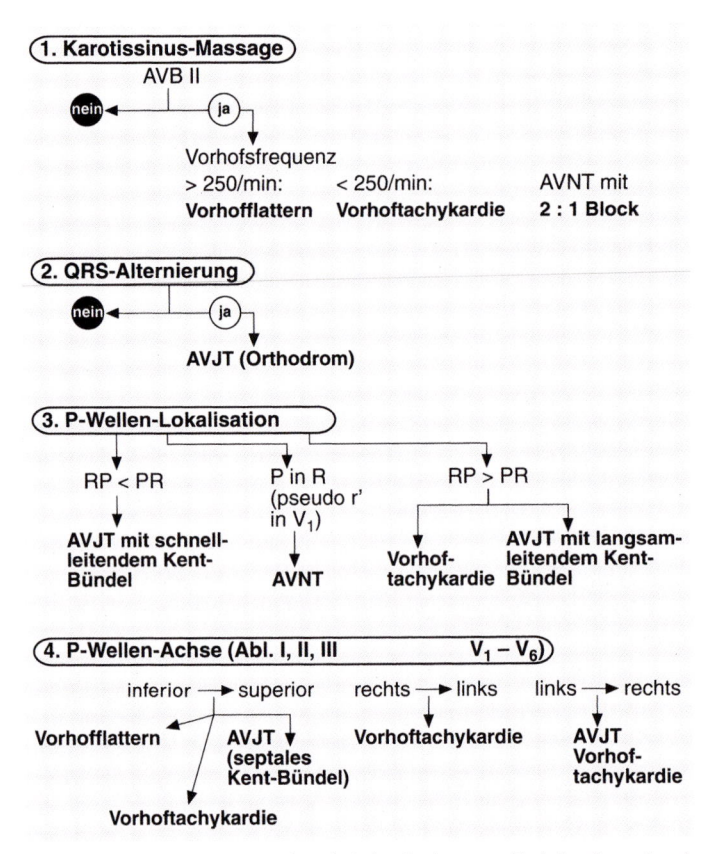

1. Karotissinus-Massage
AVB II
- nein
- ja → Vorhofsfrequenz
  - > 250/min: **Vorhofflattern**
  - < 250/min: **Vorhoftachykardie**
  - **AVNT mit 2 : 1 Block**

2. QRS-Alternierung
- nein
- ja → **AVJT (Orthodrom)**

3. P-Wellen-Lokalisation
- RP < PR → **AVJT mit schnellleitendem Kent-Bündel**
- P in R (pseudo r' in V_1) → **AVNT**
- **Vorhoftachykardie**
- RP > PR → **AVJT mit langsamleitendem Kent-Bündel**

4. P-Wellen-Achse (Abl. I, II, III) $V_1 - V_6$
- inferior → superior: **Vorhofflattern**, **AVJT (septales Kent-Bündel)**, **Vorhoftachykardie**
- rechts → links: **Vorhoftachykardie**
- links → rechts: **AVJT**, **Vorhoftachykardie**

Abb. 6.67. Schrittweises Vorgehen bei der Analyse von Tachykardien mit schmalen QRS-Komplexen (<0,11 s) nach Bär und Wellens [18]. AVB = AV-Block, AVNT = AV-Knoten-Reentry-Tachykardie, AVJT = AV-junktionale-Reentry-Tachykardie

- Initiierung und Terminierung der bekannten oder noch unbekannten Reentry-Tachykardie mittels programmierter Vorhof- und/oder Ventrikelstimulation. Ermittlung der Tachykardiefrequenz, des Initiierungs- und Terminierungsmodus der Tachykardie,
- Ermittlung der antegraden und retrograden Refraktärzeit von AV-Knoten und akzessorischer Bahn,
- Provokation von Vorhofflimmern durch hochfrequente Vorhofstimulation und Bestimmung des kürzesten RR-Intervalls während des Vorhofflimmerns (korreliert mit der antegraden Refraktärzeit der akzessorischen Bahn),
- elektropharmakologische Testung von i.v. und oral applizierten Antiarrhythmika [451].
- Voruntersuchung bei geplanter Katheterablation [70].

Die Analyse der Wirkung eines i.v. gegebenen Antiarrhythmikums lässt gute Rückschlüsse auf die Wirkung der oralen Form des gleichen Antiarrhythmikums zu. Eine individuelle Austestung verschiedener Antiarrhythmika (Klasse I und III) ist somit möglich. Ein RR-Intervall von 200 ms oder weniger während des Vorhofflimmerns im EKG (Abb. 6.64) ist mit einem potentiellen Risiko für einen plötzlichen Herztod verbunden und sollte therapeutisch mit einer interventionellen Katheterablation des Kent-Bündels angegangen werden.

> Das Fehlen von Zeichen einer ventrikulären Präexzitation schließt das Vorhandensein einer akzessorischen AV-Verbindung nicht aus, da diese infolge langer antegrader Refraktärzeit und damit verbundener schlechter antegrader Leitungskapazität im EKG verborgen bleiben (so genanntes verborgenes Kent-Bündel) und eine Bedeutung nur im Rahmen einer supraventrikulären Tachykardie erlangen kann, wenn sie den Impuls zurück zu den Vorhöfen leitet.

Praktisches Vorgehen beim Wolff-Parkinson-White-Syndrom. Wie immer in der Medizin muss die Therapie auf die individuelle Situation des Patienten zugeschnitten werden. Sucht der Patient mit einem Wolff-Parkinson-White-Syndrom den Arzt auf wegen tachykarder Herzrhythmusstörungen, muss dieser die folgenden Fragen klären:
- Welcher Typ von Arrhythmie liegt vor (AVJT oder Vorhofflimmern)?
- Inzidenz der Rhythmusstörung?
- Klinische Symptomatik und Toleranz?
- Auslösefaktoren („Stress", Schlaf)?
- Begleitende organische Herzerkrankung?

Es liegt auf der Hand, dass das Problem von einmal monatlich auftretendem Vorhofflimmern mit einer Kammerfrequenz von 250/min bei einem 50-jährigen Patienten mit einem Wolff-Parkinson-White-Syndrom und koronarer Herzkrankheit sich wesentlich gravierender darstellt, als das einmal jährliche Auftreten einer AVJT bei einer 18-jährigen Frau, die diese regelmäßig selbst mithilfe eines Valsalva-Pressversuches terminieren kann.

Die Notwendigkeit und Art der einzuschlagenden Therapie hängt von der Inzidenz und Schwere der tachykarden Attacken ab. Bei selten auftretenden Tachykardien reicht es aus, den Betroffenen in der Anwendung vagus-stimulierender Verfahren zu unterrichten und gegebenenfalls ein perorales Antiarrhythmikum zur Anfallskupierung zu verordnen. Bei häufigeren Tachykardien sollte eine Katheterablation durchgeführt werden.

Bei Menschen mit einem Präexzitations-EKG ohne Tachykardieanamnese sollten keine weiteren Maßnahmen durchgeführt werden, da das Risiko eines plötzlichen Herztodes sehr niedrig ist. Ausnahmen hiervon sind unter Umständen Berufskraftfahrer, Piloten oder Hochleistungssportler, bei denen eine prophylaktische Katheterablation überlegenswert ist.

> Der QRS-Komplex bei ventrikulärer Präexzitation ist ein Fusionskomplex aus mindestens zwei elektrischen Aktivierungsfronten, deren einzelner Beitrag von verschiedenen Faktoren abhängt und zu verschiedenen QRS-Morphologien führen kann.
> Die beiden häufigsten Arrhythmien beim Wolff-Parkinson-White-Syndrom sind die AV-junktionale-Reentry-Tachykardie und Vorhofflimmern. Letztere kann in Abhängigkeit der elektrophysiologischen Eigenschaften des Kent-Bündels zu einer lebensbedrohlichen Situation für den Patienten führen.
> Die Notwendigkeit und Art der Behandlung hängt vom Typ der Arrhythmie, ihrer Inzidenz und hämodynamischen Toleranz, den elektrophysiologischen Eigenschaften der beteiligten Strukturen, den Triggerfaktoren und der begleitenden organischen Herzerkrankung ab.

■ **Das Lown-Ganong-Levine-Syndrom (LGL-Syndrom).** Lown, Ganong und Levine beschrieben 1952 Patienten mit einer kurzen PQ-Zeit und einem normalen QRS-Komplex (bis 0,12 s) im EKG (Abb. 6.68), die signifikant häufiger zu anfallsweisen Tachykardien neigten als ein Vergleichskollektiv [264]. Ausgehend von dieser Erstbeschreibung sollte man auch heute nur dann von einem LGL-Syndrom sprechen, wenn gleichzeitig eine kurze PQ-Zeit, ein normaler QRS-Komplex und tachykarde Herzrhythmusstörungen bei einem Patienten vorhanden sind. Die Erstautoren beschrieben zwar in diesem Zusammenhang ausschließlich supraventrikuläre Tachykardie (AV-Knoten-Tachykardie, Vorhofflimmern, Vorhofflattern, Vorhoftachykardie mit Block), in der Folgezeit sind jedoch auch vereinzelt Kammertachykardien bei Patienten mit kurzer PQ-Zeit beschrieben worden.

Nach heutiger Auffassung sind die bei kurzer PQ-Zeit (d.h. bei ca. 0,2–2% der Erwachsenen) vorkommenden supraventrikulären Arrhythmien überwiegend AV-Knoten-Reentry-Tachykardien (AVNT) und die kurze PQ-Zeit

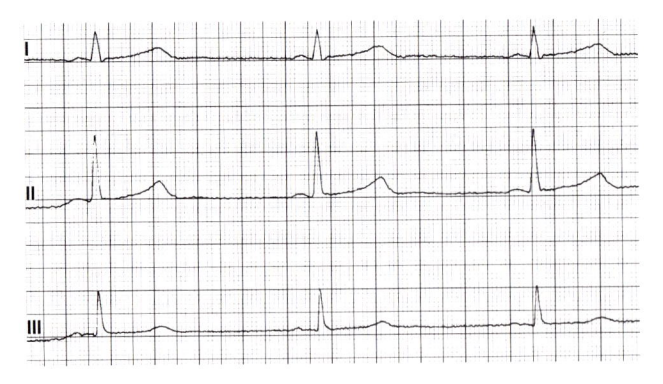

Abb. 6.68. Kurzes PQ-Intervall bei einem Patienten mit rezidivierenden supraventrikulären Tachykardien: Lown-Ganong-Levine-Syndrom (Einthoven-Ableitungen, 50 mm/s)

(Abb. 6.68) erklärt sich durch die Erregungsausbreitung über eine schnell leitende AV-Bahn (funktionelle Längsdissoziation des AV-Knotens in 2 Bahnen mit unterschiedlichen elektrophysiologischen Eigenschaften) [381].

> Ein LGL-Syndrom liegt nur dann vor, wenn bei einer kurzen PQ-Zeit und einem normalen QRS-Komplex im EKG gleichzeitig tachykarde Herzrhythmusstörungen auftreten (in ca. 10% der Fälle).
> Vieles spricht dafür, dass die kurze PQ-Zeit Ausdruck einer funktionellen Längsdissoziation des AV-Knotens und weniger Folge der Erregungsausbreitung über atrionodale (James-Bündel) oder atriofaszikuläre Fasern im Sinne einer ventrikulären Präexzitation ist.
> Die häufigste Tachykardie beim LGL-Syndrom ist die AV-Knoten-Reentry-Tachykardie vom „slow-fast"-Typ. Sie tritt meist paroxysmal mit unterschiedlicher Dauer häufig in der Nacht auf. Eine kurze Anfallsdauer (und dadurch fehlende elektrokardiographische Dokumentation) führt dazu, dass die Betroffenen (sehr häufig Patientinnen) als Herzneurotiker verkannt werden. Eine elektrophysiologische Untersuchung bringt hier Klärung.

QT-Syndrome

Kongenitale QT-Syndrome sind familiär auftretende Erkrankungen, die durch eine im Oberflächen-EKG nachweisbare Verlängerung des QT-Intervalls und rezidivierende, rhythmogen bedingte Synkopen charakterisiert sind [373, 376–378]. Die klinische Manifestation erfolgt bevorzugt in der Kindheit und in der Jugend. Das weibliche Geschlecht wird bevorzugt. Die Mortalität ist bei den Betroffenen erhöht. Die EKG-Besonderheiten beim QT-Syndrom lassen sich wie folgt zusammenfassen:
- QTc > 0,5 s
- T-Wellen-Alternanz
- Sinuspausen
- biphasische oder geknotete T-Wellen
  (häufig in der Erholungsphase nach Stress)
- niedrige Herzfrequenz.

Folgende Formen werden heute unterschieden:
- Jervell-Lange-Nielsen-Syndrom [201]
  Autosomal-rezessiv vererbte QT-Verlängerung im EKG und Taubheit
  (heterozygote Individuen zeigen nur eine geringe QT-Verlängerung)
- Romano-Ward-Syndrom [347]
  Autosomal-dominant vererbte QT-Verlängerung ohne Taubheit
- Das Syndrom der medikamentös induzierten QT-Verlängerung
  (Tabelle 6.16)
- Brugada-Syndrom [53, 54]
- „sudden infant death"-Syndrom [372].

Tabelle 6.16. Im Handel befindliche Medikamente, die bei Patienten mit QT-Syndrom zu einer Zunahme des QT-Intervalls und damit zu einer Auslösung von „Torsade de pointes" führen können. Diese Medikamente sind dementsprechend als kontraindiziert anzusehen [178]

Substanzgruppe	Freiname
Antiarrhythmika	Chinidin [22]
	Disopyramid
	Ajmalin
	Prajmalin
	Propafenon
	Sotalol
	Amiodaron
Sympathikomimetika	Etilefrin
	Orciprenalin
Antihistaminika	Terfenadin
	Astemizol
Antibiotika/Chemotherapeutika	Erythromycin
	Larithromycin
	Trimethoprim-Sulfamethoxazol
	Pentamidin (i.v.)
Malariamittel	Chinin
	Mefloquin
	Halofantrin
	Chloroquin
Antidepressiva	Amitryptilin
	Imipramin
	Doxepin
	Maprotilin
	Clomipramin
Phenothiazine	Thioridazin
	Chlorpromazin
Andere Psychopharmaka	Chloralhydrat
	Haloperidol
Andere Pharmaka	Vincamin
	Probucol
	Cisaprid

Eine *Hypokaliämie* oder *Hypomagnesiämie* verstärken diesen Effekt der Antiarrhythmika.

Das *Hauptsymptom* dieser Syndrome besteht in *rezidivierenden Synkopen oder Präsynkopen* häufig während oder nach körperlicher oder psychischer Anstrengung. Die Symptomatik beginnt schon in der Kindheit.

Das *EKG im anfallsfreien Intervall* zeigt häufig eine Sinusbradykardie, eine Verlängerung des QT-Intervalls (QTc > 0,5 s), abnorme T-Wellen und U-Wellen bei normalen QRS-Komplexen (Abb. 6.69).

Das *EKG während der Synkope* zeigt eine polymorphe ventrikuläre Tachykardie („Torsade de pointes") (Abb. 6.70), wie sie von Desertenne

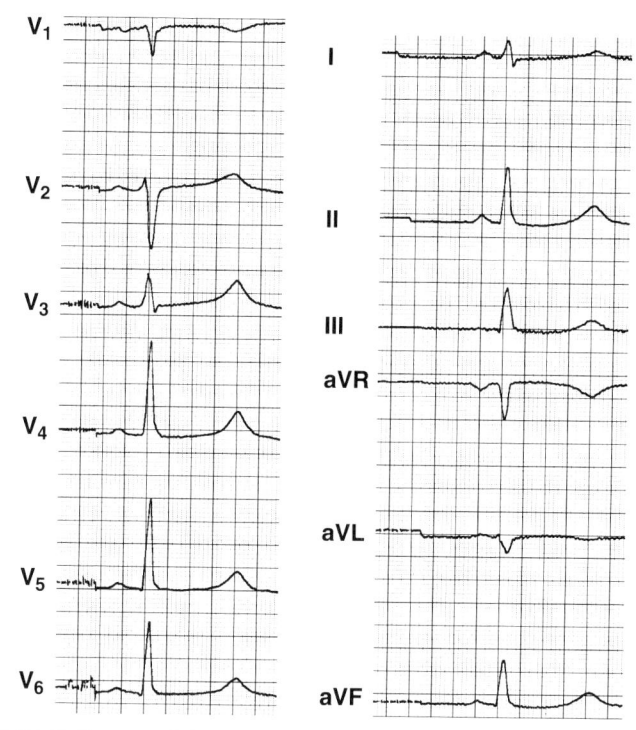

Abb. 6.69. Idiopathische QT-Zeit-Verlängerung bei einer 20-jährigen Patientin ohne Taubheit: Romano-Ward-Syndrom (Standard-EKG)

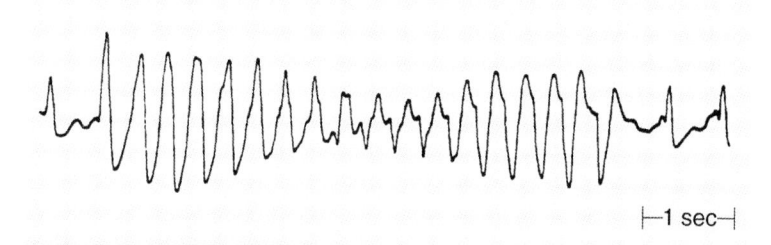

Abb. 6.70. „Torsade de pointes" [188]

1967 [109, 110] erstmals beschrieben und benannt wurde, oder Kammerflimmern.

Unbehandelte symptomatische Patienten haben eine hohe Letalität zwischen 50 und 70% in den Folgejahren. Die Prognose asymptomatischer Patienten mit QT-Verlängerung ist unklar. Die Tabelle 6.17 fasst die Diagnosekriterien für das kongenitale QT-Syndrom zusammen.

Die *Ursache* der nichtmedikamentös induzierten QT-Syndrome wird in einer inhomogenen Repolarisationsperiode ventrikulärer Myokardzellen ge-

Tabelle 6.17. Diagnosekriterien für das kongenitale QT-Syndrom [nach Schwartz 374]. LQTS = QT-Syndrom, QTc = nach Bazett frequenzkorrigiertes QT; relativ zu niedrige Herzfrequenz = Herzfrequenz unterhalb der 2. Perzentile

		Punkte
EKG-Befunde		
A	QTc	
	> 480 ms$^{1/2}$	3
	460–470 ms$^{1/2}$	2
	450 ms$^{1/2}$ bei Männern	1
B	„Torsade de pointes"	2
C	T-Wellen-Alternans	1
D	eingekerbte T-Welle in drei Ableitungen	1
E	relativ zu niedrige Herzfrequenz in Ruhe	0,5
Klinik		
A	Synkope	
	stressbedingt (psychisch/physisch)	2
	ohne psychischen/physischen Stress	1
B	angeborene Taubheit	0,5
Familienanamnese		
A	Familienmitglieder mit LQTS	1
B	plötzlicher (Herz)-Tod bei Familienmitgliedern unter 30 Jahre	0,5
Wertung		
Punktsumme ≤ 1 = QT-Syndrom unwahrscheinlich		
Punktsumme 2–3 = mittlere Wahrscheinlichkeit		
Punktsumme ≥ 4 = hohe Wahrscheinlichkeit für das Vorliegen eines QT-Syndroms		

sehen, welche die Entstehung ventrikulärer Reentry-Phänomene und damit die Entstehung von Kammertachykardien oder Kammerflimmern begünstigt [197, 198]. Ein Überwiegen der linksseitigen sympathischen Aktivierung des Herzens über das Ganglion stellatum wird als hierfür mitverantwortlich gemacht („sympathetic imbalance hypothesis").

Ein alternatives Erklärungsmodell, das durch moderne molekulargenetische Untersuchungen zunehmend mehr Bestätigung erfährt, nimmt eine genetisch determinierte Störung der Funktion myokardialer Ionenkanäle, die für die Repolarisationsphase des Aktionspotenzials verantwortlich sind, an. Dabei hätte das vegetative Nervensystem nur eine modifizierende oder auslösende Rolle für die Ausprägung der Erkrankung und die Manifestation von Herzrhythmusstörungen. Unter bestimmten Bedingungen kommt es aber bei der Verlängerung der Aktionspotenzialdauer zu so genannten frühen Nachdepolarisationen mit konsekutiver repetitiver elektrischer Aktivität (getriggerte Aktivität) als Grundlage der „Torsade de pointes". Die Tabelle 6.18 zeigt eine nach molekulargenetischen Gesichtspunkten vorgenommene Einteilung der QT-Syndrome.

Tabelle 6.18. QT-Syndrome – Einteilung nach molekulargenetischen Gesichtspunkten. LQT = long QT syndrome; JNL = Jervell- und Lange-Nielsen-Syndrom; I_{Kr} = schnell aktivierende Komponente des verzögerten Kaliumgleichrichterstroms IK; I_{Ks} = langsam aktivierende Komponente des verzögerten Kaliumgleichrichterstroms IK; I_{Na} = schneller Natriumeinwärtsstrom (nach Haverkamp [178, 434])

Syndrom	Chromosomale Lokalisation	Gen	Gen-Produkt	Vererbungsmodus
Romano-Ward-Syndrom				
LQT1	11p15.5	KCNQ1 (KVLQT1)	Kanalprotein (α-Untereinheit von I_{Ks})	dominant
LQT2	7q35–36	HERG	Kanalprotein (α-Untereinheit von I_{Kr})	dominant
LQT3	3β21-24	SCN5A	Kanalprotein (I_{Na})	dominant
LQT4	4q25-27	?	?	dominant
LQT5	21q22.1–22	KCNE1	Kanalprotein (β-Untereinheit von I_{Ks})	dominant
LQT6	21q22.1–22	KCNE2	Kanalprotein (β-Untereinheit von I_{Kr})	dominant
LQT7	LQT1-LQT6 ausgeschlossen, chromosomale Lokalisation bisher unbekannt			
Jervell- und Lange-Nielsen-Syndrom				
JNL1	11p15.5	KCNQ1	Kanalprotein (α-Untereinheit von I_{Ks})	rezessiv
JNL2	21q22.1–22	KCNE1	Kanalprotein (β-Untereinheit von I_{Ks})	rezessiv

Die *Therapie* besteht in erster Linie in einem Verbot von Sport und einer Behandlung mit Betablockern. Die oben genannten Antiarrhythmika und Elektrolytstörungen sind unbedingt zu vermeiden. Gelegentlich kann sich eine permanente Schrittmacherstimulation des Vorhofs oder des Ventrikels mit einer Frequenz von 80–90/min in Kombination mit einer Betablockertherapie als hilfreich erweisen. Versagen diese Verfahren, kann in Einzelfällen eine Anfallsfreiheit durch eine Entfernung des linksseitigen Ganglion stellatum erreicht werden, obwohl sich das QT-Intervall nach dieser Prozedur oft nicht verändert [307].

Auch die asymptomatischen Patienten sollten prophylaktisch mit einem Betablocker behandelt werden.

Bei Patienten nach Reanimation oder mit rezidivierenden Synkopen trotz Betablockertherapie (und Schrittmacherimplantation) bleibt nur noch die ICD-Implantation.

Die *Akuttherapie* einer Torsade de pointes-Tachykardie besteht in einer Magnesiumsulfatinfusion oder einer Isoprenalininfusion [17, 422, 439] mit passagerer Schrittmacherstimulation (vorzugsweise Vorhofstimulation, aber auch Ventrikelstimulation möglich).

Brugada-Syndrom

1992 beschrieben die Brüder Brugada ein neues Syndrom bei Patienten mit Synkopen und/oder plötzlichem Herztod infolge Kammerflimmerns [53, 54]. Das EKG dieser Patienten, bei denen sich keine Hinweise auf eine organische Herzerkrankung fanden, zeigte charakteristischerweise ein Rechtsschenkelblockbild mit ST-Streckenhebung in den Ableitungen V_1 bis V_3 (Abb. 6.71). Nach neueren Erkenntnissen besteht auch beim Brugadasyndrom eine genetische Heterogenität, wobei wenigstens eine Variante durch einen Defekt im Natriumkanalgen (SCN5A) verursacht wird, der auch beim LQT_3-Syndrom vorliegt [167, 336].

Interessanterweise fand sich schon früher ein ähnliches EKG-Muster bei jungen Thai-Männern, die unerwartet während des Schlafes starben. Diese waren als Flüchtlinge in die USA gekommen, wo dem Center for Disease Control and Prevention in Atlanta der Anstieg an plötzlichen Todesfällen in dieser Personengruppe aufgefallen war.

Das Syndrom war im Nordosten Thailands der Bevölkerung schon lange unter dem Namen „Lai Tai" (= Tod im Schlaf) bekannt. Auf den Philippinen ist es unter dem Namen „Bangungut" und in Japan unter dem Namen „Pokkuri" bekannt [315].

Aufgrund der hohen Inzidenz von Kammerflimmern sollte bei den Patienten mit Brugada-Syndrom die ICD-Implantation angestrebt werden.

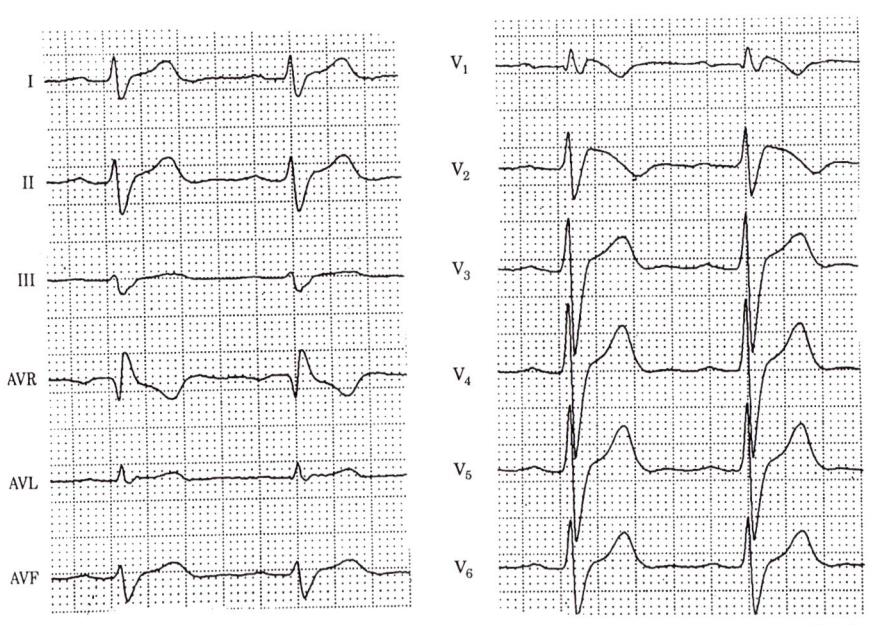

Abb. 6.71. Typisches EKG beim Brugadasyndrom mit einem Rechtsschenkelblockmuster in Abl. V_1 und ST-Hebungen in den Abl. V_1–V_3. Außerdem leichte PQ-Verlängerung (Papiergeschwindigkeit: 25 mm/s)

■ „Sudden infant death"-Syndrom

Der unerwartete plötzliche Tod eines Kindes, das so genannte SIDS-Syndrom („sudden infant death syndrome") hat eine Inzidenz von 1,6/1000 Lebendgeburten in den USA, 0,7/1000 Lebendgeburten in Italien und 2,5/1.000 Lebendgeburten in England. Die Ursachen sind vielfältig. Untersuchungen aus Italien [372] zeigen einen engen klinischen Zusammenhang zwischen SIDS und dem QT-Syndrom. Molekulargenetische Untersuchungen wurden jedoch noch nicht durchgeführt.

6.3.8 Ventrikuläre Tachykardie

In den letzten Jahren wurden neben der elektrophysiologischen Basis die diagnostischen, therapeutischen und prognostischen Kriterien der verschiedenen tachykarden Rhythmusstörungen auf Kammerebene (Tabelle 6.19) entwickelt [454, 458].

Eine ventrikuläre Tachykardie (VT) im EKG oder Langzeit-EKG liegt definitionsgemäß bei 3 oder mehr konsekutiven Erregungen ventrikulären Ursprungs mit einer Frequenz von 100/min oder mehr vor.

Die so genannte *nichtanhaltende VT* mit spontaner Terminierung innerhalb von 30 s wird von der *anhaltenden VT* unterschieden, die länger als 30 s anhält und hämodynamisch toleriert wird, oder bei der es innerhalb von 30 s zur hämodynamischen Dekompensation kommt (Tabelle 6.19).

Bei ca. 90% der Patienten mit VT lässt sich eine schwere kardiale Grunderkrankung feststellen:

Für die Praxis wichtig ist die Kenntnis der schon von Gallavardin [152] überwiegend bei jungen herzgesunden Individuen beschriebenen Form der repetitiven monomorphen Kammertachykardie, die eine gute Prognose hat. Sie zeichnet sich aus durch ventrikuläre Salven unterschiedlicher Länge mit einer typischen Linksschenkelblockmorphologie und einer inferioren bis rechtsgerichteten Achse (Abb. 6.72), die einen Ursprungsort im Bereich des rechtsventrikulären Ausflusstraktes (RVOT) vermuten lässt. Aufgrund der Auslösbarkeit der Kammertachykardie durch körperliche und auch psy-

Tabelle 6.19. Unterscheidung klinisch relevanter Kammertachyarrhythmien

■ **Monomorphe Kammertachykardie**
  - nicht anhaltend (< 30 s)
  - anhaltend (> 30 s)

■ **Polymorphe Kammertachykardie**
  - mit QT-Verlängerung („Torsade de pointes")
  - ohne QT-Verlängerung
    - kein Hinweis auf akute Ischämie
    - während akuter Ischämie

■ **Kammerflimmern**

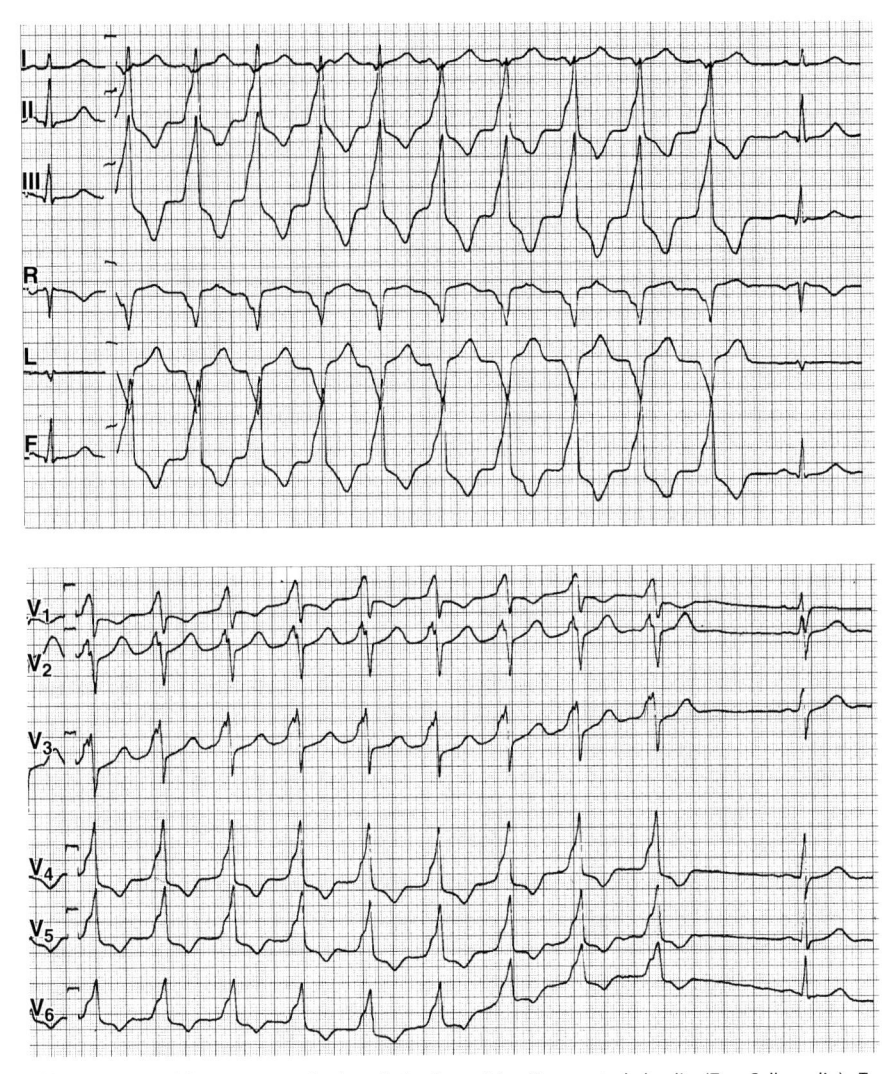

Abb. 6.72. Repetitive monomorphe katecholaminsensitive Kammertachykardie (Typ Gallavardin). Typisch sind die kraniokaudale Achse und die Linksschenkelblockmorphologie, die auf einen Ursprungsort im rechtsventrikulären Ausflusstakt hindeuten

chische Belastungen wird ursächlich ein katecholaminsensitiver parasystolischer Fokus diskutiert, der über sympathikusinduzierte Nachdepolarisationen zu einer getriggerten Aktivität angeregt wird (Abb. 6.73) [88, 199, 240, 246, 248, 249, 274, 299, 320, 332, 343, 438, 479]. Unterstützt wird diese Hypothese durch neuere Befunde einer verminderten präsynoptischen Katecholaminaufnahme und einer verringerten postsynaptischen Betarezeptorendichte mit konsekutiver Erhöhung der Katecholaminspiegel im synaptischen Spalt bei diesen Patienten [363].

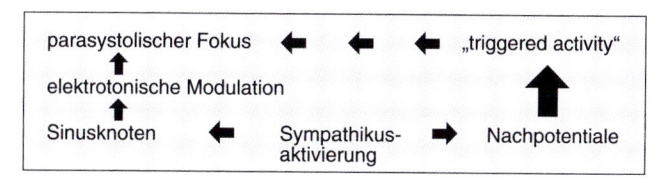

Abb. 6.73. Hypothetischer Zusammenhang zwischen einer Sympathikusaktivierung und der Aktivität eines parasystolischen Fokus bei der Entstehung der repetitiven monomorphen katecholaminsensitiven Kammertachykardie [438]

Die klinische Symptomatik lässt sich in aller Regel gut mit Betaadrenozeptorblocker oder auch Verapamil beherrschen, sodass nur selten der Versuch einer Hochfrequenzkatheterablation notwendig wird [400].

■ **Diagnostik der ventrikulären Tachykardie.** Die klinische Symptomatik einer VT besteht in Palpitationen, Angina pectoris, Linksherzinsuffizienz mit Lungenödem und kardiogenem Schock sowie in einem akuten Herztod infolge Degeneration der VT in Kammerflimmern.

Der *Auskultationsbefund* bei einer hämodynamisch stabilen VT ist charakteristisch: da bei ca. 50% der VT eine atrioventrikuläre Blockierung besteht (die Vorhofaktivität ist vollkommen dissoziiert von der Kammeraktivität, Vorhöfe und Kammern schlagen völlig unabhängig voneinander), kommt es zu einer wechselnden Kammerfüllung und damit zu einer wechselnden Lautstärke des 1. Herztones. Klinisch lassen sich bei einer AV-Dissoziation Vorhofpfropfungswellen in den Jugularvenen ausmachen, die dadurch entstehen, dass sich der rechte Vorhof gegen eine geschlossene Trikuspidalklappe kontrahiert und das Blut in das Venensystem zurückgepresst wird.

> Die klinischen Zeichen einer Kammertachykardie mit AV-Dissoziation sind eine wechselnde Lautstärke des 1. Herztones, ein schwankender systolischer Blutdruck und Vorhofpfropfungswellen am Jugularvenenpuls.

Im *EKG* findet sich ein verbreiterter QRS-Komplex ($>0{,}14$ s). Die elektrische Achse in den Extremitätenableitungen liegt entweder bei ≤ 30 Grad oder bei ≥ 120 Grad. Es gibt auch Fälle, in denen sie nicht bestimmbar ist (Abb. 6.74).

Von Patienten mit einer ROVT zeigten morphologische und funktionelle Besonderheiten des rechtsventrikulären Ausgangstraktes [337]. Eine Kammertachykardie mit Linksschenkelmorphologie (anhaltend oder nichtanhaltend) sowie häufige ventrikuläre Extrasystolen mit der gleichen Morphologie können auch bei der arrhythmogenen rechtsventrikulären Dysplasie gesehen werden.

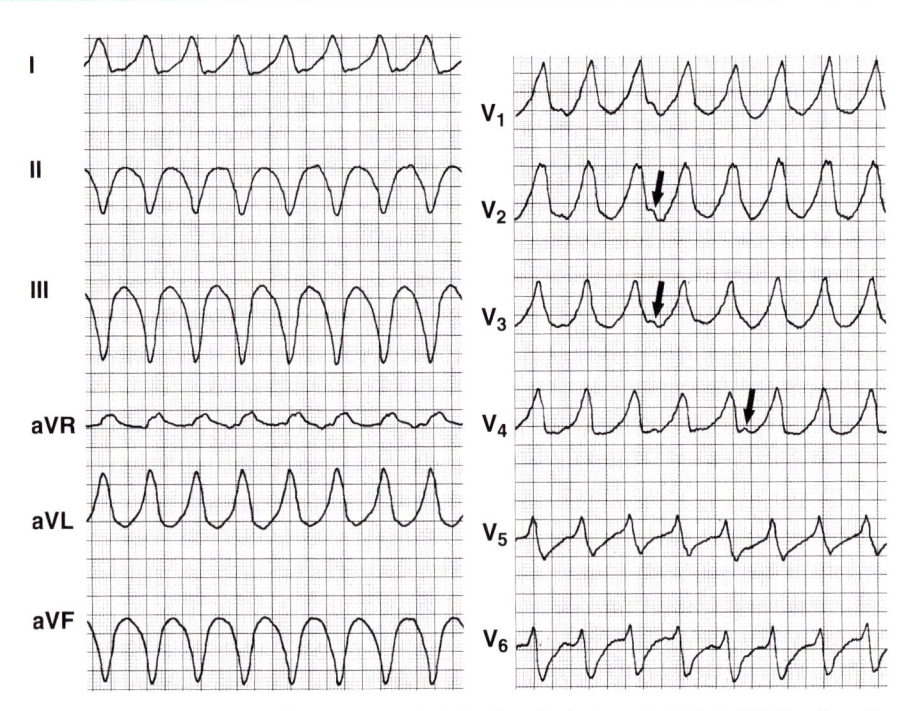

Abb. 6.74. Standard-EKG-Ableitung einer Tachykardie mit breitem (>0,11 s) QRS-Komplex. Die schrittweise Analyse ergibt folgende Ergebnisse: 1. QRS > 0,14 s; 2. QRS-Achse < −30 Grad; 3. Rechtsschenkelblockkonfiguration der QRS-Komplexe; 4. R/S in V_6 < 1; 5. AV-Dissoziation (die dissoziierten P-Wellen sind mit Pfeilen markiert). Die Befunde 1–4 sprechen bereits für, die AV-Dissoziation jedoch beweist eine ventrikuläre Tachykardie

Es kann sowohl eine links- als auch eine rechtsschenkelblockartige Konfiguration der QRS-Komplexe vorliegen.

Auf die sich ergebende Differenzierung von den anderen Tachykardien mit verbreiterten QRS-Komplexen wurde bereits eingegangen (Abb. 6.48).

Praktisch geht man folgendermaßen vor:
- Bestimmung der Dauer und der elektrischen Achse des QRS-Komplexes (QRS-Dauer von 0,14 s und mehr spricht für eine VT, eine Dauer von 0,12–0,14 s für eine SVT mit funktioneller oder vorbestehender Schenkelblockierung, die im Übrigen eine kraniokaudale Achseneinstellung zeigt).
- Suche nach P-Wellen, um eine AV-Dissoziation nachzuweisen.
- Analyse der QRS-Komplexe in den Brustwandableitungen:
Liegt ein *Rechtsschenkelblockmuster* vor, so spricht ein monophasischer oder biphasischer QRS-Komplex in V_1 für eine ventrikuläre Tachykardie. Auch ein R/S-Quotient von <1 in V_6 spricht für eine ventrikuläre Tachykardie (Abb. 6.75).
Liegt ein *Linksschenkelblockmuster* vor, so spricht eine Knotung in der S-Zacke in V_1–V_3 für eine ventrikuläre Tachykardie (Abb. 6.76, 6.77).

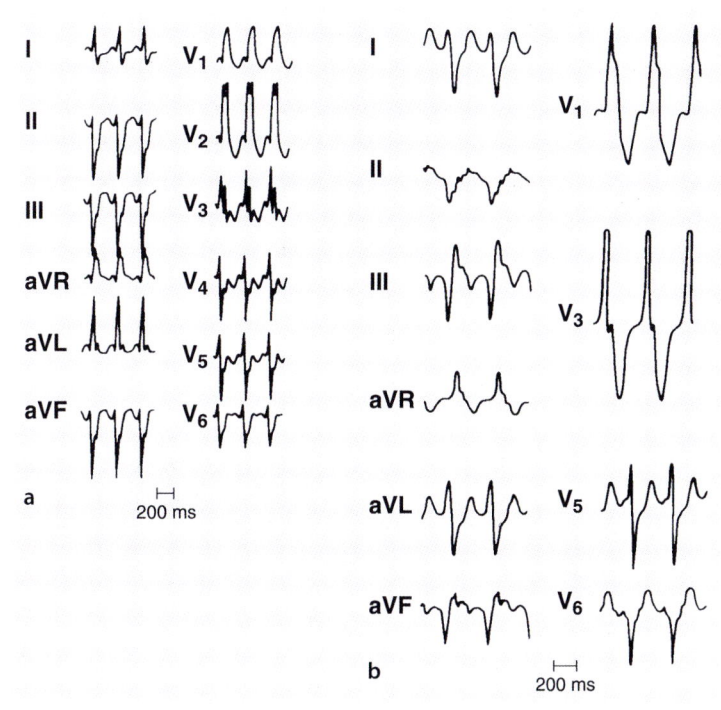

Abb. 6.75. Halbschematische Darstellung der Differentialdiagnose von Tachykardien mit verbreitertem QRS-Komplex und Rechtsschenkelblockkonfiguration (Standardableitungen) modifiziert nach Josephson und Wellens [205]: **a** Idiopathische ventrikuläre Tachykardie – klassische Form einer VT bei jungen Patienten mit guter Prognose (die VT hat einen inferior-septalen Ursprung, das EKG bei Sinusrhythmus ist unauffällig). **b** Ventrikuläre Tachykardie während eines frischen Hinterwandinfarktes (ST-Hebung in Ableitungen III und aVF) (V_6: R/S < 1)

Die Abbildung 6.75a zeigt ein Beispiel einer nichtanhaltenden idiopathischen, nichttherapiebedürftigen ventrikulären Tachykardie bei einer jungen Patientin (typische Rechtsschenkelblockkonfiguration der QRS-Komplexe).

Die Arbeitsgruppe um Josephson [224] erarbeitete EKG-Kriterien zu Differentialdiagnose einer Tachykardie mit Linksschenkelblockkonfiguration. Die folgenden Merkmale hatten eine große Vorhersagegenauigkeit („positive predictive accuracy" = 90%) für eine *supraventrikuläre Tachykardie mit Linksschenkelblock* im Vergleich zu einer ventrikulären Tachykardie.
- R-Zacke (V_1 oder V_2) < 30 ms
- R-Zacke in V_6
- S-Zacke in V_1 oder V_2 < 60 ms nach Beginn der Q-Zacke

sprechen für eine supraventrikuläre Tachykardie mit funktionellem oder vorbestehendem Linksschenkelblock.

Beweisend für das Vorliegen einer VT sind so genannte *Fusionskomplexe* während einer Tachykardie mit breiten QRS-Komplexen. Diese zeichnen sich durch wesentlich schmalere QRS-Komplexe aus und entstehen da-

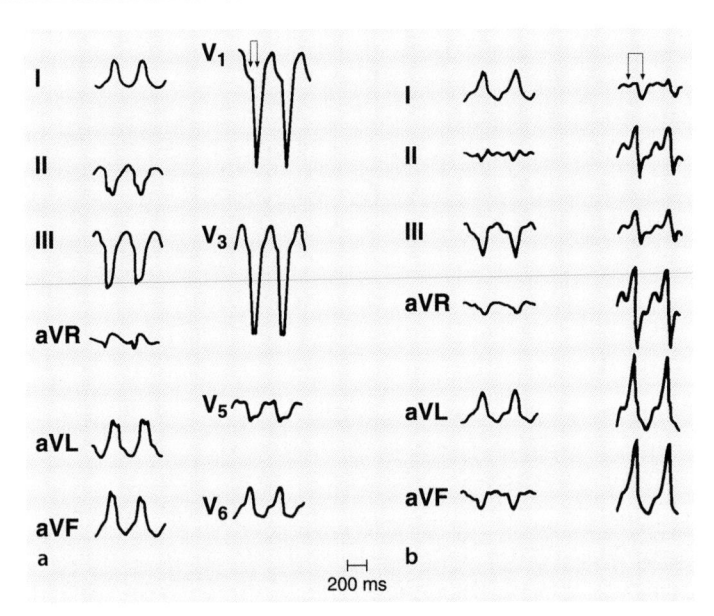

Abb. 6.76. Halbschematische Darstellung der Differentialdiagnose von Tachykardien mit verbreitertem QRS-Komplex und Linksschenkelblockkonfiguration modifiziert nach Josephson und Wellens [205]: **a** Supraventrikuläre Tachykardie mit Linksschenkelblock. Für den supraventrikulären Ursprung der Tachykardie spricht in Ableitung V_1 das QS-Intervall von < 70 ms (Pfeile). **b** Ventrikuläre Tachykardie inferior-septal-basalen Ursprungs (V_1: QS > 70 ms)

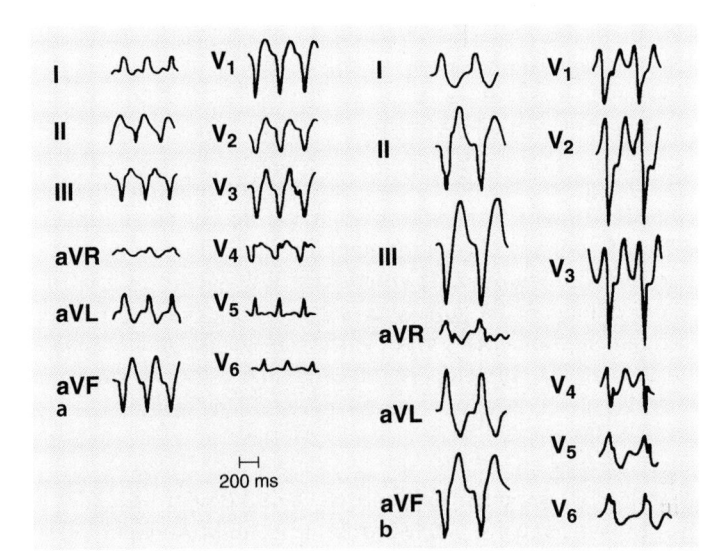

Abb. 6.77. Halbschematische Darstellung der Differentialdiagnose von Tachykardien mit verbreitertem QRS-Komplex und Linksschenkelblockkonfiguration modifiziert nach Josephson und Wellens [205]: **a** Ventrikuläre Tachykardie anteroseptalen Ursprungs bei Zustand nach Vorderwandinfarkt. **b** Ventrikuläre Tachykardie posteroseptalen Ursprungs bei Zustand nach Hinterwandinfarkt

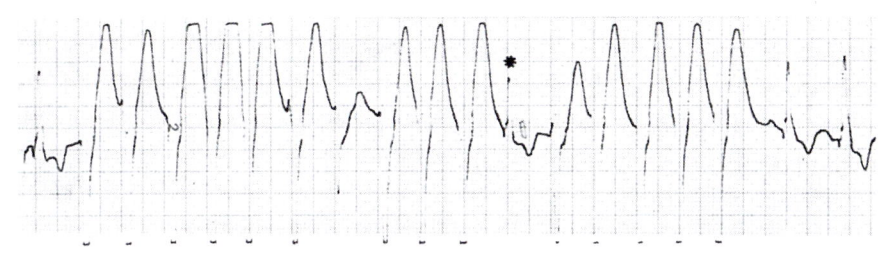

Abb. 6.78. Nichtanhaltende ventrikuläre Tachykardie mit einem supraventrikulären „capture beat" (Stern), welcher eine AV-Dissoziation und damit eine ventrikuläre Tachykardie beweist (Langzeit-EKG-Registrierung, 25 mm/s)

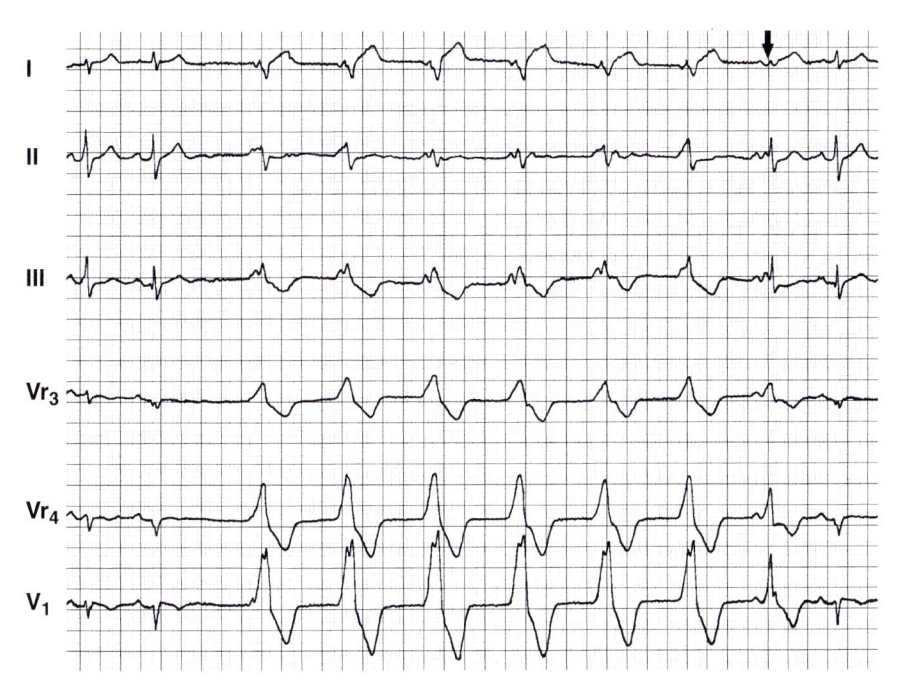

Abb. 6.79. Nichtanhaltende idioventrikuläre Tachykardie bei einer jungen Patientin: 1. EKG bei Sinusrhythmus ist unauffällig; 2. QRS > 0,14 s; 3. Rechtsschenkelblockkonfiguration der QRS-Komplexe; 4. Fusionsschlag (Pfeil). Dargestellt sind die Einthoven-Ableitungen I, II, III, die erweiterten Brustwandableitungen Vr_3 und Vr_4 sowie V_1 (25 mm/s)

durch, dass von den dissoziierten Vorhöfen gelegentlich supraventrikuläre Erregungsfronten in die Ventrikel vordringen und es zu einer Fusion mit den ventrikulären Erregungsfronten kommt (Abb. 6.78).

> Fusionskomplexe während einer Tachykardie mit breiten QRS-Komplexen beweisen eine VT mit AV-Dissoziation.

```
1. AV-Dissoziation      ja ────────▶ VT
2. QRS-Dauer            > 0.14 sec ──▶ VT
                        DD: SVT mit SB
                            SVT (antidrom)

3. QRS-Achse < −30°     ja ────────▶ VT
                        DD: SVT mit SB
                            SVT (antidrom)
                            bei septalem oder
                            rechts-gelegenem
                            Kent-Bündel oder
                            Maheim-Bündel

4. QRS-Konfiguration
     RSB-artig:   V₁: mono- oder biphasischer QRS ─▶ VT
                  V₆: R/S < 1 ─▶ VT
     LSB-artig:   V₁: R_Tachy < R_SR ─▶ SVT
                      R_Tachy > R_SR ─▶ VT
                  V₁/V₂: S-Zacken-Knotung ─▶ VT
                  V₁/V₂: Q  S > 70 msec ──▶ VT
```

VT: Ventrikuläre Tachykardie
SVT: Supraventrikuläre Tachykardie
SB: Schenkelblock (vorbestehend oder funktionell)
RSB: Rechtsschenkelblock
LSB: Linksschenkelblock

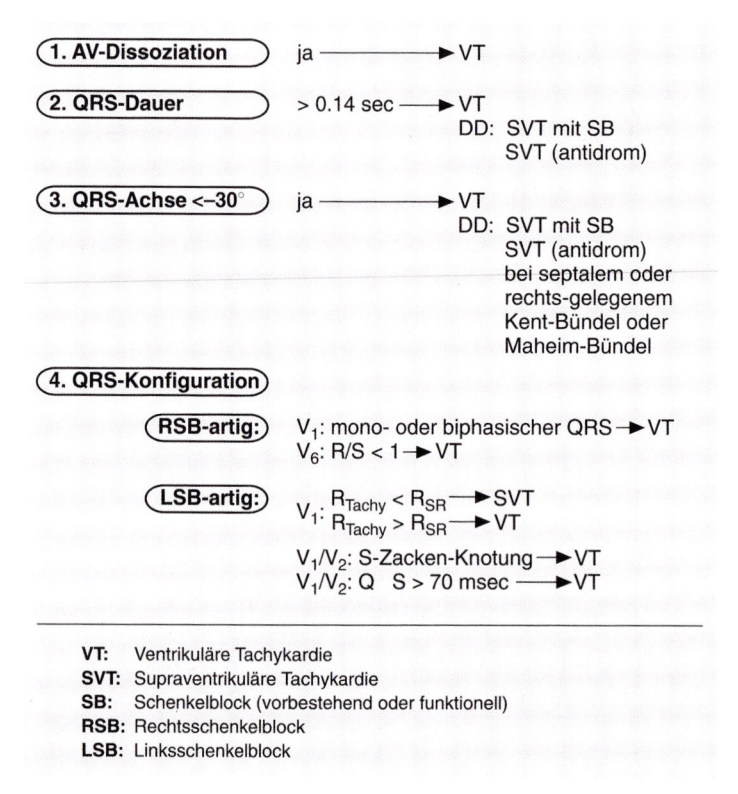

Abb. 6.80. Schrittweise Analyse von Tachykardien mit breiten QRS-Komplexen (>0,11 s) nach Wellens (vergleiche dazu die Abbildung 6.67 [455]

Zusammengefasst sprechen die folgenden elektrokardiographischen Kriterien für eine Kammertachykardie:
- QRS-Dauer > 0,14 s
- QRS-Achse < −30 Grad
- Besondere QRS-Konfiguration (Abb. 6.76, 6.77, 6.79)
- AV-Dissoziation
- Fusionskomplexe (Abb. 6.78).

Die Abbildung 6.80 fasst noch einmal das systematische Vorgehen bei der Analyse von Tachykardien mit verbreitertem QRS-Komplex zusammen (vergleiche dazu die Abb. 6.67).

Wegen der schlechten Prognose der Patienten mit ventrikulären Tachykardien (siehe unten) erfordert die erfolgreiche Behandlung dieser Patienten das gesamte diagnostische Spektrum kardiologischer Spezialabteilungen [57, 58].

Zusammenfassung der notwendigen Diagnostik bei Patienten mit ventrikulären Tachykardien

1. **Anamnese:**
   Häufigkeit, Beginn, Dauer der HRS, auslösende Faktoren, subjektive Beschwerden, Hinweise auf KHK (akut, chronisch) oder Herzinsuffizienz, Infektion, Diät, Medikamente, akuter Herztod, Kardiomyopathien oder Endokrinopathien in der Familie
2. **Klinischer Befund:**
   Herzinsuffizienz, Herzklappenfehler
3. **Labor:**
   Infarktenzyme, Elektrolyte
4. **EKG:**
   Alte oder neue Infarktzeichen, QT-Intervall, Aneurysma?
5. **Belastungs-EKG:**
   Belastbarkeit, Ischämie, Extrasystolie
6. **Langzeit-EKG:**
   Extrasystolie: Relation zu bradykarder oder tachykarder Herzfrequenz
7. **Röntgen-Thorax:**
   Herzgröße und Konfiguration, Stauungszeichen
8. **Echokardiogramm:**
   Klappenanomalien, Größe der Herzhöhlen, Dicke und Bewegung von Septum und Hinterwand
9. **Herzkatheter:**
   Drucke
10. **LV-Angiogramm:**
    Größe, Auswurffraktion, Herzzeitvolumen, Aneurysma, Wandbewegung, Mitralinsuffizienz, Tumor
11. **RV-Angiogramm:**
    RV-Dysplasie, Uhl-Erkrankung, Tumor, Aneurysma
12. **Koronarangiogramm:**
    Lokalisation, Ausmaß und Schwere der Koronarsklerose
13. **Programmierte Ventrikelstimulation** [95, 455, 461, 463]:
    Mechanismus und Ursprungort der VT
14. **Myokardbiopsie:**
    Entzündliche Herzmuskelerkrankung, Kardiomyopathie, Speicherkrankheit

Zur *Prognose* der ventrikulären Tachykardie.

Eine *nichtanhaltende VT* erhöht das Risiko, im ersten Jahr nach einem Myokardinfarkt plötzlich zu sterben, von 8–10% auf 15–30% [28–30].

Tritt eine *anhaltende VT* zwischen dem 2. Tag (wenigstens 48 Stunden nach dem akuten Ereignis) und 8 Wochen nach einem akuten Herzinfarkt auf, beträgt die Letalität dieser Patienten trotz einer antiarrhythmischen Therapie in den folgenden 8 Monaten zwischen 20 und 35% [453]. An diesen Zahlen wird deutlich, dass es sich bei diesen Patienten um eine Gruppe mit außerordentlich hohem Risiko für einen plötzlichen Herztod handelt, das aller internistisch/kardiologischer und kardiochirurgischer Anstrengungen bedarf, um verringert zu werden [36].

Ob das Auftreten von VT bei *Patienten mit idiopathischer dilatativer Kardiomyopathie* einen zusätzlichen Risikofaktor darstellt oder ob deren Prognose ausschließlich durch ihre schlechte Ventrikelfunktion bestimmt wird, ist umstritten. Nicht geklärt ist auch, ob sich die Prognose durch eine antiarrhythmische Therapie verbessern lässt. In der Praxis wird man Patienten mit dilatativer Kardiomyopathie und ventrikulären Arrhythmien antiarrhythmisch (Amiodaron, Sotalol, Carvedilol) behandeln und den Therapieeffekt mittels Langzeit-EKG kontrollieren [185, 286].

Bei Patienten mit *hypertroph-obstruktiver Kardiomyopathie* sind sowohl supraventrikuläre Tachykardien (Vorhofflattern, Vorhofflimmern) als auch ventrikuläre Tachykardien häufig und meist auch Ursache von Synkopen und plötzlichem Herztod. Eine antiarrhythmische Therapie und Therapiekontrolle mittels Langzeit-EKG ist bei Vorliegen dieser Arrhythmien zwingend erforderlich. Am wirkungsvollsten hat sich Amiodaron erwiesen [284].

■ Therapievorschläge bei ventrikulären Tachykardien

- Nichtanhaltende VT im Postinfarktstadium:
  Betablocker-Therapie, Sotalol, Amiodaron [59, 68]
- Anhaltende VT im Postinfarktstadium:
  Akuttherapie bei schlechter hämodynamischer Situation:
  1. Externe Defibrillation mit 200–400 Ws
  2. Ajmalin 50 mg i.v./20 min + Dauerinfusion mit 0,5–1 mg/kg/Stunde oder Propafenon i.v.: 0,5–1,0 mg/kg/KG als Bolus oder Kurzinfusion mit 0,5–1,0 mg/min über 1–3 Stunden oder Amiodaron i.v.: 300 mg als Kurzinfusion über 10 min und anschließender Dauerinfusion mit 10–20 mg/kg/KG über 24 Stunden in 250–500 ml 5%-ige Glukose

  Orale Dauertherapie:
  Sotalol: 2×80–160 mg/Tag oder
  Amiodaron: 1–3×200 mg/Tag evtl. in Kombination mit Mexiletin.

> Eine Therapie mit Amiodaron macht regelmäßige Kontrolluntersuchungen von Lungen- und Schilddrüsenfunktion notwendig (Sauerstoffdiffusionskapazität, T3, T4). Der einfachste Parameter, der auf eine amiodaroninduzierte Hyperthyreose hinweist, ist eine Zunahme der Sinusfrequenz im EKG. Tagesdosen von 600 mg sollten nicht überschritten werden (siehe auch S. 111).

■ **Therapiekontrolle bei ventrikulären Tachykardien.** Zur *Therapiekontrolle* stehen das *Langzeit-EKG* und die *programmierte elektrische Ventrikelstimulation* zur Verfügung. Letztere lässt sich auch diagnostisch einsetzen.

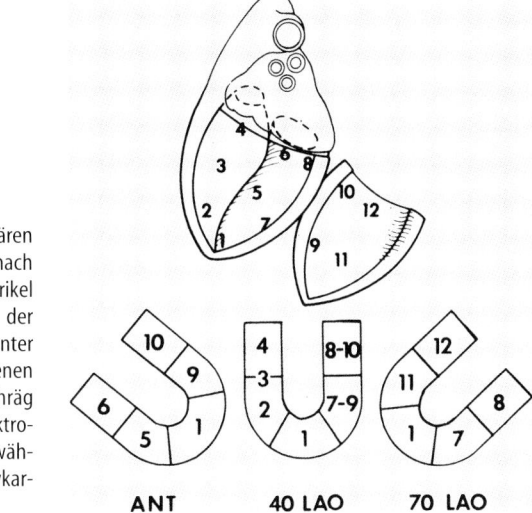

Abb. 6.81. Schema zum linksventrikulären endokardialen „Katheter-Mapping" nach Josephson [204]. Dem linken Ventrikel werden willkürlich mit Beginn an der Herzspitze Zahlen zugeordnet, die unter Röntgen-Durchleuchtung in verschiedenen Projektionen (anterior, linksanterior-schräg 40 Grad und 70 Grad) mit einem Elektrodenkatheter bei Sinusrhythmus und während hämodynamisch stabiler Tachykardien abgetastet werden

Durch die *programmierte elektrische Ventrikelstimulation* lassen sich, ein genügend aggressives Stimulationsprotokoll mit maximal 3 Extrastimuli bei 3 verschiedenen Grundfrequenzen (100, 120, 140/min) vorausgesetzt, nahezu alle anhaltenden ventrikulären Tachykardien (VT) auf der Basis einer koronaren Herzkrankheit experimentell im Katheterlabor auslösen [461]. Neben dem Studium der Charakteristika der ausgelösten VT ist heute eine Analyse des Ursprungsorts im rechten oder linken Ventrikel durch ein so genanntes *Katheter-Mapping* (Abb. 6.81, 6.82) möglich, das vor allem dann durchgeführt wird, wenn eine Katheterablation [187, 208, 281] angestrebt wird oder sich nicht vermeiden lässt (siehe auch Mapping mit dem CARTO-System, S. 187).

Eine erschwerte Auslösbarkeit der VT oder das Unvermögen, die VT nach einer medikamentösen Therapie (i.v. oder oral) noch auszulösen, wird als erwünschtes Therapieziel mit verbesserter Langzeitprognose angesehen [280]. Umgekehrt muss aber das Nichterreichen des Therapieziels nicht von einer schlechten Prognose begleitet sein, vor allem dann, wenn die Ventrikelfunktion noch befriedigend ist. Ist die Ventrikelfunktion jedoch schlecht und die Auslösbarkeit der VT oder des Kammerflimmerns medikamentös nicht zu unterdrücken, ist auch die Prognose dieser Patienten schlecht; weitergehende Therapieverfahren (interner Defibrillator, Herztransplantation) sind erforderlich.

Verwendet man das Langzeit-EKG zur Therapiekontrolle, so muss es Therapieziel sein, alle höhergradigen ventrikulären Ektopien und vor allem die anhaltenden VT medikamentös zu unterdrücken. Dies Verfahren ist meist sehr mühsam und erfordert zahlreiche Langzeit-EKG-Aufnahmen. Welches Verfahren der Therapiekontrolle das bessere ist, kann derzeit noch nicht gesagt werden, da vergleichende prospektive Untersuchungen zur kli-

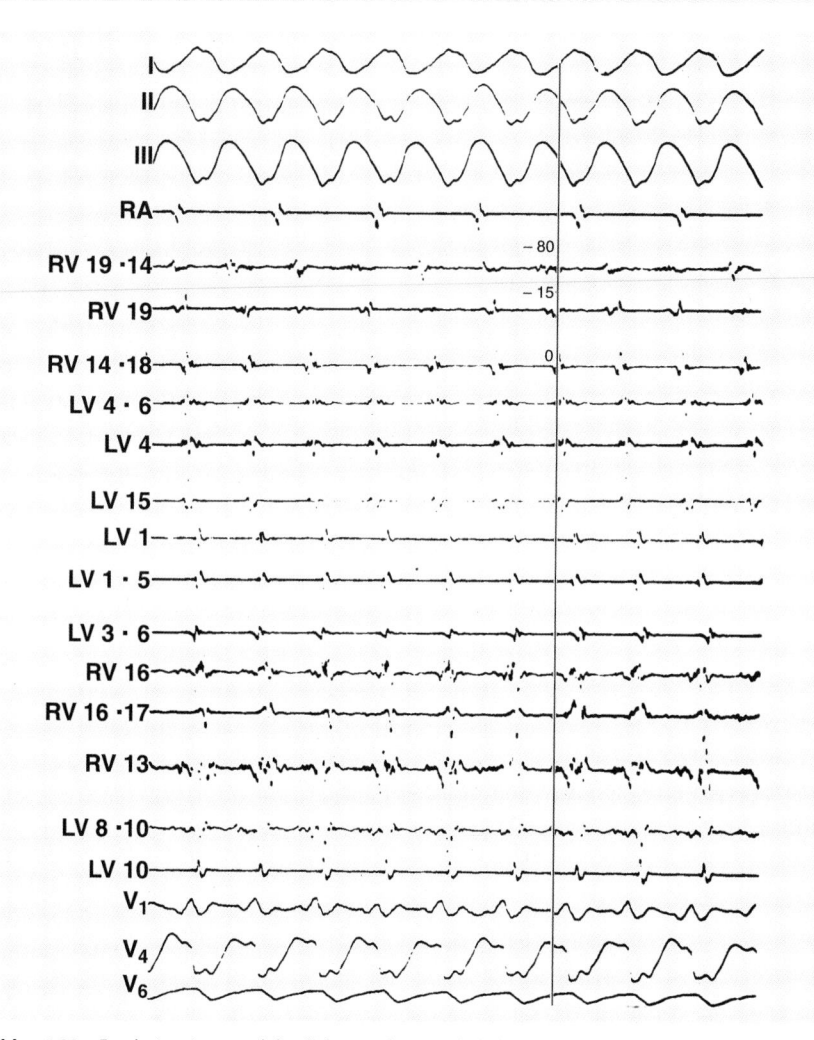

Abb. 6.82. Ergebnis einer endokardialen rechts- und linksventrikulären „Mapping-Untersuchung" während einer ventrikulären Tachykardie. Der senkrechte Balken soll den Beginn des QRS-Komplexes bezeichnen. Man sieht, dass am Lokus RV 19/14 das endokardial registrierte Signal dem Beginn des QRS-Komplexes um 80 ms vorausgeht und man nimmt an, dass dies der Ursprungsort der Tachykardie ist (die Abbildung verdanke ich Prof. Pedro Brugada, Aalst)

nischen Effizienz einer antiarrhythmischen Therapie bei denselben Patienten mit VT nicht existieren [28, 29, 415] (Abb. 6.83).

Allgemein lässt sich nach heutigem Kenntnisstand sagen, dass die sowohl im Langzeit-EKG als auch während der programmierten Ventrikelstimulation nachweisbare antiarrhythmische Supprimierbarkeit lebensbedrohlicher ventrikulärer Arrhythmien im Gegensatz zur Nichtsupprimierbarkeit [395] bisher nur bei Patienten nach einem tachysystolischen Herzstillstand mit Reanimation die Prognose günstig beeinflusst haben.

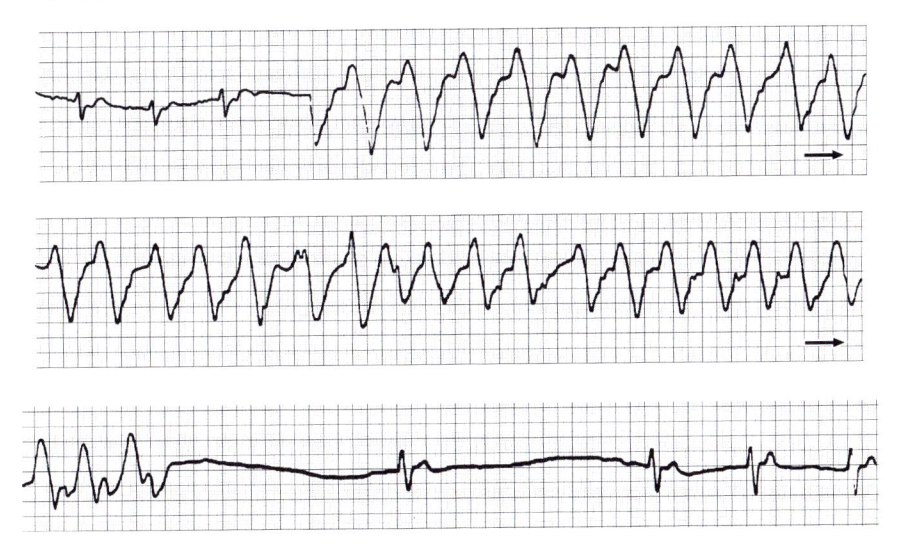

Abb. 6.83. Nichtanhaltende ventrikuläre Tachykardie während einer Langzeit-EKG-Aufzeichnung bei einem Patienten im Postinfarktstadium vor Krankenhausentlassung. Die Tachykardie beginnt typischerweise mit einer ventrikulären Aktion mit weitem Kopplungsintervall zum vorausgehenden Sinusschlag. Die der Terminierung der ventrikulären Tachykardie folgende bradykarde Phase erklärt sich durch die „overdrive-suppression" des Sinusknotens infolge der Tachykardie

Bei symptomlosen Patienten mit ventrikulären Arrhythmien im Postinfarktstadium ließ sich diese Suppressionshypothese, zumindest was Flecainid anlangt nicht aufrecht erhalten (CAST-Studie [416]).

> Ventrikuläre Tachykardien bei Patienten mit einer koronaren Herzkrankheit mit oder ohne stattgehabtem Myokardinfarkt haben eine große prognostische Bedeutung im Hinblick auf einen plötzlichen Herztod und erfordern ein entschlossenes ärztliches Vorgehen (siehe auch Kapitel 6.5).

6.3.9 Extrasystolie

Extrasystolen sind vorzeitig auftretende Erregungen entweder als Folge eines Reentry-Mechanismus oder einer gesteigerten fokalen Automatie
■ *im Vorhof:*
Sinusknotenextrasystole
Vorhofextrasystole
AV-Knotenextrasystole oder
■ *im Ventrikel:*
ventrikuläre Extrasystole

Die *Extrasystolie* zeichnet sich durch ein konstantes zeitliches Verhältnis zur vorausgegangenen Erregung aus, während es sich bei der *Parasystolie* um einen *unabhängig* vom Sinusrhythmus einfallenden ektopen Rhythmus handelt. Eine Parasystolie gibt es auf Vorhof-AV-Knoten- und Kammerebene.

■ **Vorhofextrasystolie.** Das Kennzeichen einer Vorhofextrasystolie ist das vorzeitige Auftreten einer abnormal konfigurierten P-Welle. Je vorzeitiger sie auftritt, desto länger ist das ihr folgende PQ-Intervall und desto eher treten, allerdings selten, funktionelle Schenkelblockierungen auf. Meist ist der QRS-Komplex unverändert. Die postextrasystolische Pause ist *nicht kompensatorisch*, das heisst, sie ist nicht lang genug, die Vorzeitigkeit der Extrasystole zu kompensieren, was dann der Fall wäre, wenn das RR-Intervall zwischen den beiden Basiskomplexen, die die Extrasystole beinhalten, so lang wie 2 normale RR-Intervalle von Basiskomplexen ist (*kompensatorische Pause*) (Abb. 6.84).

Bei der *nichtkompensatorischen Pause* ist der RR-Intervall der beiden die Extrasystole enthaltenden Basiskomplexe zwar länger als ein normales RR-Intervall, aber nicht so lang wie 2 Basisintervalle. Die Ursache liegt darin, dass der Sinusknoten durch die Vorhofextrasystole vorzeitig depolarisiert

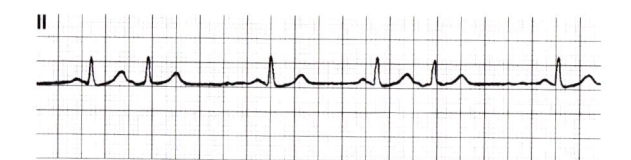

Abb. 6.84. Supraventrikuläre Extrasystolie (Ableitung II)

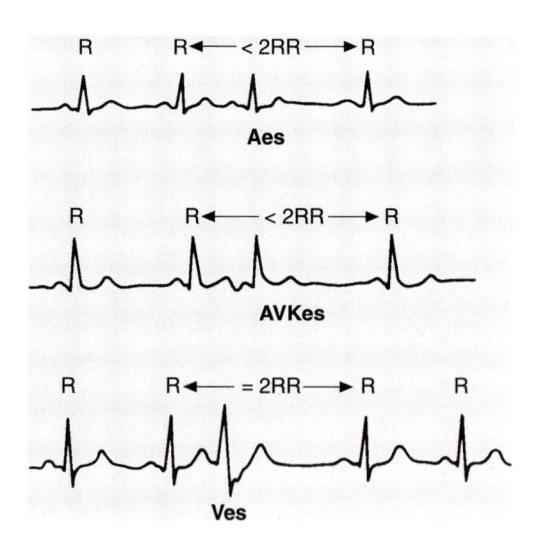

Abb. 6.85. Schematische Darstellung der nichtkompensatorischen (RR < 2 RR) und kompensatorischen Pause (RR = 2 RR) bei der supraventrikulären bzw. ventrikulären Extrasystolie: Aes = Vorhofextrasystole mit nichtkompensatorischer Pause; AVKes = AV-Knotenextrasystole mit nichtkompensatorischer Pause; Ves = Ventrikuläre Extrasystole mit kompensatorischer Pause

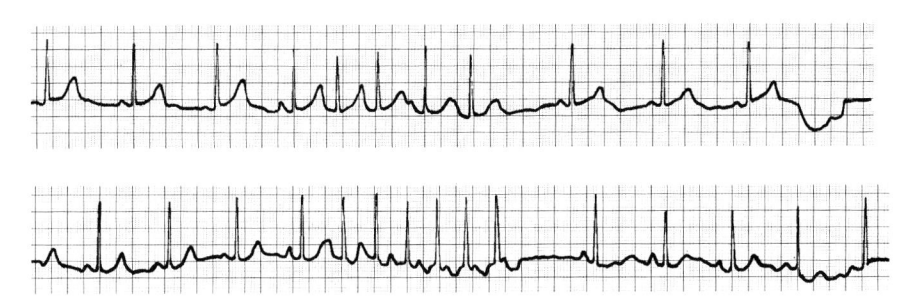

Abb. 6.86. Supraventrikuläre Salven, meist Vorläufer von Vorhofflimmern (Langzeit-EKG, 25 mm/s)

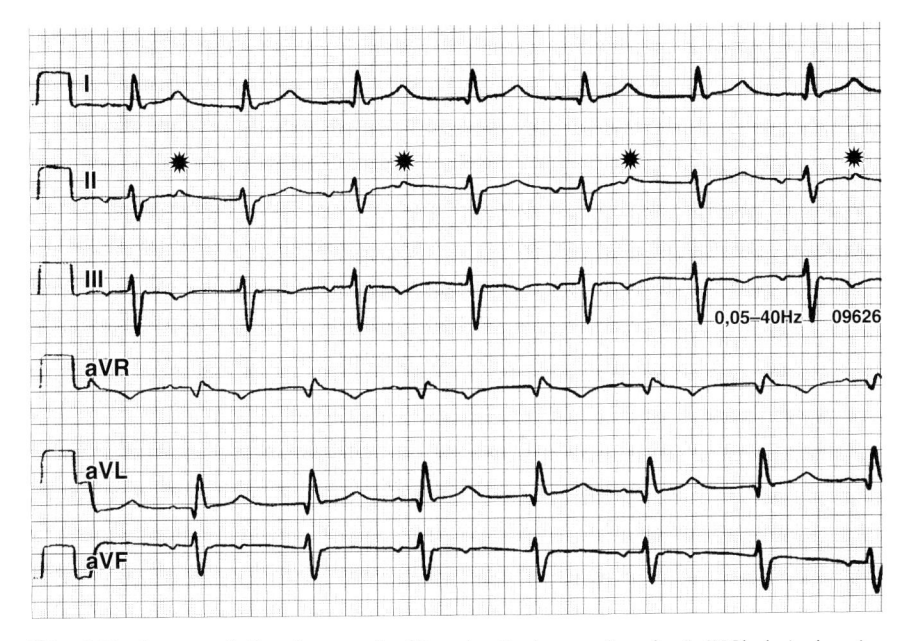

Abb. 6.87. Supraventrikuläre Extrasystolie (Sterne) mit „kompensierendem" AV-Block I, der eine „Rhythmusverschiebung" (Unregelmäßigkeit der RR-Intervalle) verhindert

und damit in seiner Spontandepolarisation behindert wird. Das führt zu einer Verspätung der nächsten Spontandepolarisation des Sinusknotens, die jedoch in der Regel nicht lang genug ist, um kompensatorisch zu sein. Findet sich jedoch eine kompensatorische Pause, so spricht das nicht gegen das Vorliegen einer Vorhofextrasystole (Abb. 6.85).

Supraventrikuläre Extrasystolen können einzeln oder in Salven (Abb. 6.86) auftreten und sind dann meist Vorläufer von Vorhofflimmern.

Eine besondere Beobachtung stellt die Abbildung 6.87 dar. Supraventrikuläre Extrasystolen werden infolge eines partiell refraktären AV-Knotens mit einer AV-Überleitungsverzögerung (AV-Block I) geleitet, welche die

Vorzeitigkeit der Extrasystolen kompensiert, sodass es zu keiner „Rhythmusverschiebung" kommt.

■ **AV-Knotenextrasystolie.** Typischerweise findet sich eine dem QRS-Komplex vorausgehende negative P-Welle in den Ableitungen II, III und aVF als Ausdruck einer retrograden Vorhoferregung. Die Begriffe oberer, mittlerer und unterer AV-Knotenrhythmus sind veraltet, da die anatomische Unterteilung des AV-Knotens in verschiedenen Regionen nicht gerechtfertigt ist und die Beziehung der negativen P-Welle zum QRS-Komplex von der antegraden Leitung der Extrasystole zu den Kammern und der retrograden Leitung zu den Vorhöfen abhängt (Abb. 6.88).

Eine besondere Form einer AV-Knotenextrasystolie bei Patienten mit permanentem Herzschrittmacher, deren Beseitigung notwendig, aber manchmal außerordentlich schwierig ist, ist in der Abbildung 6.89 wiedergegeben. Es handelt sich um so genannte AV-Knotenumkehrechos („reversed AV nodal echoes"), die nur dann auftreten können, wenn im AV-Knoten 2 funktionell

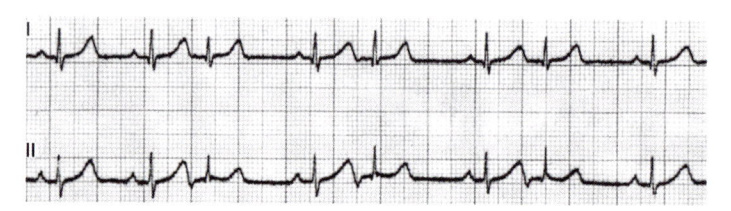

Abb. 6.88. AV-Knotenextrasystolie in Bigeminusform (beachte die negativen P-Wellen in Ableitung II, die dem QRS-Komplex vorausgehen) (Extremitätenableitungen I, II, 25 mm/s)

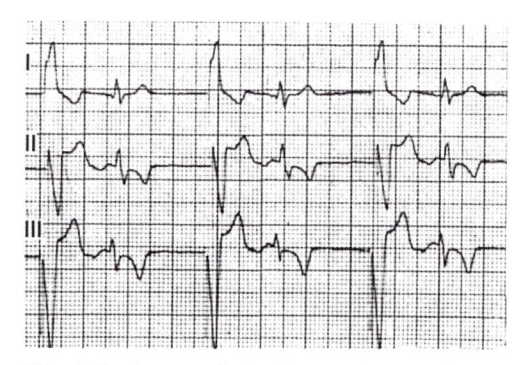

Abb. 6.89. „Supraventrikuläre Extrasystolie im Gefolge einer ventrikulären Schrittmacherstimulation?". Es handelt sich vielmehr um AV-Knoten-Echoschläge („reserved AV nodal echoes") nach ventrikulärer Stimulation. Der Impuls erreicht retrograd den AV-Knoten, der sich durch 2 funktionell differente Bahnen auszeichnet (langsam leitende Alphabahn, schnell leitende Betabahn). Infolge längerer retrograder Refraktärzeit der Betabahn wird der Impuls hier blockiert. Er wird aber über die langsame Alphabahn zu den Vorhöfen geleitet (negative P-Welle in Abl. II, III). Durch Wiedereintritt („reentry") in die schnelle Betabahn erreicht er wieder die Kammern über das His-Purkinje-System

differente Leitungsbahnen wie bei AV-Knoten-Reentry-Tachykardien vorliegen, die nach ventrikulärer Stimulation in Funktion treten.

■ **Ventrikuläre Extrasystolie.** Das elektrokardiographische Kennzeichen der ventrikulären Extrasystole ist ein vorzeitig einfallender, verbreiterter QRS-Komplex, dessen Achse meist den anderen QRS-Komplexen entgegenläuft. Eine nur geringfügige Deformierung des QRS-Komplexes der ventrikulären Extrasystole spricht für einen septalen Ursprung derselben (Abb. 6.90).

Ventrikuläre Extrasystolen können einzeln, als Paare („couplets") oder als Salven (3 oder mehr in einer Reihe, definitionsgemäß auch als ventrikuläre Tachykardie bezeichnet) auftreten.

Sie können ferner als *Bigeminus* (jedem Normalkomplex folgt eine ventrikuläre Extrasystole) oder als *Trigeminus* (2 Normalkomplexen folgt eine ventrikuläre Extrasystole) auftreten. Letzterer wird auch als *2:1 ventrikuläre Extrasystolie* bezeichnet (Abb. 6.91).

Ihrer Form nach unterscheidet man *monotope* (ein Ursprungsort) von *polytopen* (mehrere Ursprungsorte) ventrikulären Extrasystolen.

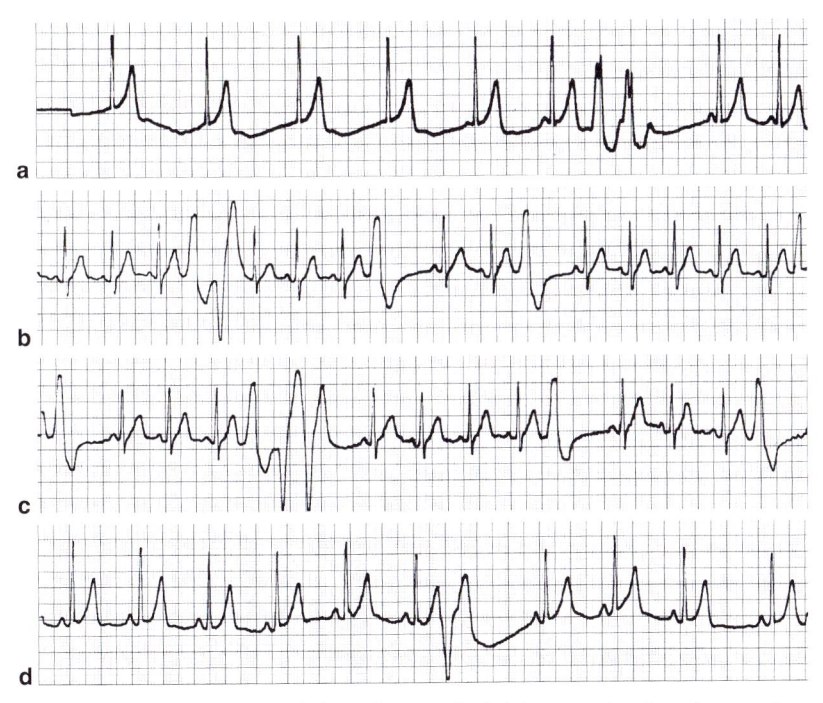

Abb. 6.90. Beispiele einer ventrikulären Extrasystolie bei herzgesunden Erwachsenen, denen keine pathologische Bedeutung zukommt: **a** Ventrikuläres Paar („couplet"). **b** Polytopes ventrikuläres Paar. **c** Ventrikuläres Triplett (polytop). **d** Sogenanntes R-auf-T-Phänomen bei einer ventrikulären Extrasystole

a Ventrikulärer Bigeminus

b Ventrikulärer Trigeminus

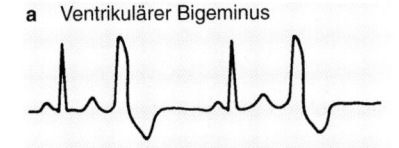

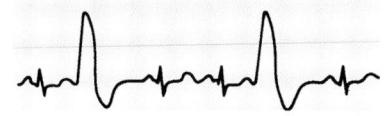

Abb. 6.91. Besondere Formen des Auftretens einer ventrikulären Extrasystolie: **a** Ventrikulärer Bigeminus oder 1:1 ventrikuläre Extrasystolie; **b** Ventrikulärer Trigeminus oder 2:1 ventrikuläre Extrasystolie

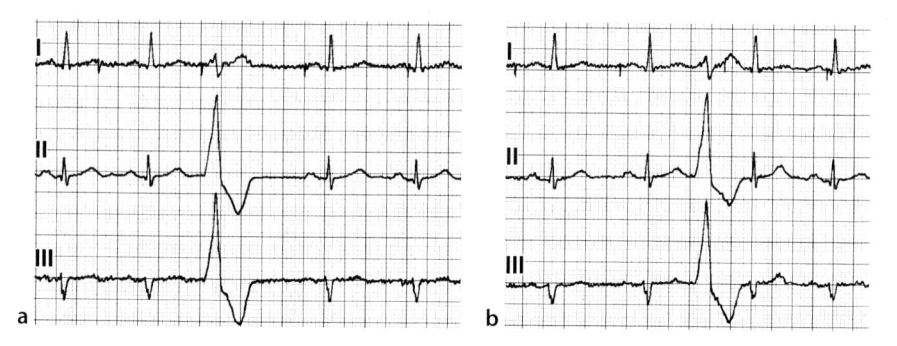

Abb. 6.92. a Ventrikuläre Extrasystole mit kompensatorischer Pause. **b** Interponierte ventrikuläre Extrasystole ohne kompensatorische Pause infolge retrograder Schutzblockierung

Die Abbildung 6.92 zeigt eine ventrikuläre Extrasystole mit kompensatorischer Pause (a) und eine so genannte interponierte ventrikuläre Extrasystole ohne kompensatorische Pause (b).

Differentialdiagnostische Schwierigkeiten können supraventrikuläre Extrasystolen mit funktioneller Schenkelblockierung bieten. Meist geht diesen jedoch eine erkennbare P-Welle voraus, und die postextrasystolische Pause ist nicht voll kompensatorisch (Abb. 4.28).

Manche ventrikulären Extrasystolen werden retrograd zu AV-Knoten geleitet. Dies ist nur dann zu erkennen, wenn infolge der ventrikulären Extrasystole der nachfolgende supraventrikuläre Impuls eine verzögerte AV-Leitung aufweist („concealed conduction" der ventrikulären Extrasystole), weil der AV-Knoten noch teilweise refraktär ist.

Als R-auf-T-Phänomen wird eine ventrikuläre Extrasystole bezeichnet, die auf dem Gipfel der T-Welle des vorausgegangenen QRS-Komplexes oder etwas früher in die vulnerable Phase der Kammer einfällt. Dies kann zu Kammerflimmern führen.

Die ventrikuläre Extrasystolie bei Koronarkranken wird je nach der Gefährlichkeit, einen plötzlichen Herztod zu erleiden, nach Lown und Wolf [265] in 5 Klassen eingeteilt (Abb. 6.93).

Lown-Klassifizierung

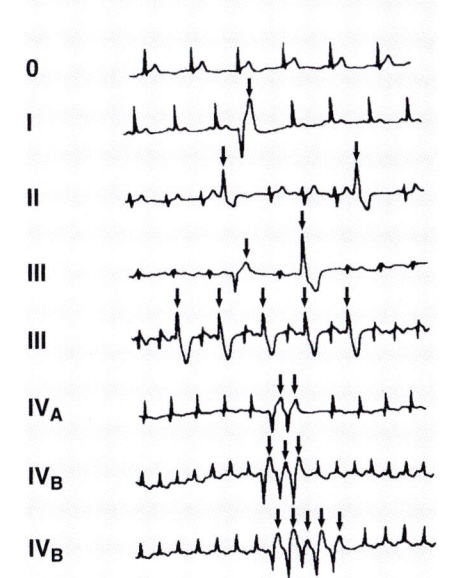

Abb. 6.93. Klassifizierung der ventrikulären Extrasystolie nach Lown und Wolf: 0: Keine Arrhythmie. I: Monotope ventrikuläre Extrasystolie (vereinzelt). II: Monotope ventrikuläre Extrasystolie (gehäuft). III: Polytope ventrikuläre Extrasystolie (IV), ventrikulärer Bigeminus (B). IVa: Ventrikuläres Couplet. IVb: Ventrikuläres Triplett, ventrikuläre Tachykardie

Lown-Klassen

- **0:** Keine ventrikulären Extrasystolen (VES)
- **I:** Gelegentliche monomorphe (monotope) VES (<30/h)
- **II:** Häufige monomorphe VES (>30/h oder >1/min)
- **III:** Polymorphe (polytope) VES
- **IV:** Repetitive VES:
   a) Paare (couplets)
   b) Salve von mindestens 3 VES (VT)
- **V:** R-auf-T-Phänomen bei einer sehr früh einfallenden VES

Die Klassen III–V werden als komplexe Extrasystolen bezeichnet und prognostisch ernster bewertet. Ein Nachteil der Lown-Klassifikation liegt darin, dass sie quantitativen Gesichtspunkten nur bedingt gerecht wird, nimmt doch die Bedeutung einer Rhythmusstörung und die Gefährdung des Patienten mit deren Häufigkeit zu. Auch gehen die neuen Erkenntnisse über die Bedeutung von monotopen oder polytopen, anhaltenden (>30 s) oder nichtanhaltenden (<30 s) ventrikulären Tachykardien nicht in diese Klassifizierung ein.

> Eine ventrikuläre Extrasystolie wird häufig auch bei Herzgesunden (Abb. 6.90) gefunden. Die Lown-Klassifizierung gilt jedoch nur für Koronarkranke.

■ **Therapie der Extrasystolie.** Eine *Therapie der supraventrikulären Extrasystolie* ist in der Regel nicht notwendig. Gehäufte supraventrikuläre Extrasystolen (Salven) sind bei Patienten mit koronarer Herzkrankheit häufig Vorläufer von Vorhofflimmern und sollten gegebenenfalls wie Vorhofflimmern mit Digitalis und/oder Betablockern behandelt werden.

Die *Therapie der ventrikulären Extrasystolie* richtet sich nach der klinischen Symptomatik und der vorliegenden Grundkrankheit.

Eine ventrikuläre Extrasystolie bei *Mitralklappenprolapssyndrom* beeinflusst die Prognose der Patienten nicht. Bei klinischer Symptomatik sollte man sich primär für einen Behandlungsversuch mit einem Betablocker (z. B. Metoprolol, Propranolol) entscheiden. Bei Therapieversagen und entsprechendem Behandlungswunsch kann ein Therapieversuch mit Klasse-I-C-Antiarrhythmika (z. B. Propafenon, Flecainid) erfolgen.

Bei einer ventrikulären Extrasystolie auf dem Boden einer *arteriellen Hypertonie* ohne Hinweis auf eine kardiale Schädigung kann nach erfolgter Blutdruckeinstellung wie bei Herzgesunden (z. B. Betablocker) vorgegangen werden, eine prognostische Relevanz ventrikulärer Arrhythmien besteht wahrscheinlich nicht. Unter Umständen erscheint der Ausschluss einer koronaren Herzkrankheit mittels Koronarangiographie sinnvoll.

Auch bei einer ventrikulären Extrasystolie bei *Klappenvitien* gibt es für eine antiarrhythmische Therapie aus prognostischer Indikation keine Grundlage, bei therapiebedürftiger Symptomatik wäre auch hier nach Ausschluss einer Operationswürdigkeit primär die Gabe von Betablockern bzw. Klasse-I-C-Antiarrhythmika zu empfehlen.

Für Patienten mit *chronischer koronarer Herzkrankheit ohne durchgemachten Myokardinfarkt* und einer ventrikulären Extrasystolie liegen praktisch keine Daten vor. Es liegt jedoch nahe, eine potenzielle Ischämie immer anzunehmen, woraus sich ableiten lässt, dass eine Behandlung mit Klasse-I-C-Antiarrhythmika kontraindiziert ist. Bei schlechter linksventrikulärer Funktion sollte an eine programmierte elektrische Stimulation gedacht werden, um die Indikation für die Implantation eines ICD zu klären.

Eine ventrikuläre Extrasystolie bei *hypertropher Kardiomyopathie* wird man zunächst mit Betarezeptorenblockern oder Kalziumantagonisten angehen (Verapamil, Diltiazem). Besteht aufgrund der arrhythmiebedingten Symptomatik weiterhin ein Behandlungswunsch, kann aufgrund der Datenlage lediglich die Gabe von Amiodaron empfohlen werden, da unter diesem Präparat zumindest keine Übersterblichkeit beschrieben worden ist.

Für Patienten mit positiver Familienanamnese bezüglich plötzlicher Todesfälle und rezidivierenden Synkopen sowie Nachweis komplexer ventrikulärer Rhythmusstörungen im Langzeit-EKG kann die Implantation eines ICD empfohlen werden.

Für Patienten mit einer ventrikulären Extrasystolie auf dem Boden einer *dilatativen Kardiomyopathie* lässt sich eine prognostische Indikation für die Behandlung mit Antiarrhythmika nicht ableiten; eine symptomatische Therapie sollte auch hier erst nach optimierter Behandlung der Grunderkrankung diskutiert werden. Am ehesten wird man sich dann für Amiodaron entscheiden, da eine hierunter erreichte effektive Suppression ventrikulärer Extrasystolen keinen nachteiligen Effekt auf die Prognose der Patienten gezeigt hat.

Patienten mit einer *arrhythmogenen rechtsventrikulären Erkrankung* und einer ventrikulären Extrasystolie sollten, wenn es die Symptomatik erfordert, zunächst mit Betablockern oder Kalziumantagonisten vom Verapamil-Typ behandelt werden. Der prognostische Wert einer invasiven elektrophysiologischen Untersuchung ist ebenso wenig belegt, wie der einer antiarrhythmischen Pharmakotherapie. Unter Umständen können Antiarrhythmika der Klasse III (Sotalol, Amiodaron) oder IC (Propafenon, Flecainid) versucht werden.

> Der Nachweis einer ventrikulären Extrasystolie sollte zu einer kardiologischen Basisdiagnostik und ggf. spezifischen Risikostratifizierung Anlass geben. Eine antiarrhythmische Pharmakotherapie aus prognostischer Indikation entbehrt jeglicher Grundlage. Bei der Behandlung arrhythmiebedingter Symptome steht eine optimierte Therapie der Grunderkrankung im Vordergrund. Bei weiterhin bestehendem Behandlungswunsch kommt der differenzierte Einsatz von Antiarrhythmika in Frage, stets unter kritischer Abwägung des individuellen Risiko-Nutzen-Verhältnisses [370].

6.4 Therapie von Herzrhythmusstörungen in der akuten Infarktphase

Nahezu alle Patienten entwickeln während der Infarktphase bradykarde oder tachykarde Herzrhythmusstörungen:
- Sinusbradykardie
- AV-Blockierungen
- paroxysmales Vorhofflimmern
- ventrikuläre Extrasystolie
- ventrikuläre Tachykardie
- idioventrikuläre Tachykardie
- Kammerflimmern.

Die *Sinusbradykardie* tritt meist infolge eines Vagusreflexes beim akuten Herzhinterwandinfarkt in den ersten Stunden auf und kann mit Atropin beherrscht werden.

Auch *AV-Blockierungen I, II, III* können Folge eines Vagusreflexes und/oder Ischämie im Bereich des AV-Knotens bei einem *Herzhinterwandinfarkt* sein (die AV-Knotenarterie entspringt aus der rechten Kranzarterie) und sind dann fast immer reversibel.

Beim AV-Block II und III mit niedriger Kammerfrequenz und entsprechenden hämodynamischen Auswirkungen muss zur Anhebung des Herzzeitvolumens eine passagere Schrittmacherstimulation erfolgen.

Treten *AV-Blockierungen I, II, III bei akutem Herzvorderwandinfarkt* auf, so ist von einer ausgedehnten Myokardnekrose mit hoher Letalität und der Entwicklung eines permanenten AV-Blocks auszugehen. Die durchzuführende passagere und dann permanente Schrittmacherstimulation wird an der schlechten Prognose der Patienten nichts ändern. Diese wird vor allem durch den Ausfall großer Muskelmassen des linken Ventrikels bestimmt.

Prophylaktisch sollte beim akuten Herzinfarkt eine passagere Versorgung der Patienten mit einer Schrittmachersonde erfolgen bei:
AV-Block I, II, III und Vorderwandinfarkt
AV-Block II, III und Hinterwandinfarkt, wenn hämodynamisch notwendig und unabhängig von der Lokalisation des Infarktes bei:
Rechtsschenkelblock mit links-anteriorem Hemiblock
Rechtsschenkelblock mit links-posteriorem Hemiblock
AV-Block I und Schenkelblock
Alternierender Schenkelblock

Paroxysmales Vorhofflimmern und Vorhofflattern tritt häufiger beim Vorderwandinfarkt meist als Folge einer linksatrialen Dehnung infolge Erhöhung des linksventrikulären enddiastolischen Druckes (passagere Linksherzinsuffizienz ist beim Vorderwandinfarkt sehr häufig) oder als Folge einer Infarzierung eines Vorhofs auf. Bei starker Beeinträchtigung der Hämodynamik erfolgt die sofortige Kardioversion, sonst die Digitalisierung (= einzige Indikation für Digitalis beim akuten Myokardinfarkt).

Ventrikuläre Extrasystolen treten als Ausdruck der akuten Ischämie nahezu immer beim Herzinfarkt auf. Sie sind in der Regel nicht therapiebedürftig. Häufige ventrikuläre Extrasystolen, repetitive Formen („couplets") und kurze ventrikuläre Tachykardien (sogenannte Warnarrhythmien) sollten mit Lidocain (Bolus: 1–2 mg/kg/KG i.v. mit folgender Dauerinfusion mit 2–5 mg/min) zur Prophylaxe des Kammerflimmerns behandelt werden. Bei älteren Menschen ist die Dosis von Lidocain zu halbieren (geringere zerebrale Toleranz von Lidocain).

Kammerflimmern bedarf der sofortigen Defibrillation und anschließenden Therapie mit Lidocain. Ist kein Defibrillator zur Hand, muss die Zeit mit extrathorakaler Herzmassage und Beatmung überbrückt werden.

Unter einer *idioventrikulären Tachykardie* versteht man eine langsame ventrikuläre Tachykardie (<100/min). Tritt sie im Rahmen eines akuten Myokardinfarktes auf, ist sie Ausdruck einer Reperfusion des infarzierten Myokardareals (z.B. infolge einer spontanen oder therapieinduzierten Fibrinolyse). Sie wird daher auch als Reperfusionsarrhythmie bezeichnet und ist prognostisch nicht von Bedeutung. Möglicherweise entsteht sie infolge einer gesteigerten Automatie von Purkinje-Fasern. Eine Therapie ist nicht erforderlich.

6.5 Plötzlicher Herztod

Jährlich sterben in Deutschland ca. 150 000 Menschen am plötzlichen Herztod. Die Pathophysiologie des plötzlichen Herztodes ist komplex und vereinfacht in der Abbildung 6.94 wiedergegeben [142]. Bei 40 bis 70% der Opfer findet man in tabula die Zeichen eines nicht mehr ganz frischen Myokardinfarktes und nur selten ist das Myokard dieser Patienten noch normal. Obwohl sich bei den meisten plötzlich Verstorbenen geringere Verengungen (50%) von mindestens zwei größeren Koronarien finden, besteht nicht bei allen Betroffenen das klinische Bild einer koronaren Herzkrankheit, sodass der plötzliche Herztod deren erste (und auch letzte) klinische Manifestation darstellt [313]. Als wichtige Triggerfaktoren für die letale Arrhythmie, überwiegend Kammerflimmern (Abb. 6.95), werden heute neben der Myokardischämie infolge statischer (Koronarstenose) oder dynamischer (Koronarspasmen, passagere Plättchenthrombenbildung) Veränderungen an den Koronararterien [99] (Abb. 6.94) auch hämodynamische Faktoren, Elektrolytstörungen und Einflüsse des vegetativen Nervensystems sowie Wirkungen von Antiarrhythmika (!) [358] diskutiert.

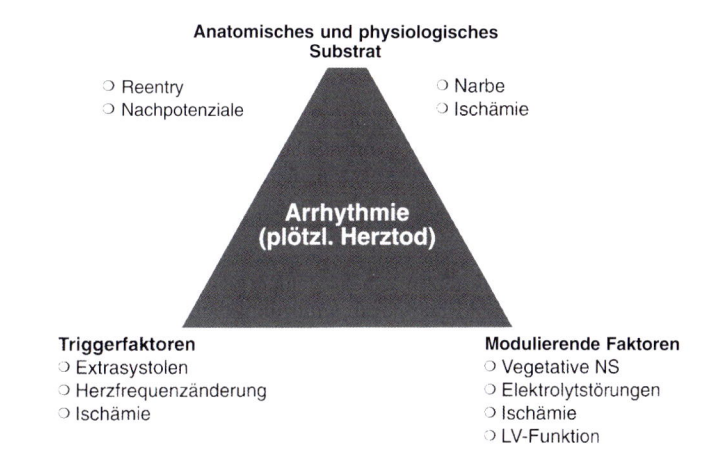

Abb. 6.94. Gesicherte und postulierte Faktoren bei der Genese von Arrhythmien

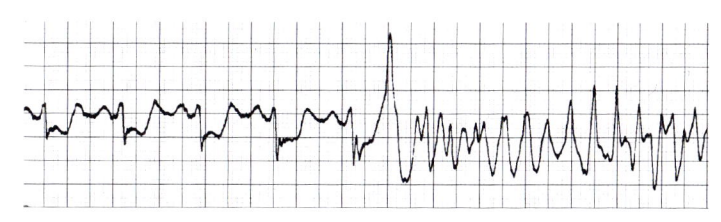

Abb. 6.95. R-auf-T-Phänomen zum Zeitpunkt einer schweren Ischämie (während der PTCA) löst Kammerflimmern aus. Dies stellt den häufigsten Mechanismus des plötzlichen Herztodes dar

Tabelle 6.20. Prävalenz von Risikofaktoren bei Postinfarktpatienten [251]

	[%]
Arrhythmien	
VES > 10/h	20
Ventrikuläre Paare	30
na VT [226]	10
LV-Funktion	
EF < 40%	30
Spätpotenziale [159–162, 233, 234]	30
na VT	40
induzierbare an VT (3 ES) [406, 423]	20

ES: Extrastimuli
na VT: nichtanhaltende Kammertachykardie (< 30 s)
an VT: anhaltende Kammertachykardie (> 30 s)

Die meisten plötzlichen Herztodesfälle sind die Folge anhaltender ventrikulärer Tachyarrhythmien, die vor der Krankenhauseinweisung auftreten. Die meisten Patienten haben eine koronare Herzkrankheit, bei einem Teil der Patienten treten die tödlichen Herzrhythmusstörungen im Rahmen eines akuten Myokardinfarktes auf. Erreichen die Patienten das Krankenhaus lebend (oder wurden sie erfolgreich reanimiert), tragen sie ein hohes Risiko für weitere deletäre arrhythmische Ereignisse (30–50%) [21], sodass in den letzten Jahren große Anstrengungen unternommen wurden, die Patienten mit dem höchsten Risiko zu identifizieren (Risikostratifizierung).

Die Tabelle 6.20 zeigt die Prävalenz von heute bekannten Risikofaktoren für einen plötzlichen Herztod bei Postinfarktpatienten, die Tabelle 6.21 zeigt deren Relevanz.

Patienten mit einer linksventrikulären Auswurffraktion von < 40%, einem positiven Signalmittelungs-EKG, d.h. positivem Nachweis von ventrikulären Spätpotenzialen [388], und häufigen ventrikulären Extrasystolen oder nichtanhaltenden Kammertachykardien im Langzeit-EKG haben ein hohes Risiko (45–50%) [388], in den nächsten zwei Jahren ein arrhythmogenes Ereignis zu erleben [158]. Die Nutzung der linksventrikulären Funktion, des Signalmittelungs-EKG und des Langzeit-EKG für die Risikostratifizierung von Postinfarktpatienten krankt jedoch an ihren niedrigen positiven Voraussagegenauigkeiten (ca. 20% bei allerdings hoher negativer Voraussagegenauigkeit), was die programmierte elektrische Stimulation des Herzens als sensitive und spezifische Methode für die Analyse monomorpher Kammertachykardien indiziert. Bei Patienten mit klinischer Manifestation einer anhaltenden monomorphen Kammertachykardie lässt sich mit Hilfe der programmierten elektrischen Stimulation in über 90% der Fälle diese Rhythmusstörung im Katheterlabor auslösen [338]. Bei Postinfarktpatienten lässt sich eine anhaltende Kammertachykardie bei 21–45% aller

Tabelle 6.21. Postinfarktrisiko [31–33, 251]

Risikofaktor	Risikoerhöhung für akuten Herztod
Ventrikuläre Arrhythmien [307–309]	
– VES > 10 h [356]	2–4fach
– na VT [9, 64–66, 226, 467]	3fach
LV-Funktion	
– EF < 40%	3–4fach
Spätpotenziale [48, 107, 108, 153, 159, 317]	34fach
Induzierbare Kammerarrhythmien [39]	3fach

VES: ventrikuläre Extrasystolen
na VT: nichtanhaltende Kammertachykardie
EF: Auswurffraktion des linken Ventrikels

Patienten auslösen [61, 63]. Patienten ohne auslösbare Kammertachykardien haben eine arrhythmiefreie Überlebensrate von 88–96% unabhängig vom Vorhandensein einer linksventrikulären Dysfunktion, einer nichtanhaltenden Kammertachykardie im Langzeit-EKG oder dem Nachweis von ventrikulären Spätpotenzialen im Signalmittelungs-EKG [231, 317]. Dies belegt eine ausgezeichnete Spezifität und eine ausgezeichnete negative Voraussagegenauigkeit der programmierten elektrischen Stimulation (positive Voraussagegenauigkeit 49%) über zwei bis fünf Jahre „Follow-up"-Zeit [39, 107].

6.5.1 Medikamentöse Primärprävention des plötzlichen Herztodes

In den letzten zehn Jahren wurden zahlreiche Studien publiziert, die den Wert einer prophylaktischen antiarrhythmischen Therapie bei Patienten mit stattgehabtem Myokardinfarkt mit oder ohne anhaltende ventrikuläre Arrhythmien oder einer linksventrikulären Dysfunktion untersuchten [206]. Die multizentrische CAST-Studie („Cardiac Arrhythmia Suppression Trial") sollte die Hypothese testen, dass eine effektive Suppression ventrikulärer Extrasystolen im Langzeit-EKG mittels Klasse-I-C-Antiarrhythmika einen Überlebensvorteil bietet („Suppressionshypothese"). Getestet wurden Encainid, Flecainid und Moricizin. Die Studie wurde vorzeitig wegen einer Übersterblichkeit infolge Arrhythmietodesfällen und nichttödlicher Herzstillstände in der Verumgruppe abgebrochen [416]. Der negative Ausfall der CAST-Studie führte in der Folgezeit zu einer signifikanten Abnahme des Gebrauchs von Klasse-I-C-Antiarrhythmika bei Postinfarktpatienten und zu einem größeren Interesse an Klasse-III-Antiarrhythmika [180, 209, 210, 333, 334, 432]. Die Tabelle 6.22 gibt eine Zusammenfassung der durchgeführten Studien mit Sotalol und Amiodaron.

Die EMIAT-Studie („European Myocardial Infarct Amiodaron Trial") und die CAMIAT-Studie („Canadian Amiodaron Myocardial Infarct and Arrhythmia Trial") zeigten beide, dass im Gegensatz zu Klasse-I-Antiarrhythmika und zu d-Sotalol Amiodaron bei Postinfarktpatienten ein sicheres Antiarrhythmikum ist, das vielleicht seine größte Bedeutung bei Hochrisikopatienten hat, die gleichzeitig einen Betablocker einnehmen. Zwei weitere Studien (GESICA, CHF-STAT) lassen die Ausdehnung dieser Aussage auch auf Patienten mit einer Herzinsuffizienz zu (Tabelle 6.22).

■ ICD-Studien zur Primärprävention

Die MADIT-Studie („Multicenter Automatic Defibrillator Implantation Trial") testete die Hypothese, dass eine prophylaktische ICD-Implantation bei Hochrisikopatienten mit nichtanhaltenden Kammertachykardien im Langzeit-EKG auf dem Boden einer koronaren Herzkrankheit und einer positiven PES-Testung (durch programmierte elektrische Stimulation auslösbare anhaltende Kammertachykardien oder Kammerflimmern), die unbeeinflusst von einer intravenösen Gabe von Procainamid war, prognostisch wirksamer war als eine konventionelle antiarrhythmische Therapie. Die Studie wurde vorzeitig wegen einer überhöhten Letalität in der medikamentös behandelten Gruppe abgebrochen. Sie zeigte erstmals in einer prospektiven randomisierten Weise einen Beweis für die Effektivität einer prophylaktischen ICD-Implantation bei diesen Hochrisikopatienten. Trotz vieler Kritikpunkte [420, 443] bleibt als klinisch wichtiges Ergebnis folgendes festzustellen: Patienten mit einer koronaren Herzkrankheit, linksventrikulären Dysfunktion und nicht anhaltenden Kammertachykardien im Langzeit-EKG sollten programmiert elektrisch stimuliert werden und wenn Kammertachykardien auslösbar sind, sollten sie einen ICD erhalten [306].

Die CABG-Patch-Studie („Coronary Artery Bypass Graft (CABG) Patch Trial") testete die Hypothese, dass eine ICD-Implantation zum Zeitpunkt einer aortokoronaren Venenbypassoperation bei Patienten mit einer eingeschränkten Ventrikelfunktion und nachweisbaren ventrikulären Spätpotenzialen im Signalmittelungs-EKG die Prognose verbessert [27]. Es zeigte sich, dass dies nicht der Fall war, vermutlich, weil die Bypassoperation das elektrophysiologische Milieu für Arrhythmien geändert haben könnte. Ein weiterer Grund für das von MADIT abweichende Ergebnis könnte sein, dass das signalgemittelte EKG, verglichen mit spontanen oder auslösbaren Kammertachykardien, ein nur schwacher prognostischer Parameter ist.

Die MUSTT-Studie („Multicenter Unsustained Tachycardia Trial") testete zwei Hypothesen:
- Eine PES-geführte antiarrhythmische Therapie kann den plötzlichen Herztod und die Gesamtsterblichkeit bei Postinfarktpatienten verringern und
- das signalgemittelte EKG kann die Patienten mit dem höchsten Risiko erkennen [62, 397].

Tabelle 6.22. Zusammenfassung der Studien zur primären Prävention des plötzlichen Herztodes

	[n]	KHK	Niedrige EF	VES	naVT	Therapie	Verlauf (Monate)	Ergebnisse	Schlussfolgerungen
Koronare Herzkrankheit									
Klasse 1 C-Antiarrhythmika									
CAST (1989) [416]	1498	+	+	+	–	Encainid oder Flecainid vs. Placebo	10	7,7% Mortalität (Verum) vs. 3,0% (Placebo)	Studie vorzeitig wegen Übersterblichkeit in der Verum-Gruppe terminiert
Amiodaron									
BASIS (1990) [333, 334]	312	+	–	+	–	Amio vs. Mexiletin oder Chinidin vs. keine Therapie	72	5% Mortalität (Amio) vs. 10% (Klasse 1) vs. 13% (Placebo)	Amio verbesserte Prognose
POLISH (1992) [75]	613	+	–	–	–	Amio vs. Placebo	12	6,9% Mortalität (Amio) vs. 10,7% (Placebo), nicht signifikant	Amio verminderte die plötzliche Herztodesrate, nicht die Gesamtsterblichkeit
EMIAT (1997) [209]	1486	+	+	–	–	Amio vs. Placebo	21	7,2% Mortalität (beide Gruppen), Relations-Risiko 35% (arrhythm. Tod)	siehe POLISH
CAMIAT (1997) [67]	1202	+	–	+	–	Amio vs. Placebo	21	3,3% arrhythm. Herztod (Amio) vs. 6% (Placebo) Risiko <21,2%	Prophylaxe mit Amiodaron verbessert die Prognose (häufige VES, VES-Salven)

Tabelle 6.22 (Fortsetzung)

	[n]	KHK	Niedrige EF	VES	naVT	Therapie	Verlauf (Monate)	Ergebnisse	Schlussfolgerungen
Sotalol									
Julian et al. (1982) [210]	1456	+	–	–	–	d,l-Sotalol vs. Placebo	12	7,3% Mortalität (Sotalol) vs. 8,9% (Placebo) Risiko <18%	d,l-Sotalol kann Mortalität bis 25% senken
SWORD (1996) [432]	3121	+	+	–	–	d-Sotalol vs. Placebo	5	5,0% Mortalität (Sotalol) vs. 3,1% (Placebo)	Studie vorzeitig wegen Übersterblichkeit in der Sotalol-Gruppe terminiert
Herzinsuffizienz-Amiodaron-Studien									
GESICA (1994) [117]	516	~1/3	+	–	–	Amio vs. Standardtherapie	–	33,5% Mortalität (Amio) vs. 41,6% (Kontrolle) Risiko <28%	Amio verbessert Prognose bei symptomatischer Herzinsuffizienz
CHF-STAT (1995) [390]	674	~2/3	+	+	–	Amio vs. Placebo	–	30,6% Mortalität (Amio) vs. 29,2% (Placebo)	Amio verbessert Prognose nicht, positiver Trend bei dilatativer CMP

+ = Einschlusskriterium, Amio = Amiodaron, EF = Auswurffraktion, naVT = nicht anhaltende VT, VES = ventrikuläre Extrasystolen, CMP = Kardiomyopathie

6.5 Plötzlicher Herztod   251

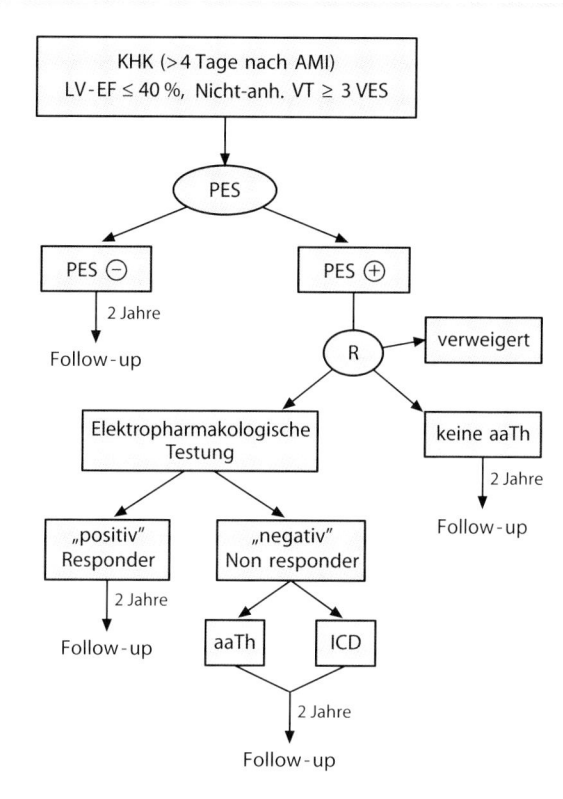

Abb. 6.96. Flussdiagramm der MUSTT-Studie. KHK = Koronare Herzkrankheit, AMI = Akuter Myokardinfarkt, PES = programmierte elektrische Ventrikelstimulation, VES = Ventrikuläre Extrasystolen, aaTh = antiarrhythmische Therapie, ICD = Implantierbarer Cardioverter-Defibrillator [227]

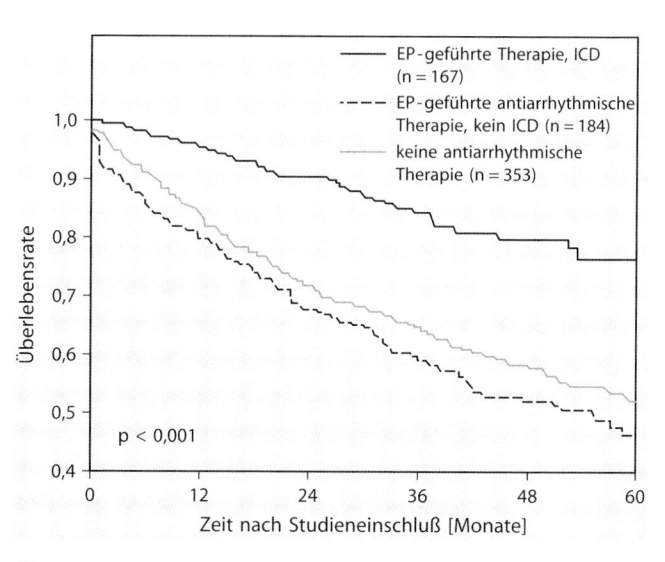

Abb. 6.97. MUSTT-Studie: Überlebensrate der randomisierten Patienten [61]

Als Antiarrhythmika wurden in einer randomisierten Weise verwandt: Klasse-I-Antiarrhythmika (Chinidin, Procainamid oder Disopyramid), Klasse-I-C-Antiarrhythmika (Propafenon) oder Klasse-III-Antiarrhythmika (Sotalol). Die Patienten, deren Kammertachykardie unverändert auslösbar blieb, erhielten entweder Amiodaron oder einen ICD. Die Abbildung 6.96 zeigt das Flussdiagramm der MUSTT-Studie. Die Abbildung 6.97 zeigt anhand der Überlebensrate die Gesamtmortalität der randomisierten Patienten [227]. Die MUSTT-Studie zeigte, dass die Todesrate bei Patienten mit auslösbaren anhaltenden ventrikulären Tachyarrhythmien durch den ICD, nicht aber durch den Gebrauch von Antiarrhythmika, die elektrophysiologisch ausgetestet wurden, gesenkt werden kann. Sie bestätigt damit den bei MADIT gefundenen Vorteil der ICD-Therapie (Tabelle 6.23).

Tabelle 6.23. ICD-Primärpräventionsstudien

Studie	[n]	KHK	EF	VES	naVT	Therapie	Verlauf (Monate)	Ergebnisse	Schlussfolgerungen
MADIT (1996) [306]	196	+	–	–	+	ICD vs. konventionelle Therapie	27	15,7% Mortalität (ICD) vs. 38,6% (Placebo) Risiko <46%	Studie vorzeitig wegen ICD-Überlegenheit terminiert
CABG-PATCH (1997) [27]	900	+	+	–	–	ICD vs. kein ICD	36	kein Unterschied in der Gesamtsterblichkeit	alle Patienten hatten ein pathol. signalgemitteltes EKG, kein Vorteil einer prophylaktischen ICD-Implantation
MUSTT (1999) [61]	704	+	+	–	+	PES-gesteuerte aa Th oder ICD	60	9% Mortalität (ICD) vs. 37% vs. 40% (keine Therapie)	klarer Vorteil einer prophylaktischen ICD-Therapie

1. In den Studien zur Primärprävention haben Klasse-I-Antiarrhythmika und d-Sotalol (nicht d/l-Sotalol) eine Übersterblichkeit gezeigt und sind deshalb kontraindiziert.
2. Hochrisikopatienten mit niedriger linksventrikulärer Auswurffraktion, nichtanhaltenden Kammertachykardien im Langzeit-EKG, die mittels programmierter elektrischer Stimulation auslösbar und mittels Klasse-I-A- und Klasse-I-C-Antiarrhythmika nicht zu kontrollieren sind, profitieren von einer ICD-Therapie.
3. MADIT und CABG Patch haben gezeigt, dass das Langzeit-EKG mit dem Nachweis spontaner Kammertachykardien eine bessere Methode als das signalgemittelte EKG mit dem Nachweis ventrikulärer Spätpotenziale darstellt und zukünftige antiarrhythmische Ereignisse voraussagen kann. Die MUSTT-Ergebnisse stehen, was diese Frage angeht, noch aus.
4. Patienten mit schlechter Ventrikelfunktion und nichtanhaltenden Kammertachykardien können empirisch mit Amiodaron behandelt werden. Amiodaron führt zu keiner Übersterblichkeit, der letztendliche Nutzen wird derzeit noch kontrovers diskutiert. Eine weiterführende Diagnostik mittels programmierter elektrischer Stimulation bei diesen Patienten macht Sinn, um die Indikation einer ICD-Implantation abzuklären [119].

6.5.2 Sekundärprophylaxe des plötzlichen Herztodes

Patienten, die von einem plötzlichen Herztod erfolgreich wiederbelebt wurden oder bei denen eine anhaltende Kammertachykardie, mit oder ohne Synkope, dokumentiert wurde, haben ein sehr hohes Rezidivrisiko (Sekundärrisiko) [78, 464]. Viele Jahre war nicht klar, ob eine Langzeit-EKG-gestützte antiarrhythmische oder eine PES-gestützte antiarrhythmische Therapie prognostisch bessere Rückschlüsse zulässt [207, 355, 357, 466, 467]. Die ESVEM-Studie („Electrophysiologic Study Versus Electrocardiographic Monitoring Trial") [277, 278] zeigte keinen signifikanten Vorteil einer Methode über einen Beobachtungszeitraum von sechs Jahren, muss jedoch aufgrund vieler Mängel mit Vorsicht betrachtet werden.

Die CASCADE-Studie („Cardiac Arrest in Seattle: Conventional Versus Amiodaron Drug Evaluation Trial") verglich eine konventionelle antiarrhythmische Therapie mit Amiodaron mit einer konventionellen antiarrhythmischen Therapie (Klasse-I-Antiarrhythmika eingeschlossen, Kontrolle mittels programmierter elektrischer Stimulation) mit einer empirischen Amiodarontherapie bei Patienten, die einen plötzlichen Herztod überlebt hatten [417]. Die schwer zu interpretierende Studie zeigte einen Vorteil der empirischen Amiodarontherapie gegenüber der anderen elektrophysiologisch ausgetesteten Therapieform.

In einer deutschen Studie [395] fand sich kein Überlebensvorteil bei Patienten mit symptomatischen anhaltenden Kammertachykardien, die mittels programmierter elektrischer Stimulation eingestellt wurden, gegenüber einer empirischen Betablockertherapie. Auch bei dieser Studie ist die Interpretation schwierig, da die Hälfte der PES-Patienten unverändert auslösbar blieben und eine schlechtere Prognose hatten als die Patienten, die nicht mehr auslösbar waren. Hätten erstere einen ICD erhalten, hätte die PES-Gruppe sicherlich besser abgeschnitten.

■ ICD-Studien zur Sekundärprävention

Die AVID-Studie („Antiarrhythmic Versus Implantable Defibrillators Study") [413] war die erste große, randomisierte Studie, die den ICD mit einer medikamentösen antiarrhythmischen Therapie (Sotalol, Amiodaron) bei Patienten mit dokumentierten symptomatischen Kammertachykardien oder Kammerflimmern verglich (Tabelle 6.24). Die Studie wurde wegen eines signifikanten Vorteils der ICD-Therapie vorzeitig beendet (3-Jahres-Letalität 24,6% (ICD) versus 35,9% (medikamentöse Therapie)). Die kanadische Defibrillatorstudie CIDS („The Canadian Implantable Defibrillator Study") [82–85] und die Hamburger CASH-Studie („Cardiac Arrest Study Hamburg") [236] schlossen ähnliche Patienten wie bei AVID ein. Die CIDS-Studie zeigte mit einer 20%-igen Risikominderung nach drei Jahren keinen signifikanten Vorteil der ICD-Therapie. Die CASH-Studie zeigte einen Überlebensvorteil von 37% (p=0,04) bei den mit ICD behandelten Patienten im Vergleich zu Metoprolol und Amiodaron. Im Vergleich von AVID, CASH und CIDS gilt zu berücksichtigen, dass die Ejektionsfraktion in CASH mit 46% wesentlich höher war als in AVID (32%) oder CIDS (34%).

Tabelle 6.24. ICD-Sekundärpräventionsstudien

Studie	[n]	KHK	Therapie	Verlauf	Ergebnisse	Schlussfolgerungen
CASH (2000) [235, 236, 387]	349	80%	Propafenon vs. Amio vs. ICD vs. Metoprolol	2 Jahre	29% Mortalität (Propafenon) vs. 19,6% (Amio+Metoprolol-Gruppe zusammen) vs. 12,1% (ICD), kein Unterschied zwischen Metoprolol und Amio	ICD-Vorteile gegenüber aa Th (p=0,04!) Amio nicht besser als Metoprolol. Propafenon zeigt Übersterblichkeit
AVID (1997) [413]	1012	81%	ICD vs. Amio oder Sotalol	18–36 Mo.	24,6% Mortalität (ICD) vs. 35,9% (aa Th)	Studie vorzeitig wegen ICD-Überlegenheit beendet
CIDS (1998) [82–85]	660	?	ICD vs. Amio	48 Mo.	Leichte Reduktion der Gesamtsterblichkeit unter ICD (n.s.) (vorläufiges Resultat)	Kein signifikanter Unterschied zwischen ICD und Amio

> Für Patienten, die wegen Kammerflimmerns oder wegen Kammertachykardien reanimationspflichtig wurden, stellt die ICD-Implantation heute die beste verfügbare Therapie dar.

6.5.3 Praktisches Vorgehen bei Hochrisikopatienten

Hochrisikopatienten sind Patienten mit einem hohen Risiko, einem plötzlichen Herztod infolge ventrikulärer Tachyarrhythmien zu erliegen. Ein professioneller Umgang mit diesen Patienten erfordert einen hohen ärztlichen Sachverstand [436, 445, 463, 480].
Anforderungen an einen Arzt, der Arrhythmien behandelt:
- Kenntnis der verschiedenen Arrhythmieformen, ihres Ursprungsortes und ihrer elektrokardiographischen Diagnose.
- Kenntnis und Verständnis der Beziehung zwischen Pumpfunktion, Blutversorgung, nervaler Steuerung und dem Herzrhythmus. Korrektur eventueller Störungen dieser Beziehung vor Initiierung einer antiarrhythmischen Therapie.
- Verständnis einer Risikostratifizierung von Arrhythmien (Tabelle 6.25) sowie der Wertigkeit der diagnostischen Tests.
- Kenntnis der Bedeutung, Grenzen und Kosten der verschiedenen therapeutischen Optionen [141, 148, 220, 247, 262, 273, 293, 294, 314, 412, 429, 469].

Tabelle 6.25 zeigt eine Risikostratifizierung bei Postinfarktpatienten.
Unglücklicherweise lassen sich nach Untersuchungen aus Maastricht [104] nur 10% der Patienten mit plötzlichem Herztod mit Hilfe obiger Risi-

Tabelle 6.25. Risikostratifizierung bei Postinfarkt-Patienten hinsichtlich eines plötzlichen Herztodes

Koronarperfusion	Koronarangiographie
	Belastungstest (Ergometrie, Stressechokardiographie)
	Langzeit-EKG
Pumpfunktion	NYHA-Klassifizierung
	Ergometrie-Belastungsdauer
	linksventrikuläre Auswurffraktion
Arrhythmien	Langzeit-EKG
	signalgemitteltes EKG [388]
	Ergometrie
	QT-Intervall (Dauer, Dispersion, Frequenzadaptation)
	T-Wellen-Alternans
	programmierte elektrische Stimulation
Vegetatives Nervensystem	Herzfrequenzvariabilität
	Baroreflexsensitivität
Psychosoziale Situation	Depression

kostratifizierung vorab erkennen. Daraus ergibt sich die Notwendigkeit, die Reanimationsmaßnahmen außerhalb des Krankenhauses zu optimieren und die Möglichkeit der Frühdefibrillation auch durch Laien zu erweitern [12, 13, 79] (siehe auch dazu Anhang 1–3).

Therapeutische Möglichkeiten, den plötzlichen Herztod von Patienten mit bekannter Herzerkrankung zu verringern, sind:
- Korrektur der Ischämie [60]
  PTCA, Bypassoperation [213, 221]
  Betablocker [475]
- Verminderung der Plaqueruptur
  Statine
  ACE-Hemmer [116]
  Acetylsalicylsäure (ASS)
- Stabilisierung des vegetativen Nervensystems
  Betablocker
  ACE-Hemmer
- Besserung der Pumpfunktion
  ACE-Hemmer
  Betablocker (Carvedilol)
  Digitalis
- Prävention von Arrhythmien
  Betablocker
  Amiodaron
  ICD.

> Der Umgang mit Patienten, die vom plötzlichen Herztod bedroht sind, erfordert ein hohes Maß an ärztlichem Sachverstand und macht eine Mitbetreuung dieser Patienten durch den kardiologischen Spezialisten zwingend erforderlich.

6.6 EKG bei Digitalisintoxikation

Die Digitalisintoxikation ist eine der häufigsten tödlich endenden medikamentösen Nebenwirkungen. 10–20% aller mit Digitalis behandelten Patienten zeigen in irgendeiner Form Symptome einer Digitalisintoxikation (Letalität von 3–40%).

Ursachen für das häufige Auftreten einer Digitalisintoxikation sind:
- Mangel an objektivierbaren Kriterien für eine optimale Digitalisierung bei einem Patienten mit Sinusrhythmus (bei Patienten mit einer absoluten Tachyarrhythmie bei Vorhofflimmern bestimmt die Kammerfrequenz die notwendige Dosis).
- Geringe therapeutische Breite von Digitalis, d. h. die geringe Spanne zwischen therapeutischen und toxischen Dosen.

Tabelle 6.26. Störungen der Digitalis-Pharmakokinetik

Pharmakokinetik	Vermindert	Erhöht
	höhere Dosen – erforderlich – niedrigere Dosen	
Resorption	Malabsorption Antacida	Anticholinergika
Renale Ausscheidung	Hyperthyreose	Hypothyreose Niereninsuffizienz Lebensalter Chinidin Spironolacton
Bindung an Herzmuskelzelle	Hyperkaliämie Reserpin	Hypokaliämie Hypomagnesiämie
Individuelle Empfindlichkeit	Geringes Lebensalter Hypokalzämie	Hohes Lebensalter Herzinsuffizienz Cor pulmonale Hyperkaliämie Ischämie

- Multiple Faktoren, die mit der Pharmakokinetik von Digitalis interferieren.
- Individuelle Digitalisempfindlichkeit, die auch vom Grad der Herzvorschädigung abhängt.

Tabelle 6.26 zeigt mögliche Störfaktoren der Pharmakokinetik von Digitalis.

Intoxikationserscheinungen können in nichtkardiale und kardiale, im EKG sichtbare, unterschieden werden.

Nichtkardiale Symptome bei Digitalisintoxikation sind:
- *Gastrointestinal:*
Anorexie, Übelkeit, Brechreiz, Erbrechen, Diarrhoe, Tenesmen
- *Visuell:*
Visusverschlechterung. Farbensehen, Ptosis, Lichtscheuheit
- Zentralnervös:
Muskelschwäche, Träume, Halluzinationen, Agitiertheit, Psychose, Delir, Hyperästhesie, Schwindel, Neuralgien.

Elektrokardiographische Zeichen einer Digitalisintoxikation sind nach Vanagt und Wellens [424]:
- *Sinusknoten:*
SA-Block, Sinusbradykardie
- *Vorhof:*
intraatriale Erregungsausbreitungsstörungen, Vorhofextrasystolie
- *AV-Knoten:*
AV-Block I, II, III

His-Purkinje-System und Ventrikel:
Extrasystolie durch spontane Phase-4-Depolarisation, „triggered activity" durch oszillatorische Spätpotenziale.

> Keines der elektrokardiographischen Zeichen ist spezifisch für eine Digitalisintoxikation. Sie können vielmehr alle vorkommen und ineinander übergehen.

Die Abbildung 6.98 zeigt typische Kammerendteilveränderungen und eine Sinustachykardie im EKG bei einem Patienten mit einer Digitalisintoxikation. Solche Kammerendteilveränderungen kommen jedoch auch im therapeutischen Bereich vor.

Dasgleiche gilt für die Herzrhythmusstörungen (HRS), die bei einer Digitalisintoxikation beobachtet werden [162]. Gerade der Wechsel von einer Herzrhythmusstörung in eine andere bei einem digitalisierten Patienten muss den Verdacht auf eine Digitalisintoxikation wecken.

Klassifizierung von digitalisinduzierten Arrhythmien, die ineinander übergehen können:
- Bradykarde HRS: Sinusbradykardie – SA-Block – AV-Block
- Tachykarde HRS: Vorhoftachykardie – AVNT – VT

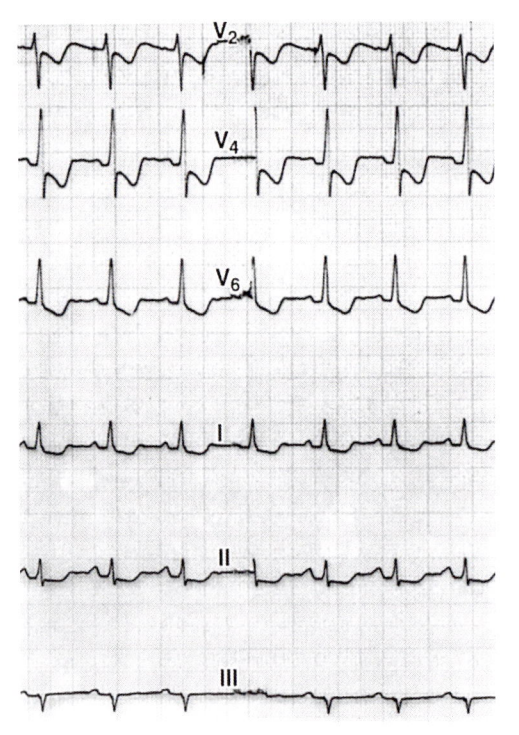

Abb. 6.98. EKG bei Digitalisintoxikation: Sinustachykardie, erhebliche deszendierende ST-Strecken-Senkungen mit präterminalen T-Wellen-Negativierungen in den Wilson-Ableitungen V_2, V_4, V_6 (25 mm/s)

- Unerwartete regelmäßige Rhythmen: Vorhofflimmern – regelmäßige AV-Knotenrhythmen – Ventrikuläre Rhythmen
- Regelmäßige Unregelmäßigkeit: Immer wiederkehrende Sequenzen (Bigeminus, Trigeminus, SA-Block II, AV-Block mit Ersatzschlägen)

> Die Kombination aus einer Tachykardie und einem AV-Block ist charakteristisch für eine digitalisinduzierte Herzrhythmusstörung (Abb. 6.99).

Tabelle 6.27 gibt anhand der Literatur [77, 118] eine Übersicht über die Inzidenz digitalisinduzierter Herzrhythmusstörungen und die damit verbundene Letalität, wenn die Digitalistherapie nicht gestoppt wurde.

Bemerkenswert ist die Tatsache, dass Digitalis das Therapeutikum der Wahl bei der Behandlung einer symptomatischen Vorhofextrasystolie und von Vorhofflimmern ist, bei einer Überdosierung diese Rhythmusstörungen aber auch auslösen und unterhalten kann (Abb. 6.99).

Tabelle 6.27. Inzidenz und Letalität digitalisinduzierter Herzrhythmusstörungen

	Inzidenz [%]	Letalität [%]
Sinusbradykardie	3,4	–
AV-Block I	14,1	–
AV-Block II	16,8	–
AV-Block III	11,2	–
Vorhofextrasystolie	7,6	–
Vorhofflimmern	10,0	–
Vorhofflattern	1,8	–
Vorhoftachykardie	14,0	100
AV-Knotentachykardie	18,5	81
AV-Knotenersatzrhythmen	9,5	43
Ventrikuläre Extrasystolie	53,9	–
Ventrikulärer Bigeminus	25,4	–
Ventrikuläre Tachykardie	11,9	92
Kammerflimmern	1,4	–

– = keine Angaben

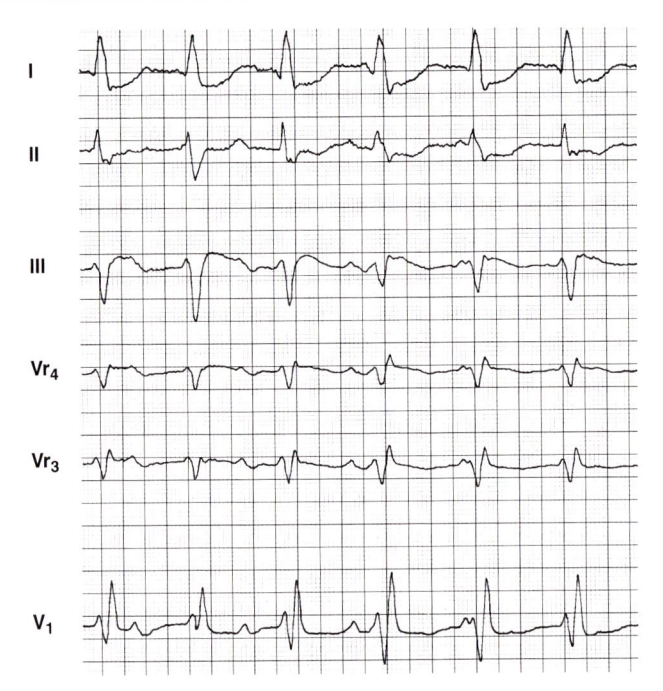

Abb. 6.99. EKG bei Digitalisintoxikation: supraventrikuläre Tachykardie (siehe P-Wellen), kompletter AV-Block (AV-Dissoziation) und tachykarder linksfaszikulärer Ersatzrhythmus (Rechtsschenkelblockkonfiguration spricht für linkes Faszikelsystem als Ursprungsort. Die Kombination aus Tachykardie und Block ist pathognomonisch für eine Digitalisintoxikation!) (Einthoven-Ableitungen, erweiterte rechtspräkordiale Ableitungen, 25 mm/s)

> In Anbetracht der beiden gesicherten Indikationen für eine Glykosidtherapie, der *chronischen Herzinsuffizienz* und der *absoluten Tachyarrhythmie bei Vorhofflimmern*, der geringen therapeutischen Breite und der großen Zahl zu beobachtender Nebenwirkungen mit zum Teil tödlichem Risiko für die Patienten, müssen die digitalisierten Patienten ärztlicherseits sorgfältig überwacht werden. Bei Patienten mit WPW-Syndrom oder einer hypertrophen Kardiomyopathie ist Digitalis kontraindiziert (mögliche Verkürzung der antegraden Refraktärzeit der akzessorischen Bahn, elektrische Instabilität und größere Digitalisempfindlichkeit des hypertrophierten Herzens).

Digitalisspiegelbestimmungen im Plasma sind bei der großen Varianz der individuellen Reaktion auf Digitalis wenig hilfreich bei der Erkennung der Digitalisintoxikation und können nur im gesamten klinischen Kontext interpretiert werden.

Therapeutisch kommen bei der Digitalisintoxikation in Frage:
- Absetzen von Digitalis
- Monitorkontrolle des EKG (Intensivstation)

- Passagere Schrittmachersonde bei bradykarden Rhythmusstörungen
- Kardioversion mit niedriger Energie bei lebensbedrohlichen tachykarden Rhythmusstörungen
- Digitalis-Antikörper (Fab-Fragmente) bei lebensbedrohlichen Rhythmusstörungen
- Magnesiumsalze i.v.
- Antiarrhythmika i.v.

Eine Hyperkaliämie bei einer Digitalisintoxikation deutet auf eine erhebliche myokardiale Schädigung durch Digitalis (Kaliumfreisetzung nach Muskelzelluntergang) hin und ist ein prognostisch ungünstiges Zeichen.

6.7 EKG bei einer akuten Lungenembolie

Die Lungenembolie entgeht häufig der klinischen Diagnose, ist vermutlich aber eine der häufigsten Todesursachen in der Klinik. Die Erkennung auch einer klinisch protrahiert verlaufenden Lungenembolie, die häufig Vorläufer des fatalen Ereignisses ist, ist daher von ganz außerordentlicher Bedeutung für eine frühe präventive medikamentöse Intervention.

Die *Diagnose einer Lungenembolie* beruht auf:
- Verdachtsmomenten aufgrund der gesamten klinischen Situation (z. B. plötzliche Luftnot und Tachykardie nach der Defäkation oder nach erfolgter Totalendoprothesenoperation)
- Klinischem Untersuchungsbefund (Zeichen der Rechtsherzbelastung)
- EKG-Veränderungen
- Echokardiographie (Druckbelastung und Vergrößerung des rechten Ventrikels)
- Lungenperfusions- und -ventilationsszintigraphie
- Pulmonalisangiographie (z. B. mit der DSA-Technik, Spiral-CT, NMR-Angio).

Vor allem das Erkennen von EKG-Veränderungen im Verlauf und der Vergleich mit den alten EKGs des Patienten können eine große Hilfe sein, den klinischen Verdacht zu bestärken und weitere diagnostische Schritte einzuleiten (Abb. 4.27).

Die folgende Aufstellung zeigt mögliche elektrokardiographische Veränderungen bei einer Lungenembolie:
- *Rhythmusstörungen:*
  Sinustachykardie
  Vorhofflimmern, Vorhofflattern
  Rechtsventrikuläre Extrasystolie (Linksschenkelblockkonfiguration)
  Kammerflimmern
- *P-Welle:*
  Amplitudenzunahme > 2,5 mV

- *QRS-Komplex:*
  Achsendrehung nach rechts
  R/S-Übergangsverschiebung nach links (Drehung im Uhrzeigersinn)
  Rechtsschenkelblock (inkomplett oder komplett)
  Pseudoinfarktmuster
- *ST-T-Komplex:*
  ST-Strecken-Hebung
  T-Wellen-Negativierung

Die Sinustachykardie ist das am häufigsten beobachtete elektrokardiographische Zeichen einer Lungenembolie. Sie kann jedoch auch völlig fehlen. Eine Sinusbradykardie hat eine ungünstige prognostische Bedeutung (massive Lungenembolie).

Veränderungen der P-Welle (vor allem des rechtsatrialen Anteils) im Sinne eines P-pulmonale und Veränderungen des QRS-Komplexes spiegeln die akute Rechtsherzbelastung wider. Ein neu aufgetretener kompletter Rechtsschenkelblock ist vereinbar mit einer 50-%igen Verlegung der Lungenstrombahn.

Das *Pseudoinfarktmuster* bei der akuten Lungenembolie besteht aus einer pathologischen Q-Zacke und einer T-Wellen-Negativierung, die im Gegensatz zu einem inferioren Infarkt nur in der Ableitung III zu finden sind.

Auch die Kombination aus einer pathologischen Q-Zacke in den Ableitungen II, III und aVF und eines QS-Komplexes in VI soll ebenfalls den Verdacht auf eine Lungenembolie nahelegen.

ST-T-Komplex-Veränderungen betreffen ebenfalls die inferioren Ableitungen II, III und aVF. Symmetrische T-Wellen-Negativierungen sind 24–48 Stunden nach einem akuten Ereignis in den Brustwandableitungen V_2–V_4 zu finden und können bis zu 3 Wochen bestehen bleiben.

> *Klinische Verdachtsmomente*, dass eine akute Lungenembolie vorliegen könnte, sollten daher von einer sehr sorgfältigen EKG-Verlaufsanalyse gefolgt sein, die jedoch aufgrund einer relativ geringen Sensitivität (bei hoher Spezifität) weitergehende diagnostische Verfahren nur ergänzen und nicht behindern sollte, damit eine möglichst frühzeitige Therapie eingeleitet werden kann.

KAPITEL 7 EKG im Kindes- und Jugendalter

A. A. SCHMALTZ

7.1 Zeit- und Amplitudennormalwerte

Das Kind ist kein kleiner Erwachsener! Diese Binsenwahrheit wird auch bei der Auswertung des kindlichen EKGs deutlich, das möglichst mit 50 mm/s oder 100 mm/s Papiergeschwindigkeit registriert wird. Entsprechend der enormen Variationsbreite der Körpermaße vom Neugeborenen bis zum Adoleszenten variieren Zeitmaße und Amplituden beträchtlich.

Auf der Grundlage von EKG-Untersuchungen an 2141 Kindern haben Davignon et al. [100] Normwerte für die Herzfrequenz und das PQ-Intervall mit Mittelwert, 2- und 98%-Perzentilen erarbeitet (Tabelle 7.1). Die QT-Zeit wird auch im Kindesalter nach der Bazett-Formel frequenz-korrigiert: Für Kinder unter 12 Jahre Alter gilt 0,4 s als obere Grenze, für Kinder über 12 Jahre 0,43 [155].

Im fetalen Kreislauf fließen 66% des gesamten Herzzeitvolumens durch den rechten Ventrikel, nur 34% durch den linken Ventrikel. Dem entspricht eine vermehrte rechtsventrikuläre Muskelmasse, die sich erst im Laufe der ersten Lebensjahre zurückbildet. Dieses wird am Winkel des QRS-Vektors in der Frontalebene sowie an der Ausschlagshöhe der Brustwandamplituden deutlich (Tabelle 7.1).

7.2 Hypertrophiekriterien

Logischerweise müssen auch die Hypertrophiekriterien sich diesem Wandel der hämodynamischen Belastung anpassen, wobei diese sich im Lagetyp, in der Amplitudenhöhe, der Verspätung des oberen Umschlagpunktes der R-Zacke und in der Ausschlagsrichtung der Repolarisationsphase niederschlagen. Tabelle 7.2 zeigt die auf die Japanische Gesellschaft für Kardiologie zurückgehenden Hypertrophiekriterien für das Kindesalter. Abbildung 7.1 zeigt die Unterschiede zwischen Volumen- und Druckhypertrophie, die sich im EKG mit großer Spezifität ablesen lassen. Dagegen sind die früher versuchten Korrelationen der R-Zacken-Amplitude und rechtsventrikulären Druckgradienten bei der Pulmonalstenose als überholt anzu-

Kapitel 7 EKG im Kindes- und Jugendalter

Tabelle 7.1. Elektrokardiographische Normalwerte im Kindesalter

Alters-gruppe	n	Herzfre-quenz*	QRS-Vektor in Frontalebene [Grad]	PR-Interval [s]	Q III [mm]	Q V6 [mm]	RV1 [mm]	SV1 [mm]	RSV1	RV6 [mm]	SV6 [mm]
1 t		93–154 (123)	+59 bis –163 (137)	0,08–0,6 (0,11)	4,5		5–26 (14)	0–23 (8)	0,1–U (2,2)	0–11 (4)	0–9,5 (3)
1–2 t	179	91–159 (123)	+64 bis 161 (134)	0,08–0,14 (0,11)	6,5	2,5	5–27 (14)	0–21 (9)	0,1–U (2,0)	0–12 (4,5)	0–9,5 (3)
3–6 t	181	91–166 (129)	+77 bis –163 (132)	0,07–0,14 (0,10)	5,5	3	3–24 (13)	0–17 (7)	0,2–U (2,7)	05–12 (5)	0–10 (3,5)
1–3 w	119	107–182 (148)	+65 bis +161 (110)	0,07–0,14 (0,10)	6	3	3–21 (11)	0–11 (4)	1,0–U (2,9)	2,5–16,5 (7,5)	0–10 (3,5)
1–2 m	115	121–179 (149)	+31 bis +113 (74)	0,07–0,13 (0,10)	7,5	3	3–18 (10)	0–12 (5)	0,3–U (2,3)	5–21,5 (11,5)	0–6,5 (3)
3–5 m	109	106–186 (141)	+7 bis +104 (60)	0,07–0,15 (0,11)	6,5	3	3–20 (10)	0–17 (6)	0,1–U (2,3)	6,5–22,5 (13)	0–10 (3)
6–11 m	138	109–169 (134)	+6 bis +99 (56)	0,07–0,16 (0,11)	8,5	3	1,5–20 (9,5)	0,5–18 (4)	0,1–3,9 (1,6)	6–22,5 (12,5)	0–7 (2)
1–2 J	192	89–151 (119)	+7 bis 11 (55)	0,08–0,15 (0,11)	6	3	2,5–17 (9)	0,5–21 (8)	0,5–4,3 (1,4)	6–22,5 (13)	0–6,5 (2)
3–4 J	212	73–137 (108)	+6 bis +104 (55)	0,09–0,16 (0,12)	5	3,5	1–18 (8)	0,2–21 (10)	0,03–2,8 (0,9)	8–24,5 (15)	0–5 (1,5)
5–7 J	226	65–133 (100)	+11 bis +143 (65)	0,09–0,16 (0,12)	4	4,5	0,5–14 (7)	0,3–24 (12)	0,02–2,0 (0,7)	8,5–26,5 (16)	0–4 (1)
8–11 J	234	62–130 (91)	+9 bis +114 (61)	0,09–0,17 (0,13)	3	3	0–12 (5,5)	0,3–25 (12)	0–1,8 (0,5)	9–25,5 (16)	0–4 (1)
12–15 J	247	60–119 (85)	+11 bis +130 (59)	0,09–0,18 (0,14)	3	3	0–10 (4)	0,3–21 (11)	0–1,7 (0,5)	6,5–23 (14)	0–4 (1)

* 2–98% (Mittel); ** 98%-Perzentile; U = undefiniert (S = 0) : 10 mm = 1 mV

Tabelle 7.2. Elektrokardiographische Hypertrophiekriterien

Neugeborene

1. pathologische Rechtshypertrophie
   - qR Muster in V_1*
   - positive T-Wellen in V_1 bis Alter >72 Std.
   - RV_1 <27 mV
   - Verspätung des oberen Umschlagpunktes über 0,03 s in V_1

2. Linkshypertrophie
   - Linkstyp
   - SV_1>2,1 V, RV_6>1,6 mV*
   - negatives T in V_5+V_6 nach 48 Std. Alter
   - Verspätung des oberen Umschlagpunktes über 0,03 s

Säuglinge

1. Rechtshypertrophie
   - RV_1>2 mV (V_1:qR, R, rR, Rs)
   - positives T in V_1
   - Verspätung des oberen Umschlagpunktes über 0,03 s (ausgenommen RSB)
   - mögliche Kriterien: überdrehter Rechtstyp, R/S in V_6 <1

2. Linkshypertrophie
   - R V_6 >2,25 mV*
   - T-Negativierung in V_5+V_6
   - Verspätung des oberen Umschlagpunktes über 0,04 s in V_6
   mögliche Kriterien: Linkstyp, Q in V_5+V_6 >0,5 mV

Kinder

1. Rechtshypertrophie
   - RV_1 über der Norm (qr, R, rR, Rs)
   - positives T in V_1 mit R/S-Verhältnis >1 bei Kindern unter 5 Jahren
   - Verspätung des oberen Umschlagpunktes >0,03 (ausgenommen RSB)
   mögliche Kriterien: überdrehter Rechtstyp $\frac{RV_1-SV_5}{SV_1+RV_5} > 1,0$

2. Linkshypertrophie
   - RV_6 über der Norm
   - positives T in V_5+V_6
   - Verspätung des oberen Umschlagpunktes in V6 >0,04 s
   mögliche Kriterien: Linkstyp, RV_5+SV_1>5 mV, Q in V_5+V_6 >0,05 mV

3. Biventrikuläre Hypertrophie
Kombination von Links- und Rechtshypertrophiezeichen, R+S in V_3 >6 mV, drehender QRS-Vektor

* angepasst an die Normwerte von Davignon et al. [100]

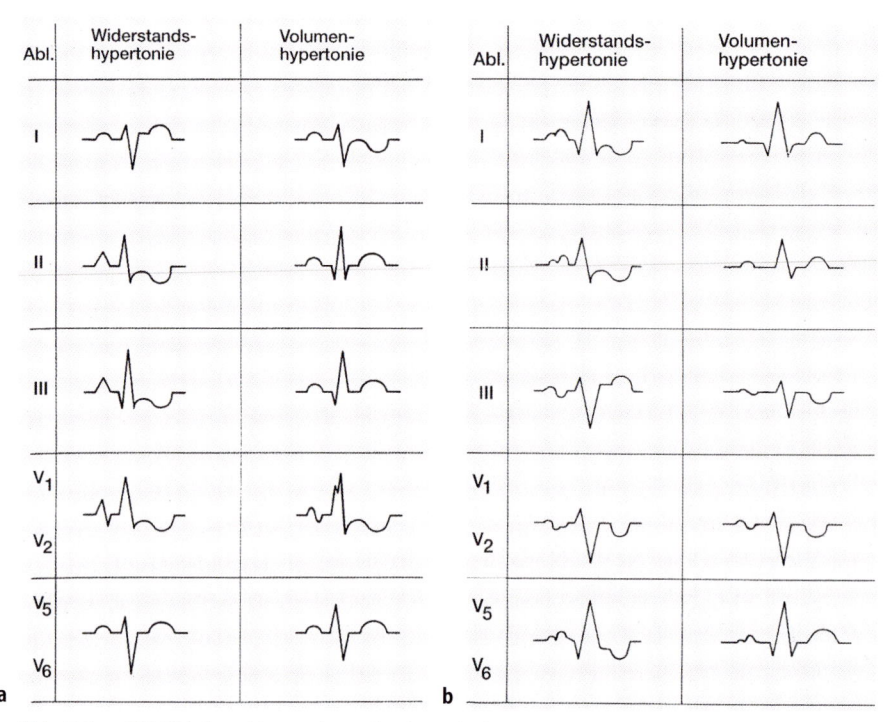

Abb. 7.1. a EKG-Bild der widerstands- und volumenbedingten Rechtshypertrophie
b EKG-Bild der widerstands- und volumenbedingten Linkshypertrophie

sehen: hier ermöglicht die Dopplerechokardiographie eine nichtinvasive Diagnostik mit ganz anderer Zuverlässigkeit.

7.3 EKG bei Herzfehlern

Führt man sich die Hämodynamik der einzelnen Herzfehler vor Augen, so ist es verständlich, dass die EKG-Veränderungen oft wenig spezifisch sind. Ein Neugeborenes mit einer Transposition der großen Gefäße hat zwar einen überaus relevanten Herzfehler, bei dem der rechte Ventrikel den Systemkreislauf versorgt, das EKG zeigt aber nur mitunter eine über das Normalmaß hinausgehende Rechtshypertrophie. So gibt es im Neugeborenenalter nur 3 Vitien mit pathognomischem EKG:
- bei der Trikuspidalatresie fließt das venöse Blut über das Foramen ovale in den linken Vorhof, von dort als arteriell-venöses Mischblut in den linken Ventrikel und in die Aorta. Über einen Ventrikelseptumdefekt fließt ein Teil des Blutes in die A. pulmonalis, wobei die Gefäßstellung normal oder transponiert, die Lungendurchblutung vermehrt, normal oder ver-

Tabelle 7.3. Langzeit-EKG-Befunde bei herzgesunden Kindern

Alter	Studie	Frequenz	Dauer [min]	Schlaf	SVES [%]	VES [%]	AV-Rhythmus	AV-Block I°	AV-Block II°	
Frühgeborene	Southall [393] (n=100)	195 160–240)	91 (36–140)		2	6	18	0	0	
Neugeborene	Nagashima [316] (n=63)	189±15	96±15		25 (<4 h) 26 (>4/h)	18	4			Sinuspause
Säuglinge										
1–5 Mon.	v. Bernuth [25] (n=23)	204±17	105±13	124±13			24	0	2	
6–12 Mon.	(n=22)	187±19	101±15	113±12	38	18	33	2	7	2,4 s
Kleinkinder										
1–5 J.	v. Bernuth [25] (n=46)	177±17	66±10	88±12	13	20	6	13	4	
4–6 J.	Nagashima [316] (n=53)	156±17	67±9		60 <4/h 2 >4/h	8				
Kinder										
7–11 J.	Southall [393] (n=92)	164±17	56±6		21	11	46	10	3	1,36±0,23 s 65% SA-Block
9–12 J.	Nagashima [316] (n=97)	158±16	56±7		46 <4/h 12 <4/h	14	2	7	11	
13–15 J.	Nagashima [316] (n=97)	159±18	51±6		54 <4/h 23 >4/h	27	1	21	15	3,1 s
14–16 J.	Dickinson [113] (n=100)	149±24	59±11	45±12		41 VT: 3	26	12	11	15%

mindert sein kann. Im EKG finden sich regelmäßig schon im Neugeborenenalter ein p-dextrocardiale, Linkstyp und Linksventrikelhypertrophie.
- Beim atrioventrikulären Septumdefekt ist das Reizleitungssystem an den Hinterrand des vom Vorhof auf dem Ventrikel übergreifenden Septumdefekts verlagert. Im EKG schlägt sich dies in einem überdrehten Lagetyp wieder, der anfangs zwischen einem überdrehten Rechts- und Linkstyp liegt, später ein überdrehter Linkstyp ist.
- Ein Infarkt-EKG mit tiefen Q-Zacken links präkordial ist im Kindesalter sehr außergewöhnlich: es muss den Verdacht auf einen Fehlabgang der linken Koronararterie aus der A. pulmonalis erwecken (Bland-White-Garland-Syndrom).

7.4 Langzeit-EKG

Zur Abklärung von Synkopen, Schwindelerscheinungen, Palpitationen und ungeklärten kardialen oder zentralnervösen Störungen, bei manifesten Herzrhythmusstörungen und antiarrhythmischer Therapie sowie in der prä- und postoperativen Vitienüberwachung spielt das Langzeit-EKG eine entscheidende Rolle [260]. Wichtig ist dabei, dass nicht jede ventrikuläre oder supraventrikuläre Extrasystole als pathologisch gewertet werden muss. Selbst AV-Blockierungen I. und II. Grades werden bei sonst herzgesunden Kindern beobachtet. Tabelle 7.3 zeigt die von verschiedenen Autoren an Kollektiven herzgesunder Kinder erhobenen Befunde in den verschiedenen Altersstufen und hilft damit, den pathologischen Wert einer Rhythmusstörung besser einzuschätzen. Insbesondere nachdem in den letzten Jahren die proarrhythmogenen Eigenschaften vieler Antiarrhythmika bekannt geworden sind, wird man supraventrikuläre und ventrikuläre Extrasystolen so gut wie nie behandeln. Therapiebedürftig sind dagegen Vorhofflattern und Vorhofflimmern, supraventrikuläre Tachykardien, polymorphe ventrikuläre Extrasystolen sowie „Couplets" und ventrikuläre Tachykardien. Ein AV-Block II. und III.-Grades wird eine weitere Diagnostik (Echokardiographie) veranlassen, eine Therapie ist nur bei Symptomen indiziert.

KAPITEL 8 Literaturverzeichnis

1. Akhtar M et al (1988) Wide QRS complex tachycardia. Reappraisal of a common clinical problem. Ann Intern Med 109:905
2. Akselrod S, Gordon D et al (1981) Power spectrum analysis of heart rate fluctuation: a quantitative probe of beat-to-beat cardiovascular control. Science 213:220–222
3. Allessie MA, Bonke FIM (1995) Atrial arrhythmias: basic concepts. In: Cardiac Arrhythmias, their mechanisms, diagnosis and management. Lippincott, Philadelphia, p 297
4. Allessie MA, Bonke FIM et al (1977) Circus movement in rabbit atrial muscle as a mechanism of tachycardia. II. The leading circle concept: a new model of circus movement in cardiac tissue without involvement of anatomic obstacles. Circ Res 41:9
5. Allessie MA, Bonke FIM et al (1976) Circus movement in rabbit atrial muscle as a mechanism of tachycardia. I. The role of non-uniform recovery of excitability on the occurrence of unidirectional block as studied with multiple electrodes. Circ Res 39:168
6. Alt E (1985) Schrittmachertherapie des Herzens. Grundlagen und Anwendung. Perimed Fachbuchverlagsgesellschaft, Erlangen
7. Andersen HR, Nielsen D et al (1987) The normal right chest electrocardiogram. J Electrocardiol 20:27–32
8. Anderson KP et al (1984) Entrainment of ventricular tachycardia. Am J Cardiol 53:335–340
9. Anderson KP et al (1978) Clinical significance of ventricular tachycardia detected with ambulatory monitoring after myocardial infarction. Circulation 57:890
10. Anderson RH et al (1980) Cross anatomy and microscopy of the conduction system. In: Mandel WJ (ed) Cardiac arrhythmias, their mechanisms, diagnosis and management. JB Lippincott Comp, Philadelphia
11. Antzelevitch C, Sicouri S (1994) Clinical relevance of cardiac arrhythmias generated by afterdepolarizations. Role of M cells in the generation of U waves, triggered activity and torsade de pointes. J Am Coll Cardiol 23:259–277
12. Arntz HR (1993) Kardiopulmonale Reanimation beim Erwachsenen. Dtsch med Wschr 118:1289–1292
13. Arntz HR, Dick W et al (1993) Arbeitsgemeinschaft Frühdefibrillation: Empfehlungen zur Einführung eines Frühdefibrillationsprogrammes für qualifiziertes nichtärztliches Personal. Notfallmed 19:229–231
14. Aschoff L (1910) Referat über die Herzstörungen in ihren Beziehungen zu dem spezifischen Muskelsystem im Herzen. Verh dtsch path Ges 14:3
15. Auricchio A, Sommariva L et al (1992) Improvement of cardiac function in patients with severe congestive heart failure and coronary artery disease with shortened AV delay. PACE 16: 2034–2043

16. Auricchio A, Stellbrink C et al (1999) The effect of pacing chamber and atrioventricular delay on acute systolic function of paced patients with congestive heart failure. Circulation 99:2993–3001
17. Bailie DS et al (1988) Magnesium suppression of early after depolarizations and ventricular tachyarrhythmias induced by cesium in dogs. Circulation 77:1395
18. Bär FW et al (1984) Differential diagnosis of tachycardia with narrow QRS complex (shorter than 0,12 second). Am J Cardiol 54:555
19. Barker JM (1952) The unipolar electrocardiogram. Appleton-Century-Crofts, New York
20. Barold SS (1996) Indications for permanent cardiac pacing in first-degree AV block: class I, II, or III? PACE 19:747–751
21. Baum RS et al (1974) Survival after resuscitation from out-of-hospital ventricular fibrillation. Circulation 50:1231
22. Baumann JL et al (1984) Torsade de pointes due to quinidine: Observations in 31 patients. Am Heart J 107:425
23. Bazett HC et al (1920) An analysis of time-relations of electrocardiograms. Heart 7:454
24. Bernstein AD, Camm AJ et al (1987) The NASPE/BPEG generic pacemaker code for antibradyarrhythmia and adaptive-rate pacing and antitachyarrhythmia devices. PACE 10:794–799
25. Bernuth von G, Toussaint R, Mund Chr, Rabe P, Timbul K (1998) Herzfrequenz und Herzrhythmus bei gesunden Säuglingen und Kindern. Klin Pädiatr 201:98:1–103
26. Bethge KP, Gonska BD et al (1998) Vorhofflimmern: Ein häufiges Problem der Praxis. Dtsch med Wschr 123:1525–1529
27. Bigger JT, and the Coronary Artery Bypass Graft (CABG) Patch Trial Investigators (1997) Prophylactic use of implanted cardiac defibrillators in patients at high risk for ventricular arrhythmias after coronary-artery bypass surgery. N Engl J Med 337:1569–1575
28. Bigger JT et al (1984) Multicenter Postinfarction Research Group: the relationship among ventricular arrhythmias, left ventricular dysfunction and mortality in the two years after myocardial infarction. Circulation 69:250
29. Bigger JT et al (1981) Prevalence, characteristics and significance of ventricular tachycardia (3 or more complexes) detected with ambulatory electrocardiographie recording in the late hospital phase of acute myocardial infarction. Am J Cardiol 48:815
30. Bigger JT (1983) Mechanisms and diagnosis of arrhythmias. In: Braunwald E (ed) Heart disease. WB Saunders Comp, Philadelphia
31. Bigger JT Jr et al (1984) The relationships among ventricular arrhythmias, left ventricular dysfunction, and mortality in the 2 years after myocardial infarction. Circulation 69:250–258
32. Bigger JT Jr (1985) Patients with malignant or potentially malignant ventricular arrhythmias: opportunities and limitations of drug therapy in prevention of sudden death. J Am Coll Cardiol 5:23B
33. Bigger JT Jr (1986) Relation between left ventricular dysfunction and ventricular arrhythmias after myocardial infarction. Am J Cardiol 57:8B
34. Bigger JT Jr et al and the Multicenter Postinfarction Research Group (1984) The relationship among ventricular arrhythmias, left ventricular dysfunction in the two years after myocardial infarction. Circulation 69:150–158
35. Blanke H et al (1984) Electrocardiographic and coronary arteriographic correlations during acute myocardial infarction. Am J Cardiol 54:249

36. Böcker D, Block M et al (1995) Benefits of treatment with implantable cardioverter defibrillators in patients with stable ventricular tachycardia without cardiac arrest. Br Heart J 73:158–163
37. Borggrefe M et al (1987) Long-term results of electrophysiologic guided antitachycardiac surgery for ventricular tachycardia. PACE 10:649 (Abstract)
38. Boston Area Anticoagulation Trial for Atrial Fibrillation Investigators (1990) The effect of low-dose warfin on the risk of stroke in nonrheumatic atrial fibrillation. N Engl J Med 323:1505
39. Bourke JP et al (1991) Routine programmed electrical stimulation in survivors of acute myocardial infarction for prediction of spontaneous ventricular tachyarrhythmias during follow-up: Results, optimal stimulation protocol and cost-effective screening. J Am Coll Cardiol 18:780–788
40. Bowers TR, O'Neill WW et al (1998) Effect of reperfusion on biventricular function and survival after right ventricular infarction. N Engl J Med 338:933–940
41. Braat SH, Brugada P et al (1983) Value of electrocardiogram in diagnosing right ventricular involvement in patients with an acute inferior wall myocardial infarction. Br Heart J 47:368–372
42. Braat SH, De Zwaan C et al (1984) Right ventricular involvement with acute inferior wall myocardial infarction identifies high risk of developing atrioventricular nodal conduction disturbances. Am Heart J 107:1183–1187
43. Braat SH, Gorgels AP et al (1988) Value of the ST-T segment in lead V4R in inferior wall acute myocardial infarction to predict the site of coronary arterial occlusion. Am J Cardiol 62:140–142
44. Brecker SJD, Xiao HB et al (1992) Effects of dual-chamber pacing with short atrioventricular delay in dilated cardiomyopathy. Lancet 340:1308–1312
45. Breithardt G et al (1987) Recent advances in the identification of patients at risk of ventricular tachyarrhythmias: role of ventricular late potentials. Circulation 75:1091
46. Breithardt G et al (1985) Role of programmed ventricular stimulation and noninvasive recording of ventricular late potentials for the identification of patients at risk of ventricular tachyarrhythmia after acute myocardial infarction. In: Zipes DP, Jalife J (eds) Cardiac electrophysiology and arrhythmias. Grune and Stratton, Orlando
47. Breithardt G et al (1981) Non-invasive detection of late potentials in man – a new marker for ventricular tachycardia. Eur Heart J 2:1
48. Breithardt G et al (1982) Prevalence of late potentials in patients with and without ventricular tachycardia: Correlation with angiographic findings. Am J Cardiol 49:1932–1937
49. Breithardt G et al (1988) Prognostic significance of ventricular late potentials in the postmyocardial infarction period. Herz 13:180–188
50. Breithardt G, Seipel L (1976) The effect of premature atrial depolarization on sinus node automaticity in man. Circulation 53:920
51. Brisse B (1986) Möglichkeiten und Indikationen zur medikamentösen Therapie bradykarder Herzrhythmusstörungen. Therapiewoche 36:930
52. Bromberg BI, Lindsay BD et al (1996) Impact of clinical history and electrophysiologic characterization of accessory pathways on management strategies to reduce sudden death among children with Wolff-Parkinson-White Syndrome. J Am Coll Cardiol 27:690–695
53. Brugada J, Brugada P, Brugada R (1999) The syndrome of right bundle branch block ST segment elevation in V1 to V3 and sudden death – the Brugada syndrome. Europace 1:156–166

54. Brugada P, Brugada J (1992) Right bundle branch block, persistent ST segment elevation and sudden cardiac death: A distinct clinical and electrocardiographic syndrome. J Am Coll Cardiol 20:1391–1396
55. Brugada R, Tapscott T et al (1997) Identification of a genetic locus for familial atrial fibrillation. N Engl J Med 336:905–911
56. Brugada R, Tapscott T et al (1997) Identification of the first locus for familial atrial fibrillation utilizing a rapid novel pooled DANN strategy. Am Coll Cardiol 29 (Suppl II): 2A, 407–411
57. Brugada P et al (1991) The patient with ventricular arrhythmias can be offered optimal treatment on the basis of simple clinical variables. PACE 14:1201–1204
58. Brugada P et al (1989) Risk stratification of patients with ventricular tachycardia of ventricular fibrillation after myocardial infarction: The value of clinical history. Europ Heart J 10:747–752
59. Burkart F et al (1990) Effect of antiarrhythmic therapy on mortality in survivors of myocardial infarction with asymptomatic complex ventricular arrhythmias: Basel antiarrhythmic study of infarct survival (BASIS). J Am Coll Cardiol 16: 1035–1042
60. Burke A, Farb A et al (1998) Effect of risk factors on the mechanism of acute thrombosis and sudden coronary death in women. Circulation 97:2110–2116
61. Buxton AE (1999) Ergebnisse der MUSTT-Studie. ACC 1999, New Orleans
62. Buxton AE, Fisher JD et al (1993) Prevention of sudden death in patients with coronary artery disease: the Multicenter Unsustained Tachycardia Trial (MUSTT). Prog Cardiovasc Dis 36:215–226
63. Buxton AE, Kerry LL et al (1999) A randomized study of the prevention of sudden death in patients with coronary artery disease. N Engl J Med 341:1882–1889
64. Buxton AE, Marchlinski FE et al (1987) Nonsustained ventricular tachycardia in patients with coronary artery disease: role of electrophysiologic study. Circulation 75:1178–1185
65. Buxton AE et al (1984) Prognostic factors in nonsustained ventricular tachycardia. Am J Cardiol 53:1274–1279
66. Buxton AE et al (1987) Results of signal-averaged electrocardiography and electrophysiologic study in patients with nonsustained ventricular tachycardia after healing of acute myocardial infarction. Am J Cardiol 60:80–85
67. Cairns JA, Connolly S et al (1997) Randomized trial of outcome after myocardial infarction in patients with frequent of repetitive ventricular premature depolarizations: CAMIAT. Lancet 349:675–682
68. Cairns JA et al (1991) Post-myocardial infarction mortality in patients with ventricular premature depolarisations. Canadian Amiodarone Myocardial Infarction Arrhythmia Trial Pilot Study. Circulation 84:550–557
69. Calkins H et al (1992) Radiofrequency catheter ablation of accessory atrioventricular connections in 250 patients. Circulation 85:1337–1346
70. Calkins H, Sousa J et al (1991) Diagnosis and cure of the Wolff-Parkinson-White syndrome or paroxysmal supraventricular tachycardias during a single electrophysiologic test. N Engl J Med 324:1612–1618
71. Calkins H, Yong P et al (1998) Catheter ablation of accessory pathways, atrioventricular nodal reentrant tachycardia, and the atrioventricular junction: final results of a prospective multicenter clinical trial. Circulation 98:262–270
72. Camm AJ, Garratt CJ (1991) Adenosine and supraventricular tachycardia. N Engl J Med 325:1621–1629
73. Casale PN, Devereux RB et al (1985) Electrocardiographic detection of left ventricular hypertrophy: development and prospective validation of improved criteria. J Am Coll Cardiol 6:572–580

74. Casale PN, Devereux RB et al (1987) Improved sec-specific criteria of left ventricular hypertrophy for clinical and computer interpretation of electrocardiograms: validation with autopsy findings. Circulation 75:565–572
75. Ceremuzynski L, Kleczar E et al (1992) Effect of amiodarone on mortality after myocardial infarction: a double-blind, placebo-controlled pilot study. J Am Coll Cardiol 20:1056–1062
76. Chuacqui BJ (1972) Über die Ausbreitungsbündel des Sinusknotens. Eine kritische Analyse der wichtigsten Arbeiten. Virchow's Arch, Abt A Path Anat 335:179
77. Chung EU (1969) Digitalis-induced cardiac arrhythmias: a report of 180 cases. Jpn Heart J 10:409
78. Cobb LA et al (1975) Resuscitation from out-of-hospital ventricular fibrillation: 4 years follow-up. Circulation 52:223–235
79. Cobb LA et al (1980) Sudden cardiac death. I. A decade's experience with out-of-hospital resuscitation. Mod Concepts Cardiovasc Dis 49:31–43
80. Col JJ, Weinberg SL (1972) Incidence and mortality of intraventricular conduction defects in acute myocardial infarction. Am J Cardiol 29:344–350
81. Cole CR, Blackstone EH et al (1999) Heart rate recovery immediately after exercise as a predictor of mortality. N Engl J Med 341:1351–1357
82. Connolly SJ (1998) The Canadian Implantable Defibrillator Study. Presented at the American College of Cardiology 47th Annual Scientific, Atlanta, USA
83. Connolly SJ on behalf of the CIDS Investigators (1998) The CIDS study: Final results. Oral presentation at the Annual Session of the American College of Cardiology meeting held in Atlanta, March 29–April 1
84. Connolly SJ, Gent M et al on behalf of the CIDS Co-investigators (1993) Canadian Implantable Defibrillator Study (CIDS): Study design and organization. Am J Cardiol 72:103F–108F
85. Connolly SJ, Laupacis A et al (1991) Canadian Atrial Fibrillation Anticoagulation (CAFA) study. J Am Coll Cardiol 18:349
86. Coplen SE, Antman EM et al (1990) Efficacy and safety of quinidine therapy for maintenance of sinus rhythm after cardioversion: A meta-analysis of randomized control trials. Circulation 82:1106–1116
87. Coumel P (1975) Junctional reciprocating tachycardias. The permanent and paroxysmal forms of AV nodal reciprocating tachycardia. J Electrocardiol 8:79
88. Coumel P et al (1985) Repetitive monomorphic idiopathic v idiopathic ventricular tachycardia. In: Zipes DP, Jalife J (eds) Cardiac electrophysiology and arrhythmias. Grune and Stratton, Orlando, p 457
89. Cox J, Boineau J et al (1991) A review of surgery for atrial fibrillation. J Cardiovasc Electrophysiol 2:541–561
90. Cranefield PF (1977) Action potentials, after potentials, and arrhythmias. Circ Res 41:415–423
91. Czekalla J, Dittmann RW (1998) EKG-Veränderungen unter Therapie mit konventionellen und neuartigen Psychopharmaka. Klinikarzt Nr. 5/27:XX
92. Damato AN et al (1969) Study of the heart block in man using His bundle recordings. Circulation 39:297
93. Damiano BP et al (1984) Effects of pacing on triggered activity induced by early after depolarizations. Circulation 69:1013–1025
94. Dangman KH et al (1983) Studies on overdrive stimulation of canine cardiac Purkinje fibers: maximal diastolic potentials as determinant of the response. J Am Coll Cardiol 2:1183–1190
95. Das SK et al (1986) Prognostic usefulness of programmed ventricular stimulation in idiopathic dilated cardiomyopathy without symptomatic arrhythmias. Am J Cardiol 58:998–1004

96. Daubert JC, Pavin D et al (1998) Cardiac pacing for terminating and preventing atrial flutter and fibrillation. In: Saoudi N, Schoels W, El-Sherif N (eds) Atrial flutter and fibrillation: from basic to clinical applications. Futura Publishing Company Inc, Armonk, NY, pp 293–315
97. Daubert JC, Ritter P et al (1998) Permanent left ventricular pacing with transvenous leads inserted into the coronary veins. PACE 21 (Part II):239–245
98. Davidenko J et al (1989) Quinidine-induced action potential prolongation, early afterdepolarizations, and triggered activity in canine Purkinje fibers: Effects of stimulation rate, potassium, and magnesium. Circulation 79:674–686
99. Davies M et al (1984) Thrombosis and acute coronary artery lesions in sudden cardiac ischemic death. N Engl J Med 310:1137–1140
100. Davignon A, Rautaharju P, Boisselle E, Soumis F, Megelas M, Choquette A (1979/80) Normal ECG standards for infants and children. Ped Cardiol 1:123–131
101. Davis AM, McCrindle BW et al (1996) Normal values for the childhood signal-averaged ECG. Pace 19:793–801
102. De Boer S (1921) Herzwuhlen, Flimmern, Flattern: Gehäufte Extrasystolie, paroxysmale Tachykardie. Pflugers Arch 187:193
103. De Maria R, Gavazzi A et al (1993) Comparison of clinical findings in idiopathic dilated cardiomyopathy in women versus men. The Italian Multicenter Cardiomyopathy Study Group (SPIC). Am J Cardiol 72:580–585
104. De Vreede-Swagemakers J, Gorgels A et al (1997) Out-of-hospital cardiac arrest in the 1990s. A population-based study in the Maastricht area on incidence characteristics, and survival. J Am Coll Cardiol 30:1500–1505
105. Den Dulk K et al (1984) Clinical experience with implantable devices for control of tachyarrhythmias. Pace 7:548
106. Den Dulk K et al (1983) A versatile pacemaker system for termination of tachycardias. Am J Cardiol 52:731–738
107. Denniss AR et al (1986) Prognostic significance of ventricular tachycardia and fibrillation at programmed stimulation and delayed potentials detected on the signal-averaged electrocardiograms of survivors of acute myocardial infarction. Circulation 74:731–739
108. Denniss AR et al (1988) Differences between patients with ventricular tachycardia and ventricular fibrillation assessed by signal-averaged electrocardiograms, radionuclide ventriculography and cardiac mapping. J Am Coll Cardiol 11:276–283
109. Dessertenne F (1967) La tachycardie ventriculaire a deux foyers opposés variables. Arch Mal Cœur 43:539
110. Dessertenne F et al (1966) Tachycardie ventriculaire et torsade de pointes. Ann Cardiol Angiol (Paris) 20:243–250
111. Devereux RB, Casale PN et al (1984) Electrocardiographic detection of left ventricular hypertrophy using echocardiographic determination of left ventricular mass as the reference standard. Comparison of standard criteria, computer diagnosis and physician interpretation. J Am Coll Cardiol 3:82–87
112. Dhingra RC, Wyndham C et al (1975) Sinus nodal responses to atrial extrastimuli in patients without apparent sinus node disease. Am J Cardiol 36:445
113. Dickinson DF, Scott O (1984) Ambulatory electrocardiographic monitoring in 100 healthy teenage boys. Br Heart J 51:179–183
114. DiSegni E, Klein HO et al (1980) Overdrive pacing in quinidine syncope and other long QT-interval syndromes. Arch Intern Med 140:1036–1040
115. Doevendans PA, Gorgels AP et al (1995) Electrocardiographic diagnosis of reperfusion during thrombolytic therapy in acute myocardial infarction. Am J Cardiol 75:1206–1210

116. Domanski MJ, Exner DV et al (1999) Effect of angiotensin converting enzyme inhibition on sudden cardiac death in patients following acute myocardial infarction. J Am Coll Cardiol 33:598–604
117. Doval HC, Mul DR et al (1994) Randomized trial of low-dose amiodarone in severe congestive heart failure. Grupo de Estudio de la Sobrevida en la Insuficiencia Cardiaca en Argentina (GESICA). Lancet 344:493–498
118. Dreifuss LS et al (1963) Digitalis intolerance. Geriatrics 18:494
119. Drochner U, Igler C (1995) Rückblick auf 15 Jahre Therapie mit implantierbaren Kardiovertern/Defibrillatoren. Herz/Kreisl 27:319–322
120. Drouin E, Charpentier F et al (1995) Electrophysiologic characteristics of cells spanning the left ventricular wall of human heart: evidence for presence of M cells. J Am Coll Cardiol 26:185–192
121. Durrer D et al (1970) Preexcitation revisited. Am J Cardiol 25:690
122. Elkayam U, Goodwin TM (1995) Adenosine therapy for supraventricular tachycardia during pregnancy. Am J Cardiol 75:521–523
123. El-Sherif N, Denes P et al (1995) Definition of the best prediction criteria of the time domain signal-averaged electrocardiogram for serious arrhythmic events in the postinfarction period. J Am Coll Cardiol 15:908–914
124. Engel TR, Schaal SF (1973) Digitalis in the sick sinus syndrome. The effects of digitalis on sinoatrial automaticity and atrioventricular conduction. Circulation 48:1201
125. Engel TR, Vallone N et al (1988) Signal-averaged electrocardiograms in patients with atrial fibrillation or flutter. Am Heart J 115:592–597
126. Engelen DJ, Gorgels AP et al (1999) Value of the electrocardiogram in localizing the occlusion site in the left anterior descending coronary artery in acute anterior myocardial infarction. J Am Coll Cardiol 34:389–395
127. Erhardt LR, Sjögren A et al (1976) Single right-sided precordial lead in the diagnosis of right ventricular involvement in inferior myocardial infarction. Am Heart J 91:571–576
128. Eriksson P, Hansson PO et al (1998) Bundle-branch block in a general male population: the study of men born 1913. Circulation 98:2494–2500
129. European Atrial Fibrillation Trial Study Group (1993) Secondary prevention in non-rheumatic atrial fibrillation after transient ischaemic attack or minor stroke. Lancet 342:1255
130. Ezekowitz MD, Bridges SL et al (1992) Warfarin in the prevention of stroke associated with non-rheumatic atrial fibrillation. N Engl J Med 327:1406
131. Fahy GJ, Pinski SL et al (1996) Natural history of isolated bundle branch block. Am J Cardiol 77:1185–1190
132. Fananapazir L, Epstein ND et al (1994) Long-term results of dual-chamber (DDD) pacing in obstructive hypertrophic cardiomyopathy. Evidence for progressive symptomatic and hemodynamic improvement and reduction of left ventricular hypertrophy. Circulation 90:2731–2742
133. Farré J et al (1981) The value of electrocardiogram in diagnosing site of origin and mechanism of supraventricular tachycardia. In: Wellens HJJ, Kulbertus E (eds) What's new in electrocardiography. Nijhoff, The Hague
134. Farrell TG, Odemuyiwa O et al (1992) Prognostic value of baroreflex sensitivity testing after acute myocardial infarction. Br Heart J 67:129–137
135. Farrell TG et al (1991) Baroreflex sensitivity and electrophysiological correlates in patients after acute myocardial infarction. Circulation 83:945–952
136. Farrell TG et al (1991) Risk stratification for arrhythmic events in postinfarction patients based on heart rate variability, ambulatory electrocardiographic variables, and signal-averaged electrocardiogram. J Am Coll Cardiol 18:687–697

137. Farshidi A et al (1978) Electrophysiologic characteristics of concealed bypass tracts: clinical and electrocardiographic correlates. Am J Cardiol 41:1052
138. Fibrinolytic Therapy Trialists' (FTT) Collaborative Group (1994) Indications for fibrinolytic therapy in suspected acute myocardial infarction: collaborative overview of early mortality and major morbidity results from all randomised trials of more than 1000 patients. Lancet 343:311–322
139. Fischell TA et al (1987) Long-term follow-up after surgical correction of Wolff-Parkinson-White Syndrome. J Am Coll Cardiol 9:283
140. Flaker GC, Blackshear JL et al (1992) Antiarrhythmic drug therapy and cardiac mortality in atrial fibrillation: the Stroke Prevention in Atrial Fibrillation Investigators. J Am Coll Cardiol 20:527–532
141. Fogoros RN et al (1989) Actuarial incidence and pattern of occurrence of shocks following implantation of the automatic implantable cardioverter-defibrillator. PACE 12:1465–1473
142. Friedman M et al (1973) Instantaneous and sudden deaths. Clinical and pathological differentiation in coronary artery disease. J Am Medical Ass 225:1319–1328
143. Friedmann PA, Hill MRS et al (1998) Randomized prospective pilot study of long-term dual-site atrial pacing for prevention of atrial fibrillation. Mayo Clin Proc 73:848–854
144. Fröhlich ED (1998) Left ventricular hypertrophy and sudden death. J Am Coll Cardiol 32:1460–1462
145. Frustaci, A, Chimenti C et al (1997) Histological substrate of atrial biopsies in patients with lone atrial fibrillation. Circulation 96:1180–1184
146. Frye RL et al (1984) Guidelines for permanent cardiac pacemaker implantation, May 1984. A report of the joint American College of Cardiologie (American Heart Association Task Force on assessement of cardiovascular procedures (subcommittee on pacemaker implantation). J Am Coll Cardiol 4:434–442
147. Fukanami M, Yamada T et al (1991) Detection of patients at risk for paroxysmal atrial fibrillation during sinus rhythm by P-wave-triggered, signal-averaged electrocardiogram. Circulation 83:162–169
148. Gabry MD et al (1987) Automatic implantable cardioverter-defibrillator patient survival, battery longevity and shock delivery analysis. J Am Coll Cardiol 9:1349–1356
149. Gallagher JJ et al (1984) Results of surgery for preexcitation caused by accessory atrioventricular pathways in 267 consecutive cases. In: Josephson ME, Wellens HJJ (eds) Tachycardias: Mechanisms, Diagnosis, Treatment. Lea and Febiger, Philadelphia
150. Gallagher JJ et al (1978) The preexcitation syndromes. Prog Cardiovasc Dis 20:285–327
151. Gallastegui J et al (1987) Indications for intracardiac electrophysiologic studies in patients with atrioventricular and intraventricular blocks not associated with acute myocardial infarction. Circulation 75(II):103
152. Gallavardin L (1922) Extrasystolie ventriculaire a paroxysmes tachycardiques prolongs. Arch Mal Coeur 15:298–305
153. Gang ES et al (1985) Detection of late potentials on the surface electrocardiogram in unexplained syncope and presyncope. Am J Cardiol 55:1014–1020
154. Gietzen FH, Leuner CJ et al (1999) Acute and long-term results after transcoronary ablation of septal hypertrophy (TASH): Catheter interventional treatment for hypertrophic obstructive cardiomyopathy. Eur Heart J 20:1342–1354
155. Gillette PC, Garson A Jr (1990) Pediatric arrhythmias: Electrophysiology and pacing. WB Saunders, Philadelphia
156. Glancy JM, Garratt CJ et al (1995) QT dispersion and mortality after myocardial infarction. Lancet 345:945–948

157. Gold MR, Feliciano Z et al (1995) Dual-chamber pacing with a short atrioventricular delay in congestive heart failure: a randomized study. J Am Coll Cardiol 26:967–973
158. Gomes JA, Winters SL et al (1987) A new noninvasive index to predict sustained ventricular tachycardia and sudden death in the first year after myocardial infarction: based on signal-averaged electrocardiogram, radionuclide ejection fraction and holter monitoring. J Am Coll Cardiol 10:349–357
159. Gomes JA et al (1987) Relation of late potentials to ejection fraction and wall motion abnormalities in acute myocardial infarction. Am J Cardiol 59:1071–1077
160. Gomes JA et al (1988) A comparative analysis of signal averaging of the surface QRS complex and signal averaging of the intracardiac and epicardial recordings in patients with ventricular tachycardia. Pace 11:271–277
161. Gomes JA et al (1988) The clinical, electrophysiologic determinants and survival of patients with sustained ventricular tachycardia early after myocardial infarction. J Am Coll Cardiol 11:182A
162. Gorgels APM et al (1987) The clinical relevance of abnormal automaticity on triggered activity. In: Brugada P, Wellens HJJ (eds) Cardiac Arrhythmias: Where to Go from Here? New York Futura Publishing Co
163. Gouaux JL, Ashman R (1947) Auricular fibrillation with aberration simulating ventricular paroxysmal tachycardia. Am Heart J 34:366
164. Goy JJ et al (1990) Clinical efficacy of radiofrequency current in the treatment of patients with atrioventricular node reentrant tachycardia. J Am Coll Cardiol 16:418–423
165. Green M et al (1983) The value of QRS alternation in diagnosis of site of origin of narrow QRS supraventricular tachycardia. Circulation 57:845
166. Guiraudon GM et al (1983) Surgical treatment of the Wolff-Parkinson-White-Syndrome. Can J Surg 26:147
167. Gussak I, Antzelevitch Ch et al (1999) The Brugada Syndrome: clinical, electrophysiologic and genetic aspects. J Am Coll Cardiol 33:5–15
168. Haberl R et al (1988) Comparison of frequency and time domain analysis of the signal-averaged electrocardiogram in patients with ventricular tachycardia and coronary artery disease: Methodologic validation and clinical relevance. J Am Coll Cardiol 12:150–158
169. Haberl R et al (1990) Die Spektralanalyse des EKG zur Erkennung von Spätpotentialen als Marker für die Gefährdung durch bedrohliche Rhythmusstörungen des Herzens. Klin Wschr 68:744–750
170. Haider AW, Larson MG et al (1998) Increased left ventricular mass and hypertrophy are associated with increased risk for sudden death. J Am Coll Cardiol 32:1454–1459
171. Haissaguerre M, Jais P et al (1998) Spontaneous initiation of atrial fibrillation by ectopic beats originating in the pulmonary veins. N Engl J Med 339:659
172. Haissaguerre M, Marcus FI et al (1994) Radiofrequency ablation in unusual mechanisms of atrial fibrillation. J Cardiovasc Electrophysiol 92:1954
173. Harjai KH, Licata AA (1996) Amiodarone induced hyperthyreoidism: A case series and brief review of literature. PACE 19:1548–1554
174. Harriman RJ et al (1980) Electrical activity from the sinus node region in conscious dogs. Circ Res 47:775
175. Harrison DC et al (1985) Antiarrhythmic drug classification. New Science and practical applications. Am J Cardiol 56:185
176. Hart R, Benavente O et al (1999) Antithrombotic therapy to prevent stroke in patients with atrial fibrillation: a meta-analysis. Ann Intern Med 131:492

177. Hauer RN, Lie KI et al (1982) Long-term prognosis in patients with bundle branch block complicating acute anteroseptal infarction. Am J Cardiol 49:1581–1585
178. Haverkamp W, Mönnig G et al (1999) Klinik und Molekulargenetik der QT-Syndrome. Dtsch med Wschr 124:972–979
179. Hayes DL, Wang PJ et al (1997) Interference with cardiac pacemakers by cellular telephones. New Engl J Med 336:1473–1479
180. Herre JM et al (1989) Long-term results of amiodarone therapy in patients with recurrent sustained ventricular tachycardia or ventricular fibrillation. J Am Coll Cardiol 13:442–449
181. His W Jr (1893) Die Tätigkeit des embryonalen Herzens und dessen Bedeutung für die Lehre von der Herzbewegung beim Erwachsenen. Arb an der Med Klin Leipzig Bd 14. Vogel, Leipzig
182. Hochleitner M, Hortnagl H et al (1990) Usefulness of physiologic dual-chamber pacing in drug resistant idiopathic dilated cardiomyopathy. Am J Cardiol 66:198–202
183. Hoffmann E, Nimmermann P et al (2000) New mapping technology for atrial tachycardias. J Intervent Cardiac Electrophysiol 4:117–120
184. Hofgärtner F, Müller Th et al (1996) Können Mobil-Telefone im C- und D-Netz Herzschrittmacher-Patienten gefährden? Dtsch med Wschr 121:646–652
185. Hofmann Th et al (1988) Mode of death in idiopathic dilated cardiomyopathy: A multivariate analysis of prognostic determinants. Am Heart J 116:1455–1461
186. Holzmann M et al (1932) Über Elektrokardiogramme mit verkürzter Vorhof-Kammer-Distanz and positiven P-Zacken. Z Klin Med 121:404
187. Horowitz LA et al (1980) Ventricular resection guided by epicardial and endocardiol mapping for treatment of recurrent ventricular tachycardia. N Engl J Med 302:589–593
188. Horowitz LA et al (1981) Torsade de pointes: Electrophysiologic studies in patients without transient pharmacologic or metabolic abnormalities. Circulation 63:1120–1128
189. Hösl P, Rust M et al (1996) Paroxysmale supraventrikuläre Tachykardie während der Schwangerschaft: Stellenwert von Adenosin und anderen Antiarrhythmika. Geburth u Frauenheilk 56:313–316
190. Ikeda T, Sakata T et al (2000) Combined assessment of T-wave alternans and late potentials used to predict arrhythmic events after myocardial infarction. J Am Coll Cardiol 35:722–730
191. Irnich W, Batz L et al (1995) Störbeeinflussung von Herzschrittmachern durch Mobilfunkgeräte. Herzschrittmacher 15:5–20/45–49
192. Irnich W et al (1979) Compendium of pacemaker technology II. Definitions and glossary (Part I and II). PACE 2:88
193. Irnich W et al (1980) Compendium of pacemaker technology II. Definitions and glossary (Part III). PACE 3:68
194. Iwa T et al (1975) Surgical correction of type A Wolff-Parkinson-White-Syndrome. Jpn Thorac Surg 28:341
195. Iwa T et al (1980) Localisation and interruption of accessory conduction pathway in the Wolff-Parkinson-White-Syndrome. J Thorac Cardiovasc Surg 80:271
196. Jackman WM, Xunzhang W et al (1991) Catheter ablation of accessory atrioventricular pathways (Wolff-Parkinson-White syndrome) by radiofrequency current. N Engl J Med 324:1605–1611
197. Jackman WM et al (1984) Ventricular tachyarrhythmias in the long QT syndromes. In: Zipes DP (ed) The Medical clinics of North America. WB Saunders Philadelphia, p 1079

198. Jackman WM et al (1988) The long QT-syndromes: a critical review, new clinical observations and a unifying hypothesis. Proc Cardiovasc Dis 31:115–172
199. Jalife J et al (1980) Pacemaker annihilation: diagnostic and therapeutic implications. Am Heart J 100:128–134
200. Jazayeri MR et al (1992) Selective transcatheter ablation of the fast and slow pathways using radiofrequency energy in patients with atrioventricular nodal reentrant tachycardia. Circulation 85:1318–1328
201. Jervell A et al (1957) Congenital deaf mutism, functional heart disease with prolongation of the QT interval, and sudden death. Am Heart J 54:59
202. Johnson N et al (1987) The distinction between triggered and other cardiac arrhythmias. In: Brugada P, Wellens HJJ (eds) Cardiac Arrhythmias: Where to Go from Here? New York Futura Publishing Co
203. Johnson N et al (1986) Characteristic of initiation and termination of catecholamine-induced triggered activity in atrial fibers of the coronary sinus. Circulation 74:1179–1186
204. Josephson ME et al (1979) Endocardial excision. A new surgical technique for the treatment of ventricular tachycardias. Circulation 60:1430
205. Josephson ME et al (1986) How to approach complex arrhythmias. Postgraduate Course by Medtronik, Monte Carlo
206. Josephson ME (1986) Treatment of ventricular arrhythmias after myocardial infarction. Circulation 74:653
207. Josephson ME et al (1980) Electrophysiologic and hemodynamic studies in patients resuscitated from cardiac arrest. Am J Cardiol 46:948–955
208. Josephson ME et al (1982) Sustained long-term results of endocardial resection for sustained ventricular tachycardia in coronary disease patients. Am J Heart J 104:51–60
209. Julian DG, Camm A et al (1997) Randomized trial of effect of amiodarone on mortality in patients with left-ventricular dysfunction after recent myocardial infarction: EMIAT. Lancet 349:667–674
210. Julian DG, Prescott RJ et al (1982) Controlled trial of sotalol for one year after myocardial infarction. Lancet 1:1142–1147
211. Jung W, Anderson M et al (1997) Recommendations for driving of patients with implantable cardioverter defibrillators. Eur Heart J 18:1210–1219
212. Jung W, Wolpert Ch et al (2000) Clinical experience with implantable atrial and combined atrioventricular defibrillators. J Intervent Cardiac Electrophysiol 4: 185–195
213. Kaiser GA et al (1975) Role of coronary artery surgery in patients surviving unexpected cardiac arrest. Surgery 78:749–754
214. Kannel WB, Dawber TR et al (1961) Factors of risk in the development of coronary heart disease – six-year follow-up experience. The Framingham Heart Study. Ann Intern Med 55:33–50
215. Kannel WB, Gordon T et al (1970) Electrocardiographic left ventricular hypertrophy and risk of coronary heart disease. The Framingham Heart Study. Ann Intern Med 72:813–822
216. Kanovsky MS et al (1984) Identification of patients with ventricular tachycardia after myocardial infarction: signal-averaged electrocardiogram, Holter monitoring and cardiac catheterisation. Circulation 70:264
217. Kaplan JD, Evans Jr GT et al (1994) Evaluation of electrocardiographic criteria for right atrial enlargement by quantitative two-dimensional echocardiography. J Am Coll Cardiol 23:747–752
218. Kass DA, Chen Ch et al (1999) Improved left ventricular mechanics from acute VDD pacing in patients with dilated cardiomyopathy and ventricular conduction delay. Circulation 99:1567–1573

219. Keith A et al (1906) Ther auriculo-ventricular bundle of the human heart. Lancet 1:101
220. Kelly PA et al (1988) The automatic implantable cardioverter-defibrillator: Efficacy, complications and survival in patients with malignant ventricular arrhythmias. J Am Coll Cardiol 11:1278–1286
221. Kelly PA et al (1990) Surgical coronary revascularization in survivors of prehospital cardiac arrest: its effect on inducible ventricular arrhythmias and long-term survival. J Am Coll Cardiol 15:267–273
222. Kent AFS (1876) Researches on structure and function in mammalian heart. J Physiol 14:233
223. Kerin NZ, Somberg J et al (1994) Proarrhythmia: definition, risk factors, causes, treatment, and controversies. Am Heart J 128:575–585
224. Kindwall E et al (1987) ECG criteria for ventricular and supraventricular tachycardia in wide complex tachycardias with left bundle branch block morphology. J Am Coll Cardiol 2:206A (abstract)
225. Kleiger RE, Miller JP et al (1987) Multicenter Post-Infarction Research Group: decreased heart rate variability and its association with increased mortality after acute myocardial infarction. Am J Cardiol 59:256–262
226. Kleiger RE et al (1981) Relationship between clinical features of acute myocardial infarction and ventricular runs 2 weeks to 1 year after myocardial infarction. Circulation 63:64–72
227. Klein HU, Reek S (2000) The MUSTT Study: evaluating, testing and treatment. J Intervent Cardiac Electrophysiol 4:45–50
228. Klein RC, Vera Z et al (1984) Intraventricular conduction in acute myocardial infarction: incidence, prognosis, and therapy. Am Heart J 108:1007–1013
229. Knieriem HJ et al (1974) Morphologie und Ätiologie des totalen AV-Blocks. Urban und Schwarzenberg, München
230. Knight BP, Strickberger SA et al (1997) Outcome of patients with nonischemic dilated cardiomyopathy and unexplained syncope treated with an implantable cardioverter defibrillator. Circulation 96:1–708
231. Kowey PR, Taylor JE et al (1992) Does programmed stimulation really help in the evaluation of patients with nonsustained ventricular tachycardia? Results of a meta-analysis. Am Heart J 123:481–485
232. Kuchar DL, Thorburn CW et al (1993) Prognostic implications of loss of late potentials following acute myocardial infarction. PACE 16:2104–2111
233. Kuchar DL et al (1987) Prediction of serious ventricular arrhythmic events after myocardial infarction-signal-averaged electrocardiogram, Holter monitoring and radionuclide ventriculography. J Am Coll Cardiol 9:531–540
234. Kuchar DL et al (1986) Late potential after myocardial infarction: Natural history and prognostic significance. Circulation 74:1280–1286
235. Kuck KH (1998) The Cardiac Arrest Study Hamburg. Presented at the American College of Cardiology 47th Annnual Scientific, Atlanta, USA
236. Kuck KH, Cappato R et al (2000) Randomized comparison of antiarrhythmic drug therapy with implantable defibrillators in patients resuscitated from cardiac arrest: The Cardiac Arrest Study Hamburg (CASH). Circulation 102:748–754
237. Kuck KH, Schlüter M et al (1991) Radiofrequency current catheter ablation of accessory atrioventricular pathways. Lancet 337:1557–1561
238. Kuck KH et al (1991) Single-catheter approach to radiofrequency current ablation of left-sided accessory pathways in patients with Wolff-Parkinson-White-Syndrome. Circulation 84:2366–2375
239. Kugler JD, Danford DA et al (1994) Radiofrequency catheter ablation for tachyarrhythmias in children and adolescents. N Engl J Med 330:1481–1487

240. Kühlkamp V et al (1989) Erfolgreiche Behandlung einer belastungsinduzierten therapierefraktären Tachykardie mit Verapamil. Z Kardiol 78:405–411
241. La Rovere MT, Bigger JT et al (1998) For the ATRAMI Investigators: Baroreflex sensitivity and heart-rate variability in prediction of total cardiac mortality after myocardial infarction. Lancet 351:478–484
242. La Rovere MT, Mortara A et al (1995) Baroreflex sensitivity. J Cardiovasc Electrophysiol 6:761–774
243. La Rovere MT et al (1988) Baroreflex sensitivity, clinical correlates, and cardiovascular mortality among patients with a first myocardial infarction: A prospective study. Circulation 78:816–824
244. Langberg JJ et al (1989) Catheter ablation of the atrioventricular junction with radiofrequency energy. Circulation 80:1527–1535
245. Lee MA, Morady F et al (1991) Catheter modification of the atrioventricular junction with radiofrequency energy in patients with atrioventricular nodal reentry tachycardia. Circulation 83:827–835
246. Leenhardt A, Lucet V et al (1995) Catecholaminergic polymorphic ventricular tachycardia in children: a 7-year follow-up of 21 patients. Circulation 91:1512–1519
247. Lehmann MH et al (1988) The automatic implantable cardioverter defibrillator as antiarrhythmic treatment modality of choice survivors of cardiac arrest unrelated to acute myocardial infarction. Am J Cardiol 62:803–805
248. Lemery R et al (1989) Nonischemic ventricular tachycardia. Clinical course and long-term follow-up in patients without clinically overt heart disease. Circulation 79:990–999
249. Lemery R et al (1989) Nonischemic sustained ventricular tachycardia: Clinical outcome in 12 patients with arrhythmogenic right ventricular dysplasia. J Am Coll Cardiol 14:96–105
250. Lemke B, Fischer W et al (1996) Richtlinien zur Herzschrittmachertherapie: Indikationen, Systemwahl, Nachsorge der „Kommission für Klinische Kardiologie" der Deutschen Gesellschaft für Kardiologie – Herz- und Kreislaufforschung. Z Kardiol 85:611–627
251. Lengfelder W et al (1991) Herzrhythmusstörungen und plötzlicher Herztod nach akutem Myokardinfarkt: Abschätzung des Risikos. Herz/Kreisl 23:9–14
252. Levy D, Anderson KM et al (1982) Risk of ventricular arrhythmias in left ventricular hypertrophy: the Framingham Heart Study. Am J Cardiol 60:560–565
253. Levy D, Garrison RJ et al (1989) Left ventricular mass and incidence of coronary heart disease in an elderly cohort. The Framingham Heart Study. Ann Intern Med 110:101–107
254. Lévy S, Breithardt G et al (1998) Atrial fibrillation: current knowledge and recommendations for management. Eur Heart J 19:1294–1320
255. Lévy S, Lauribe P et al (1992) A randomized comparison of external and internal cardioversion of chronic atrial fibrillation. Circulation 86:1415–1420
256. Lévy S, Ricard P et al (1997) Multicenter low energy transvenous atrial defibrillation. J Am Coll Cardiol 29:750–755
257. Lewalter T, Jung W et al (1999) QT-Dispersion. Dt Ärztebl 96:A-1835–1838
258. Lie KI, Wellens HJJ et al (1976) Bundle branch block and acute myocardial infarction. In: Wellens HJJ, Lie KI, Janse MJ (eds) The conduction system of the heart. Lea & Febiger, Philadelphia, pp 662–672
259. Linde C, Gadler F et al (1995) Results of atrioventricular synchronous pacing with optimized delay in patients with severe congestive heart failure. Am J Cardiol 75:919–923
260. Lindinger A, Hofman W (1984) Langzeit-EKG-Befunde bei herzgesunden Kindern. Pädiat Pädol 19:59–70

261. Lindsay BD et al (1986) Improved selection of patients for programmed ventricular stimulation by frequency analysis of signal-averaged electrocardiograms. Circulation 73:675–683
262. Link MS, Costeas XF et al (1997) High incidence of appropriate implantable cardioverter defibrillator therapy in patients with syncope of unknown etiology and inducible ventricular arrhythmias. J Am Coll Cardiol 29:370–375
263. Lombardi F (1999) Heart rate variability: a contribution to a better understanding of the clinical role of heart rate. Eur Heart J Supplements 1 (Suppl H):H44–H51
264. Lown B et al (1962) The syndrome of short P-R interval, normal QRS complex and paroxysmal rapid heart action. Circulation 5:693
265. Lown B et al (1971) Approaches to sudden death from coronary heart disease. Circulation 44:130
266. Lüderitz B, Jung W (1996) Führen eines Kraftfahrzeugs nach Implantation eines Kardioverters/Defibrillators bei malignen Herzrhythmusstörungen. Dtsch med Wschr 121:119–123
267. Lullies H et al (1970) Taschenbuch der Physiologie. Gustav Fischer Verlag, Stuttgart
268. Malik M (1997) Analysis of clinical follow-up databases: risk stratification studies and prospective trial design. PACE 20:2533–2544
269. Malik M, Camm AJ (1996) Should QT_C be expressed in the same units as the QT interval? PACE 19:1531–1534
270. Malliani A, Pagani M et al (1991) Cardiovascular neural regulation explored in the frequency domain. Circulation 84:482–492
271. Mangrum JM, DiMarco J (2000) The evaluation and management of bradycardia. N Engl J Med 342:703–709
272. Mann DE et al (1985) Importance of pacing site in entrainment of ventricular tachycardia. J Am Coll Cardiol 5:781–787
273. Manolis AS et al (1989) Clinical experience in seventy-seven patients with the automatic implantable cardioverter-defibrillator. Am Heart J 118:445–450
274. Marcus F et al (1982) Right ventricular dysplasia: a report of 24 adult cases. Circulation 65:384–398
275. Martel J et al (1978) Das Sinusknoten-Syndrom. Z Allg Med 54:960
276. Masini G, Dianda R et al (1975) Analysis of sino-atrial conduction in man using premature atrial stimulation. Cardiovasc Res 9:498
277. Mason JW (1993) A comparison of electrophysiologic testing with Holter monitoring to predict antiarrhythmic-drug efficacy for ventricular tachyarrhythmias. Electrophysiologic Study versus Electrocardiographic Monitoring Investigators. N Engl J Med 329:445–451
278. Mason JW (1993) A comparison of seven antiarrhythmic drugs in patients with ventricular tachyarrhythmias. Electrophysiologic Study versus Electrocardiographic Monitoring Investigators. N Engl J Med 329:452–458
279. Mason JW (1987) Drug therapy: Amiodarone. N Engl J Med 316:455
280. Mason LW et al (1978) Electrode catheter arrhythmias induction in the selection and assessment of antiarrhythmic drug therapy for recurrent ventricular tachycardia. Circulation 58:971–977
281. Mason LW et al (1982) Surgery for ventricular tachycardia: efficacy of left ventricular aneurysm resection compared with operation guided by electrical activation mapping. Circulation 65:1148–1155
282. McClements BM, Adgey JAA (1993) Value of signal-averaged electrocardiography, radionuclide, ventriculography, Holter monitoring and clinical variables for prediction of arrhythmic events in survivors of acute myocardial infarction in the thrombolytic era. J Am Coll Cardiol 21:1419–1427

283. McKee PA, Castelli SP et al (1971) The natural history of congestive heart failure: the Framingham Heart Study. N Engl J Med 285:1441–1446
284. McKenna W et al (1984) Amiodarone for long-term management of patients with hypertrophic cardiomyopathy. Am J Cardiol 54:802
285. McLenachan JM, Henderson E et al (1987) Ventricular arrhythmias in patients with hypertensive left ventricular hypertrophy. N Engl J Med 317:787–792
286. Meinertz T et al (1984) Significance of ventricular arrhythmias in idiopathic dilated cardiomyopathy. Am J Cardiol 53:902
287. Meinertz T et al (1985) Determinants of prognosis in idiopathic dilated cardiomyopathy as determined by programmed electrical stimulation. Am J Cardiol 56:337–345
288. Melgarejo-Moreno A, Galcerá-Tomás J et al (1997) Incidence, clinical characteristics, and prognostic significance of right bundle-branch block in acute myocardial infarction. A study in the thrombolytic era. Circulation 96:1139–1144
289. Mendez C et al (1985) Triggered activity, its possible role in cardiac arrhythmias. In: Zipes DP, Jalife J (eds) Cardiac electrophysiology and arrhythmias. Grune and Stratton, Orlando, p 311
290. Messerli FH, Ventura HO et al (1984) Hypertension and sudden death, increased ventricular ectopic activity in left ventricular hypertrophy. Am J Med 77:18–22
291. Michaelides AP, Psomadaki ZD et al (1999) Improved detection of coronary artery disease by exercise electrocardiography with the use of right precordial leads. N Engl J Med 340:340–345
292. Michaëlsson M, Jonzon A et al (1995) Isolated congenital complete atrioventricular block in adult life: a prospective study. Circulation 92:442–449
293. Militianu A, Salacata A et al (1997) Implantable cardioverter defibrillator utilization among device recipients presenting exclusively with syncope or near-syncope. J Cardiovasc Electrophysiol 8:1087–1097
294. Mirowski M et al (1980) Termination of malignant ventricular arrhythmias with implantable automatic defibrillator in human beings. N Engl J Med 303:322
295. Mirowski M, Mower M et al (1970) Standby automatic defibrillator: an approach to prevention of sudden coronary death. Arch Intern Med 126:158
296. Mirvis DM (1985) Spatial variation of QT intervals in normal persons and patients with acute myocardial infarction. J Am Coll Cardiol 5:625–631
297. Mittleman RS, Candinas R et al (1994) Comparison of spectral temporal mapping to the time domain signal-averaged electrocardiogram in normal subjects and in patients with coronary artery disease and sustained ventricular tachycardia. PACE 17:892–900
298. Moak JP et al (1984) Induction and termination of triggered activity by pacing in isolated canine Purkinje fibers. Circulation 69:149–162
299. Moe GK et al (1977) A mathematical model of parasystole and its application to clinical arrhythmias. Circulation 56:968–973
300. Moe GK (1962) On the multiple wavelet hypothesis of atrial fibrillation. Arch Int Pharmacodyn Ther 140:183
301. Morady F (1999) Radio-frequency ablation as treatment for cardiac arrhythmias. N Engl J Med 340:534–544
302. Morady F et al (1983) Electrophysiologic testing in the management of survivors of out-of-hospital-cardiac arrest. Am J Cardiol 51:85–89
303. Morady F et al (1984) Clinical features and prognosis of patients with out-of-hospital cardiac arrest and a normal electrophysiologic study. J Am Coll Cardiol 4:49–54
304. Morton M, Reid P (1994) Historical development of the automatic implantable cardioverter/defibrillator. In: Naccarella G, Veltri E (eds) Implantable cardioverter/defibrillators. Blackwell, Boston, p 15

305. Moss AJ (1996) Correct the QT interval correctly: QTc should be expressed in the same unit as the QT interval. PACE 19:881
306. Moss AJ, Hall WJ et al (1996) Improved survival with an implanted defibrillator in patients with coronary disease at high risk for ventricular arrhythmia. Multicenter Automatic Defibrillator Implantation Trial Investigators. N Engl J Med 335:1933–1940
307. Moss AJ et al (1979) Unilateral cervicothoracic sympathic ganglionectomy for the treatment of long QT interval syndrome. N Engl J Med 285:903–904
308. Moss AJ et al (1979) Ventricular ectopy and their relation to sudden and nonsudden cardiac death after myocardial infarction. Circulation 60:998–1005
309. Mukharji J et al and the MILIS Study Group (1984) Risk factors for sudden cardiac death after acute myocardial infarction. Am J Cardiol 54:31–41
310. Mullins CB, Atkins JM (1976) Prognoses and management of ventricular conduction blocks in acute myocardial infarction. Mod Concepts Cardiovasc Dis 45:129–134
311. Munger TM, Packer DL et al (1993) A population study of the natural history of Wolff-Parkinson-White Syndrome in Olmsted County, Minnesota, 1953–1989. Circulation 87:866–873
312. Murphy ML et al (1984) Reevaluation of electrocardiographic criteria of left, right and combined cardiac ventricular hypertrophy. Am J Cardiol 53:1140
313. Myerburg RJ et al (1989) A biological approach to sudden cardiac death structure, function and cause. Am J Cardiol 63:1512–1516
314. Myerburg RJ et al (1989) Time to first shock and clinical outcome in patients receiving an automatic implantable cardioverter-defibrillator. J Am Cardiol 14:508–514
315. Nademanee K, Veerakul G et al (1997) Arrhythmogenic marker for the sudden unexplained death syndrome in Thai men. Circulation 96:2595–2600
316. Nagashima M, Matsushima M, Ogawa A, Ohsuga A, Kaneko T, Yazaki T, Okajima M (1987) Cardiac arrhythmias in healthy children revealed by 24-hour ambulatory ECG monitoring. Ped Cardiol 8:103–108
317. Nalos PC et al (1987) The signal-averaged electrocardiogram as a screening test for inducibility of sustained ventricular tachycardia in high risk patients: a prospective study. J Am Coll Cardiol 9:539–548
318. Narula OS (1979) Atrioventricular block: In: Narula OS (ed) Cardiac arrhythmias. Williams and Wilkins, Baltimore
319. Narula OS (1979) Clinical and electrophysiological evaluation of sinus node function: In: Narula OS (ed) Cardiac arrhythmias. Williams and Wilkins, Baltimore
320. Nau GJ et al (1982) Modulation of parasystolic activity by nonparasystolic beats. Circulation 66:462–467
321. Neuss H (2000) Vorhofflimmern (Teil VII): Vermeidung thromboembolischer Komplikationen. Herz/Kreisl 32:184–194
322. Neuss H (1999) Vorhofflimmern (Teil V): Morphologisches Substrat und Elektrophysiologie. Herz/Kreisl 31:313–325
323. Neuss H et al (1975) Analysis of reentry mechanisms in three patients with concealed Wolff-Parkinson-White Syndrome. Circulation 51:75–82
324. Neuzner J, Pitschner HF et al (1994) Klinische Bedeutung des Ajmalin-Tests in der nicht-invasiven Diagnostik bei Wolff-Parkinson-White-Syndrom. Dtsch med Wschr 119:985–989
325. Nishimura RA, Trusty JM et al (1997) Dual-chamber pacing for hypertrophic cardiomyopathy: a randomized, double-blind, crossover trial. LJ Am Coll Cardiol 29:435–441

326. Odemuywa O, Malik M et al (1991) Comparison of the predictive characteristics of heart rate variability index and left ventricular ejection fraction for all-cause mortality, arrhythmic events and sudden death after acute myocardial infarction. Am J Cardiol 68:434–439
327. Olegin JE, Kalman JM et al (1995) Role of right atrial endocardial structures as barriers to conduction during human type I atrial flutter. Circulation 92:1839–1848
328. Pagani M, Lombardi F et al (1986) Power spectral analysis of heart rate and arterial pressure variabilities as a marker of sympathovagal interaction in man and conscious dog. Circ Res 59:178–193
329. Paladino G (1876) Contribuzione a l'anatomia, histologia e fisiologia del cuore. Moiv Med Chir (Napoli) 8:428
330. Paul T, Pfammatter JP (1994) Supraventrikuläre Tachykardien im Säuglings- und Kindesalter. Monatsschr Kinderheilkd 142:774–780
331. Petersen P, Boysen G et al (1989) Placebo-controlled, randomised trial of warfarin and aspirin for prevention of thromboembolic complications in chronic atrial fibrillation. The Copenhagen AFASAK study. Lancet 1:175
332. Pfammatter JP, Paul T, on behalf of the Working Group on Dysrhythmias and Electrophysiology of the Association for European Pediatric Cardiology (1999) Idiopathic ventricular tachycardia in infancy and childhood: a multicenter study on clinical profile and outcome. J Am Coll Cardiol 33:2067–2072
333. Pfisterer M, Kiowski W et al (1993) Beneficial effect of amiodarone on cardiac mortality in patients with asymptomatic complex ventricular arrhythmias after acute myocardial infarction and preserved but not impaired left ventricular function. Am J Cardiol 69:1399–1402
334. Pfisterer M, Kiowski W et al (1993) Long-term benefit of 1-year amiodarone treatment for persistent complex ventricular arrhythmias after myocardial infarction. Circulation 87:309–311
335. Pitschner HF, Neuzner J (1996) Katheterablation bei supraventrikulären Tachykardien. Z Kardiol 85 (Suppl 6):45–60
336. Priori S, Barhanin J et al (1999) Genetic and molecular basis of cardiac arrhythmias: impact on clinical management, Parts I and II. Circulation 99:518–528
337. Proclemer A, Basadonna PT et al (1997) Cardiac magnetic resonance imaging findings in patients with right ventricular outflow tract premature contractions. Eur Heart J 18:2002–2010
338. Prystowsky EN, Miles WM et al (1986) Induction of ventricular tachycardia during programmed electrical stimulation: analysis of pacing methods. Circulation 73:II32–38
339. Psychopharmaka (1998) Klinikarzt 5/27:XX–XXIV
340. Puech P et al (1976) Incidence of different types of AV block and their localisation by His bundle recordings. In: Wellens HJJ, Lie KI, Janse MJ (eds) The conduction system of the heart. Nijhoff, The Hague
341. Puech P et al (1983) Clinical electrophysiology of atrioventricular block. Cardiol Clin 1:209
342. Rizzon P, Di Biase M et al (1974) Intraventricular conduction defects in acute myocardial infarction. Br Heart J 36:660–668
343. Robles De Medina O et al (1974) Modulated parasystole as a mechanism of ventricular ectopic activity leading to ventricular fibrillation. Am J Cardiol 63:1326–1332
344. Roden DM (2000) Impact of recent molecular studies on evaluation of ventricular arrhythmias. J Intervent Cardiac Electrophysiol 4:7–16

345. Rodriguez LM, Smeets J et al (1993) The 12-lead electrocardiogram in midseptal, anteroseptal, posteroseptal, and right free wall accessory pathways. Am J Cardiol 72:1274–1280
346. Rodriguez LM, Smeets JLRM et al (1993) Improvement in left ventricular function by ablation of atrioventricular nodal conduction in selected patients with lone atrial fibrillation. Am J Cardiol 72:1137–1141
347. Romano C et al (1963) Aritme cardiache rare delleta pediatrica. Clin Pediatr 45:656
348. Romhilt DW, Estes EH (1968) A point-score system for the ECG diagnosis of left ventricular hypertrophy. Am Heart J 75:752–759
349. Rosen KM et al (1973) Mobitz type II block with narrow QRS complex and Adams Stokes attacks. Arch Intern Med 132:595
350. Rosen KM et al (1974) Demonstration of dual atrioventricular nodal pathways in man. Am J Cardiol 31:291–294
351. Rosenbaum DS, Jackson LE et al (1994) Electrical alternans and vulnerability to ventricular arrhythmias. N Engl J Med 330:235–241
352. Rosenquist M, Beyer T et al (1998) Adverse events with transvenous implantable cardioverter-defibrillators: a prospective multicenter study. Circulation 98:663–670
353. Ross DL et al (1985) Curative surgery for atrioventricular junctional ("AV nodal") reentrant tachycardia. J Am Coll Cardiol 6:1383–1392
354. Roy D, Talajic M et al (2000) Amiodarone to prevent recurrence of atrial fibrillation. N Engl J Med 342:913–920
355. Roy D et al (1983) Clinical characteristic and long-term follow-up in 119 survivors of cardiac arrest: relation to inducibility at electrophysiologic testing. Am J Cardiol 52:969–974
356. Ruberman W et al (1977) Ventricular premature beats and mortality after myocardial infarction. N Engl J Med 297:750–755
357. Ruskin JN et al (1980) Out-of-hospital cardiac arrest: electrophysiologic observations and selection of long-term antiarrhythmic therapy. N Engl J Med 303:607–612
358. Ruskin JN et al (1983) Antiarrhythmic drugs a potential cause of out-of-hospital cardiac arrest. N Engl J Med 309:1302–1306
359. Sack S, Franz R et al (1999) Can right-sided atrioventricular sequential pacing provide benefit for selected patients with severe congestive heart failure? Am J Cardiol 83:124D–129D
360. Saksena S, Prakash A et al (1996) Prevention of recurrent atrial fibrillation with chronic dual-site right atrial pacing. J Am Coll Cardiol 28:687–694
361. Sandoe E et al (1984) Arrhythmia – Diagnosis and Management. Fachmed AG, St. Gallen
362. Saxon LA, Boehmer JP et al (1999) Biventricular pacing in patients with congestive heart failure: two prospective randomized trials. Am J Cardiol 83:120D–123D
363. Schäfers M, Lerch H et al (1998) Cardiac sympathetic innervation in patients with idiopathic right ventricular outflow tract tachycardia. J Am Coll Cardiol 32:181–186
364. Schamroth L (1979) The disorders of cardiac rhythm. Blackwell Scientific Publications, Oxford
365. Scheinman MM et al (1984) Catheter ablation of the atrioventricular junction. A report of the percutaneous mapping and ablation registry. Circulation 70:1024
366. Scherlag BJ et al (1969) Catheter technique for recording His bundle activity in man. Circulation 39:13

367. Schillaci G, Verdecchia P et al (1994) Improved electrocardiographic diagnosis of left ventricular hypertrophy. Am J Cardiol 74:714–719
368. Schlepper M (1983) Differentialdiagnose der Herzrhythmusstörungen. Spezielle Syndrome. In: Lüderitz B (Hrsg) Handbuch der Inneren Medizin – Herzrhythmusstörungen. Springer, Berlin
369. Schmidt G, Marek M et al (1999) Heart-rate turbulence after ventricular premature beats as a predictor of mortality after acute myocardial infarction. Lancet 353:1390–1396
370. Schoels W, Bethge KP et al (2000) Alltagsprobleme in der Praxis: Die ventrikuläre Extrasystolie. Dtsch Med Wschr (im Druck)
371. Schwartz PJ (1999) The neural control of heart rate and risk stratification after myocardial infarction. Eur Heart J Supplements 1 (Suppl H):H33–H43
372. Schwartz PJ, Stramba-Badiale M et al (1998) Prolongation of the QT interval and the sudden infant death syndrome. N Engl J Med 338:1709–1714
373. Schwartz PJ, Locati EH et al (1995) The long QT syndrome. In: Zipes DP, Jalife J (eds) Cardiac Electrophysiology: From Cell to Bedside, 2nd ed. WB Saunders, Philadelphia, pp 788–811
374. Schwartz PJ, Moss AJ et al (1993) Diagnostic criteria for the long QT syndrome. An update. Circulation 88:782–784
375. Schwartz PJ et al (1988) Autonomic mechanism and sudden death: new insights from analysis of baroreceptor reflexes in conscious dog with and without a myocardial infarction. Circulation 78:969–979
376. Schwartz PJ et al (1985) The idiopathic long Qt syndrome: Pathogenesis, mechanisms and therapy. Eur Heart J 6:104–114
377. Schwartz PJ (1985) The idiopathic long QT syndrome: progress and questions. Eur Heart J 109:399–411
378. Schwartz PJ et al (1975) The long QT syndrome. Am Heart J 89:378
379. Sealy WC (1983) Effectiveness of surgical management of the Wolff-Parkinson-White-Syndrome. Am J Surg 145:756
380. Sefrin P (2000) Die „neuen" Reanimationsempfehlungen: Stellungnahme des Deutschen Beirates für Erste Hilfe und Wiederbelebung der Bundesärztekammer. Dtsch Ärzteblatt 97:B630–B632
381. Seipel L et al (1975) Die atrioventrikuläre Erregungsleitung beim Lown-Ganong-Levine-Syndrom. Z Kardiol 64:20–27
382. Sgarbossa EB (1996) Recent advances in the electrocardiographic diagnosis of myocardial infarction: left bundle branch block and pacing. PACE 19:1370–1379
383. Sgarbossa EB, Pinski SL et al (1996) Early electrocardiographic diagnosis of acute myocardial infarction in the presence of ventricular paced rhythm. Am J Cardiol 77:423–424
384. Sgarbossa EB, Pinski SL et al (1996) Electrocardiographic diagnosis of evolving acute myocardial infarction in the presence of left bundle-branch block. N Engl J Med 334:481–487
385. Sheldon RS, Gent M et al (1997) North American Vasovagal Pacemaker Study: study design and organization. PACE 20:844–848
386. Shinbane JS, Chu E et al (1997) Evaluation of acute dual-chamber pacing with a range of atrioventricular delays on cardiac performance in refractory heart failure. J Am Coll Cardiol 30:1295–1300
387. Siebels J, Kuck KH (1994) Implantable cardioverter defibrillator compared with antiarrhythmic drug treatment in cardiac arrest survivors (the Cardiac Arrest Study Hamburg). Am Heart J 127:1139–1144
388. Simson MB (1981) Identification of patients with ventricular tachycardia after myocardial infarction from signals in the terminal QRS complex. Circulation 64:235

389. Singh BN (1998) Antiarrhythmic drugs: a reorientation in light of recent developments in the control of disorders of rhythm. Am J Cardiol 81:3D–13D
390. Singh SN, Fletcher RD et al (1995) Amiodarone in patients with congestive heart failure and asymptomatic ventricular arrhythmia. Survival Trial of Antiarrhythmic Therapy in Congestive Heart Failure. N Engl J Med 333:77–82
391. Smith JM, Clancy EA et al (1988) Electrical alternans and cardiac electrical instability. Circulation 77:110–121
392. Sokolow M, Lyon TP (1949) The ventricular complex in left ventricular hypertrophy as obtained by unipolar precordial and limb leads. Am Heart J 37:161–186
393. Southall DP, Johnston F, Shinebourne EA, Johnston PGB (1981) 24-hour electrocardiographic study of heart rate and rhythm patterns in a population of healthy children. Br Heart J 45:281–291
394. Stafford PJ, Turner I et al (1991) Quantitative analysis of signal-averaged P waves in idiopathic paroxysmal atrial fibrillation. Am J Cardiol 68:751–755
395. Steinbeck G, Andresen D et al (1992) A comparison of electrophysiologically guided antiarrhythmic drug therapy with beta blocker therapy in patients with symptomatic, sustained ventricular tachyarrhythmias. N Engl J Med 327:987–992
396. Steinbeck G, Lüderitz B (1976) Comparative study of sinoatrial conduction time and sinus node recovery time. Br Heart J 37:956
397. Steinberg JS, Prystowsky E et al (1994) Use of the signal-averaged electrocardiogram for predicting inducible ventricular tachycardia in patients with unexplained syncope: relation to clinical variables in a multivariate analysis. J Am Coll Cardiol 23:99–106
398. Steinberg JS, Zelenkofske S et al (1993) The value of the P-wave signal-averaged electrocardiogram for predicting atrial fibrillation after cardiac surgery. Circulation 88:2618–2622
399. Stellbrink C, Breithardt OA et al (2000) Biventrikuläre Stimulation bei Herzinsuffizienz. Internist 41:262–268
400. Stevenson WG et al (1990) Treatment of catecholamine-sensitive right ventricular tachycardia by endocardial catheter ablation. J Am Coll Cardiol 16:752–755
401. Stoletniy LN, Pai RG (1997) Value of QT dispersion in the interpretation of exercise stress in women. Circulation 96:904–910
402. Strauss HC, Bigger JT et al (1976) Electrophysiologic evaluation of sinus node function in patients with sinus node dysfunction. Circulation 53:763
403. Stroke Prevention in Atrial Fibrillation Investigators (1993) Warfarin versus aspirin for prevention of thromboembolism in atrial fibrillation: stroke prevention in atrial fibrillation II study. Lancet 343:687
404. Stroke Prevention in Atrial Fibrillation Investigators (1994) Stroke prevention in atrial fibrillation study: final results. Circulation 84:527–539
405. Stroke Prevention in Atrial Fibrillation Investigators (1990) Preliminary report of the Stroke Prevention in Atrial Fibrillation Study. N Engl J Med 322:863–868
406. Sulpizi AM et al (1987) Value of electrophysiologic testing in patients with non-sustained ventricular tachycardia. Am J Cardiol 59:841–845
407. Sutton R (1994) Vasovagal syncope: clinical presentation, classification and management. In: Aubert AE, Ector H, Stroobandt R (eds) Cardiac Pacing and Electrophysiology: A Bridge to the 21st entury. Kluwer Academic Publishers, Dordrecht, The Netherlands, pp 15–22
408. Sutton R, Petersen M et al (1992) Proposed classification for tilt-induced vasovagal syncope. Eur J Cardiac Pacing Electrophysiol 2:180–183
409. Symanski JD, Nishimura RA (1996) The use of pacemakers in the treatment of cardiomyopathies. Curr Probl Cardiol 21:385–443

410. Task Force of the Working Group on Arrhythmias of the European Society of Cardiology (1991) The Sicilian Gambit: A new approach to the classification of antiarrhythmic drugs based on their actions on arrhythmogenic mechanisms. Circulation 84:1831–1851
411. Tawara S (1906) Das Reizleitungssystem des Säugetierherzens. Gustav Fischer, Jena
412. Tchou PJ et al (1988) Automatic implantable cardioverter defibrillators and survival of patients with left ventricular dysfunction and malignant ventricular arrhythmias. Ann Intern Med 109:529–534
413. The Antiarrhythmic versus Implantable Defibrillators (AVID) Investigators (1997) A comparison of antiarrhythmic-drug therapy with implantable defibrillators on patients resuscitated from near-fatal ventricular arrhythmias. N Engl J Med 337:1576–1583
414. The Boston Area Anticoagulation Trial for Atrial Fibrillation Investigators (1990) The effect of low-dose warfarin on the risk of stroke in patients with nonrheumatic atrial fibrillation. N Engl J Med 323:1505–1511
415. The Caps Investigators (1986) The cardiac arrhythmia pilot study. Am J Cardiol 57:91
416. The Cardiac Arrhythmia Suppression Trial (CAST) Investigators (1989) Preliminary report: effect of encainide and flecainide on mortality in a randomized trial of arrhythmia suppression after myocardial infarction. N Engl J Med 321:406–412
417. The CASCADE Investigators (1993) Randomized antiarrhythmic drug therapy in survivors of cardiac arrest (the CASCADE Study). Am J Cardiol 72:280–287
418. Timmermans C, Smeets J et al (1995) Aborted sudden death in the Wolff-Parkinson-White Syndrome. Am J Cardiol 76:492–494
419. Torner W, Montoya P et al (1991) Ventricular fibrillation in the Wolff-Parkinson-White syndrome. Europ Heart J 12:144–150
420. Touboul P (1999) A decade of clinical trials: CAST to AVID. Eur Heart J Supplements 1:C2–C10
421. Tröster S et al (1991) Vorhofflimmern bei Patienten einer Medizinischen Klinik – ein Marker für Multimorbidität und ungünstige Prognose. Med Klinik 86:338–343
422. Tzivoni D et al (1988) Treatment of torsade de pointes with magnesium sulfate. Circulation 77:392–397
423. Uther JB et al (1987) The prognostic significance of programmed ventricular stimulation after myocardial infarction: a review. Circulation 75 (Suppl III):III-161
424. Vanagt E et al (1981) The electrocardiogram in digitalis intoxication. In: Wellens HJJ, Kulbertus E (eds) What's new in electrocardiography. Nijhoff, The Hague
425. Vandenberg B, Sagar K et al (1989) Electrocardiographic criteria for diagnosis of left ventricular hypertrophy in the presence of complete right bundle branch block. Am J Cardiol 63:1080–1084
426. Vatterott PJ et al (1988) Signal-averaged electrocardiography: a new noninvasive test to identify patients at risk for ventricular arrhythmias. Mayo Clin Proc 63:931–936
427. Vaughan Williams EM (1975) Classification of antidysrhythmic drugs. Pharmac Therap Bull 1:115
428. Velebit V et al (1982) Aggravation and provocation of ventricular arrhythmias by antiarrhythmic drugs. Circulation 65:886
429. Veltri E et al (1989) The automatic implantable cardioverter-defibrillator: six year clinical experience. In: Kapoor AS (ed) Interventional Cardiology. Springer, New York
430. Vidaillet HJ et al (1987) Familial occurrence of accessory atrioventricular pathways (pre-excitation syndrome). N Engl J Med 34:65–69

431. Vorstand der Deutschen Gesellschaft für Kardiologie – Herz- und Kreislaufforschung (Hrsg) (2000) Leitlinien zur Implantation von Defibrillatoren. Z Kardiol 89:126–135
432. Waldo AL, Camm A et al (1996) Effect of d-sotalol on mortality in patients with left ventricular dysfunction after recent and remote myocardial infarction. Lancet 348:7–12
433. Waldo AL, Henthorn RW et al (1984) Atrial flutter-recent observations in man. In: Josephson ME, Wellens HJJ (eds) Tachycardias: mechanisms, diagnosis, treatment. Lea & Febiger, Philadelphia, pp 113–135
434. Wang Q, Shen J et al (1995) Cardiac sodium channel mutations in patients with long QT syndrome, an inherited cardiac arrhythmia. Hum mol Genet 4:1603–1607
435. Wehr M et al (1988) Wechselndes AV-Intervall während DDD-Stimulation bei einem Patienten mit Sinusknoten-Syndrom. Herzschrittmacher 3:126
436. Wehr M et al (1985) Was ist gesichert in der Therapie tachykarder Herzrhythmusstörungen? Internist 26:741
437. Wehr M (1986) Elektrische Terminierung von AV-Knoten-reentry-Tachykardien. Herzschrittmacher 6:134
438. Wehr M et al (1990) Repetitive monomorphe idiopathische ventrikuläre Tachykardie – atypische Manifestation einer modulierten Parasystolie? Herz/Kreisl 22:422–425
439. Wehr M (1990) Magnesium und Herzrhythmusstörungen. In: Weidinger H (Hrsg) Medizin, Management, Magnesium. Blackwell Ueberreuter Wissenschaft. Berlin, pp 119–205
440. Wehr M et al (1985) Flecainide-induced aggravation of ventricular arrhythmias. Am J Cardiol 55:1643
441. Weinlich M, Hölzer H et al (2000) Rechtliche Aspekte bei der Frühdefibrillation durch geschulte Laienhelfer. Versicherungsmed 52:90–92
442. Weirich J et al (1991) Neue Aspekte zur frequenzabhängigen Wirkung von Klasse-1-Antiarrhythmika. Eine kritische Analyse der gebräuchlichen Subklassifikation. Z Kardiol 80:177–186
443. Welch PJ, Page RL et al (1999) Management of ventricular arrhythmias. J Am Coll Cardiol 34:621–630
444. Wellens HJJ (1999) The value of the right precordial leads of the electrocardiogram. N Engl J Med 340:381–383
445. Wellens HJJ 1967–1997 (1998) Thirty years of cardiac arrhythmias. Eur Heart J 19:984–989
446. Wellens HJJ (1996) Acute myocardial infarction and left bundle-branch block – can we lift the veil? N Engl J Med 334:528–529
447. Wellens HJJ (1993) Right ventricular infarction. N Engl J Med 328:1036–1038
448. Wellens HJJ, Lau CP et al for the METRIX Investigators (1998) Atrioverter: an implantable device for the treatment of atrial fibrillation. Circulation 98:1651–1656
449. Wellens HJJ et al (1978) The value of electrocardiogram in the differential diagnosis of a tachycardia with a widened QRS complex. Am J Med 64:27
450. Wellens HJJ et al (1981) The differentiation between ventricular and supraventricular tachycardia with aberrant conduction. The value of the 12 lead electrocardiogram. In: Wellens HJJ, Kulbertus HE (eds) What's new in electrocardiography. Nijhoff, The Hague
451. Wellens HJJ (1980) Effect of drug in the Wolff-Parkinson-White syndrome. Importance of initial length of effective refractory period of the accessory pathway. Am J Cardiol 46:665

452. Wellens HJJ et al (1975) The role of an atrioventricular bypass tract in reciprocal tachycardia. Circulation 52:58
453. Wellens HJJ et al (1986) Programmed electrical stimulation. Its value in the management of ventricular arrhythmias in coronary heart disease. Progr Cardiovasc Dis 24:165
454. Wellens HJJ et al (1972) Electrical stimulation of the heart in patients with ventricular tachycardia. Circulation 46:216
455. Wellens HJJ (1986) The electrocardiogram 80 years after Einthoven. J Am Coll Cardiol 7:484
456. Wellens HJJ et al (1987) Indications for use of intracardiac electrophysiologic studies for the diagnosis of site of origin and mechanism of tachycardias. Circulation 75:110
457. Wellens HJJ (1971) Electrical stimulation of the heart in the study and treatment of tachycardias. University Park Press, Baltimore
458. Wellens HJJ et al (1976) Observation on mechanisms of ventricular tachycardia in man. Circulation 54:237–242
459. Wellens HJJ et al (1980) Use of ajmaline in identifying patients with the Wolff-Parkinson-White syndrome and a short refractory period of their accessory pathway. Am J Cardiol 45:130–133
460. Wellens HJJ (1983) Wolff-Parkinson-White syndrome. Part 1 Mod. Concepts Cardiovasc Dis 52:53–56
461. Wellens HJJ et al (1985) Programmed electrical stimulation of the heart in patients with life-threatening ventricular arrhythmias: what is the significance of induced arrhythmias and what is the correct stimulation protocol? Circulation 72:1–8
462. Wellens HJJ et al (1990) The electrocardiogram in patients with multiple accessory atrioventricular pathways. J Am Coll Cardiol 16:745–751
463. Wellens HJJ et al (1989) Treatment of cardiac arrhythmias: when, how and where? J Am Coll Cardiol 14:1417–1428
464. Wever EFD, Hauer RNW et al (1995) Randomized study of implantable defibrillator as first choice therapy versus conventional strategy in postinfarct sudden death survivors. Circulation 91:2195–2203
465. Wijffels M, Kirchhof C et al (1995) Atrial fibrillation begets atrial fibrillation: a study in awake chronically instrumented goats. Circulation 92:1954–1968
466. Wilber DJ et al (1988) Out-of-hospital cardiac arrest. Use of electrophysiologic testing in the prediction of long-term outcome. N Engl J Med 318:19–24
467. Wilber DJ et al (1990) Electrophysiological testing and nonsustained ventricular tachycardia: use and limitations in patients with coronary artery disease and impaired left ventricular function. Circulation 82:350–360
468. Williamson BD, Man KC et al (1994) Radiofrequency catheter modification of atrioventricular conduction to control the ventricular rate during atrial fibrillation. N Engl J Med 331:910–917
469. Winkle RA et al (1989) Long-term outcome with the automatic implantable cardioverter-defibrillator. J Am Coll Cardiol 13:1353–1361
470. Wolf MM, Varigos GA et al (1978) Sinus arrhythmia in acute myocardial infarction. Med J Aust 2:52–53
471. Wolf PA et al (1978) Epidemiologic assessment of chronic atrial fibrillation and risk of stroke. The Framingham Study. Neurology 28:973–977
472. Wolferth CC et al (1933) The mechanism of production of short P-R intervals and prolonged QRS complexes in patients with presumably undamaged hearts. Hypothesis of an accessory pathway of auriculoventricular conduction (bundle of Kent). Am Heart J 8:297

473. Wolff L et al (1930) Bundle branch block with short PR interval in healthy young people prone to paroxysmal tachycardias. Am Heart J 5:685
474. Wyse D, Kavanagh K et al (1993) Comparison of biphasic and monophasic shocks for defibrillation using a non-thoracotomy system. Am J Cardiol 71:197
475. Yusuf S et al (1985) Beta blockade during and after myocardial infarction: an overview of the randomized trials. Prog Cardiovasc Dis 27:335–347
476. Zardini M, Yee R et al (1994) Risk of sudden arrhythmic death in the Wolff-Parkinson-White syndrome: current perspectives. PACE 17:966–975
477. Zehender M, Kasper W et al (1994) Eligibility for and benefit of thrombolytic therapy in inferior myocardial infarction: focus on the prognostic importance of right ventricular infarction. J Am Coll Cardiol 24:362–369
478. Zehender M, Kasper W et al (1993) Right ventricular infarction as an independent predictor of prognosis after acute inferior myocardial infarction. N Engl J Med 328:981–988
479. Zimmermann M et al (1986) Determinants of the spontaneous ectopic activity in repetitive monomorphic idiopathic ventricular tachykardia. J Am Coll Cardiol 7:1219–1224
480. Zipes DP, Wellens HJJ (1998) Sudden Cardiac Death. Circulation 98:2334–2351
481. Zipes DP (1989) Cardiac electrophysiology: promises and contributions. J Am Coll Cardiol 13:1329–1336

Anhang

Anhang 1. Pharmakokinetik von Antiarrhythmika/Betarezeptorblocker/Kalziumantagonisten

Substanz	Applikationsform	Bioverfügbarkeit [%]	Therap. Plasmakonz. [µg/ml]	Eliminations- halbwertzeit [h]	Renale Ausscheidung [%]	Dosierung [mg/die]
Chinidin	p.os.	ca. 80	2–4	ca. 6	ca. 25	500–1000
Disopyramid	p.os.	ca. 85	2–5	ca. 5–6	ca. 75	400–800
Procainamid	p.os.	ca. 75	4–8	ca. 2–7	ca. 40–60	3000–4500
Lidocain	i.v.	ca. 15–25	1,4–2,8	ca. 1–2	ca. 10	2–3×50 mg Bolus 2–4 mg/min i.v.
Mexiletin	i.v./p.os.	ca. 80–90	0,5–2	ca. 5–10	ca. 10	600–1000 p.os.
Phenytoin	i.v./p.os.	ca. 90	10–25	ca. 20–40	ca. 90–95	25 mg/min i.v. max. 750 mg i.v. 300 mg p.os.
Ajmalin	i.v.			ca. 0,2	10	1 mg/kg i.v.
Prajmaliumbitrat	p.os.	ca. 86	0,3–0,8	ca. 4–6	ca. 30–35	20–80 mg p.os.
Flecainid	i.v./p.os.	ca. 90	0,2–0,8	ca. 13–20	ca. 95	1,5–2 mg/kg i.v. max. 400 mg i.v. 200–300 mg p.os.
Propafenon	i.v./p.os.	ca. 50	0,2–1,5	ca. 4–5	ca. 20–40	1–2 mg/kg i.v. 450–900 mg p.os.
Amiodaron	i.v./p.os.	ca. 40–50	1–5	100–240	ca. 10	200–600 mg p.os. nach 10-tägiger Aufsätti- gung (1000–1200 mg/d) 300 mg i.v./15 min
Sotalol	i.v./p.os.	ca. 80–90	1–3	ca. 10	ca. 60–90	3×80–160 mg p.os.

Anhang 1 (Fortsetzung)

Substanz	Applikationsform	Bioverfügbarkeit [%]	Therap. Plasmakonz. [µg/ml]	Eliminations-halbwertzeit [h]	Renale Ausscheidung [%]	Dosierung [mg/die]
Propranolol	i.v./p.os.	30	3–6	10	90	5–20 mg i.v. 160–240 mg p.os.
Metoprolol	i.v./p.os.	50	3–5	18–24	95	5–15 mg i.v. 50–100 mg p.os.
Atenolol	p.os.	50	6–9	24–34	90	100–200
Bisoprolol	p.os.	90	10–12	24	95	5–10
Celiprolol	p.os.	73	4–5	24	50	200–400
Pindolol	i.v./p.os.	100	3–4	10–12	90	0,5–2 mg i.v. 15–30 mg p.os.
Nadolol	p.os.	30–40	20–24	48	70	60–120
Oxprenolol	i.v./p.os.	20–70	2	15	70–95	1–2 mg i.v. 40–160 mg p.os.
Diltiazem	i.v./p.os.	ca. 50	2,5–2,7	ca. 4–8	ca. 40	12–25 mg i.v. 180–360 mg p.os.
Gallopamil	p.os.	ca. 15–20	0,5–1	ca. 4–8	ca. 50–60	100–200
Verapamil	i.v./p.os.	ca. 15–20	0,07–0,2	ca. 4–7 chron. 12–16	ca. 80	5–10 mg i.v. Bolus 240–360 mg p.os.

Anhang 2. Kardiopulmonale Reanimation (CPR) nach dem Deutschen Beirat für Erste Hilfe und Wiederbelebung der Bundesärztekammer [380]

```
                    ┌─────────────────────┐
                    │ CPR-Basismaßnahmen  │
                    │     Erwachsene      │
                    └─────────────────────┘

          – Sicherung von Helfern und Betroffenen –

┌──────────────────────────────┐          ┌──────────────────┐
│    Bewusstsein prüfen        │          │    Überwachen    │
│    (anrufen, schütteln)      │── ja ──│    ggf. Notruf   │
│                              │          │   (veranlassen)  │
│    Atemwege frei machen      │          └──────────────────┘
│ (Kopf überstrecken, Kinn     │
│        anheben)              │
│                              │
│       Atmung prüfen          │
│    (sehen, hören, fühlen)    │
│                              │
│      Kreislauf prüfen        │
│      (maximal 10 s)          │
└──────────────────────────────┘
      │             │             │
┌───────────┐ ┌───────────┐ ┌───────────┐
│ Atmung ja │ │Atmung nein│ │Atmung nein│
│Kreislauf  │ │Kreislauf  │ │Kreislauf  │
│    ja     │ │    ja     │ │   nein    │
└───────────┘ └───────────┘ └───────────┘
      │             │             │
┌───────────────┐ ┌───────────────┐ ┌──────────────────┐
│Stabile        │ │10 × beatmen   │ │    Notruf        │
│Seitenlage     │ │Notruf         │ │ (veranlassen)    │
│Notruf         │ │(veranlassen)  │ │ Beatmung / Herz- │
│(veranlassen)  │ │Beatmung fort- │ │ druckmassage     │
│               │ │führen         │ │ 100 / min;       │
│               │ │Kreislauf      │ │ Verhältnis 2:15  │
│               │ │minütlich      │ │                  │
│               │ │prüfen         │ │                  │
└───────────────┘ └───────────────┘ └──────────────────┘
```

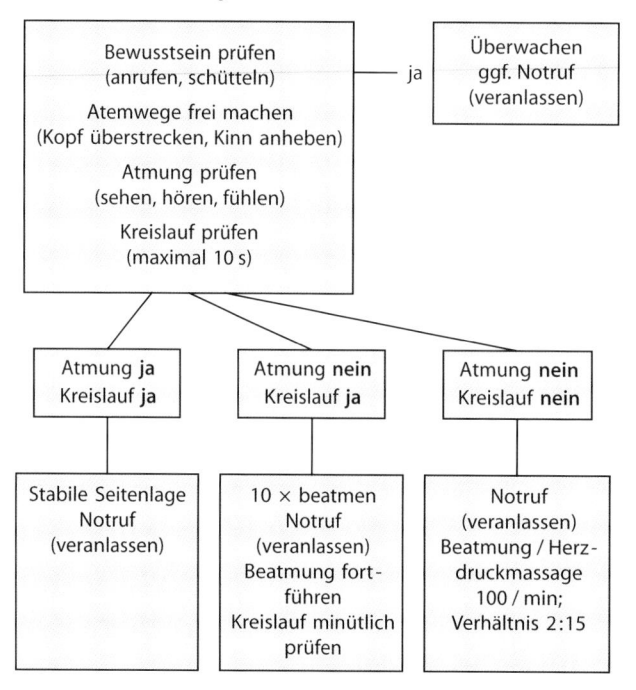

Anhang 297

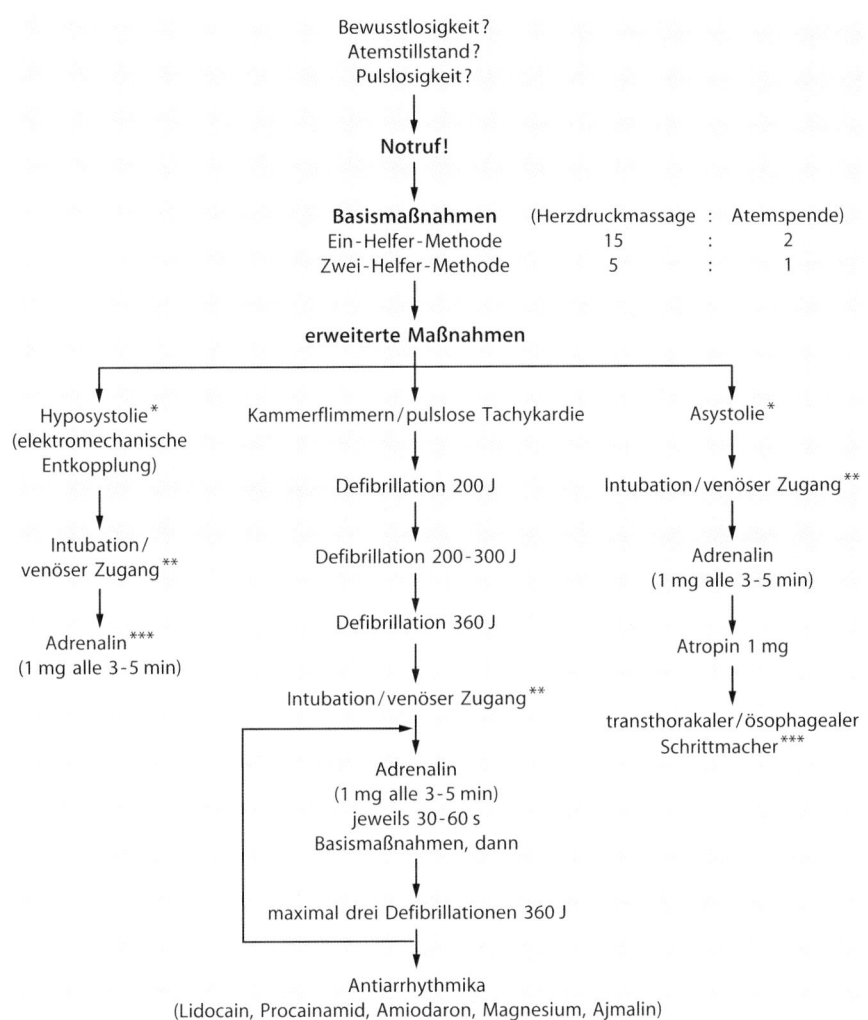

Anhang 3. Algorithmus der kardiopulmonalen Reanimation beim Erwachsenen [12]

Bewusstlosigkeit?
Atemstillstand?
Pulslosigkeit?
↓
Notruf!
↓

Basismaßnahmen	(Herzdruckmassage	:	Atemspende)
Ein-Helfer-Methode	15	:	2
Zwei-Helfer-Methode	5	:	1

↓
erweiterte Maßnahmen

Hyposystolie[*] (elektromechanische Entkopplung)	Kammerflimmern/pulslose Tachykardie	Asystolie[*]
↓	↓	↓
Intubation/ venöser Zugang[**]	Defibrillation 200 J	Intubation/venöser Zugang[**]
↓	↓	↓
Adrenalin[***] (1 mg alle 3-5 min)	Defibrillation 200-300 J	Adrenalin (1 mg alle 3-5 min)
	↓	↓
	Defibrillation 360 J	Atropin 1 mg
	↓	↓
	Intubation/venöser Zugang[**]	transthorakaler/ösophagealer Schrittmacher[***]
	↓	
	Adrenalin (1 mg alle 3-5 min) jeweils 30-60 s Basismaßnahmen, dann	
	↓	
	maximal drei Defibrillationen 360 J	
	↓	
	Antiarrhythmika (Lidocain, Procainamid, Amiodaron, Magnesium, Ajmalin)	

[*] Der Hyposystolie oder Asystolie liegen häufig eine primäre Hypoxie, Hypothermie, Intoxikation, massive Lungenembolie, ein Spannungspneumothorax oder Volumenmangel zugrunde.
[**] Nach Intubation können bei Fehlen eines venösen Zugangs Adrenalin, Atropin oder Lidocain (zwei- bis dreifache Dosis, auf 10 ml verdünnt) tief endotracheal appliziert werden.
[***] Nach Ausschluss einer beherrschbaren Ursache ist bei Versagen des beschriebenen Handlungsablaufs die Chance einer erfolgreichen Wiederbelebung extrem gering. Ein Abbruch des Reanimationsversuchs ist zu bedenken

Anhang 4. Mögliche Frühdefibrillation durch qualifiziertes nichtärztliches Personal [441]

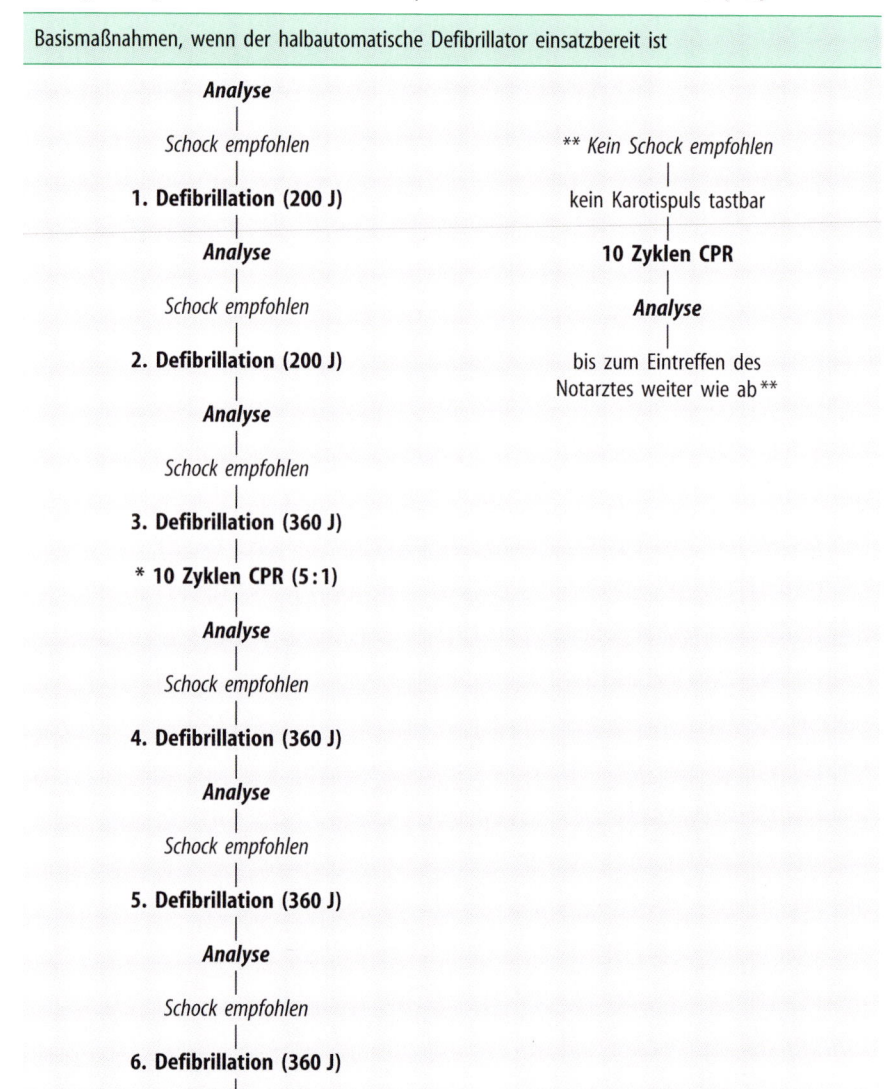

Basismaßnahmen, wenn der halbautomatische Defibrillator einsatzbereit ist	
Analyse | *Schock empfohlen* | **1. Defibrillation (200 J)** | *Analyse* | *Schock empfohlen* | **2. Defibrillation (200 J)** | *Analyse* | *Schock empfohlen* | **3. Defibrillation (360 J)** | * **10 Zyklen CPR (5:1)** | *Analyse* | *Schock empfohlen* | **4. Defibrillation (360 J)** | *Analyse* | *Schock empfohlen* | **5. Defibrillation (360 J)** | *Analyse* | *Schock empfohlen* | **6. Defibrillation (360 J)** | bis zum Eintreffen des Notarztes weiter wie ab *	** *Kein Schock empfohlen* | kein Karotispuls tastbar | **10 Zyklen CPR** | *Analyse* | bis zum Eintreffen des Notarztes weiter wie ab **

Anmerkung: Falls der halbautomatische Defibrillator einen Schock empfiehlt, ist es sinnvoll, in der darauffolgenden Aufladephase den Karotispuls zu prüfen. Jede nicht sofort behebbare Komplikation führt zum Abbruch des Defibrillationsbehandlungsschemas. In diesem Fall: Basisreanimation (2-Helfer-Methode) bis zum Eintreffen des Notarztes! (Nach Arntz [13])

Anhang 5. Richtlinien für die Auswahl des Schrittmachermodus (nach der Deutschen Gesellschaft für Kardiologie – Herz- und Kreislaufforschung [250])

Diagnose	Optimal	Akzeptabel	Ungeeignet
Sinusknotensyndrom			
1. ohne tachykarde Phasen	AAI(R) DDD(R)+Spezialalgorithmen* DDI(R)	VVI < 45/min ****	VVI(R) VDD(R)
2. Bradykardie-Tachykardie-Syndrom intermittierendes Vorhofflimmern	DDD(R)+Mode-Switching** DDI(R)	AAI(R)	VVI(R) VDD(R) DDD(R) ohne Mode-Switching**
AV-Block			
1. permanent	DDD	VDD	VVI(R)
2. intermittierend	DDD+Spezialalgorithmen*	DDD VDD VVI < 45/min ****	VVI(R) DDI(R)
Zweiknotenerkrankung			
1. chronotrope Inkompetenz ohne tachykarde Phasen	DDDR	DDD	VVI(R) VDD(R)
2. Vorhofarrhythmien	DDD(R)+Mode-Switching**	VDD(R)+Mode-Switching**	VVI(R)-DDI(R) DDD(R) und VDD(R) ohne Mode-Switching**

Anhang 5 (Fortsetzung)

Diagnose	Optimal	Akzeptabel	Ungeeignet
Bradyarrhythmie bei chronischem Vorhofflimmern	VVI(R)		DDD(R) VDD(R)
Karotissinussyndrom und vasovagales Syndrom	DDD (+Spezialalgorithmen ***) DDI (+Hysterese) DDD (+Hysterese)	VVI+Hysterese *****	AAI(R) VDD(R) VVI(R)

* z. B.: automatischer Moduswechsel von AAI nach DDD oder AV-Zeit-Hysterese
** automatischer Moduswechsel, z. B. von DDD nach DDI, oder andere frequenzbegrenzende Algorithmen
*** z. B.: spezieller Frequenzanstieg während der Kardioinhibition
**** nur akzeptabel bei seltenen asystolischen Pausen
***** nur bei fehlender retrograder Leitung während Kardioinhibition und bei niedrig programmierter Interventionsfrequenz

Anhang 6. ICD-Indikationen in Abhängigkeit von der klinischen Arrhythmie (nach der Deutschen Gesellschaft für Kardiologie – Herz- und Kreislaufforschung) [431]

	Indikationsklasse		
	etabliert	möglich	nicht indiziert
Herz-Kreislauf-Stillstand			
VT/VF dokumentiert	A		
einmalige/vermeidbare Ursache			C
akuter Myokardinfarkt ≤48 h			C
WPW-Syndrom			C
Ventrikuläre Tachykardie			
VT/VF nicht dokumentiert			
Defibrillation „erfolgreich"	B		
VT/VF induzierbar	B		
mit hämodynamischer Wirksamkeit (Schock, Synkope)	A		
ohne hämodynamische Wirksamkeit			
linksventrikuläre Ejektionsfraktion <35–40%	B		
>35–40%		B	
unaufhörlich*			C
nicht anhaltend			
– EF≤35–40% chronischer Verlauf nach Myokardinfarkt, induzierbar, nicht supprimierbar	B		
– EF≤35–40% nach Myokardinfarkt, induzierbar, supprimierbar		B	
– kein ausgeprägtes Risikoprofil für plötzlichen Herztod			C
idioventrikulärer Rhythmus			C
idiopathisch			C
Synkope ohne dokumentierte ventrikuläre Tachyarrhythmie nach vorherigem Ausschluss anderer Ursachen			
VT/VF induzierbar			
linksventrikuläre Ejektionsfraktion ≤40%	B		
>40%		C	
VT/VF nicht induzierbar			
linksventrikuläre Ejektionsfraktion ≤40%		C	
>40%			C
Asymptomatischer Risikopatient			
Postinfarktpatient mit Spätpotential im signalgemittelten EKG, EF ≤35% und geplanter ACB-Operation			A
Patient mit DCM, EF ≤30%, NYHA I–III			B
Patient mit einer Familienanamnese für plötzlichen Herztod, insbesondere in Zusammenhang mit genetisch mitbestimmten Krankheitsbildern wie z.B. hypertropher Kardiomyopathie, QT-Intervall-Syndrom oder Brugada-Syndrom		C	

Abk.: A = Empfehlung basiert auf randomisierter(n) Studie(n) unter Einschluss großer Patientenzahlen, ACB = aortokoronarer Bypass, B = Empfehlung basiert auf einer oder zwei randomisierten Studien ohne Einschluss großer Patientenzahlen oder auf einer guten Analyse von nicht randomisierten Studien oder Patientenregistern, C = Empfehlung basiert in erster Linie auf dem Konsens der Experten, EF = Ejektionsfraktion, NYHA = New York Heart Association, VT = ventrikuläre Tachykardie, VF = Kammerflimmern, WPW = Wolff Parkinson White, I = Behandlung mit einem ICD ist allgemein als effektiv und vorteilhaft für den Patienten akzeptiert. Alternative Therapien haben sich als nicht gleichwertig erwiesen, II = über den für den Patienten aus einer Therapie mit einem ICD sich ergebenden Benefit besteht kein Konsens bzw. alternative Therapien können in Erwägung gezogen werden, III = Behandlung mit einem ICD ist nicht indiziert, da kein Nutzen für den Patienten zu erwarten ist, unter Umständen ist die Therapie sogar schädlich, *nach erfolgreicher medikamentöser oder ablativer Behandlung der unaufhörlichen VT sollte wegen der Gefahr von VT-Rezidiven eine ICD-Implantation erwogen werden

Sachverzeichnis

A
Ableitungen s. EKG
Adenosin 202
AH-Intervall 87
Ajmalintest 210
Aktionspotenzial 10
Alternanz, elektrischer 49
Amiodaron 111
Antiarrhythmika 102–104, 111–114
- kardiale Nebenwirkungen 113
- - proarrhythmische Reaktionen 114
- - Torsade-de-pointes-Risiko 113
- Klassifizierung 102, 103
- - Klasse-I-Antiarrhythmika 103
- - Klasse-II-Antiarrhythmika 103
- - Klasse-III-Antiarrhythmika 103, 110
- - Klasse-IV-Antiarrhythmika 104
- - Vaughan-Williams-Klassifikation 104
- nichtkardiale Nebenwirkungen 111,112
Antikoagulationstherapie 184, 185
Arrhythmiegenese 245
- anatomisches und physiologisches Substrat 245
- modulierende Faktoren 245
- Triggerfaktoren 245
Arrhythmiemechanismen 97, 177, 193, 245
- abnormale Automatie 97
- getriggerte Aktivität infolge früher Nachdepolarisationen 97
- getriggerte Aktivität infolge später Nachdepolarisationen 97
- Kreiserregung (reentry) 97, 177, 193
- normale Automatie 97
Arrhythmietherapie
- chirurgische 143
- elektrische 121–143
- - antibradykarde Schrittmacherstimulation 121
- - NBG-Code 121

- pharmakologische 102–121
- - Antiarrhythmika 102
- - Digitalis 119, 186, 256, 257, 259, 260
ARZ s. Refraktärzeit, absolute
Ashman-Phänomen 43, 180
ATRAMI-Studie 95
AV-Block 133, 150–158, 163, 243
- 1. Grades 153
- 2. Grades, Typ Mobitz 154
- 2. Grades, Typ Wenckebach 153
- 3. Grades 156
AV-Dissoziation 159, 160, 229
- mit Rhythmusverknüpfung (Interferenzdissoziation) 160
- ohne Rhythmusverknüpfung 159
AVID-Studie 254
AVJT s. AV-junktionale Reentry-Tachykardie
AV-junktionale Reentry-Tachykardie 193, 194, 203
- antidrome Reentry-Tachykardie 193
- Differentialdiagnose 194
- orthodrome Reentry-Tachykardie 193
AV-Knoten 5
AV-Knotenarterie 5
AV-Knotenextrasystolie 238
AV-Knoten-Reentry-Tachykardie 188, 189, 191, 203
- Entstehungsmechanismus 188
- fast pathway 191
- slow pathway 191
- slow-fast-AV-nodal tachycardia 189
AV-Leitung
- concealed conduction 240
AV-Muskelbrücken, akzessorische 205, 209, 212
- Lokalisation 209
AVNT s. AV-Knoten-Reentry-Tachykardie
A-Zellen 3

B

Bangungut s. Brugadasyndrom
Baroreflexsensitivität 94
BASIS-Studie 249
Bazett-Formel 36
Bigeminus, ventrikulärer 239, 240
binodal disease s. AV-Block
Bland-White-Garland-Syndrom 268
Blockierungen, sinuatriale 149, 150
- 1. Grades 149
- 2. Grades 150
- 3. Grades 150
Bradykardie 99, 159, 164
- Ursachen 164
Bradykardie-Tachykardie-Syndrom 163
Brody-Effekt 49
Brugadasyndrom 217, 222

C

CABG-Patch-Studie 248, 252
Cabrera-Kreis 30
CAMIAT-Studie 248, 249
capture beat 229
Cardioverter-Defibrillator, implantierbarer 135, 138, 139
- Fahrtauglichkeit 138, 139
- historische Entwicklung 135
- Indikationen 138
- Komplikationen 138
Carotissinussyndrom 167
CASCADE-Studie 253
CASH-Studie 254
CAST-Studie 235, 249
CHF-STAT-Studie 248, 250
CIDS-Studie 254
concealed conduction 240
Cornell-Kriterien 51
crosstalk-Inhibierung 131

D

Defibrillator 139,140
- atrioventikulärer 140
- Vorhofdefibrillator, implantierbarer 139, 140
Delta-Welle 206
Depolarisation 11, 24
Digitalis 119, 120, 186, 256, 257, 260
- als Antiarrhythmikum 120
- Intoxikation –
  elektrokardiographische Zeichen 257
- Intoxikation 256, 257
- Nebenwirkungen 120, 186
- Pharmakokinetik 257

- Überdosierung 186
Dipol, elektrischer 19

E

Einthoven-Dreieck 21
EKG 22, 77–80, 83, 86, 92, 208, 256, 257, 261
- rechtspräkordiale Ableitungen 23
- Brustwandableitung 22, 23, 58
- – bipolare nach Nehb 22
- – unipolare 23, 58
- Belastungselektrokardiogramm 79
- – Abbruchkriterien 80
- – Beurteilung 80
- – Durchführung 80
- – Indikationen 79
- – Kontraindikationen 79
- Einthoven-Ableitungen 21
- Goldberger-Ableitungen 21
- im Kindes- und Jugendalter 263–268
- – Herzfehler 266
- – Hypertrophiekriterien 263, 264
- – Langzeit-EKG-Befunde bei herzgesunden Kindern 267, 268
- – Volumenhypertonie 266
- – Widerstandshypertonie 266
- – Zeit- und Amplitudennormalwerte 263, 264
- intrakardiale 86, 92
- Langzeitelektrokardiogramm 77, 78, 233, 267, 268
- – Event-Rekorder 78
- – Indikationen 78
- – intermittierende Registrierung 78
- – kontinuierliche Registrierung 78
- – Loop-Rekorder 78
- Oberflächen-EKG-Parameter 208
- Summationselektrokardiogramm 83
- unipolare 58
Elektrokardiographie s. EKG
Elektrolytstörung 73
elektrophysiologische Untersuchung 92, 158, 213
- Indikationen 92, 158
EMIAT-Studie 248, 249
entrance block 129
EPU s. elektrophysiologische Untersuchung
Ergometrie 82
- Fahrradergometrie 82
- Indikationen zur Postinfarktergometrie 82

Erkrankung, rechtsventrikuläre arrhythmogene 243
Erregungsausbreitung, elektrische 16
ESVEM-Studie 253
exit block 128
Extrasystolie 168, 235, 236, 243
– atriale 236
– AV-Knotenextrasystolie 238
– kompensatorische Pause 236, 237
– nichtkompensatorische Pause 236
– ventrikuläre 239, 241, 243
– – Klassifizierung nach Lown und Wolff 241
– – monotopen Ursprungs 239
– – polytopen Ursprungs 239
– – Prävention 247
– – R-auf-T-Phänomen 239, 245
– – Therapie 242

F
Fallot-Tetralogie 57
fast pathway 191
Feld, elektrisches 19
Feldlinien 19
FFT-Analyse 83
Fokus, parasystolischer 225
Formanalyse 36
Framingham-Heart-Studie 54
Frequenzanalyse, dreidimensionale 85
Frequenzkorrektur 36
Fusionskomplexe 229

G
GESICA-Studie 248, 250

H
Heart-Rate-Turbulenz 96
– Turbulenz-Onset 96
– Turbulenz-Slope 96
Hegglin-Syndrom 75
Herzfehler 266, 268
– atrioventrikulärer Septumdefekt 268
– Bland-White-Garland-Syndrom 268
– Trikuspidalatresie 266
Herzfrequenz 29, 92
Herzfrequenzvariabilität 92
Herzkrankheit, koronare 242
Herzrhythmusstörungen 101, 102, 133, 146, 150, 153–159, 161, 163, 165, 168, 243, 259
– Arrhythmietherapie, pharmakologische 102
– AV-Block 133, 150, 153–158
– AV-Dissoziation 159

– bradykarde 101, 147, 159, 161
– – Therapie 161
– digitalisinduzierte 259
– – Inzidenz 259
– – Letalität 259
– Morgagni-Adams-Stokes-Syndrom 161
– respiratorische Sinusarrhythmie 147
– sinuatriale Blockierungen 149, 150
– Sinusbradykardie 148
– Sinusknotenstillstand 149
– Sinusknotensyndrom 147, 163, 165
– tachykarde 168–243
– – Therapie 243
– WHO-Begriffe 146
Herzschrittmacherimplantation, permanente 158
Herzschrittmacherpatienten 68, 158
– Infarktdiagnose bei 68
Herztod, plötzlicher 245–256
– Prävalenz von Risikofaktoren bei Postinfarktpatienten 246
– Primärprävention 248, 249, 252
– Risikostratifizierung 246, 255
– Sekundärprävention 253, 254
Herztransplantation 28
Hirndruck, gesteigerter 71
His-Bündel 5, 92, 141
His-Bündel-Ablation 141
His-Bündel-Elektrokardiographie s. EKG, intrakardiales
Hochfrequenzkatheterablation 140
– akzeptierte Indikationen 142
Hochrisikopatienten 255
HRT s. Heart-Rate-Turbulenz
HV-Intervall 87
Hyperkaliämie 75
Hyperkalzämie 76
Hyperthyreose 111
Hypertonie, arterielle 242
Hypertrophie, linksventrikuläre 49
Hypokaliämie 74
Hypokalzämie 76
Hypothermie 71
Hypothyreose 111

I
I_{Ca-L} 13
I_{Ca-T} 13
ICD s. Cardioverter-Defibrillator, implantierbarer
I_K 14
$I_{K(ACH)}$ 14
$I_{K(ATP)}$ 14

I_{K-1} 14
Impulsbildung, gesteigerte 177
I_{NA+} 13
I_{NA-B} 13
Indifferenztyp 30
Infarkt s. Myokardinfarkt
Integralvektor 19
Interferenzdissoziation s. AV-Dissoziation
Internodalbündel 5
Ischämie 56, 58
- myokardiale 56
- subendokardiale 58
- subepikardiale 58
Isopotenziallinien 19
I_{To} 14

J
Jervell-Lange-Nielsen-Syndrom 217

K
Kaliumentmischungspotenzial 10
Kaliumkanäle 14
Kalziumkanäle 13
Kammerarrhythmie 168, 180, 223, 224, 243
- Kammerflattern 168
- Kammerflimmern 168, 223, 243
- monomorphe Kammertachykardie 223, 224
- - repetitive katecholaminsensitive (Typ Gallaverdin) 224
- polymorphe Kammertachykardie 223
- Pseudoregularisierung 180
Kammerbradykardie, absolute 159
Kardiomyopathie 132, 133, 242
- dilatative 133, 242
- hypertrophe 132, 242
Kent-Bündel 6
Klappenvitien 242

L
Lagetypen 30
- klinische Bedeutung 32-34
Lai Tai s. Brugadasyndrom
leading circle model 178
Leitfähigkeit, elektrische 16
Leitungszeit, sinuatriale 92, 166
LGL-Syndrom s. Lown-Ganong-Levine-Syndrom
Linkstyp 30
lone atrial fibrillation 177
Lown-Ganong-Levine-Syndrom 216

Lown-Klassifizierung 241
Lungenembolie, akute 261
- Diagnose 261
- Pseudoinfarktmuster 262
- Rhythmusstörungen 261
LVH s. Hypertrophie, linksventrikuläre

M
MADIT-Studie 248, 252
Maheim-Bündel
Mapping 83, 187, 233
- CARTO-System 187, 233
- Katheter-Mapping 233
- spektrotemporales 83 (s. auch FFT-Analyse)
MAS-Syndrom s. Morgagni-Adams-Stokes-Syndrom 161
Membranpotenzial 9
Mitralklappenprolapssyndrom 242
Mobilfunktelefone 132
modulierte Rezeptorhypothese 115
Morgagni-Adams-Stokes-Syndrom 161
multiple wavelet reentry 177
MUSTT-Studie 248, 252
Myokardinfarkt 56, 60-62, 67-70, 242, 246
- akuter 69, 70, 243
- - erfolgreiche Reperfusion des Infarktgefäßes 70
- anteriorer 61
- anterolateraler 61
- anteroseptaler 61
- Infarktstadien 60
- inferiorer 62
- posteriorer 62, 67
- Postinfarktrisikostratifizierung 95, 246, 255
- rechtsventrikulärer 64
- Risikofaktoren 246
Myokardinfarktdiagnose 68

N
Natrium-Kalium-Pumpen 9
Natriumkanäle 12
Nernst-Gleichung 10

O
Osborn-Welle 71

P
PA-Intervall 87
Parasystolie 28
P-cardiale 37
P-dextroatriale 37

Perikarditis 71
Phase-3-Block 43
Phase-4-Block 43
Pokkuri s. Brugadasyndrom
POLISH-Studie 249
Postinfarktpatienten 246, 255
Postinfarktrisiko 95, 246, 247, 255
PQ-Dauer 25, 35
PQ-Strecke 25
Prinzmetal-Angina 72
proarrhythmische Reaktionen 114
– medikamentös induzierte 114
– Therapie 114
Pseudoinfarktmuster 262
P-sinistroatriale 37
Purkinje-Fasernetz 6
P-Welle 24, 34, 36, 86
P-Wellenanalyse 86
P-Zellen 3

Q
QRS-Komplex 25, 35, 37, 193, 198, 214, 230
– Alternieren 198
– Niedervoltage 49
– Tachykardie mit breiten 230
– Tachykardie mit schmalen 214
QT-Dauer 25, 35, 217
QT-Dispersion 26, 82
QT-Syndrom 135, 217, 220
– Brugadasyndrom 217
– Diagnosekriterien für kongenitale 220
– Einteilung 221
– Jervell-Lange-Nielsen-Syndrom 217
– Romano-Ward-Syndrom 217
– sudden infant death syndrome 217
– Syndrom der medikamentös induzierten QT-Verlängerung 217

R
R-auf-T-Phänomen 239, 245
Rechtstyp 30
reentry s. Arrhythmiemechanismen
Reentry-Mechanismen 90, 177, 193
Reentry-Tachykardie 193
– antidrome 193
– orthodrome 193
Refraktärzeit, absolute 14
Refraktärzeit, relative 15
Repolarisation 14, 24
Repolarisationsphänomen, frühes 73
reserved AV nodal echoes s. AV-Knotenextrasystolie

Romano-Ward-Syndrom 217
Romhilt-Estes-Punktesystem 51
RRZ s. Refraktärzeit, relative

S
SACT s. Leitungszeit, sinuatriale
Schenkelblockierung 39, 41–43, 45, 47, 48, 68, 69, 180
– alternierender 48
– bifaszikulärer 47
– funktionelle 42, 180
– Hemiblock, links-anteriorer 45
– Hemiblock, links-posteriorer 45
– Linksschenkelblock 43, 68
– – Infarktdiagnose bei 68
– – inkompletter 45
– Rechtsschenkelblock 39
– – inkompletter 41
Schilddrüsenfunktion 111, 113
– Amiodaron 111
– Hyperthyreose 111
– – Prophylaxe 113
– Hypothyreose 111
– – Prophylaxe 113
Schrittmacher 122
– Gerätetypen 122
– – frequenzadaptive Systeme 125
– Multisite-Vorhofschrittmacher 140
– Störungen 126
– – Detektionsfunktion 126, 129
– – Mobilfunktelefone 132
– – Stimulationsfunktion 126, 128, 131
– Überwachung von Patienten mit permanentem Schrittmacher 126
– Zweikammerstimulation 123
– – Komplikationen 123
Schrittmacherstimulation 121, 132–135, 158
– antibradykarde 121
– permanente 158
– – neue Indikationen 132–135
– programmierte elektrische 87
Schrittmachersyndrom 125, 167
Schrittmacher-Tachykardie 123
Schwellenpotenzial 11
Semipermeabilität 9
sick sinus syndrome s. Sinusknotensyndrom 147
Sinusarrhythmie, respiratorische 147
Sinusbradykardie 148, 243
– Akutbehandlung 148
– Langzeittherapie 148
– Therapiebedürftigkeit 148

Sinusknoten 3
Sinusknotenarterie 4
Sinusknotenerholungszeit 92
Sinusknotenstillstand 149
Sinusknotensyndrom 147, 163, 165
– Diagnostik 165
Sinusrhythmus 27, 145
Sinustachykardie 168
sizilianisches Gambit 104
slow pathway 191
slow response action potentials 15
slow-fast-AV-nodal tachycardia 189
Sokolow-Lyon-Index 49
Sotalol-Studie 250
Spektralanalyse 93
Steiltyp 30
Stromlinien, elektrische 19
ST-Streckenanhebung 70
ST-T-Komplex 25, 70
Substrat, arrhythmogenes 83
sudden infant death syndrome 217, 223
Suppressionshypothese 247
SVT s. Tachykardie, supraventrikuläre
SWORD-Studie 250
Sympathikotonus 17, 145
Synkope, vasovagale (neurokardiogene) 134
– Klassifikation einer kipptischinduzierten 134

T
Tachykardie 99, 168, 188, 203, 214, 223, 225, 229, 230, 232, 243
– AV-Knoten-Reentry-Tachykardie 188
– bei speziellen Syndromen 168
– Extrasystolie 168, 235
– Kammerflimmern 168, 223, 243
– permanent junctional reciprocating tachycardia (PJRT) 196
– supraventrikuläre 168, 203
– ventrikuläre 168, 223, 225, 232, 243
– – Therapie 203
– – anhaltende 223, 247
– – nichtanhaltende 223, 229
– – Prävention 247
– – Therapie 232
Tawara-Schenkel 6
TEE-Diagnostik s. Vorhofflimmern
Torsade-de-pointes 113, 219
– Risiko 113
Trigeminus, ventrikulärer 239, 240
T-Welle 73, 96
T-Wellen-Alternanz 96

Typ Gallaverdin s. Kammerarrhythmie
Typ Mobitz s. AV-Block
Typ Wenckebach s. AV-Block

U
use dependence 115
U-Welle 26

V
Vagotonus 17, 145
Vaughan-Williams-Klassifikation 104
Vektor, elektrischer 19
Vektorschleife 19
Ventrikelstimulation, programmierte elektrische 233
Verletzungsstrom 56, 59
– systolischer 59
voltage dependence 115
Volumenhypertonie 266
Vorhofflattern 159, 169, 171–175
– common type of atrial flutter 171
– uncommon type of atrial flutter 171
Vorhofflimmern 135, 159, 175–177, 182, 210, 243
– 3-P-Regel 176
– genetische Disposition 177
– Prävention 135
– TEE-Diagnostik 182
– Therapie 183, 184
– – Nutzen und Risiken der Antikoagulation 185
– – thromboembolische Komplikationen bei Antikoagulationstherapie 184
Vorhofstimulation, programmierte elektrische 190
Vorhoftachykardie 186
– ektope 186
VT s. Tachykardie, ventrikuläre
vulnerable Parameter 105

W
WHO-Begriffe zu Herzrhythmusstörungen 146
Widerstandshypertonie 266
Wilson-Ableitungen 21
Wolff-Parkinson-White-Syndrom 201, 204, 206
WPW-Syndrom s. Wolff-Parkinson-White-Syndrom

Z
Zeitdomänanalyse 85
Zeitenanalyse 34